U0792591

数字化教材编委会

主　编　周　蓓

副主编　李　杨　李　楠

编　者　（以姓氏笔画为序）

丁　伟（辽宁康福食品有限责任公司）
华碧春（福建中医药大学）
刘立萍（辽宁中医药大学）
孙琳琳（牡丹江医学院）
李　楠（沈阳药科大学）
李　杨（辽宁中医药大学）
张凤瑞（长春中医药大学）
张金莲（江西中医药大学）
周　蓓（沈阳药科大学）
耿义红（中国药科大学）
高长久（牡丹江医学院）
梅　颖（贵州中医药大学）
魏利夫（辽宁泰阳医药科技开发有限公司）

常务编委会

名誉主任委员　邵明立　林蕙青

主 任 委 员　吴晓明（中国药科大学）

副主任委员　（以姓氏笔画为序）

叶　敏（北京大学药学院）
匡海学（黑龙江中医药大学）
朱依谆（复旦大学药学院）
吴春福（沈阳药科大学）
宋少江（沈阳药科大学）
张志荣（四川大学华西药学院）
姚文兵（中国药科大学）
宫　平（沈阳药科大学）
郭　姣（广东药科大学）
彭　成（成都中医药大学）

委　　员　（以姓氏笔画为序）

田景振（山东中医药大学）
朱卫丰（江西中医药大学）
李　高（华中科技大学同济医学院药学院）
李元建（中南大学药学院）
李青山（山西医科大学药学院）
杨　波（浙江大学药学院）
杨世民（西安交通大学药学院）
陈燕忠（广东药科大学）
侯爱君（复旦大学药学院）
祝晨蔯（广州中医药大学）
夏焕章（沈阳药科大学）
柴逸峰（第二军医大学药学院）
黄　园（四川大学华西药学院）

秘　　书　夏焕章（沈阳药科大学）
唐伟方（中国药科大学）
李晓菁（广东药科大学）

出版说明

"全国高等医药院校药学类规划教材"，于20世纪90年代启动建设，是在教育部、国家药品监督管理局的领导和指导下，由中国医药科技出版社组织中国药科大学、沈阳药科大学、北京大学药学院、复旦大学药学院、四川大学华西药学院、广东药科大学等20余所院校和医疗单位的领导和权威专家成立教材常务委员会共同规划而成。

本套教材坚持"紧密结合药学类专业培养目标以及行业对人才的需求，借鉴国内外药学教育、教学的经验和成果"的编写思路，近30年来历经四轮编写修订，逐渐完善，形成了一套行业特色鲜明、课程门类齐全、学科系统优化、内容衔接合理的高质量精品教材，深受广大师生的欢迎，其中多数教材入选普通高等教育"十一五""十二五"国家级规划教材，为药学本科教育和药学人才培养做出了积极贡献。

为进一步提升教材质量，紧跟学科发展，建设符合教育部相关教学标准和要求，以及可更好地服务于院校教学的教材，我们在广泛调研和充分论证的基础上，于2019年5月对第三轮和第四轮规划教材的品种进行整合修订，启动"全国高等医药院校药学类专业第五轮规划教材"的编写工作，本套教材共56门，主要供全国高等院校药学类、中药学类专业教学使用。

全国高等医药院校药学类专业第五轮规划教材，是在深入贯彻落实教育部高等教育教学改革精神，依据高等药学教育培养目标及满足新时期医药行业高素质技术型、复合型、创新型人才需求，紧密结合《中国药典》《药品生产质量管理规范》（GMP）、《药品经营质量管理规范》（GSP）等新版国家药品标准、法律法规和《国家执业药师资格考试大纲》进行编写，体现医药行业最新要求，更好地服务于各院校药学教学与人才培养的需要。

本套教材定位清晰、特色鲜明，主要体现在以下方面。

1.契合人才需求，体现行业要求　契合新时期药学人才需求的变化，以培养创新型、应用型人才并重为目标，适应医药行业要求，及时体现新版《中国药典》及新版GMP、新版GSP等国家标准、法规和规范以及新版《国家执业药师资格考试大纲》等行业最新要求。

2.充实完善内容，打造教材精品　专家们在上一轮教材基础上进一步优化、精炼和充实内容，坚持"三基、五性、三特定"，注重整套教材的系统科学性、学科的衔接性，精炼教材内容，突出重点，强调理论与实际需求相结合，进一步提升教材质量。

3.创新编写形式，便于学生学习　本轮教材设有"学习目标""知识拓展""重点小结""复习题"等模块，以增强教材的可读性及学生学习的主动性，提升学习效率。

4.配套增值服务，丰富教学资源　本套教材为书网融合教材，即纸质教材有机融合数字教材，配套教学资源、题库系统、数字化教学服务，使教学资源更加多样化、立体化，满足信息化教学的需求。通过“一书一码”的强关联，为读者提供免费增值服务。按教材封底的提示激活教材后，读者可通过PC、手机阅读电子教材和配套课程资源（PPT、微课、视频、图片等），并可在线进行同步练习，实时反馈答案和解析。同时，读者也可以直接扫描书中二维码，阅读与教材内容关联的课程资源（“扫码学一学”，轻松学习PPT课件；“扫码看一看”，即可浏览微课、视频等教学资源；“扫码练一练”，随时做题检测学习效果），从而丰富学习体验，使学习更便捷。

编写出版本套高质量的全国本科药学类专业规划教材，得到了药学专家的精心指导，以及全国各有关院校领导和编者的大力支持，在此一并表示衷心感谢。希望本套教材的出版，能受到广大师生的欢迎，为促进我国药学类专业教育教学改革和人才培养做出积极贡献。希望广大师生在教学中积极使用本套教材，并提出宝贵意见，以便修订完善，共同打造精品教材。

中国医药科技出版社

2019年9月

前言

《中医药学基础》（第4版）是在全国高等医药院校药学类专业第五轮规划教材常务编委会和中国医药科技出版社的领导和组织下，根据药学类本科教育培养目标，以教育部最新药学教育纲要为基础，以国家执业药师资格准入为指导，按照医药行业用人要求，强调培养目标和用人要求紧密结合，以“三基”“五性”“三特定”为教材编写的指导方针，在上一版的基础上，由多所院校专家学者共同研究、修订编写而成，以适应新时期药学人才培养的需要。本版教材旨在为药学类专业学生传授中医药的基本知识、基础理论以及研究进展等相关信息。

《中医药学基础》是一门综合性教材，概要介绍中医基础理论、中药学和方剂学基本知识，全书分为上、中、下三篇。上篇介绍中医学基础理论，包括中医学的基本特点、阴阳五行、脏腑经络、体质学说、气血精津液、病因病机、诊法辨证、预防、治则等相关内容；中篇介绍了中药的常识与基础理论，300余味常用中药的来源、性味归经、功效与应用等知识；下篇介绍了方剂学基础理论、常用方剂，200余首临床常用方剂的组成、功效、应用及现代研究等内容。为了进一步提升教材质量，紧跟科技发展，契合新时期药学人才需求的变化，以培养创新型、应用型人才为目标，满足药学专业就业岗位的实际要求，依据第3版教材的基本框架，对教材进行了以下修订：①对第3版教材中存在的错误进行勘误。②新增部分内容，如在“病机与辨证”部分，新增“寒滞肝脉”“肾精不足”两个证型。③建设书网融合数字化教材，即纸质教材有机融合电子教材、教学配套资源（PPT、微课、视频、图片等）、题库系统、数字化教学服务（在线教学、在线作业、在线考试），使教学资源更加多样化、立体化。

本教材供全国高等医药院校药学类专业以及相关学科使用，亦可作为执业中药师资格考试的辅导书。

本教材在编写过程中，得到了中国医药科技出版社、沈阳药科大学和其他兄弟院校诸位专家老师的大力支持，在此致以诚挚的谢意！为了进一步提高教材质量，如有疏漏之处，敬请各位读者提出宝贵意见。

编　者

2019年11月

目录

上篇　中医学基础

第一章　中医学基本知识 …… 2
第一节　中医学与中医基础理论的概念 …… 2
第二节　中医学发展简史 …… 2
第三节　中医学的基本特点 …… 4
一、整体观念 …… 5
二、辨证论治 …… 6
第二章　阴阳五行学说 …… 9
第一节　阴阳学说 …… 9
一、阴阳的概念 …… 9
二、阴阳的特性 …… 10
三、事物、现象阴阳属性的划分 …… 10
四、阴阳学说的基本内容 …… 11
五、阴阳学说在中医学中的应用 …… 12
第二节　五行学说 …… 15
一、五行的概念 …… 15
二、五行的特性 …… 15
三、事物、现象五行属性的划分 …… 15
四、五行学说的基本内容 …… 16
五、五行学说在中医学中的应用 …… 19
第三章　藏象经络学说 …… 25
第一节　概述 …… 25
一、藏象的概念和藏象学说的特点 …… 25
二、脏腑的分类与区别 …… 26
第二节　五脏 …… 26
一、肝 …… 26
二、心 …… 30
三、脾 …… 33
四、肺 …… 35

五、肾 …… 38
第三节　六腑 …… 42
一、胆 …… 42
二、胃 …… 43
三、小肠 …… 43
四、大肠 …… 44
五、膀胱 …… 44
六、三焦 …… 45
第四节　奇恒之腑 …… 45
一、脑 …… 45
二、女子胞 …… 46
第五节　脏腑之间的关系 …… 46
一、脏与脏之间的关系 …… 46
二、脏与腑之间的关系 …… 49
三、腑与腑之间的关系 …… 50
第六节　经络 …… 50
一、经络的概念和经络系统的组成 …… 51
二、十二经脉与奇经八脉 …… 52
三、经络的生理功能与应用 …… 54

第四章　生命活动的基本物质 …… 57
第一节　气 …… 57
一、气的概念和分类 …… 57
二、气的运动 …… 58
三、气的生理功能 …… 59
第二节　血 …… 60
一、血的概念 …… 60
二、血的生成及运行 …… 60
三、血的生理功能 …… 60
第三节　津液 …… 61
一、津液的概念 …… 61
二、津液的生成、输布与排泄 …… 61
三、津液的生理功能 …… 62
第四节　精 …… 63
一、精的生成 …… 63
二、精的功能 …… 63
第五节　气血津液精之间的关系 …… 64
一、气和血的关系 …… 64
二、气和津液的关系 …… 65
三、血和津液的关系 …… 66

四、精和气的关系 …… 66
五、精和血的关系 …… 66
六、精和津液的关系 …… 67

第五章　体质 …… 68
第一节　概念 …… 68
一、中医体质学的概念 …… 68
二、中医体质的概念 …… 68
三、相关概念的区别 …… 68
第二节　中医体质形成的影响因素 …… 69
一、先天因素 …… 69
二、后天因素 …… 69
三、其他因素 …… 71
第三节　体质的分类 …… 71
一、体质的分类方法 …… 71
二、正常体质 …… 71
第四节　体质的临床应用 …… 72
一、预防疾病的发生 …… 72
二、指导疾病的治疗 …… 72

第六章　病因 …… 74
第一节　外感六淫 …… 75
一、六淫致病的共同特点 …… 75
二、风 …… 75
三、寒 …… 76
四、暑 …… 77
五、湿 …… 77
六、燥 …… 78
七、热（火） …… 79
第二节　内伤七情 …… 80
第三节　疫疠 …… 80
一、疫疠致病的特点 …… 80
二、影响疫疠发生和流行的因素 …… 80
第四节　痰饮和瘀血 …… 81
一、痰饮 …… 81
二、瘀血 …… 81
第五节　其他病因 …… 82
一、饮食不调 …… 82
二、劳逸失常 …… 83
三、寄生虫 …… 83

四、外伤 …… 83
第七章 发病 …… 85
第一节 发病原理 …… 85
一、正气与发病 …… 85
二、邪气与发病 …… 86
三、邪正盛衰与发病及预后 …… 86
四、环境与发病 …… 87
第二节 发病类型 …… 88
一、感而即发 …… 88
二、伏而后发 …… 88
三、继发 …… 88
四、徐发 …… 88
五、复发 …… 88
第八章 诊法 …… 90
第一节 中医诊断学 …… 90
一、概念与内容 …… 90
二、基本原则 …… 90
第二节 四诊 …… 91
一、望诊 …… 91
二、闻诊 …… 97
三、问诊 …… 98
四、切诊 …… 103
第九章 病机与辨证 …… 108
第一节 八纲病机与辨证 …… 109
一、表里的病机与辨证 …… 109
二、寒热的病机与辨证 …… 110
三、虚实的病机与辨证 …… 110
四、阴阳失调的病机与辨证 …… 111
第二节 气血津液失常的病机与辨证 …… 114
一、气病的病机与辨证 …… 114
二、血病的病机与辨证 …… 116
三、气血同病的病机与辨证 …… 117
四、津液失调的病机与辨证 …… 118
五、津液与气血关系失调的病机与辨证 …… 118
第三节 脏腑病的病机与辨证 …… 119
一、心与小肠病的病机与辨证 …… 120
二、肺与大肠病的病机与辨证 …… 121
三、脾与胃病的病机与辨证 …… 123

四、肝与胆病的病机与辨证 …… 124
五、肾与膀胱病的病机与辨证 …… 125
六、脏腑兼病的病机与辨证 …… 126
第四节 其他病机与辨证 …… 128
一、六经病的病机与辨证 …… 128
二、卫气营血病的病机与辨证 …… 129
三、三焦病的病机与辨证 …… 129
第十章 预防与治则 …… 131
第一节 预防 …… 131
一、未病先防 …… 131
二、既病防变 …… 131
第二节 治则 …… 132
一、治病求本 …… 132
二、扶正与祛邪 …… 133
三、调整阴阳 …… 134
四、三因制宜 …… 134

中篇 中药学基础

第十一章 中药学基本知识 …… 138
第一节 中药与中药学的概念 …… 138
第二节 中药学的发展简史 …… 139
第三节 中药的功效与主治 …… 141
第四节 中药的性能 …… 142
一、四气 …… 143
二、五味 …… 143
三、升降浮沉 …… 144
四、归经 …… 145
五、有毒与无毒 …… 146
第五节 中药的配伍 …… 148
一、药物“七情” …… 148
二、中药的配伍原则 …… 149
第六节 中药的用药禁忌 …… 149
一、配伍禁忌 …… 149
二、妊娠禁忌 …… 150
三、饮食禁忌 …… 150
四、证候禁忌 …… 150

第七节 中药的用药剂量与用法 …… 151
一、中药的用药剂量 …… 151
二、中药的计量单位 …… 152
三、中药的用法 …… 152

第十二章 解表药 …… 154
第一节 辛温解表药 …… 154
麻黄 …… 154
桂枝 …… 155
紫苏 …… 156
生姜 …… 157
香薷 …… 157
荆芥 …… 158
防风 …… 158
羌活 …… 159
藁本 …… 159
白芷 …… 160
细辛 …… 161
苍耳子 …… 161
第二节 辛凉解表药 …… 162
薄荷 …… 162
牛蒡子 …… 163
蝉蜕 …… 163
桑叶 …… 164
菊花 …… 165
蔓荆子 …… 165
柴胡 …… 166
升麻 …… 167
葛根 …… 167

第十三章 清热药 …… 171
第一节 清热泻火药 …… 171
石膏 …… 171
知母 …… 172
栀子 …… 173
夏枯草 …… 173
决明子 …… 174
第二节 清热凉血药 …… 174
生地黄 …… 174

玄参 …… 175
牡丹皮 …… 175
赤芍 …… 176
第三节 清热燥湿药 …… 176
黄芩 …… 177
黄连 …… 177
黄柏 …… 178
第四节 清热解毒药 …… 179
金银花 …… 179
连翘 …… 179
大青叶 …… 180
贯众 …… 180
牛黄 …… 181
蒲公英 …… 182
白头翁 …… 182
第五节 清虚热药 …… 182
青蒿 …… 183
地骨皮 …… 183

第十四章 泻下药 …… 188

第一节 攻下药 …… 188
大黄 …… 189
芒硝 …… 190
第二节 润下药 …… 190
火麻仁 …… 190
第三节 峻下逐水药 …… 191
甘遂 …… 191
芫花 …… 192
京大戟 …… 192
巴豆霜 …… 193

第十五章 祛风湿药 …… 196

第一节 祛风湿散寒药 …… 196
独活 …… 196
威灵仙 …… 197
川乌 …… 197
蕲蛇 …… 198
木瓜 …… 198
徐长卿 …… 199

第二节　祛风湿清热药 …… 199
秦艽 …… 199
防己 …… 200
桑枝 …… 201
豨莶草 …… 201
第三节　祛风湿强筋骨药 …… 202
五加皮 …… 202
桑寄生 …… 202

第十六章　芳香化湿药 …… 206
广藿香 …… 206
佩兰 …… 207
苍术 …… 207
厚朴 …… 208
砂仁 …… 208
豆蔻 …… 209

第十七章　利水渗湿药 …… 212
第一节　利水消肿药 …… 212
茯苓 …… 212
猪苓 …… 213
薏苡仁 …… 214
泽泻 …… 214
第二节　利尿通淋药 …… 215
车前子 …… 215
滑石 …… 216
木通 …… 216
通草 …… 217
萆薢 …… 217
瞿麦 …… 218
萹蓄 …… 218
海金沙 …… 218
石韦 …… 219
第三节　利湿退黄药 …… 219
茵陈 …… 220
金钱草 …… 220

第十八章　温里药 …… 223
附子 …… 223
肉桂 …… 224

干姜 …… 225
吴茱萸 …… 226
小茴香 …… 226
花椒 …… 227

第十九章　理气药 …… 229
陈皮 …… 229
枳实 …… 230
木香 …… 231
香附 …… 231
沉香 …… 232
川楝子 …… 233
乌药 …… 233
薤白 …… 233

第二十章　消食导滞药 …… 236
山楂 …… 236
神曲 …… 237
麦芽 …… 237
莱菔子 …… 238
鸡内金 …… 238

第二十一章　驱虫药 …… 241
使君子 …… 241
苦楝皮 …… 242
槟榔 …… 242

第二十二章　止血药 …… 245
第一节　凉血止血药 …… 245
大蓟 …… 245
小蓟 …… 246
地榆 …… 246
槐花 …… 247
侧柏叶 …… 248
白茅根 …… 248
第二节　化瘀止血药 …… 249
三七 …… 249
茜草 …… 250
蒲黄 …… 250
第三节　收敛止血药 …… 251
白及 …… 251

仙鹤草 …… 252
第四节 温经止血药 …… 252
艾叶 …… 252
炮姜 …… 253
第二十三章 活血化瘀药 …… 256
川芎 …… 256
延胡索 …… 257
郁金 …… 257
姜黄 …… 258
乳香 …… 259
没药 …… 259
五灵脂 …… 260
丹参 …… 260
红花 …… 261
桃仁 …… 262
益母草 …… 262
牛膝 …… 263
鸡血藤 …… 264
土鳖虫 …… 264
莪术 …… 265
三棱 …… 265
水蛭 …… 266
虎杖 …… 266
第二十四章 化痰止咳平喘药 …… 270
第一节 温化寒痰药 …… 270
半夏 …… 271
白附子 …… 271
芥子 …… 272
旋覆花 …… 272
白前 …… 273
第二节 清化热痰药 …… 273
前胡 …… 273
桔梗 …… 274
川贝母 …… 275
浙贝母 …… 275
瓜蒌 …… 276
竹茹 …… 276

竹沥 …… 277
昆布 …… 277
第三节　止咳平喘药 …… 278
苦杏仁 …… 278
紫苏子 …… 279
百部 …… 279
紫菀 …… 280
款冬花 …… 280
枇杷叶 …… 280
桑白皮 …… 281
葶苈子 …… 281
白果 …… 282
第二十五章　安神药 …… 285
第一节　重镇安神药 …… 285
朱砂 …… 285
龙骨 …… 286
第二节　养心安神药 …… 286
酸枣仁 …… 287
远志 …… 287
第二十六章　平肝息风药 …… 290
第一节　平抑肝阳药 …… 290
石决明 …… 290
牡蛎 …… 291
赭石 …… 292
蒺藜 …… 293
第二节　息风止痉药 …… 293
羚羊角 …… 293
钩藤 …… 294
天麻 …… 294
地龙 …… 295
全蝎 …… 296
蜈蚣 …… 296
僵蚕 …… 297
第二十七章　开窍药 …… 300
麝香 …… 300
冰片 …… 301
石菖蒲 …… 301

第二十八章　补益药 …… 304
第一节　补气药 …… 304
人参 …… 305
西洋参 …… 306
党参 …… 306
黄芪 …… 306
山药 …… 307
白术 …… 308
甘草 …… 308
白扁豆 …… 309
第二节　补血药 …… 310
当归 …… 310
熟地黄 …… 311
白芍 …… 311
阿胶 …… 312
何首乌 …… 312
龙眼肉 …… 313
第三节　补阴药 …… 313
北沙参 …… 313
南沙参 …… 314
麦冬 …… 314
枸杞子 …… 314
龟甲 …… 315
鳖甲 …… 315
女贞子 …… 316
墨旱莲 …… 316
石斛 …… 316
百合 …… 317
黄精 …… 317
第四节　补阳药 …… 318
鹿茸 …… 318
淫羊藿 …… 319
肉苁蓉 …… 320
杜仲 …… 320
巴戟天 …… 320
补骨脂 …… 321
续断 …… 321
菟丝子 …… 322

蛤蚧 …… 322
冬虫夏草 …… 323
紫河车 …… 323

第二十九章　收涩药 …… 329
第一节　固表止汗药 …… 329
第二节　敛肺涩肠药 …… 329
五味子 …… 330
乌梅 …… 330
五倍子 …… 331
诃子 …… 332
赤石脂 …… 333
肉豆蔻 …… 333
第三节　固精缩尿止带药 …… 334
山茱萸 …… 334
莲子 …… 335

第三十章　外用药 …… 338
雄黄 …… 338
硫黄 …… 339
轻粉 …… 339
白矾 …… 339
蟾酥 …… 340
马钱子 …… 340

下篇　方剂学基础

第三十一章　方剂学基本知识 …… 344
第一节　方剂与方剂学的概念 …… 344
第二节　方剂学的发展简史 …… 345
第三节　方剂与治法 …… 348
一、汗法 …… 348
二、吐法 …… 349
三、下法 …… 349
四、和法 …… 349
五、温法 …… 349
六、清法 …… 350
七、补法 …… 350
八、消法 …… 350

第四节　方剂的组成和变化 …… 351
一、方剂的组成 …… 351
二、方剂的变化 …… 352
第五节　方剂的常用剂型与使用方法 …… 354
一、方剂的常用剂型 …… 354
二、方剂的使用方法 …… 355
三、服药方法 …… 356

第三十二章　解表剂 …… 358
第一节　辛温解表剂 …… 358
麻黄汤 …… 358
桂枝汤 …… 359
九味羌活汤 …… 360
香苏散 …… 361
第二节　辛凉解表剂 …… 361
银翘散 …… 362
桑菊饮 …… 362
麻杏石甘汤 …… 363
第三节　扶正解表剂 …… 364
麻黄附子细辛汤 …… 364
人参败毒散 …… 365

第三十三章　泻下剂 …… 368
大承气汤 …… 368
温脾汤 …… 369
大黄附子汤 …… 369
三物备急丸 …… 370
麻子仁丸 …… 370
十枣汤 …… 371

第三十四章　和解剂 …… 373
第一节　和解少阳剂 …… 373
小柴胡汤 …… 373
蒿芩清胆汤 …… 374
第二节　调和肝脾剂 …… 375
四逆散 …… 375
逍遥散 …… 376
痛泻要方 …… 376
第三节　调和肠胃剂 …… 377
半夏泻心汤 …… 377

第三十五章　清热剂 …… 380
第一节　清热泻火剂 …… 380
白虎汤 …… 380
第二节　清营凉血剂 …… 381
清营汤 …… 381
犀角地黄汤 …… 382
第三节　清热解毒剂 …… 382
黄连解毒汤 …… 382
普济消毒饮 …… 383
第四节　清脏腑热剂 …… 383
导赤散 …… 383
玉女煎 …… 384
清胃散 …… 384
龙胆泻肝汤 …… 385
白头翁汤 …… 385
泻白散 …… 386
第五节　清虚热剂 …… 386
青蒿鳖甲汤 …… 386
当归六黄汤 …… 387

第三十六章　祛湿剂 …… 390
第一节　祛风湿剂 …… 390
羌活胜湿汤 …… 391
独活寄生汤 …… 391
小活络丹 …… 392
第二节　化湿和胃剂 …… 392
平胃散 …… 392
藿香正气散 …… 393
第三节　清热祛湿剂 …… 393
茵陈蒿汤 …… 393
二妙散 …… 394
八正散 …… 395
第四节　利水渗湿剂 …… 395
五苓散 …… 395
防己黄芪汤 …… 396
五皮散 …… 397
第五节　温化水湿剂 …… 397
真武汤 …… 397

第三十七章　温里剂 …… 400
第一节　温中祛寒剂 …… 400
理中丸 …… 400
第二节　回阳救逆剂 …… 401
四逆汤 …… 401
参附汤 …… 402
第三节　温经散寒剂 …… 402
当归四逆汤 …… 402
黄芪桂枝五物汤 …… 403

第三十八章　理气剂 …… 405
第一节　行气剂 …… 405
越鞠丸 …… 405
金铃子散 …… 406
左金丸 …… 407
瓜蒌薤白白酒汤 …… 407
半夏厚朴汤 …… 408
柴胡疏肝散 …… 408
第二节　降气剂 …… 409
旋覆代赭汤 …… 409
定喘汤 …… 410

第三十九章　理血剂 …… 412
第一节　活血祛瘀剂 …… 412
血府逐瘀汤 …… 412
补阳还五汤 …… 414
生化汤 …… 414
失笑散 …… 415
第二节　止血剂 …… 415
小蓟饮子 …… 416
槐花散 …… 416
黄土汤 …… 416

第四十章　化痰止咳平喘剂 …… 420
第一节　燥湿化痰剂 …… 420
二陈汤 …… 421
第二节　清热化痰剂 …… 422
温胆汤 …… 422
清气化痰丸 …… 423
小陷胸汤 …… 423
第三节　温化寒痰剂 …… 424
苓甘五味姜辛汤 …… 424

第四节　润燥化痰剂 …… 425
贝母瓜蒌散 …… 425
第五节　治风化痰剂 …… 426
半夏白术天麻汤 …… 426
第六节　止咳平喘剂 …… 426
止嗽散 …… 426

第四十一章　补益剂 …… 430
第一节　补气剂 …… 430
四君子汤 …… 430
参苓白术散 …… 431
补中益气汤 …… 432
玉屏风散 …… 432
生脉散 …… 433
第二节　补血剂 …… 433
四物汤 …… 433
当归补血汤 …… 434
归脾汤 …… 435
第三节　气血双补剂 …… 436
炙甘草汤（复脉汤） …… 436
第四节　补阴剂 …… 436
六味地黄丸 …… 437
一贯煎 …… 438
大补阴丸（原名大补丸） …… 439
第五节　补阳剂 …… 439
肾气丸 …… 439
第六节　阴阳并补剂 …… 440
地黄饮子 …… 441

第四十二章　安神剂 …… 445
朱砂安神丸 …… 445
酸枣仁汤 …… 446
天王补心丹 …… 446
甘麦大枣汤 …… 447

第四十三章　治风剂 …… 449
第一节　疏散外风剂 …… 449
川芎茶调散 …… 449
牵正散 …… 450
第二节　平息内风剂 …… 450
镇肝熄风汤 …… 450
天麻钩藤饮 …… 451

羚角钩藤汤 …… 451

第四十四章　开窍剂 …… 454

第一节　凉开剂 …… 454

安宫牛黄丸 …… 454

第二节　温开剂 …… 455

苏合香丸 …… 456

第四十五章　消食导滞剂 …… 458

枳术丸 …… 458

保和丸 …… 459

健脾丸 …… 459

第四十六章　驱虫剂 …… 461

乌梅丸 …… 461

第四十七章　收涩剂 …… 463

四神丸 …… 463

牡蛎散 …… 463

固冲汤 …… 464

第四十八章　痈疡剂 …… 466

仙方活命饮 …… 466

四妙勇安汤 …… 467

六神丸 …… 467

阳和汤 …… 467

大黄牡丹汤 …… 468

苇茎汤 …… 468

中药索引 …… 470

方剂索引 …… 475

中成药索引 …… 477

参考答案 …… 480

上 篇

中医学基础

扫码“学一学”

第一章　中医学基本知识

学习目标

掌握　1. 中医学发展史中出现的代表著作及其意义。
2. 中医学理论体系的基本特点。
3. 整体观念和辨证论治的定义和内容。

熟悉　中医学、中医基础理论的概念。

第一节　中医学与中医基础理论的概念

中医学是在中国产生，经过数千年发展而形成的一门具有独特的理论体系、丰富的养生和诊疗手段，研究人体生命、健康、疾病的传统医学。中医学具有独特的理论体系、丰富的临床经验和科学的思维方法；是以自然科学知识为主体，与人文社会科学知识相交融的科学知识体系。中医学具体包括中医基础理论、中医预防医学、中医临床医学三个部分。本书主要研究中医基础理论部分。

中医学独特的理论体系以人为研究对象，其形成受到中国古代哲学阴阳、五行学说的深刻影响，又是多学科交叉渗透的产物。

中医学理论体系是包括理、法、方、药在内的整体，是关于中医学的基本概念、基本原理和基本方法的科学知识体系。它是以整体观念为主导思想，以精、气、阴阳、五行学说为哲学基础和思维方法，以脏腑、经络及精气血津液为生理病理学基础，以辨证论治为诊疗特点的医学理论体系。

中医基础理论是指导中医预防医学和临床医学的理论基础，是中医学的重要组成部分。它包括中医学的哲学基础、中医对正常人体的认识、中医对疾病的认识以及中医养生和诊疗疾病的原则。

中医基础理论是学习中医药的入门课程。

第二节　中医学发展简史

中医学自从有文字记载以来，至今拥有数千年的历史。中医学经历数个历史阶段的不断发展而逐步形成了较为完备的体系。

1. 先秦、秦汉时期　为中医学的形成和逐渐发展阶段。春秋、战国时期，政治、经济、科学文化比较发达，学术气氛活跃，具有“诸子蜂起，百家争鸣”的特点；医学知识积累到一定程度，客观上需要把战国前的医学经验和理论进行总结。这个时期，阴阳五行学说这一朴素的辩证唯物论思想比较盛行，医学家将阴阳五行学说引入中医学中，成为中医学的理论工具。

中医学形成的标志就是《黄帝内经》（简称《内经》）的问世。《内经》成书于春秋战国至秦汉时期，是我国现存最早的中医典籍，奠定了中医学理论的基础。《内经》并非出自一人之手笔，而是许多医家共同创造，托名“黄帝”以示正统，并强调其有所依据和重要价值等意义。

《内经》全书共162篇，其中《素问》9卷81篇，《灵枢》9卷81篇。书中以阴阳五行学说为理论工具，以整体观念为主导思想，解释人体内外环境的统一关系，系统地论述了人体生理、病理、经络、解剖、诊断、治疗和预防等问题。它不仅反映了当时的医学成就，而且许多方面处于当时的世界领先地位，如对人体形态方面的某些认识，尤其是对血液循环方面的认识，比英国医生哈维发现心脏维持血液在体内循环的功能要早1000多年，同时确立了中医学理论，成为中医学发展的基础和理论源泉。

自《内经》成书以来，历代中医学家和有创见的学派都是以《内经》为理论基础的，直到目前仍然是指导中医临床的理论基础。

《难经》成书于《内经》之后，作者为秦越人。《难经》阐发了《内经》的医学理论，补充了《内经》的不足，尤其是在藏象、脉学和针灸方面的不足。它以作答形式回答了81个医学问题，故又称为《黄帝八十一难经》。

《伤寒杂病论》成书于东汉末年，作者为张机（仲景），张仲景“勤求古训，博采众方”，继承前人的医疗成就，结合自己的经验，将理论和实践相结合，创立了辨证论治的诊治体系，为中医临床医学的发展奠定了基础。《伤寒杂病论》包括《伤寒论》和《金匮要略》两个部分。《伤寒论》共22篇，以外感病为主，以六经辨证为辨证论治的总纲。《金匮要略》共25篇，以内伤杂病为主，用脏腑病机制论进行证候分证。后世将学习研究应用《伤寒杂病论》的医学家称为“伤寒学派”。张仲景被尊称为“医圣”，在河南南阳建有“医圣祠”，来纪念这位伟大的医学家。

2. 晋、隋、唐时期　中医学向实用性和综合性的方向发展，同时出现了医学大分科的兴盛局面。随着中医临床实践的丰富，中医理论体系得到充实，并得到进一步系统化。晋代皇甫谧所著《针灸甲乙经》，发展和充实了《灵枢》的经络、腧穴及针灸治疗的方法和理论；王叔和所著的《脉经》，是我国现存的第一部脉学专著，较全面而系统地论述了脉诊的理论和临床意义。隋朝巢元方所著的《诸病源候论》，是我国第一部病因病机证候学专著，描述了各种病证的临床症状，较全面而系统地论述了疾病的病因、病机，发展了中医病因病机证候学。唐代孙思邈所著《千金要方》《千金翼方》，为具有重要学术和实用价值的综合性医著，具有中医学百科全书性质。孙思邈的《大医精诚》，为建设医德医风的典范之作。他被尊称为“药王”，陕西耀州区（古称耀县）立有“药王庙”以纪念这位卓越的医药学家。

3. 宋、金、元时期　是一个崇尚创新精神的时代。诸医家在继承发展诸多医家理论基础上，根据各自的临床实践，提出了许多具有独到见解的理论。

宋代陈无择《三因极一病证方论》（简称《三因方》），在病因学上提出了著名的“三因学说”，将病因按外所因六淫、内所因七情和不内外因三类进行划分。

金元时期涌现的具有代表性的四大医学流派，医学史上称为“金元四大家”。他们对中医基础理论的创新做出了重要贡献，故有“医之门户分于金元”之说。

金元四大家中，“寒凉派”的代表医家为刘完素（河间），他的医学主张为“六气皆从火化”“五志过极皆能生火”，认为各种疾病大多为火热引起，要用寒凉药治疗，故又称“主火派”。刘氏的学术思想对明清温病学说的形成产生了深远的影响。“脾胃学派”的代表医家是李杲（东垣），他的医学主张为“内伤脾胃，百病由生”，认为脾胃是后天之本，各种原因均可导致脾胃损伤，而脾胃虚弱是导致许多疾病发生的根本原因，故保养身体和治疗疾病首先要重视保护脾胃，治病亦应以补益脾胃之气为先，故又称“补土派”。“攻邪派”的代表医家是张从正（子和），他的医学主张为“病由邪生”“邪去则正安”，认为人之所以生病，多因邪气侵犯人体，故治病多以汗、吐、下三法祛邪外出。“养阴派”的代表医家是朱震亨（丹溪），他的学术主张是“阳常有余，阴常不足”，认为治病应以滋阴降火为主。

4. 明清时期 中医学进入了一个全面总结的阶段，同时在总结前代中医基础理论和当代临床经验的基础上，提出许多创见，极大地丰富和发展了中医学理论体系。

明代的综合性医著有楼英的《医学纲目》、王肯堂的《证治准绳》。清代国家组织编撰的医著有《医宗金鉴》《四库全书·子部》；清代还有陈梦雷主编的《古今图书集成·医部全录》。

明代医家对藏象学说的探讨以肾与命门学说为多，发展了中医藏象学说，迄今仍指导着临床实践。其代表如赵献可在《医贯》中提出“命门学说”；张介宾（景岳）所著《景岳全书》，认为命门中所藏的阴阳水火是全身五脏六腑阴阳的根本，主张补益肾阴肾阳；李中梓则明确提出“肾为先天之本”“脾为后天之本”的理论，至今仍为临床所用。

明清时期最大的医学成就就是温病学理论的日益发展，直至在病因病机、辨证施治等方面自成一体，成为四时温病发生发展以及诊治方法的一门临床学科，对中医基础理论的发展具有重大意义。温病学派的代表人物首推明代吴又可（有性），所著的《温疫论》创立了传染病病因学的“戾气学说”，认为瘟疫是一类具有强烈传染性的病邪所致，为温病学的发展奠定了病因学基础。清代叶桂（天士）所著《外感温热篇》，首创卫气营血辨证论治体系；吴瑭（鞠通）所著《温病条辨》，首创三焦辨证论治体系；薛雪（生白）所著《湿热病篇》，探讨了湿热病的病因病机，补充了温病学说。

此外，清代王清任（勋臣）是一位具有创新精神的代表人物，其所著的《医林改错》，改正了古医书人体解剖的错误，对瘀血病的理论和临床应用做出了突出的贡献。

5. 近代与现代时期 近现代中医学的研究，主要体现在整理研究历代医学文献、从中西汇通到中西医结合，以及应用现代科学方法研究中医学等方面。中医学是传统医学，继承传统和发展创新是相辅相成的。近年运用现代科学的实验研究方法，开创了中医基础理论研究的新局面。然而，时至今日，中医基础理论研究尚未取得实质性突破。中医学理论的现代创新性研究，将在保持中医学基本理论特色的前提下，以整体观念为指导，强化中医学思维方法的研究，注重中医学在人文社会科学方面的发展，并应用多学科研究方法，借助现代科学技术手段进行研究，与时俱进，推动中医学走向现代化。

第三节　中医学的基本特点

中医学理论体系的形成受到中国古代唯物论和辩证法思想的深刻影响，即采用对事物的观察分析方法，多以“取类比象”的整体性观察方法，通过对现象的分析，探求其内在机制。古代医家以精、气、阴阳、五行学说为哲学基础，以整体观念为指导思想，以脏腑经络的生理病理为理论基础，以辨证论治为诊疗方法，实现对人体的生理现象、病理变化及临床实践的观察和总结。故中医学理论体系贯穿着整体观念，而中医诊治疾病则贯穿着辨证论治精神，所以整体观念和辨证论治被认为是中医学的两个最基本的特点。

一、整体观念

所谓整体就是统一性和完整性，中医学非常重视人体本身的统一性和完整性，以及其与自然界、社会的相互关系，认为人体是一个有机的整体，人体与外界环境也是一个密切相关的整体。这种内外环境的统一性与机体自身的整体性思想，称为整体观念。整体观念对中医学认识人体的生理、病理，指导诊治疾病以及在康复保健等方面都具有重要意义。

（一）人体是一个不可分割的有机整体

人体是由若干脏腑、组织和器官组成的。人体的整体性和统一性，是以五脏为中心，通过经络系统“内属于腑脏，外络于肢节”的作用而实现的。

在人体结构上，五脏是代表着整个人体的五个大系统，人体所有器官都包括在这五个系统之中。人体以五脏为中心，通过经络系统，把六腑、五体、五官、九窍、四肢百骸等全身组织器官联系成为一个有机的整体。各个脏器、组织器官及各种体液都有各自不同的功能，而这些功能又都是整体活动的组成部分，从而决定了机体的整体统一性。

在生理上，中医学在整体观念的指导下，认为人体的生理活动通过精、气、血、津液的作用表现出来，既要依靠各脏腑组织发挥各自不同的功能，又要依靠脏腑组织之间相辅相成的协同作用和相反相成的制约作用。也就是说，每个脏腑在整体活动下分工合作、有机配合，才形成了人体局部与整体的统一，以维持生理活动的协调平衡。中医学认为形体与精神也是统一的整体。形体是构成人体的脏腑、经络、五体和官窍及精、气、血、津液等；神既指人体生命活动的总体体现或主宰，又指人的精神意识、思维活动，包括情绪、思想、性格等一系列心理活动。形体与精神的结合与统一的观点称为“形神一体观”。

在病理上，在认识和分析疾病时，中医学也首先从整体出发，将重点放在局部病变引起的整体病理变化上，并把局部病理变化与整体病理反应统一起来。一般来说，人体某一局部的病理变化，往往与全身的脏腑、气血、阴阳的盛衰有关。所以在疾病过程中，一个部位和组织器官发生异常现象，就会影响其他组织和器官，甚至全身。

在诊治疾病上，可以通过面色、形体、舌象、脉象等外在的变化，了解和判断其内在的病变，以做出正确的诊断。在治疗局部病变时，也必须从整体出发，采取适当措施。如心开窍于舌，心与小肠相表里，所以可用清心热泻小肠火的方法治疗口舌糜烂。其他如“从阴引阳，从阳引阴，以右治左，以左治右”（《素问・阴阳应象大论》）；“病在上者下取之，病在下者高取之”（《灵枢・终始》）等，都是在整体观念的指导下确定的治疗原则。

（二）人与自然界环境的统一性

人类生活在自然界中，与自然环境息息相关。自然界存在着人类赖以生存的必要条件，自然界的运动变化又常直接或间接地影响人体，使机体相应地发生生理和病理上的变化。这种人与自然相统一的观点称为“天人合一”或“天人相应”。中医学在病因、病理、诊断、治疗和养生等各个领域中，都十分重视自然环境对人体的影响。

在生理状态下，人体能够适应自然界的变化。在季节气候的变化过程中，人体会发生变化，与之相适应。如在一年四季中，春、夏季节气候温热，腠理疏松，身体通过多出汗的方式来调整体温；秋、冬季节气候寒凉，腠理致密，出汗少或不出汗，人体就通过增加小便的方式来调整体液。这种适应性的生理变化，既维持了人体体温恒定，也反映了自然界不同气温下人体气血运行和津液代谢的状况。人体的脉象也有春弦、夏洪、秋浮和冬沉的不同。

在昼夜晨昏的变化过程中，人体也必须与之相适应。白昼为阳，夜晚为阴；人体也是早晨阳气初生，中午阳气隆盛，到了夜晚则阳气内敛，便于休息，恢复精力。

由于地域的差异，人们的生活习惯和身体状况也有很大不同。如江南多湿热，人体腠理多疏松；北方多燥寒，人体腠理较致密。甚至不同地区人们的平均寿命也有很大的差别。自然条件好、污染少、饮食清淡、生活清净地区的人寿命就较长。

但是，人体适应自然的能力是有一定限度的，当超越了这个限度即会出现病理性反应。许多疾病的发生、发展和变化与季节变化密切相关，如春季常见温病，夏季多发中暑，秋季常见燥证，冬季多有伤寒。每个地区有其特有的地方病。人在迁移过程中，如不能适应当地的气候、生活习惯，就有可能生病，通常称为“水土不服”。

许多疾病的发病、加剧及引起死亡的时间也有一定的规律。如许多慢性病（中风、哮喘、痹证等）的加剧或发作大多和气候的急剧变化或季节交换有关。在大节气（阴阳变化较剧烈，如冬至、清明）前后，死亡病例增多，这就是四季气候对疾病影响的结果。根据中医运气学说，气候有十二年和六十年的周期性变化，人体的发病也会受其影响。

人与天地相应，自然界对人体的生理、病理会产生影响，人类不能消极被动，而是要积极主动地适应自然、改造自然，从而提高健康水平，减少疾病的发生。如保护自然环境、加强自身锻炼等。

（三）人与社会环境的统一性

人生活在社会群体之中，是社会的组成部分；人能影响和改造社会，社会的变动对人体的身心健康也会产生影响。其中，社会的进步、社会的治或乱以及人的社会地位变动，对人的身体和心理的影响更大。

社会的进步有利于健康。人类的寿命随着社会的进步而逐渐延长。但是，社会进步也会给人类带来一些不利于健康的因素。如机动车辆带来噪声，工业发展带来水、土壤和大气污染，以及过度紧张的生活节奏、各方面激烈的竞争，可能会使人们出现各种身心疾病，常见症状有焦虑、头痛、头晕等。

社会的稳定与否，对人体的影响也非常大。社会安定，人的生活有规律，抵抗力强，患病较少，寿命也较长；社会动乱，人的生活不规律，精神紧张，抵抗力下降，各种疾病皆易发生，死亡率也高。

此外，社会中的许多因素可以带来个人物质和精神上的变化，如不能正确认识和处理，也会对健康产生不利的影响。中医诊治疾病和养生，十分注意结合社会和心理上的影响，正确地处理各方面的关系，调整心理，增进健康。

总之，中医学认为人体自身的统一性及人与自然界、社会之间存在着既对立又统一的关系，这就是中医学的一个重要特点，即整体观念。整体观念主要是从宏观上揭示人体生理、病理现象，贯穿中医的各个方面。

二、辨证论治

辨证论治是中医认识疾病和治疗疾病的基本原则，是中医学对疾病的一种特殊的研究和处理方法，是中医诊治疾病的特色。

（一）病、症、证

症，就是症状与体征，是指疾病的具体表现。主观性的自我感觉即为症状，如头痛、恶寒、腹痛等；客观性的表现即为体征，如面红、眼发黄、体温升高等。症只是疾病的个别的、表面的现象，很难反映疾病的本质，因为同患一种病，可以见到不同的症状，如同为感冒，或鼻塞流涕，或咽喉肿痛，而且疾病处于不同的阶段，症状也会发生变化。

证，即指证候，是机体在疾病发展过程中的某一阶段的病理概括。由于其包括了病变的部位、原因、性质以及邪正关系，反映疾病发展过程中某一阶段的病理变化的本质，因而证候能更全面、更深刻、更准确地揭示疾病的本质。

病，是指有特定病因、发病形式、病机、发病规律和转归的一个完整的过程，如感冒、中风、痢疾等。

（二）辨证论治

辨证，就是将四诊（望诊、闻诊、问诊、切诊）所收集的资料（症状和体征），通过分析、综合，辨清疾病的病因、性质、部位，以及邪正之间的关系，概括、判断为某种性质的证。论治，又称施治，即根据辨证的结果，确定相应的治疗方法。中医临床认识和治疗疾病，是将重点放在“证”的区别上，通过辨证而进一步认识疾病。例如，感冒是一种疾病，临床可见恶寒、发热、头身疼痛等症状，但由于引发感冒的原因和机体反应不同，又表现为风寒感冒、风热感冒、暑湿感冒等不同的证型。只有辨清了感冒属于何种证型，才能分别采用辛温解表、辛凉解表、清暑祛湿解表等治疗方法给予适当的治疗。

辨证和论治是诊治疾病过程中相互联系、不可分割的两个方面，辨证是认识疾病，确立证候；论治是依据辨证的结果，确立治法和处方遣药，是理论和实践相结合的体现，是理法方药在临床上的具体运用，是指导中医临床的基本原则。掌握了这个原则就可避免见痰治痰、见血治血、头痛医头、脚痛医脚的局部治疗的局限。

（三）同病异治与异病同治

中医认为，同一疾病在不同的发展阶段，可以出现不同的证候；而不同的疾病在其发展过程中又可能出现相同的证候。因此在治疗疾病时就可以分别采取“同病异治”或“异病同治”的原则。这是辨证论治原则的具体应用典范。

所谓“同病异治”，是指同一疾病出现了不同证候，所采用的治法也不同。以感冒为例，不同季节、不同体质的人，表现的证不同，治法也不同，如夏季可出现暑湿外感，要用解表兼芳香化湿的方法治疗；平素体质虚弱的患者，可出现气虚或阳虚感冒，分别要用补气解表或助阳解表的方法治疗。

所谓“异病同治”，是指不同的疾病在发展过程中出现性质相同的证候，因而可以采用相同的治疗方法。例如，心律失常与闭经是两种完全不同的疾病，但均可能出现血瘀的证候，故治疗时均可采用活血化瘀方法。胃下垂、子宫脱垂、脱肛三种不同的疾病，其具体的病因病机均为脾气虚弱、中气下陷，所以均可用补中益气、升阳举陷的方法治疗。从以上的分析可见，中医的辨证论治，是着眼于“证”，而并不在于病的异同。这种对疾病发展过程中不同性质的矛盾用不同的方法去解决的法则，也就是“证同治亦同，证异治亦异”，这就是辨证论治的实质。

此外，现代中西医结合诊治疾病，也常辨证与辨病相结合。如治疗病毒性肝炎出现胁肋胀痛、纳呆、黄疸黄色鲜明、尿黄赤、舌红苔黄腻、脉滑数等，用辨证论治的方法诊断为肝胆湿热证，用清热利湿退黄法，并结合该病为病毒所致而加抗病毒药物治疗。

扫码“练一练”

药师考点

一、A 型题（最佳选择题）

1. 下列表述中属于证的是

A. 头痛　B. 瘰疬　C. 风寒犯肺

D. 感冒　E. 麻疹

二、B 型题（配伍选择题）

A. 同病异治　B. 异病同治　C. 辨证论治

D. 审因论治　E. 辨病论治

2. 脱肛与子宫脱垂用同一种方法治疗属于

3. 感冒既可用麻黄汤治疗，又可用银翘散治疗属于

三、X 型题（多项选择题）

4. 中医学的基本特点有

A. 整体观念　B. 辨证论治　C. 阴阳学说

D. 五行学说　E. 精气学说

第二章　阴阳五行学说

扫码“学一学”

学习目标

掌握　阴阳、五行的基本概念和基本内容。

了解　阴阳、五行学说在中医学中的运用。

阴阳学说和五行学说，同属中国古代哲学唯物论、辩证法的范畴，同是中华民族在长期的生产生活实践中逐步形成的独特思想。阴阳和五行经过中国先贤们创新性的改造，脱离了原有的含义，逐步形成了哲学的内涵，将阴阳和五行学说引入中医学后，即成为了中医学最重要的指导思想和理论工具。

阴阳学说认为，宇宙的万事万物，是由于阴阳二气的相互作用而产生的，也是由于阴阳二气的相互作用而不断发展、不断变化的；阴阳是宇宙的根本规律，其概念也由阴阳二气的概念演化成一个涵盖万事万物规律的哲学范畴概念，正所谓“一阴一阳谓之道”。

五行学说认为，宇宙万物是由木、火、土、金、水五种最基本的物质所构成；五行各有特性，五行之间存在着生克乘侮的关系；五行的运动变化和相互作用，推动了宇宙万物的发生发展以及运动变化。

阴阳学说和五行学说分别从不同角度来说明事物的性质以及各事物之间的相互关系。应用于中医学领域，则用来解释人体的生理功能、病理变化，并贯穿在整个中医理论体系中，成为中医基础理论的重要组成部分。阴阳和五行这两种学说各有特点。阴阳学说认为相关事物或一事物内部存在着阴阳对立统一的两个方面，这两个方面存在着对立制约、互根互用、消长平衡和相互转化的关系。五行学说认为不同的事物可以有机地联系起来，整个宇宙是由木、火、土、金、水五种基本物质相互资生、相互制约所形成的统一体。两种学说用以解释人体和自然界的复杂现象时，必须结合起来运用。如人体脏腑用阴阳来说明，则脏为阴、腑为阳，并且各脏都有阴阳，五脏间之阴阳也存在相互生克制化的关系；用五行来说明，则脏腑分属木、火、土、金、水，以五行的生克制化来探讨五脏的相互关系时，又离不开五脏阴阳之间的相互联系和制约。

由于社会历史的限制，阴阳学说和五行学说不能建立在高度科学分析的基础上，因而有一定的局限性，具体研究运用时，必须取其精华，弃其糟粕。

第一节　阴阳学说

一、阴阳的概念

阴阳，是对自然界相互关联的某些事物和现象对立双方的概括，也是对一切事物或现象内部对立双方的概括。既可以代表两个相互对立的事物，又可以代表一个事物内部相互对立的两个方面。

阴阳的概念出自于我国先民的自然观，中国古人将自然界中对立又关联的现象，如上下、寒热、天地、明晦、男女等以哲学思想归纳起来，冠以“阴阳”的含义。早在殷商时期的甲骨文中就出现了具有阴阳含义的文字，如“阳日”“晦月”等。阴阳最初的含义是指日光的向背，向日为阳，背日为阴，《说文解字》解释为“阴，暗也。水之南，山之北也”“阳，高明也”。后来引申为气候的寒暖，方位的上下、左右、内外，运动状态的躁动和宁静等，也就逐渐形成了哲学上的阴阳，是从事物和现象的普遍规律中抽象出来的概念，不再指某一具体事物或现象，故阴阳是“有名而无形”，即具有了“符号”的特征，又进一步引申。天、上、外、左、升、动、轻、热、明等属阳；地、下、内、右、降、静、重、冷、暗等属阴，宇宙万事万物都可以分为阴与阳两类，且每一事物均具有阴和阳两个方面。阴阳是自然界的根本法则，可以用来解释自然界一切事物和现象的发生、发展和变化规律。

二、阴阳的特性

1. 普遍性 阴阳被用来解释自然界一切事物或现象的发生、发展、运动、变化，因而具有普遍的特性。如方位之上下、季节之四季、温度之高低、亮度之明暗、运动之快慢等，每对相关联的事物或现象都存在着阴阳的关系。

2. 关联性 所谓关联，即事物或现象的同一范畴、同一层面。也就是在同一范畴、同一层面的事物或现象中，才能用阴阳来进行解释和分析，不同范畴、不同层面的事物或现象是不能用阴阳来解释和分析的。如天体中的日月，日为阳、月为阴；性别中的雌雄，雄为阳、雌为阴等。但是，日与雌之间不存在阴阳关系，因为二者不属同一范畴，不在同一层面。

3. 相对性 所谓相对性，具体体现在：一为转化性，即在一定的条件下，双方可相互转化，如一年的气候变化规律，属阳的春夏温热气候递变为属阴的秋冬凉寒气候，属阴的秋冬凉寒气候递变为属阳的春夏温热气候；二为无限可分性，如昼为阳，夜为阴，上午为阳中之阳，下午为阳中之阴，前半夜为阴中之阴，后半夜为阴中之阳。

4. 相对固定性 即阴阳的不可互换性，用阴阳分析的事物或现象一旦确定，阴阳的属性也即确定，不能互换。如水与火，永远都是水属阴、火属阳。

三、事物、现象阴阳属性的划分

一般而言，凡是静止的、内守的、下降的、寒冷的、有形的、晦暗的、抑制的、衰退的都属于阴；凡是运动的、外向的、上升的、温热的、无形的、明亮的、兴奋的、亢进的都属于阳（表2－1）。

表2－1 事物、现象阴阳属性归纳

属性	空间（方位）	时间	季节	温度	湿度	重量	性状	亮度	动态
阳	天、上 外、左	昼	春、夏	温、热	干燥	轻	清	明亮	动、升 兴奋 亢进
阴	地、下 内、右	夜	秋、冬	凉、寒	湿润	重	浊	晦暗	静、降 抑制 衰退

四、阴阳学说的基本内容

（一）阴阳对立制约

阴阳对立制约，就是指阴阳双方属性对立，并且存在着相互制约的关系。

阴阳学说认为，自然界一切事物或现象都存在着相互对立的两个方面。阴阳的相互对立表现于它们之间是相互斗争的。阴阳两个方面在属性对立的同时，还存在着相互制约、相互消长的关系，在自然界中，正是因为这种阴阳相互制约的作用，才能维持事物之间和事物内部的协调平衡状态。

但是，阴阳的相互制约是有限度的，也就是说，在一定的范围内阴阳相互制约，才能维持事物之间和事物内部的协调平衡状态。一旦阴阳相互制约太过或不及，就会导致事物之间和事物内部的平衡失调。若一方过于强盛，则会对另一方产生过度抑制而导致对方的不足（制约太过）；反之，若一方虚弱，则对另一方抑制不足而导致对方的相对偏亢（制约不及）。

（二）阴阳互根互用

阴阳互根互用，就是指阴阳双方互为基础，其中一方的存在是以另一方的存在为前提，并且双方有着相互依存、相互资生的关系。

阴阳相互依存，表现在阴以阳的存在为前提，阳也以阴的存在为前提，任何一方都不能脱离另外一方而单独存在，即无阴就无所谓阳，无阳也就无所谓阴。可见每一方都以其相对的另一方的存在为自己存在的前提。

阴阳相互资生，表现在阴能生阳，阳能生阴，阴阳相互生长、相互促进，共同维持事物的动态平衡。如人体的精血津液属阴，脏腑之气即脏腑的功能属阳，物质属阴，物质居于体内，其功能表现于外，在外的阳是内在物质运动的表现，在内的阴是产生功能的物质基础。精血津液能滋养脏腑之气，从而使脏腑的功能旺盛；脏腑之气能化生精血津液，从而使精血津液充足。人体的阴精与阳气相互资生，相互促进，共同维持正常的生命活动。如果阴精亏损，阳气亦随之虚衰；阳气虚衰，阴精亦随之不足，临床上会出现“阳损及阴”“阴损及阳”的阴阳互损的病理变化，阴阳之间不能相互资生，即所谓“孤阴不生，独阳不长”。所以阴和阳二者是相互依存而存在的，又有互根作用的关系。应当指出，阴阳互根互用，既是阴阳消长的基本条件，也是阴阳转化的内在根据。

（三）阴阳消长平衡

阴阳消长是阴阳运动变化的形式，体现在事物或现象发生了量的变化。阴和阳之间的对立制约、互根互用，并不是处于静止和不变的状态，而是始终处于“阳消阴长”“阴消阳长”或“阴阳同消同长”的不断运动变化之中，故说“消长平衡”。阴阳消长是阴阳运动变化的形式，具体表现在此消彼长，此长彼消。阴阳的制约和互用都是在消长过程中实现的。任何事物互相对立着的一方面总是通过消长对另一方面起着制约的作用。如春夏之时，自然界阴气逐渐消减，阳气逐渐增长，则气候逐渐变为温热；秋冬之时，自然界阳气逐渐消减，阴气逐渐增长，则气候逐渐变为凉寒。再如，人体内属阴的精血津液等物质的化生和补充，必然要消耗一定的属阳的脏腑之气（即能量）；而脏腑之气的产生和增长，必然要消耗一定的属阴的精血津液等物质。阴阳消长体现了阴阳双方不是平静地、各不相干地共处于一个统一体中，而是处在相互制约、相互消长的动态之中，事物就是在这种绝对的消长运动和相对静止平衡之中生化不息，不断地发生、发展的。

（四）阴阳相互转化

阴阳转化，是指事物阴阳对立的双方在一定条件下可以向其相反的方向转化。事物的阴阳两个方面，当发展到一定阶段，各自可向其相反方向转化，阴可以转化为阳，阳也可以转化为阴。阴阳转化是阴阳运动的规律。阴阳转化，是阴阳质的变化，体现在事物或现象发生了质的变化。阴阳转化是以阴阳互根互用为内在依据，在阴阳消长变化中实现的，且必须具备一定的条件。《素问·阴阳应象大论》中说“重阴必阳，重阳必阴”“寒极生热，热极生寒”，这里的“重”和“极”就是促进转化的条件。

阴阳转化有两种形式，一是渐变，一是突变。

阴阳的渐变，指阴阳的转化有一个时间过程，阴转化为阳，阳转化为阴，是逐渐实现的。如饮食水谷被摄入体内，经过消化、吸收，变为具有营养作用的物质，进一步滋养脏腑，使脏腑功能旺盛，这是一个渐变的过程。兴奋与抑制、呼气与吸气，交替有序，无不体现了阴阳的转化。

阴阳的突变，指阴阳运动变化过程中，突然由阴变为阳，或由阳变为阴，其转变的时间迅速，突然实现了阴阳的转变。在疾病的发展过程中，是常可以见到的。如温热病极期，高热、口渴、面赤、烦躁、脉数，甚至神昏，可突然出现体温下降、面色苍白、四肢厥冷、脉微欲绝的危重证候，由阳证转变为阴证；夏天由于贪凉饮冷，出现恶寒肢冷、腹痛腹泻等阴证，可迅速出现高热、体若燔炭的阳证。

五、阴阳学说在中医学中的应用

阴阳学说贯穿于中医学理论体系的各个方面，用来说明人体的组织结构、生理功能，疾病的发生发展规律，指导着临床的诊断、预防和治疗。

（一）说明人体的组织结构

人体是一个有机整体，人体内部的一切组织结构存在着有机的联系，但又可以划分为相互对立的阴、阳两部分。就大体部位来分，人体体表为阳，内部脏腑为阴；背为阳，腹为阴；四肢外侧为阳，内侧为阴；上部为阳，下部为阴。以脏腑来分，五脏藏精气而不泻为阴，六腑传化物而不藏为阳。五脏之中又有阴阳，心、肺属阳，肝、脾、肾属阴。每一脏腑又有阴阳，如心有心阴、心阳；肾有肾阴、肾阳等。气、血、津液、精，是构成人体和维持人体生命活动的基本物质。其阴阳的划分，无形之气属阳，有形之血、津液、精属阴。气具有温煦、推动等生理作用；血、津液、精具有滋养、濡润等作用。但津液又可分阴阳，质清稀而薄的津属阳；质稠厚而浊的液属阴。属于五脏而络于六腑的经脉为阴经；而属于六腑络于五脏的经脉为阳经。总之，人体组织结构的上下、表里、前后各部分之间，内脏之间，以及一个脏本身，无不包含着阴阳的对立统一。

（二）说明人体的生理功能

中医学认为，人体正常的生理活动，是阴阳双方保持对立统一的协调关系的结果。如以功能与物质相对而言，功能属阳，物质属阴。就功能而言，兴奋、亢进属阳，抑制、衰退属阴。功能与物质之间的关系就是这种对立统一关系的体现，功能活动以物质为基础，没有阴精就无以产生阳气；物质的新陈代谢则以功能活动为动力，阳气又推动脏腑的功能活动，不断化生阴精。功能活动的进行要消耗一定的物质，而物质的产生也需要功能活动的作用。正由于功能与物质的对立制约、互根互用、消长平衡、相互转化，才能保持人体功能活动的动态平衡，即《素问·生气通天论》所说："阴平阳秘，精神乃治。"阴精充盛于内，阳气密固于外，阴阳协调，则人体的精气、神气就会正常，此即为生理。一旦阴阳出现偏盛偏衰，其和谐状态被打破，此即为病理。疾病发展到阴脱于下、阳越于上的阴阳分离危境，人体的生命活动也将停止，即《素问·生气通天论》所说："阴阳离决，精气乃绝。"

（三）说明人体的病理变化

阴阳学说认为疾病的发生及其病理过程，是由于某种原因而使阴阳失去相对的协调平衡，出现偏盛或偏衰的结果。疾病的发生发展关乎正气和邪气两个方面。正气是指整个机体的结构与功能，包括人体对疾病的抵抗力；邪气泛指各种致病因素。正气包括阴精与阳气两部分；邪气有阴邪与阳邪两部分。疾病的发生过程多为邪正斗争的过程，其结果则是引起机体的阴阳某一方面的偏盛或偏衰。病证有表里、寒热、虚实之分，凡病在表、属热、属实的为阳证；凡病在里、属寒、属虚的为阴证。

1. 阴阳偏盛 是指阴或阳任何一方明显高于正常水平的病变。如阳邪致病，可使阳偏盛而阴伤，出现热证（高热、面赤、口渴喜冷饮、小便短赤等），即"阳盛则热""阳盛则阴病"；阴邪致病，使阴偏盛而损伤阳气，出现寒证（畏寒、手足冷、面色苍白、腹痛喜温），即"阴盛则寒""阴盛则阳病"。

2. 阴阳偏衰 是指阴或阳任何一方明显低于正常水平的病变。阳虚不能制阴，而出现阳虚阴盛的虚寒证（体温偏低、畏寒喜暖、大便稀溏），此即"阳虚则外寒"；阴液亏虚不能制阳，出现阴虚阳亢的虚热证（低热、手足心热、盗汗），此即"阴虚则内热"。

3. 阴阳俱虚 是指机体阴或阳的任何一方虚损到一定程度时，必然要导致另一方不足的病变。如阳虚到一定程度，则导致阴精的化生不足，以致阴亦虚，即"阳损及阴"；阴虚到一定程度，则导致阳气化生不足，以致阳亦虚，即"阴损及阳"。无论"阴损及阳"或"阳损及阴"，最终皆可导致阴阳两虚。

另外，在一定的条件下，病证的性质可以发生转化。原是热证，在热极时可以转化为寒证；原是寒证，在寒极时可以转化为热证。原是虚证，在病变过程中，可以转化为实证或虚实夹杂证；原是实证，在病变过程中，可以转化为虚证或虚实夹杂证，即"重寒则热，重热则寒""重阴必阳，重阳必阴"。病证转化是临床常见的现象，其机制就在于阴阳的相互转化。

综上所述，尽管疾病的病理变化复杂多端，但均可用"阴阳失调"来概括说明。一般说来，外感邪盛，多使机体阴阳一方面偏亢，而使另一方面受到损伤；内伤体衰，多导致机体阴阳一方面不足，而形成另一方面相对的偏亢。

（四）用于疾病的诊断

阴阳学说认为疾病的发生、发展变化的根本原因是阴阳偏盛偏衰，所以临床任何错综复杂的疾病，都可用阴证或阳证来加以概括。《素问·阴阳应象大论》提出："善诊者，察色按脉，先别阴阳。"运用阴阳的理论对临床疾病进行诊断，主要是辨别症状的阴阳和证候的阴阳。在对疾病的辨证中，首先要分清阴阳，才能掌握疾病的本质，做到执简驭繁。如脉诊中，浮、数、洪等属阳；沉、迟、细等属阴。望诊中，以色泽分阴阳，鲜明者属阳；晦暗者属阴。舌诊中，舌质红绛，为热为实而属阳；舌质淡白，为寒为虚而属阴。舌苔黄，为热盛而属阳；舌苔白，为寒而属阴。闻诊中，咳嗽声高气粗，证属阳；咳嗽声低气弱，证属阴。

运用阴阳属性归类的方法，对临床症状进行阴阳的辨别，是临床诊断常用的方法。在四诊的基础上，运用阴阳的理论，对疾病的病因、病位、病性、邪正关系进行分析判断，确定证候的阴阳属性。凡表证、热证、实证都属阳证；凡里证、寒证、虚证都属阴证。因此，辨证候阴阳是临床辨证的纲领。

（五）用于疾病的治疗

疾病的发生、发展与变化的根本原因在于阴阳的偏盛偏衰。因此，治疗疾病的基本原则是调整阴阳，即采用补其不足、泻其有余的治则恢复阴阳的相对平衡。调整阴阳是治疗疾病的总原则。《素问·至真要大论》提出："谨察阴阳之所在而调之，以平为期。"阴阳学说用以指导疾病的治疗，一是确定治则，二是归纳药物的性能。

1. 确定治疗原则 阴阳偏盛，为阴或阳的一方有余之实证，治疗当损其有余，即"实者泻之"。如阳盛则热，属实热者，当治热以寒，宜用寒凉药以制其阳，即"热者寒之"；阴盛则寒，属实寒证者，当治寒以热，宜用温热药以制其阴，即"寒者热之"。若阴或阳的偏盛使其相对的一方产生了虚损，治疗当兼顾其不足，配以扶阳或益阴之法，即"虚者补之"。若在疾病发生发展过程中，阴阳的一方出现偏衰，不能制约对方，导致对方出现偏亢。如阴精虚衰，不能制约阳气，出现热象。对此类热证，不能用"热者寒之"的治疗法则，因为其病变的本质是阴虚，阴不制阳，阳气偏亢则出现热象，要采用"壮水之主，以制阳光"的补阴制阳的法则，又称"阳病治阴"。若阳气虚衰，不能制约阴气而出现寒象，对此类寒证，不能用"寒者热之"的治疗法则，因为其病变的本质是阳虚，阳不制阴，阴气偏盛则出现寒象，要采用"益火之源，以消阴翳"的补阳制阴的法则，又称"阴病治阳"。根据阴阳互根的原理，对阴阳偏衰的治疗，采用"阴中求阳，阳中求阴"的治法，也就是对阴虚病证的治疗，在补阴的基础上，须加少量的温阳药；对阳虚病症的治疗，在温阳的基础上，须加少量的补阴药。

此外，人体是一个阴阳统一的整体，局部的病变可反映于整体，整体的病变也可反映于局部。故有些病变在阳经，可从阴经治疗；病变在阴经，可从阳经治疗。这就是"从阴引阳，从阳引阴"的法则。病在上，从下治，病在下，从上治；病在左，从右治，病在右，从左治等。这都是临床常用的治疗法则。

2. 归纳药物的性能 用阴阳来概括药性，作为指导临床用药的依据。药物的四气中，温热属阳，寒凉属阴；五味中，辛、甘（淡）属阳，酸（涩）、苦、咸属阴。阴盛的寒证，应选择气味属阳的药物；阳盛的热证，应选择气味属阴的药物。如《神农本草经》说"疗寒以热药，疗热以寒药"，就是针对"阳盛则热，阴盛则寒"设立的用药原则。总之，根据病证的阴阳偏盛偏衰，利用药物的偏性，来调整人体阴阳的偏盛偏衰，以恢复阴阳的相对平衡，从而达到治愈疾病的目的。

（六）用于确立养生原则

中医学认为，防病重在养生，这就是"圣人不治已病治未病"的预防思想。调理阴阳是养生防病的总原则，具体法则主要有适时调阴阳，护正气防邪气，调理精神。

四时的阴阳变化，对人体的阴阳有着极大的影响。春时，自然界阳气初升，人体的阳气开始从内向外生发，最忌抑遏，故凡有助于人体阳气生发的为顺，抑遏则为逆；夏时，自然界阳气最盛，人体的阳气趋于体表，最易外散，故固护阳气为顺，耗散阳气为逆；秋时，自然界阳气初降，人体阳气趋于体内；冬时，自然界阳气大降，人体阳气盛于内。故秋冬之时，人体阴精易耗，保养阴精最重要。因此，《素问·四气调神大论》提出“春夏养阳，秋冬养阴”的法则。

第二节　五行学说

一、五行的概念

五行是指构成自然界最基本的物质木、火、土、金、水及其运动变化。古人最初认为木、火、土、金、水是自然界不可缺少的五种基本物质，“水火者，百姓之所饮食也；金木者，百姓之所兴作也；土者，万物之所资生，是为人用”（《尚书》），其后逐步认识到，这五种物质各有特性，它们之间的运动变化也有一定规律。从而最初的“五材”演变成了哲学上的五行概念。这五种物质的运动变化，形成了自然界的运动规律。《尚书·洪范》指出：“五行，一曰水，二曰火，三曰木，四曰金，五曰土。水曰润下，火曰炎上，木曰曲直，金曰从革，土爰稼穑。”哲学的五行概念，是从木、火、土、金、水五种具体物质抽象出来的理性认识。古代哲学家们运用这种概念，认识自然界、解释自然界的运动变化规律，逐渐形成了五行学说。

二、五行的特性

五行的特性是归纳和分析自然界事物和现象的理论依据之一。五行的特性已不是木、火、土、金、水五种物质的本身，而是在其朴素认识的基础上，抽象地概括出不同事物的属性。因此，五行的特性，虽然来自木、火、土、金、水这五种基本物质，但实际上已超越了木、火、土、金、水的具体物质本身，而具有更广泛的涵义。

1. **木的特性**　木曰曲直，曲直，即弯曲、伸直之意，是指树木自然向上向外舒展的生长形态，树木的枝条具有生长、柔和、能屈能伸的特性。引申为凡具有生长、升发、条达舒畅、能屈能伸等作用或性质的事物和现象，均归属于木。

2. **火的特性**　火曰炎上，炎上，即炎热、上升之意，是指火具有温热、上升的特性。引申为凡是具有温热、升腾、明亮等作用或性质的事物和现象，均归属于火。

3. **土的特性**　土爰稼穑，爰，通曰；稼，播种之意；穑，收获之意。稼穑，是指土具有播种和收获农作物的作用，故土具有长养万物的特性。引申为凡是具有生长、承载、受纳作用或性质的事物和现象，均归属于土。

4. **金的特性**　金曰从革，从，顺从之意；革，改变之意。从革，是变革之意。引申为凡是具有清洁、肃降、收敛等作用或性质的事物和现象，均归属于金。

5. **水的特性**　水曰润下，润下，即滋润、向下之意，是指水具有滋润和向下的特性。引申为凡是具有寒凉、滋润、闭藏、向下运行等作用或性质的事物和现象，均归属于水。

三、事物、现象五行属性的划分

事物、现象的五行属性划分是以五行的特性为依据，运用取象比类、归纳分类和演绎推理的方法，将自然界各种具有相同或相似特征的事物或现象，分别归属于木、火、土、金、水五类之中，从而形成了人们认识自然界的五大系统。

1. 取象比类　是从事物的形态性质作用中，找出能反映其本质的征象，并与五行各自的抽象属性相比较，根据二者的相同或相似的程度，以确定其五行的属性。如以自然界方位配五行，由于日出东方与木的升发特性相似，故归属于木；南方炎热与火的炎上特性相似，故归属于火；中原地处肥沃，万物繁茂，与土的特性相类似，故归属于土；日落于西，与金的肃杀特性相似，故归属于金；北方寒冷，与水的特性相类似，故归属于水。再如季节的五行属性，春天万物复苏，自然界充满生机，最显著的征象是草木发芽生长，与木的特性相似，故春归属于木；夏天气候炎热，与火的特性相似，故夏归属于火；长夏雨水多，地面空间潮湿，与土的特性相似，故长夏归属于土；秋天草木落叶凋零，与金的特性相似，故秋归属于金；冬天冰天雪地，气候寒冷，与水的特性相似，故冬归属于水。

2. 归纳分类　是根据五行的特性，将自然界的事物和现象分别归纳到木、火、土、金、水五大类之中，如五季、五气、五化、五色、五味等。如在人体内部以五脏配五行，肝主升发而归属于木；心阳主温煦而归属于火；脾主运化而归属于土；肺主肃降而归属于金；肾主水而归属于水。对于认识和把握事物、现象的性质特征，起到执简驭繁的作用。

3. 演绎推理　是根据已知某些事物的五行属性，推演到其他相关的事物，以得知这些事物的五行属性。如已知肝属木行，生理上肝合胆，主筋，开窍于目，其华在爪，故推导胆、筋、目、爪与肝属于木系；已知心属于火行，生理上心合小肠，主脉，开窍于舌，其华在面，故可推导小肠、脉、舌、面与心属于火系；已知脾属土行，生理上脾合胃，主肉，开窍于口，其华在唇，故可推导胃、肉、口、唇与脾属于土系；已知肺属金行，生理上肺合大肠，主皮，开窍于鼻，其华在毛，故可推导大肠、皮、鼻、毛与肺属于金系；已知肾属水行，生理上肾合膀胱，主骨，开窍于耳，其华在发，故可推导膀胱、骨、耳、发与肾属于水系。

这样以五脏为中心，联络六腑、五官、形体、情志等，奠定了中医学整体观念的基础。五行学说以五行的特性来推演和归类事物的五行属性，把人体脏腑组织的生理、病理现象与自然界的事物或现象进行了广泛的联系，如《内经》说："东方生风，风生木，木生酸，酸生肝，肝生筋……"即是说方位的东和自然界的风、木以及酸味等都与肝相关，说明人与自然环境相统一。自然界和人体的五行属性归纳见表2－2。

表2－2　自然界和人体的五行属性归纳

自然界							五行	人体						
五音	五味	五色	五化	五气	五方	五季		五脏	五腑	五官	五体	五志	五液	五脉
角	酸	青	生	风	东	春	木	肝	胆	目	筋	怒	泪	弦
徵	苦	赤	长	暑	南	夏	火	心	小肠	舌	脉	喜	汗	洪
宫	甘	黄	化	湿	中	长夏	土	脾	胃	口	肉	思	涎	缓
商	辛	白	收	燥	西	秋	金	肺	大肠	鼻	皮	悲	涕	浮
羽	咸	黑	藏	寒	北	冬	水	肾	膀胱	耳	骨	恐	唾	沉

四、五行学说的基本内容

五行学说根据五行的特性，并采用取象比类、推演归纳的方法，将自然界一切事物和现象分为五类，用五行相生相克的理论，阐释自然界万事万物的发生、发展、变化的内在规律。五行学说被引入医学领域，与中医学理论紧密结合，成为中医学理论体系的重要组成部分，中医学运用五行学说来概括和说明脏腑组织的属性和内在联系，归纳人体与自然界的某些相互关系，特别是阐明人体的整体结构关系，从而指导临床的诊断与治疗。

五行学说的内容，包括五行的相生、相克、制化、相乘、相侮和母子相及等。五行的相生、相克，代表自然界事物或现象之间的正常关系；五行制化，是相生与相克结合，以维持自然界事物或现象之间的协调平衡状态的机制；五行的相乘、相侮以及母子相及代表五行生克关系失常时，自然界事物或现象之间的协调平衡关系失调的异常现象。

五行学说主要是以五行相生、相克来说明事物之间的相互关系。五行之间不是孤立静止的，而是密切联系和运动变化的。以五行之间的相生和相克联系来概括和说明事物之间的相互联系、相互协调平衡的整体性和统一性，同时，以五行之间的相乘和相侮等来概括和说明事物之间的协调平衡被破坏时的相互影响。

（一）五行相生相克

1. 五行相生　生，即资生、助长、促进之意。五行相生，是指木、火、土、金、水之间存在着有序的依次资生、助长、促进的关系。五行之间递相资生的次序是：木生火，火生土，土生金，金生水，水生木。在五行相生的关系中，任何一行都存在着“生我者”和“我生者”两个方面的关系，《难经》喻为“母”和“子”的关系，“生我者”为我“母”，“我生者”为我“子”。所以通常把这种相生关系又称为“母子”关系。以木行为例，“生我者”是水，而“我生者”是火。故水是木之“母”，而火是木之“子”。

2. 五行相克　克，即克制、制约之意。五行相克，是指木、火、土、金、水之间存在着有序的相互克制、相互制约的关系。五行相克的次序是：木克土，土克水，水克火，火克金，金克木。在五行相克的关系中，任何一行都存在着“克我者”和“我克者”两个方面的关系。《内经》称之为“所不胜”和“所胜”的关系。“克我者”为“我所不胜”，“我克者”为“我所胜”。以木行为例，“克我者”是金，而“我克者”是土。故金是木之“所不胜”，而土是木之“所胜”。

（二）五行制化

制，是指事物之间的制约；化，是指事物之间的生化。五行制化，即五行的生克制化，是五行的相生与相克相结合。五行之间存在着既相互资生、相互促进，又相互克制、相互制约的对立统一关系（图2－1）。只有生中有克、克中有生，才能维持事物内部及事物之间协调平衡的正常状态。

在正常事物的运动、发展、变化过程中，五行的相生与相克作用同时存在，二者相反相成，生中有克、克中有生。相生，能促进事物的发生、成长，相克，能抑制事物的过度生长、过度运动，以维持事物在正常范围内发展。也就是说，五行制化是事物的自稳定机制。

在五行制化关系中，每一行都存在着“生我者”“我生者”和“克我者”“我克者”的关系。如土的“生我者”为火，“我生者”为金，而火又能制金；土的“克我者”为木，“我克者”为水，而水又生木等（图2－2）。五行学说就是以五行之间这种错综复杂的联系，说明任何一个事物都是受到整体调节的，防止太过或不及。如《类经图翼》说：“造化之机，不可无生，亦不可无制，无生则发育无由，无制则亢而为害。”

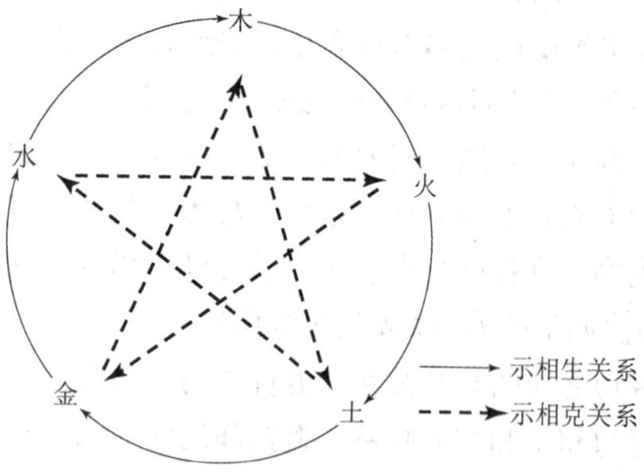

图2－1　五行生克制化

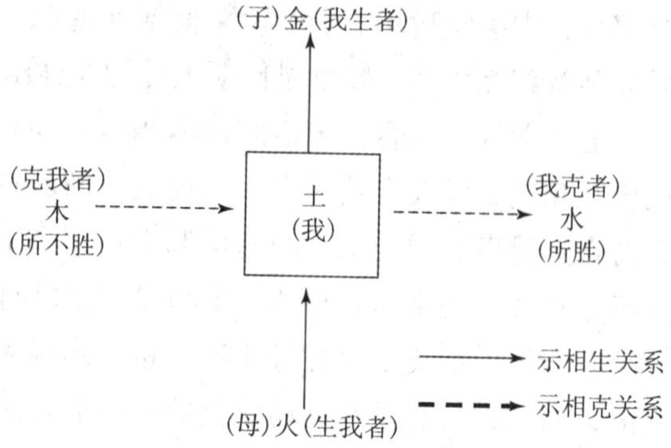

图2－2　土的五行生克制化关系

（三）相乘、相侮和母子相及

相乘、相侮和母子相及是事物发展的反常现象。

1. 五行相乘　乘，是恃强凌弱、克之太过之意。五行相乘，是五行相克太过的异常现象，即一行对其“所胜者”过度的克制和制约。五行相乘的次序与五行相克的次序相同，即木乘土，土乘水，水乘火，火乘金，金乘木。在人体，相克是生理，相乘是病理。

发生相乘的情况有三种：克者过强；被克者过弱；克者过强与被克者过弱同时存在。如在人体生理情况下，肝木克制脾土，又称“木疏土”，以防脾气的壅滞，维持脾气的正常运化功能。病理情况下，当肝木之气太过，或脾气不足，或二者同时存在时，就可发生肝木乘脾土的病理变化。

2. 五行相侮　侮，是欺侮、反克之意。五行相侮，又称“反克”或“反侮”，即某行反被其“所胜者”克制和制约。五行相侮的顺序与五行相克顺序相反，即木侮金，金侮火，火侮水，水侮土，土侮木。

发生相侮的情况也有三种：克者过弱；被克者过强；克者过弱与被克者过强同时存在。如在人体生理情况下，肺金克肝木，以防肝气升发太过。在病理情况下，当肺金之气不足，或肝木之气太过，或二者同时存在时，可发生肝木反侮肺金的病理变化。

需要注意，相乘和相侮同时发生，即在发生相乘时，也同时发生相侮；发生相侮时，也同时发生相乘。如以木为例，木过于亢盛，则一方面对土克制太过，造成土虚弱，称为“木乘土”；另一方面对原来“克我”的金进行反侮，称为“木侮金”。木衰弱，则一方面金克木的力量相对增强，使木更加虚弱，称为“木虚金乘”；另一方面由于木的衰弱，不仅不能对土进行克制，反而受到土的反侮，称为“木虚土侮”。

3. 母子相及　在五行相生关系中，存在着母与子的关系，在异常情况下，则表现为母子相及。母子相及包括母病及子和子病及母两种情况。

（1）母病及子　是指五行中某一行异常，累及其子行，导致母子两行都异常。母病及子一般是在母行虚弱的情况下，引起子行亦不足，导致母子两行皆不足。如水为母，木为子，水不足则不能生木，导致母子俱虚，水竭木枯。

（2）子病及母　是指五行中某一行异常，影响其母行，导致子母两行都异常。子行太过，引起母行亦亢盛，导致子母两行皆亢盛，如火为子，木为母，火旺引起木亢，导致木火俱亢，这种情况称为“子病犯母”；子行不足，累及母行，引起母行亦不足，导致子母两行俱不足，如木为子，水为母，木不足引起水亏，导致木水俱不足，这种情况称为“子盗母气”。

因此，五行中任何一行出现“太过”或“不及”时，都可能对其他四行产生“相乘”“相侮”或“相及”的异常作用。

以土的太过为例，五行生克制化失调关系总结见图2-3。

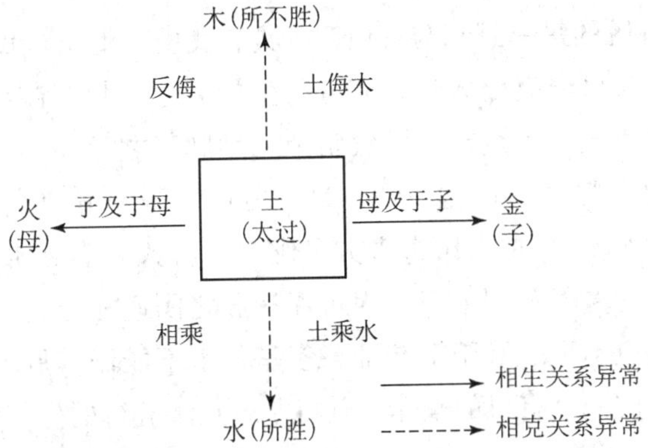

图2-3　土的五行生克制化失调示意

五、五行学说在中医学中的应用

五行学说是中医学理论体系中的重要组成部分。五行学说作为一种方法论，贯穿于整个中医学理论之中。五行学说在中医学中的应用，首先是将五脏归属于五行，并以五脏为中心，联系所属的五体、五官、五志以及五色、五气、五季等，从而把机体和自然界联结在一起，体现了人体的整体观及人体与外在环境之间相互联系的统一性，并运用五行生克乘侮规律来阐述生理、病理、诊断、治疗等，因此，五行学说在中医学中对于指导临床亦具有重要意义。

(一) 说明人体的生理特性

运用五行学说阐明人体的生理特性，体现在说明五脏的生理特点、构建天人合一的五脏系统、阐述五脏之间的生理联系等方面。

1. 天人合一的五脏系统　运用五行学说，构建了以五脏为中心、内外联系的天人合一的五脏系统。将五脏与六腑、五体、五窍、五华、五志、五液，乃至于五方、五时、五气、五色、五味等，进行广泛地联系。如肝木系统，在脏为肝，在腑为胆、在体为筋、开窍于目、其华在爪、在志为怒、在液为泪、在方寓为东、其气旺于春、通于风气等。这种天人合一的五脏系统，体现了天人相应的整体观念，并在认识和把握纷繁事物和现象的特性中，起到执简驭繁的作用。

2. 五脏的生理　用五行的生克制化来说明五脏之间生理功能的内在联系。

(1) 五脏相生　运用五行相生的理论，说明五脏之间相互资生的生理关系。如水生木，即肾生肝，肾精化血养肝，肾阴助肝阴以防肝阳上亢；木生火，即肝生心，肝藏血，调节血量，可助心行血；火生土，即心生脾，心阳能温煦脾气，加强脾的运化功能；土生金，即脾生肺，脾主运化，化生精微以充养肺气；金生水，即肺生肾，肺气布津，滋养肾阴，肺气肃降，助肾纳气。这是运用五行相生关系，说明机体通过五脏之间的相互资生，维持着体内正常的生化状态。

(2) 五脏相克　运用五行相克的理论，说明五脏之间相互制约的生理关系。如金克木，即肺克肝，肺气肃降，以制约肝阳上亢；木克土，即肝克脾，肝气疏泄，以防脾气壅滞，有利于脾的正常运化；土克水，即脾克肾，脾能运化水湿，以防肾水泛溢；水克火，即肾克心，肾藏精，肾水上济于心，以防心火之亢烈；火克金，即心克肺，心阳温肺，以防肺气清肃太过。这是运用五行相克关系，说明机体通过五脏之间的相互制约，维持着体内的阴阳协调状态。

（3）五脏制化　五脏的每一脏都与其他四脏具有我生、生我，我克、克我的生理关系，生中有克，克中有生，生可防克的太过，克可防生的太过，相互制约，从而维持五脏之间的正常生理功能。如木克土，火生土，肝气疏泄，助脾气之运化，以防脾气之壅滞；心阳温暖脾气，一方面可保持脾气的运化正常，另一方面可防止肝克之太过，免致脾气耗散，临床上肝郁脾虚证就是脾胃虚弱、肝气郁实克伐太过所致。金克木，水生木，肺气肃降，以防肝气升发太过；肾精滋养肝阴，一方面可保持肝之阴血充足，另一方面可防止肺克之太过。临床上，肝之阴血不足的肝阳上亢证，多是肾水不能涵养肝木所致。五脏之间在生理上相互协调制约，形成一个有机的整体，其机制就在于五行的生克制化。

（二）说明人体的病理变化

1. 脏腑病的发病　按照五脏配五行的理论，五脏外应五时，肝应春时，心应夏时，肺应秋时，肾应冬时，脾应长夏。五时六气发生变化，产生六淫之邪气，侵犯脏腑而发病。一般而言，在五时中，脏腑发病以主时之脏首先受邪发病为基本规律。五时之气，有太过、不及的变化，因此，脏腑受病的规律也就不同。时令已至而其气未至，此为不及，所胜之脏妄行而反侮，所不胜之脏乘袭而发病，生我之脏亦受其累。如春时肝气当旺，肝的所胜之脏是脾，所不胜之脏是肺，生我之脏是肾。立春前后，气候应当始温，反大热，此时，肝、脾、肺、肾发病的可能性较大。时令未至而其气已至，此为太过，侮其所不胜之脏，乘其所胜之脏，累及我生之脏。当夏时心气旺，心的所不胜之脏是肾，所胜之脏是肺，我生之脏是脾。如时已入夏，但气候不热，甚至骤寒，此时心、肺、肾、脾发病的可能性较大。但需要注意，临床上脏腑的发病虽然与时气的太过或不及的变化有着密切的关系，却也并非完全如此，致病因素多种多样，如起居、饮食失常等也会致病，故时气太过或不及的变化只是一个方面而已。

2. 脏腑病的传变　五行学说不仅可以说明脏腑在生理上的相互联系，也可用来说明在病理情况下的相互影响。即某一脏腑的病变，除自身发病之外，也可以由其他脏腑传来，而某一脏腑发病之后也可以传给其他脏腑。这种病理上的相互影响称为传变。用五行学说来说明五脏疾病的传变可分为相生关系的传变和相克关系的传变。

（1）相生关系的传变　即母子关系的传变，主要表现为母病及子和子病犯母两种形式。

母病及子，又称“母虚累子”。病从母脏传来，如临床常见的“水不涵木”证，是由于肾阴亏虚，肝阴失养，导致阴不能制阳，肝阳亢逆之证。症见腰膝酸软，眩晕耳鸣，遗精，健忘失眠，烦躁易怒，口燥咽干，盗汗颧红，五心烦热等症。由于病从母脏传子脏，其相生的生理仍然存在，故一般而言，病情较轻，预后较好。

子病犯母，又称“子盗母气”。病从子脏传来，如临床常见的“心肝火旺”证，是由于心火亢盛，导致肝火上炎。症见心悸失眠，口舌生疮，甚至谵语狂躁，又见烦躁易怒，头痛眩晕，面红目赤等症。由于病从子脏传母，母气不能敌子气，故一般而言，病情较重。

（2）相克关系的传变　即乘侮关系传变，主要表现在相乘传变和相侮传变两种形式。

相乘传变，即相克太过而致的疾病传变。如肝病的实证，肝木之郁实，克伐属土的脾胃，即肝病传脾。临床上肝气郁结证，症见烦躁易怒，胸胁闷痛，月经不调等，若横逆于脾，出现肝脾不调，则又可见脘腹胀满，纳呆不欲食，大便溏泄或不调等症；若横逆于胃，出现肝胃不和，则又可见呕吐，嗳气吞酸，纳呆等症。由于病从相克方向传来，邪气较盛，故病情一般较重。

相侮传变，即反克为害而致的疾病传变。肺金本克肝木，当肝木之气太过，或肺金之气太弱时，肺金不仅不能克制肝木，反为肝木所克。如木火刑金的肝火犯肺证，临床可见胸胁胀痛，口苦，烦躁易怒，脉弦数等肝火亢盛之症，又相继出现咳嗽气逆，甚至咯血，或痰中带血等肺失清肃之症。由于病从被克之脏传来，邪气较微，故一般而言，病情较轻。

应该指出，五行乘侮及母子关系的病理传变，在临床上不是必定要发生的，这与脏气虚实、病邪性质、治疗用药等因素有关。因此，对于疾病的传变，不能被五行的生克乘侮规律所束缚，应从实际情况出发，灵活应用，才能真正把握住疾病的传变规律，有效地防治疾病。

（三）判断疾病的预后

疾病的发展趋势，有吉、凶、逆、顺的区别。有时临床上可以运用五行生克的理论来判断疾病的预后。主要从色与脉、色与部、脉与时之间的五行生克关系来推断。

1. 病色与病脉之间的关系　一般而言，脏腑病出现本脏之色、本脏之脉，为疾病的色脉相符，表示病情较轻，如肝病见青色、弦脉。若出现色、脉相生，表示疾病虽重，但病势为顺，预后较好，如肝病色青，见沉脉，脉沉属水，色青属木，水生木，色脉相生，病有生机，预后良。出现色脉相克，表示疾病严重，病势为逆，预后差，如肝病色青，见浮脉，浮脉属金，色青属木，金克木，色脉相克，病势发展少有生机，预后差。

2. 病色与其反映在面部的分部关系　各脏腑的病色反映在面部都有一定的部位，本脏之色见于本脏之位，是色部相符，表示病情较轻。如鼻头属脾的分部，脾病鼻头见黄色，为色部相符，表示脾病较轻。病变的色部不符，有两种情况：一是色部相生，表示病证为顺，如脾病鼻头见白色，白属金，土生金，色部相生，此病为顺；二是色部相克，表示病证为逆，如脾病鼻头见青，青属木，木克土，色部相克，此病为逆，但不是死证。

3. 脉象与季节的关系　在疾病中，脉象的变化，与时节相应，表示病证为顺；病脉与时节不相应，称为“脉不应时”，病证为逆。一般而言，春时病见弦脉，夏时病见洪脉，秋时病见浮脉，冬时病见沉脉，为脉应四时，病证预后较好。若春病脉见浮，夏病脉见沉，秋病脉见钩，冬病脉见弱，皆为脉反四时，病证预后差。

（四）指导疾病的诊断

对于疾病的诊断，主要运用五行归类的方法，将病变的脏、腑、体、窍与病证表现的脉、色、味、声、形、舌等进行联系，确定病证的诊断。也就是综合望、闻、问、切四诊得到的资料，根据五行的归属及其生克乘侮的变化规律来推断疾病。如面见赤色，口味苦，脉象洪，可以诊断为心火亢盛；面见青色，嗜食酸味，脉象弦，可以诊断为肝病；脾虚的患者，面色青，为木乘土等。

（五）指导疾病的防治

临床上，运用五行理论，在预防疾病传变、确立治疗原则和治疗方法等方面有重要的指导意义。

1. 预防疾病传变　五行理论在预防疾病传变中的运用，主要是针对脏腑病的传变而言。脏腑病传变有多种形式，按五行生克乘侮规律传变是其形式之一。有顺传，如肝病传脾，脾病传肾，肾病传心，心病传肺，肺病传肝；有逆传，如脾病传肝，肝病传肺，肺病传心，心病传肾，肾病传脾。临床诊治疾病时，除对所病本脏进行治疗外，还应根据五行生克乘侮规律，注意其可能传及的脏腑，采取预防性治疗措施，控制其传变。如肝病之实证，有传脾之趋势，此时，虽无脾病的症状，可在治疗肝病的同时，加入补脾之药，脾气充实，可抵抗肝邪来袭。阻断病邪的传变，有利于疾病向痊愈方向发展。

2. 确定治则和治法 根据五行相生和相克规律，确定相应的治疗原则和治疗方法。需要注意，五行有其局限性，运用五行生克规律确定治疗方法，虽有一定的实用价值，但并非所有的疾病都可以按五行生克这一规律来治疗。临床上既要正确掌握五行生克的规律，又要根据具体病情进行辨证论治。

（1）根据生克规律确定治则　根据五行相生规律确定的治则，可概括为补母与泻子，用于母病及子与子病犯母的证候。

补母治则，主要用于脏腑病变中的母子关系失调的虚证，如“虚则补其母”。临床上，“水不涵木”证，是肾阴不足，不能滋养肝木，导致肝阴不足、肝阳上亢的病证。肾属水，肝属木，水能生木。病证主要表现在肝，而其病本在肾。肝为子脏，肾为母脏，虚则补其母，补益肾水，滋养肝木，以涵敛肝阳。

泻子治则，主要用于脏腑病变中的母子关系失调的实证，如“实则泻其子”。临床上，肝火炽盛证，症见烦躁易怒，面红目赤，舌红苔黄，脉弦数，为木火旺盛之实证，根据实则泻其子的原则，肝木是母，心火是子，治疗上，在清泻肝火的同时，应泻心火。泻心火有助于泻肝火。总之，临床上凡母病及子、子盗母气或单纯一脏的疾病，均可运用五行相生规律，按照“补母泻子”的原则来论治。

根据五行相克规律确定的治则，可概括为抑强与扶弱，主要用于脏腑病出现相乘或相侮的证候。

抑强治则，主要用于相克太过，或反克所致的相乘病证或相侮病证。抑制强盛的一方，则被克制的一方易于恢复正常。如肝木之气太过，乘脾犯胃，称为“木旺乘土”，临床上出现肝脾不调或肝胃不和的病证，治疗上以疏木为主，疏肝运脾或疏肝和胃，称为“抑木扶土”法。若脾土壅滞，反克肝木，称为“土壅木郁”，治疗上以运脾和胃为主，以解肝之郁滞。

扶弱原则，主要用于克之不及，或因虚被乘、被侮的病证。如肝木虚不能克制脾土，导致脾胃失健，称为“木不疏土”，治疗上以补肝木之虚为主，兼以健脾和胃。又如，肾水不足，反为心火所侮，出现心肾不交证，治疗上以补肾水为主，兼降心火，称为“壮水制火”法。

（2）根据五行生克规律确定治法　根据五行相生规律确定的治法，临床常用的有滋水涵木法、金水相生法、培土生金法、益火补土法等。

滋水涵木法，又称滋肾养肝法或滋补肝肾法。是通过滋补肝肾之阴，以达到涵敛肝阳的目的。主要用于肾阴亏虚而致肝阴不足、肝阳偏亢之证。临床可见头目眩晕，眼目干涩，颧红耳鸣，五心烦热，腰膝酸软，男子遗精，女子月经不调，舌红少苔，脉弦细而数等症。

金水相生法，又称补肺滋肾法或滋养肺肾法。是一种滋补肺肾之阴的治疗方法。主要用于肺虚不能布津以滋肾，或肾阴亏虚，精不能上荣于肺，而致肺肾阴虚的病证。临床可见咳嗽气逆，干咳少痰或咯血，音哑，潮热盗汗，腰膝酸软，遗精，体瘦，口干，舌红少苔，脉细数等症。

培土生金法，又称补养脾肺法。是通过补益脾气以补益肺气的治疗方法。主要用于脾胃不足，生化减少，肺气失养的肺脾气虚证。临床可见久咳，痰多清稀，食欲减退，大便溏薄，四肢无力，舌淡脉弱等症。

益火补土法，又称温肾健脾法。火，在此指命门之火，而非心火。益火，是指补益命门之火，也就是补益肾阳。是温肾阳以补脾阳的治疗方法。主要用于肾阳衰微而致脾阳不振的病证。临床可见畏寒肢冷，腰膝冷痛，腹泻，完谷不化，或五更泄泻，舌淡胖边有齿印，苔白滑，脉沉无力等症。

据五行相克规律确定的治法，临床常用的有抑木扶土法、培土制水法、佐金平木法、泻南补北法。

抑木扶土法，又称疏肝健脾法、调理肝脾法。是以疏肝、健脾、和胃来治疗肝脾不调或肝气犯胃病证的治疗方法。主要用于木旺乘土或土虚木乘之证。具体应用时，对木旺乘土之证，以抑木为主，扶土为辅；对土虚木乘之证，以扶土为主，抑木为辅。

培土制水法，又称敦土利水法。是健脾利水治疗水湿停聚病证的治法。主要用于脾虚不运，水湿泛溢而致水肿胀满的证候。

佐金平木法，又称滋肺清肝法。是滋肺阴清肝火以治疗肝火犯肺病证的治法。主要用于肺阴不足，肝火上逆犯肺之证。若为肝火太盛，耗伤肺阴所致的肝火犯肺之证，又当清肝火为主，兼以滋肺降气。

泻南补北法，又称泻火补水法、滋阴降火法。是泻心火补肾水以治心肾不交病证的治疗方法。主要用于肾阴不足，心火偏旺，水火不济，心肾不交之证。因心主火，火属南方；肾主水，水属北方，故称泻南补北法。以心火偏亢为主，不能下交于肾的证候，治疗以泻心火为主；以肾水亏虚为主，不能上奉于心的证候，治疗以滋肾水为主。

3. 指导针灸取穴　针灸疗法中，手足十二经脉的“五输穴”配五行，井属木，荥属火，输属土，经属金，合属水。针灸治疗时，根据病证，按五行生克规律选穴施治。如肝虚之证，据“虚则补其母”的治则，取肾经合穴（水穴）阴谷，或取本经的合穴（水穴）曲泉进行治疗。肝实之证，据“实则泻其子”的治则，取心经荥穴（火穴）少府，或取本经荥穴（火穴）行间进行治疗。

4. 指导情志病治疗　精神疗法主要用于情志疾病。五行学说认为喜、怒、悲、思、恐五志，是五脏所产生的情志活动。喜在脏属心，在五行属火；怒在脏属肝，在五行属木；悲在脏属肺，在五行属金；思在脏属脾，在五行属土；恐在脏属肾，在五行属水。因此，可以根据五行、五脏之间的生克规律，用“情志相胜法”来治疗情志异常的病变。如对充满怒气的患者，可以根据“悲胜怒”，用告知悲哀之事，使其产生悲泣的方法，致使怒气得消。

扫码“练一练”

药师考点

一、A 型题（最佳选择题）

1. 下列表述中属于阴的是

A. 光明　　B. 抵制　　C. 温暖

D. 向上　　E. 亢奋

二、B型题（配伍选择题）

A. 滋水涵木法　　B. 金水相生法　　C. 培土生金法
D. 佐金平木法　　E. 益火补土法

2. 肺肾阴虚时使用
3. 肝火犯肺时使用

三、X型题（多项选择题）

4. 根据五行理论下列属于正常的有

A. 相生　　B. 相克　　C. 相乘
D. 相侮　　E. 制化

第三章　藏象经络学说

扫码“学一学”

学习目标

掌握　1. 藏象的基本概念，脏、腑及奇恒之腑的生理特点。
2. 五脏的生理功能、生理特性及五脏与形、窍、志、液、华的生理联系。
3. 经络的概念、生理功能，经络系统的组成，经络的循行规律。

熟悉　1. 六腑的生理功能和生理特性。
2. 脑和女子胞的生理功能。

了解　1. 脏与脏、脏与腑、腑与腑、脏与奇恒之腑之间的关系。
2. 经络的分布规律。

第一节　概　述

藏象学说，即脏腑学说，是研究藏象的概念内涵，各脏腑的形态结构、生理功能、病理变化及其与精气血津液神之间的相互关系，以及脏腑之间、脏腑与形体官窍及自然社会环境之间的相互关系的学说。是用中医学特有的认识方式来研究人体正常生理功能活动规律和病理表现，以及这些活动和表现与外在环境之间相互关系的理论，在临床实践中具有重要的指导作用，是中医学理论体系的核心部分。

中医藏象学说中的各脏器名称，虽然与西医的脏器名称相同，但在生理、病理方面的含义却全然有别，二者不能等同理解。脏腑在中医学中不是一个单纯的解剖学概念，而是一个生理学或病理学方面的概念。

一、藏象的概念和藏象学说的特点

“藏象”一词，首见于《黄帝内经》。《素问·六节藏象论》曰：“帝曰：藏象何如?”藏，是指藏于躯体内的脏腑组织器官；象，是指内部脏腑组织器官等表现于外部的生理、病理现象。所谓藏象，即指藏于体内的脏器及其表现于外的生理、病理现象。

藏象学说主要体现在以五脏为中心的系统整体观，表现在以下几个方面。

1. 脏腑一阴一阳相为表里，通过经络循行路线的阴阳相对和相互络属，脏与腑形成一个整体，相表里之一脏一腑间在生理功能上紧密联系。如心与小肠、肺与大肠、脾与胃、肝与胆、肾与膀胱，以及心包与三焦，构成表里关系。

2. 五脏与形体诸窍通过经络等联结成一个有机整体。五脏各有外候，与形体诸窍之间有整体的联系，一脏与多体多窍相联，一体一窍与五脏皆相通。如心其华在面，其充在血脉，开窍于舌。

3. 五脏的生理活动与精神情志活动密切相关。人的精神情志与意识思维活动，是大脑的功能，但中医学认为人的精神情志和意识思维活动，与五脏的生理活动密切相关。由于五脏的生理活动能够统率全身的生理活动，所以大脑的生理功能正常，有赖于五脏生理功能的平衡协调。五脏的功能活动异常，则人的精神情志和意识思维活动必受其影响；反之，精神情志和意识思维活动的失常，亦势必影响五脏的生理功能。如《素问·宣明五气》"心藏神，肺藏魄，肝藏魂，脾藏意，肾藏志"等就是强调了人的精神情志和意识思维活动与五脏的联系。

4. 五脏生理功能的平衡协调是维持机体内在环境相对恒定的重要环节，同时，通过五脏与形体诸窍的联系、五脏与精神情志活动的关系，沟通机体内外环境之间的联系，以维系机体内外环境之间的相对平衡协调。

总之，藏象学说认为人体以五脏为中心，通过经络系统，联络六腑、奇恒之腑，以及其他组织器官，归纳其相应组织的外在反映及精神情志与脏腑的对应关系，就构成了人体五脏生理活动系统。在这五个系统中又以心为最高主宰，而且系统与系统之间在生理上相互联系，在病理上也相互影响与传变。

精、气、血、津液是人体赖以生存的基本物质，它们的生成、运行和输布，是通过诸多脏腑的功能活动完成的，脏腑的各种功能活动又以精、气、血、津液为物质基础。

二、脏腑的分类与区别

脏腑，是内脏的总称。根据脏腑的部位、形态、功能特点，脏腑系统分为五脏、六腑和奇恒之腑三类。五脏，即心、肺、脾、肝、肾；六腑，即胆、胃、大肠、小肠、膀胱、三焦；奇恒之腑，即脑、髓、骨、脉、胆、女子胞。

五脏主贮藏精气，藏而不泻。《素问·五藏别论》曰："所谓五脏者，藏精气而不泻也，故满而不能实。"中医学认为，贮藏于五脏的精、气、血、津液等精微物质应经常保持充满而不能过度耗散，故称"藏而不泻"；并且五脏内充满精气，不能像六腑传化水谷那样虚实更替，故称"满而不能实"。此外，五脏还藏神，如《灵枢·本藏》曰："五脏者，所以藏精神血气魂魄者也。"故又有"五神脏"之称。

六腑主传化水谷，泻而不藏。《素问·五藏别论》曰："六腑者，传化物而不藏，故实而不能满也。"中医学认为，进入胃肠道的饮食物，精微物质被机体吸收后，其糟粕必须及时排泄到体外，故称"泻而不藏"；并且六腑在进食后充满水谷，但应及时传化，虚实交替，故称"实而不能满"。

奇恒之腑虽然形态上多为中空而类似于六腑，但其功能特点多为贮藏精气而与六腑有别，并且生理特性是"藏而不泻"，也与五脏类似，故称为"奇恒之腑"。

藏象学说以五脏为中心，六腑往往配属于五脏，没有五脏的功能重要，奇恒之腑的功能远没有五脏功能那样重要，所以，中医在论述脏腑生理功能及病理变化时，多详于脏而略于腑。

第二节　五　脏

五脏的共同生理功能是化生和贮藏精气，以及产生和调节人体的神志活动。

一、肝

肝位于横膈之下，腹腔之右上方，右胁之内。肝五行属木，阴阳属性为"阴中之少阳"。肝与六腑中的胆相表里。肝的主要生理功能为主疏泄与主藏血。在志为怒，开窍于目，在液为泪，在体合筋，其华在爪，与春相应。

（一）肝的生理功能

1. 主疏泄 主，即主持、管理之意；疏，即疏通；泄，即发泄、升发。所谓肝主疏泄，泛指肝疏通、宣泄、条达升发的生理功能。肝性喜条达而恶抑郁。肝主疏泄，实际上是指肝对全身阴阳气血的重要调节作用。

肝主疏泄主要指调畅气机。气机，泛指气的升、降、出、入运动。肝主疏泄，促进气的升降出入有序运动。人体的各种生理活动，都依赖于气的推动，受肝主疏泄功能的调节。从某种角度上讲，肝对饮食消化、精神情志、津血代谢、生殖功能的影响，均建立在调畅气机的基础之上。肝主疏泄的生理功能失常，则可导致气机失调而出现相应的病理变化。疏泄功能太过，肝气亢奋，血随气涌而见面红目赤，头胀头痛，急躁易怒等，甚或血随气逆而见呕血，昏厥；肝的疏泄功能不及，气机郁结，气血不畅而见胸胁两乳胀满不适，甚或疼痛等症，中医多采用疏肝理气的方药予以治疗。肝主疏泄气机主要体现于以下几个方面。

（1）促进脾胃运化 饮食物的消化吸收，主要依赖于脾胃的运化功能，但脾胃之间的纳运升降是否协调平衡，则依赖于肝的疏泄功能是否正常。一般来说，肝对脾胃运化功能的影响较大。

一是促进脾胃的升降。饮食物经过胃的腐熟，要通过胃的通降作用下降到小肠，分别清浊，进一步消化吸收。饮食物中的水谷精微要经过脾的运化升清，才能上输于心肺，随气血运行周身，而脾升胃降的气机运动，则受到肝气疏泄功能的调节。如果肝气的疏泄异常，影响到脾的运化与升清功能，在上可见头目眩晕、两胁胀闷，在下可见腹胀腹泻等，中医称之为“肝脾不和”；若肝气疏泄异常影响到胃的受纳与腐熟功能，则在上可见呕逆、嗳气、纳呆，在中可见脘腹胀满疼痛，在下可见便秘，中医称之为“肝气犯胃”，又称“木旺乘土”。治疗时，常以疏肝理气、健脾和胃为要。

二是分泌胆汁，以助消化。胆附于肝，胆汁为肝之余气积聚而成。贮存于胆中的胆汁，在进食时排入肠腔，以助饮食物的腐熟消化。但胆汁的分泌与排泄，实际上也是肝主疏泄功能的一个方面。只有肝主疏泄功能正常，胆汁才能正常的分泌和排泄。如果肝气郁结、疏泄功能失常，则胆汁生成排泄障碍，出现胁肋胀满疼痛，口苦，纳食不化等症。若胆汁逆流入于血脉，外溢于皮肤，则可见黄疸等病证。中医在治疗此类病变时多采用疏肝利胆的方法。

（2）调畅情志 情志是指外界客观事物刺激引起的人的喜、怒、忧、思、悲、恐、惊等情感变化，与肝的疏泄功能密切相关。人的情志活动，以气血为物质基础，而肝主疏泄，调畅气机，促进气血的运行，故能调畅情志。此外，中医认为肝在志为怒，而恼怒是最常见的不良情志因素。只有肝主疏泄功能正常，气血调畅，人的精神情志才能正常。肝失疏泄，气血不调可致情志失调，主要表现为以下两种情况：一是肝的疏泄功能太过，肝气亢奋，临床可见头胀头痛，急躁易怒等；二是疏泄功能减退，气血不畅，肝气郁结，临床可见抑郁寡欢，多疑善虑等。中医多采用疏肝解郁的方药治疗。肝的疏泄功能与情志活动互为因果，生理上互相联系，病理上互相影响。

（3）调节血液的运行和津液的输布代谢 血液的运行和津液的输布代谢，亦有赖于气的升降出入运动。气行则血行，气滞则血瘀；气行则水行，气滞则水停。肝主疏泄，能调畅气机，故与血及津液的运行和代谢密切相关。肝主疏泄的生理功能正常，气机调畅，则血与津液运行通利。如果肝气疏泄的生理功能失常，气机阻滞，则可导致血与津液方面的多种病理变化。

（4）促进和调节生殖功能　肝主疏泄还可影响人的生殖功能。①影响月经的排泄和胎儿的孕育：因为女子胞的功能以气血为物质基础，而肝主疏泄，调畅气机，促进气血的运行。同时，肝主藏血，调节血量，为女子胞输送气血以维持其正常的生理功能。正因为肝与女子胞的功能极其密切，故说“女子以肝为先天”。肝主疏泄功能失常，则可导致女子胞功能障碍。如肝失疏泄，气血不畅，影响女子胞功能则可见月经不调，如周期紊乱，痛经等。中医多采用疏肝理气、活血调经的方药予以治疗。②影响男子的生殖功能：因为男子精液排泄亦依赖于肝主疏泄功能调节，如肝的疏泄功能太过，扰动精室，则可见遗精、早泄等。

2. 主藏血　是指肝具有贮藏血液、调节血量和防止出血的生理功能。

人体的血液由脾胃消化吸收的水谷精微化生。血液生成后，一部分被各脏腑组织器官直接利用，另一部分则流入肝贮藏起来。人体各脏腑组织器官的血流量，常随人的功能状态及外环境的影响而发生改变。如体力劳动时则四肢血液的分布量较多，脑力劳动时则大脑的血流量增加，而在进食时胃肠道的血流量显著增加。人体血量的这种分布，既保证了处于运动中的脏腑组织器官得到充足的血液供应，又防止处于相对抑制的脏腑组织器官消耗过量的血液，而肝在这方面具有重要的调节功能，主要表现在血液的贮藏及排放上。当人体某一部位活动量增加，血液需求量亦增加时，肝即可将贮藏的血液适时排放到相应部位，保证这些脏腑组织器官有充足的血液供应；而当人体活动量减少，血液量需求也相应减少时，一部分血液又流回肝，由肝来贮藏，即肝通过自身的藏血功能来调节全身的血量分布。由于肝具有藏血功能，故中医学称“肝为血海”。各个脏腑组织器官得到了肝血的滋养才能发挥正常的生理功能，视觉的正常、筋脉的强健自如，均赖肝血的滋养。

肝藏血的功能对防止出血、制约和涵养肝阳及妇女月经的调节也有重要意义。如果肝藏血的功能失常，可产生一些病理变化，如肝血虚少，脏腑组织器官失养，血不养目可见眼目昏花、干涩、夜盲；血不养筋，可见筋脉拘急、麻木、屈伸不利甚至抽搐；血海空虚，还可见妇女月经量少，甚至经闭；肝不藏血，则可见出血，如呕血、衄血等，女子则可见月经量多或崩漏。

肝的调节血量的功能，是以贮藏血液为前提的，只有充足的血液贮备，才能有效地进行调节。贮藏于肝内之血液输布于外周，实际上即是肝的疏泄功能在血液运行方面的表现。只有肝气冲和条达，贮存于肝内的血液才能向外周布散。因此，肝气调节血量的功能，必须在藏血与疏泄功能之间协调平衡的情况下，才能正常发挥作用。如果肝气疏泄太过或藏血功能减退，则可导致各种出血病证；若肝气疏泄不及，肝气郁结，则可导致气滞血瘀病证。

（二）肝的生理特性

1. 肝为刚脏，体阴而用阳　刚，这里指刚强、躁急之意。肝为将军之官，在志为怒，又为风木之脏，具有刚强之性，其气主升主动，易亢易逆。体，指肝的本体；用，指肝的功能特性。肝为刚脏，以血为体，以气为用。肝为藏血之脏，血属阴，故肝体为阴；肝主疏泄，性喜条达，内寄相火，主升主动，故肝用为阳。刚柔相济，阴阳和调，则肝的功能正常。

肝“体阴”的意义体现在两个方面：一为肝位于膈下，属阴脏；二为肝藏血，血属阴。

肝为刚脏，非柔润不和，必赖阴血之滋养方能发挥其正常的生理作用。

肝“用阳”的意义亦体现在两个方面：一为生理功能方面，肝主疏泄，其气主升主动，性喜条达，内寄相火，其性属阳；二为病理变化方面，肝阳易亢，肝风易动。肝病常见肝阳上亢和肝风内动，临床表现为眩晕、肢麻、震颤、抽搐等症状。

气为阳，血为阴；阳主动，阴主静，因而称肝“体阴而用阳”，实际上概括了肝的形态结构与生理功能的关系，也揭示了肝在生理功能及病理变化上的主要特征。所以，在临床上对于肝病的治疗，常滋养阴血以益肝，或凉肝泻肝等以抑制肝气肝阳之升动太过。

2. 肝性喜条达而恶抑郁　条达，即调畅、通达和舒展之意；抑郁，即抑制、遏止和郁滞之意。肝属木气，应自然界春生之气，宜保持柔和、舒畅、升发、条达，既不抑郁也不亢奋的冲和之象，才能维持正常的疏泄功能。所以暴怒及思虑不解等情志刺激，最容易影响肝的疏泄功能，暴怒可致肝气亢奋，出现面红目赤，头胀头痛，心烦易怒等症；思虑过度可导致肝气郁结，出现郁郁寡欢，多疑善虑，甚或悲伤欲哭等。

3. 肝主升发，与春气相应　升发为肝的生理特性之一。肝在五行属木，通于春气。春气内应于肝，肝气升发能启迪诸脏，诸脏之气生升有由，化育既施则气血冲和，五脏安定而生机不息。肝对气机的影响主要表现为升举、宣通作用。肝升肺降，气的升降出入运动才能协调平衡，脏腑经络之气始能调畅而不病。

肝气与春气相通应，肝气在春季最旺盛，反应最强，故精神神经病变多发于春天。此外，肝与东方、风、木、青色、酸味等有一定内在的关系。治疗肝病多用芍药、五味子等酸味之品以补肝柔肝。

（三）肝的生理联系

1. 在志为怒，藏魂　外界信息所引起的人的情志变化，是由五脏生理功能所化生，喜、怒、思、悲、恐五种情志活动称为五志，分属于五脏。怒是人们受到外界刺激时的一种强烈的情绪反应，是一种不良的情志刺激。怒与肝的关系最为密切，故称肝“在志为怒”。一方面，大怒最易伤肝而导致疏泄失常，肝气亢奋，血随气涌，可见面红目赤，心烦易怒，甚则可见吐血、衄血，猝然昏倒、不省人事；另一方面，肝失疏泄也可致情志失常，表现为情绪不稳，心烦易怒。

魂主要指一些非本能性的、较高级的心理活动，张景岳把梦幻想象等视作魂之用。魂乃神之变，是神所派生的。魂与神一样，皆以血为其主要物质基础，肝的藏血功能正常，则魂有所舍。若肝血不足，心血亏损，则魂不守舍，可见惊骇多梦，卧寐不安，梦游，梦呓等。

2. 开窍于目　开窍，又称在窍。目，即眼，又称“睛明”，是视觉器官，具有视物之功能。肝的经脉上连于目系，目的视力正常与否，有赖于肝气之疏泄和肝血之荣养，故说“肝开窍于目”。若肝之阴血不足，则可见两目干涩，视物昏花或夜盲；肝火上炎，则可见两目红肿热痛；肝阴虚而阳亢，可见头目眩晕；肝风内动，可见目睛上吊等。

应注意，不但肝开窍于目，五脏六腑之精气皆上贯注于目，因此，目与五脏六腑均有内在联系，故观察眼的变化，即可了解全身功能的盛衰。临床上，望眼神成为中医望诊的重要组成部分。后世医家有五轮学说，即风轮为黑睛；血轮为两眦血络；肉轮为上下眼睑；气轮为白睛；水轮为瞳孔。五轮学说是中医眼科学的理论基础，对眼科疾病的辨证论治具有重要的指导意义。

3. 在液为泪　肝开窍于目，泪为目所分泌的液体，具有润泽和保护眼的功能。在正常情况下，泪液的分泌，是濡润目窍不外溢，但在异物侵入目中时，泪液可大量分泌，起到清洁眼和排除异物的作用。在病理情况下，可见泪液分泌异常。如肝阴血不足，则两目干涩，实质是泪液分泌不足；如肝经风热，则可见两目红赤，羞光流泪；肝经湿热，则可见目眵增多、迎风流泪等症。此外，在极度悲哀的情况下，泪液的分泌也可大量增多。

4. 在体合筋 筋，即筋膜、肌腱。筋膜附着于骨而聚于关节，是联结关节肌肉、主司运动的组织。筋和肌肉的收缩和弛张，能支配肢体、关节运动的屈伸与转侧。筋膜有赖于肝血的充分滋养，才能强健有力，活动自如。如果肝血虚少，血不养筋，则可见肢体麻木，屈伸不利，甚则拘挛震颤；若热邪侵袭人体，燔灼肝经，劫夺肝阴，筋膜失养，则可见四肢抽搐，颈项强直，角弓反张等动风之象。

5. 其华在爪 华，是荣华、光彩之意。中医学认为，五脏精气的盛衰，均可以显现于与之相通应的某些体表组织器官上，称为五华。观察五华的改变，对诊察内脏疾病具有一定意义。爪，即爪甲，包括指甲和趾甲。爪乃筋之延伸到体外的部分，称“爪为筋之余”。爪甲的荣枯，可反映肝血的盛衰。肝血充足，爪甲坚韧明亮，红润光泽；若肝的阴血不足，爪甲失养，则爪甲脆薄，颜色枯槁，甚则变形脆裂。

二、心

心位于胸腔偏左，横膈之上，肺之下，外有心包络裹护，内有孔窍相通。形圆而下尖，似未开的莲蕊。心五行属火，阴阳属性为“阳中之阳”，心与六腑中的小肠互为表里。心的主要生理功能为主血脉与主藏神。在志为喜，开窍于舌，在液为汗，在体合脉，其华在面，与夏相应。

（一）心的生理功能

1. 主血脉 血，指血液，是人体重要的营养物质；脉，指经脉，为气血运行的通路，又称“血之府”。所谓心主血脉，指心脏推动血液在经脉内运行的生理功能，包含了心主血和心主脉两个方面。

（1）心主血 即心能推动和调控血液的运行，以输送营养物质于全身脏腑形体官窍。

人体的五脏六腑、四肢百骸、肌肉皮毛有赖于血液的濡养，才能发挥它们正常的生理功能。而血液的运行与五脏功能密切相关，其中心的作用尤为重要。心主血主要体现在心脏正常搏动推动血液输布全身，发挥血的濡养作用。而心脏的正常搏动，主要依赖于心气。心气充沛，心脏搏动有力，推动和调节血液正常输布，营养全身，可见面色红润光泽。若心气不足，心脏搏动乏力，必然造成血行不畅或者血脉空虚，可见面色无华，甚则气滞血瘀而面色暗滞，唇舌青紫等表现。

（2）心主脉 即心能推动和调控心脏的搏动和脉管的收缩，使脉道通利，血流通畅，输送营养物质于全身脏腑形体官窍。

心位于胸中，有经脉与之相连。心、脉形成一个密闭循环的运行系统，心脏不停地搏动，通过经脉把血液输送到各脏腑组织器官，发挥营养和滋润作用，以维持人体正常的生命活动。

心有规律地跳动，与心脏相通的脉管亦随之产生有规律的搏动，称为“脉搏”，在人体的某些部位，可以直接触及。如在颈侧部（人迎脉）、腕部（寸口脉）、足背部（趺阳脉）均可触及脉搏。心的搏动，还可以在左乳下触及，中医将此部位称为“虚里”。中医通过触摸这些部位的脉搏，了解全身气血的盛衰，作为临床诊断疾病的依据，称为“脉诊”。触摸虚里搏动，有助于对心脏疾病的诊断。

心主血又主脉，此系统的生理功能，都由心所主，都有赖于心的正常搏动。心气为血液运行的动力，中医学认为，心脏之所以能够正常搏动以推动气血的运行，均依赖于心气的作用。在生理情况下，人的心气充盛，推动血液运行的生理功能正常，气血运行通畅，全身的生理功能才能正常，表现为面色红润而有光泽，脉搏节律均匀，和缓有力。如果心主血脉的功能失常，可产生相应的病理变化，主要表现为心气不足，推动血液运行的功能下降，可见心悸，面色无华，脉虚无力等；若心气不足，血运无力，导致心血瘀阻，可见心悸，心前区憋闷疼痛，面色灰暗，口唇青紫，脉搏节律不整等；若心血亏虚，脉道不充，则可见心悸，面色口唇苍白，脉细无力等。

2. 主藏神　是指心有主管生命和精神活动的功能，又称“心主神志”“心主神明”。

神为人体生命活动的总称，有广义与狭义之分。广义的神是指整个人体生命活动的外在表现；狭义的神是指人的精神、意识和思维活动。中医认为人的精神、意识、思维活动这一功能归属于五脏，尤其是心。

心主宰人体脏腑组织的一切生理活动。心神正常，则人体脏腑组织的各项功能活动协调正常，保证生命活动的健康有序，身体安康；反之，则各脏腑的功能活动不能协调有序，从而产生疾病。心又主宰人体的精神意识思维活动。心神正常，表现为精神振奋，意识清晰，睡眠正常，思维活跃；反之，则表现为心烦心悸、失眠健忘，甚至狂躁昏迷等。

心主神明与心主血脉的功能相关，血液是神明活动的物质基础。气血充盈，神明功能正常，人体各方面的功能活动平衡协调。若心血不足，心无所养，则影响心主神明的生理功能，就会出现神志异常的证候。

（二）心的生理特性

1. 心为阳中之阳　心位于胸中，居膈上而近于背，背为阳，而心在五行中属火，故心为阳脏。如《素问·六节藏象论》说：“心为阳中之太阳。”在生理上，心必须保持强大的阳气，才能温运血脉，振奋精神，温煦周身。在水谷精微的腐熟运化以及水液代谢的调节、汗液的调节过程中，心阳均起着重要作用。如果心的阳气衰减则可致血脉塞滞、神志异常、水谷运化障碍及水液代谢失常等。

2. 主通明　是指心脉以通畅为本，心神以清明为要。气血通过脉管到达全身各处，是以心脏搏动为动力的，即发挥心主血脉的功能。只有心主血脉的功能正常，全身各脏腑组织器官才能发挥其正常的生理功能，使生命活动得以继续。若心主血脉的功能发生障碍，就可能影响其他脏腑组织器官。一旦心脏搏动停止，五脏六腑的功能也即丧失，生命活动也随之结束。再者，人体各个器官之所以能相互协调，维持人体的各种生理功能，主要具有一个最高主持者，即被称为“君主之官”的心。心如君主，主宰、协调五脏六腑的各种生理活动，从而维持人体的正常生理状态。

（三）心的生理联系

1. 在志为喜，藏神　是指心的生理功能与精神情志活动的“喜”有关。喜乐愉悦对人体属于良性的刺激，有益于心主血脉等生理功能。但若喜乐过度，则又可使心神受伤、神志涣散而不能集中或内守。从心藏神的生理功能状况来分析，心藏神的功能过亢，则使人喜笑不休；心藏神的功能不及，则使人易于悲伤。

应当指出，临床上不仅喜能伤心，五志过极也能损伤心神而引起神志病变。

2. 在液为汗 汗液，是由津液所化生，即津液在阳气蒸腾气化作用下散于腠理而成汗，所以《素问·阴阳别论》说："阳加于阴谓之汗。"汗液的排泄还有赖于卫气对腠理的开合作用。腠理开，则汗出；腠理闭，则无汗。由于汗为津液所化生，血与津液又同出一源，因此又有"血汗同源"之说，而心主血，故又有"汗为心之液"的说法。汗与心的这种内在联系具有一定的临床意义，如心气虚损，则可见自汗；心的阳气暴脱，可见大汗淋漓等。反之，汗出过多，也可损伤心脏阳气，而见心悸、体倦乏力等，重则出现昏迷、表情淡漠，以及"大汗亡阳"的证候。

3. 开窍于舌 是指舌为心之外候，又称"舌为心之苗"。舌主司味觉，表达语言。心开窍于舌，是古代医家通过长期对生理、病理现象的观察而得出的理论。舌的味觉功能和正确的语言表达，有赖于心主血脉和心主神志的生理功能，如果心的生理功能异常，则可导致味觉改变和语言表达障碍。同时，舌面无表皮覆盖，血管又极其丰富，因此，从舌质的色泽可以直接察知气血的运行情况，并判断心主血脉的生理功能。一般来说，心的功能正常，则舌体红活荣润，柔软灵活，味觉灵敏，语言流利。若心有病变，也可从舌上反映出来。如心的阳气不足，则可见舌质淡白胖嫩；心的阴血不足，则舌质红浅瘦瘪；心火上炎，则可见舌红，甚则生疮；心血瘀阻，则可见舌质暗紫，或有瘀斑。舌又主发声，而言为心声。心主神志的功能异常，则可见舌卷、舌强、语謇或失语等症。

舌不但为心之外候，与其他脏腑的关系亦十分密切。因此，望舌有助于对其他脏腑病变的诊断，故舌诊是中医望诊中的重要内容，为最具有中医特色的诊断方法之一，具有较高的临床实用价值。

4. 在体合脉 脉，即经脉、血脉。在体合脉，是指全身的血脉统属于心，心脏不停地搏动，推动血液在经脉内循行，维持人体的生命活动，故脉与心的联系最为密切，即心主血脉。心在体合脉的临床意义主要在于体察脉搏的跳动，诊断全身的病变。脉诊是中医诊法的重要内容。

5. 其华在面 心的生理功能正常与否，可以反映在面部的色泽变化上。心主血脉，人体面部的血脉分布比较丰富，因此，心脏气血的盛衰可从面部的颜色与光泽上反映出来，故称心"其华在面"。其临床意义主要在于通过观察面部色泽的变化来诊断心乃至全身的病变。在正常生理状态下，心气旺盛，血脉充盈，则面部红润有泽，奕奕有神；在病理情况下，如心血虚少，则可见面色苍白无华；心血瘀阻，则可见面色青紫等；心气不足，则可见面色㿠白，甚或晦暗；心阳暴脱，则可见面色苍白，全身冷汗，脉微欲绝等；心经有热，则可见面色红赤。

【附】心包络

心包络，简称心包，是指裹护在心脏外面的包膜。心包为心脏的外围组织，对心脏具有保护作用。关于心包的形态与部位，《医学正传》说："心包络，实乃裹心之包膜也，包于心外，故曰心包络也。"在经络学说中，手厥阴经属于心包络，与手少阳三焦经相为表里，故心包络又称为脏。中医学受中国古代文化的影响，认为心为君主之官，不能受邪。如果邪气侵及心脏，即由心包代心受邪。如《灵枢·邪客》说："心者，五脏六腑之大主，精神之所舍也，其脏坚固，邪弗能容也，容之则心伤，心伤则神去，神去则死矣。故诸邪之在于心者，皆在于心之包络。"这一说法，在温病学说中得到了进一步发挥，如把外感热病发展过程中所出现的高热、神昏、谵语等神志异常的病理变化，称为"热入心包"。

三、脾

脾位于上腹部，横膈之下，胃的左侧。脾在五行中属土，阴阳属性为“阴中之至阴”。脾与六腑中的胃相表里。脾的主要生理功能为主运化，主统血，主升清。在志为思、藏意，开窍于口，在液为涎，在体合肉，其华在唇，与长夏相应。

（一）脾的生理功能

1. 主运化　“运化”是“运”和“化”合并而成的概念。运，即运输、转输之意；化，是变化之意，包括对饮食物的直接消化，以及将这些精微物质逐渐地转化为人体的气血津液。脾主运化，包括运化水谷和运化水液两方面。

（1）运化水谷　水谷，泛指各种饮食物。运化水谷，指脾对饮食物的消化、吸收、布散、转化等作用，包括对饮食物的消化吸收、精微物质的转运输布及其向气血津液的转化等一系列过程。机体依赖于脾的运化，才能把饮食水谷转化成可以被人体利用的精微物质，并且依赖脾的转输，才能将这些精微物质输送到各脏腑组织器官，使其发挥正常的生理功能。

若脾气虚损，运化水谷的功能减退，则机体的消化吸收功能失常，可出现腹胀便溏、食欲不振，甚至面黄肌瘦、倦怠乏力等病变。还可因气血生化不足，正气虚损而变生他病。

由于人出生后，全赖于脾胃运化的水谷精微以化生气血来维持生命活动，所以中医有“脾胃为后天之本”“气血生化之源”之说。脾胃为后天之本的理论，提示在养生方面，应做到饮食有节，保护脾胃之气。在病理方面，若某种原因损伤脾胃之气，气血生化不足，正气虚损，则可导致疾病的发生。在临床治疗疾病时，不仅要针对具体病情而忌口，而且在处方用药时应慎用苦寒、燥烈之品，防止进一步损伤脾胃之气而影响痊愈。

（2）运化水液　是指脾对水液的吸收、转输和布散功能，是脾主运化的重要组成部分。脾运化水液的功能包括两个方面：一是进入人体的水液，需经过脾的运化转输，气化成津液，通过心肺而到达周身脏腑组织器官，发挥其濡养、滋润作用；二是代谢后的水液及某些废物，亦要经过脾转输而至肺、肾，通过肺、肾的气化作用，化为汗、尿等排出体外，以维持人体水液代谢的协调平衡。只有脾气强健，运化水液的功能才能正常发挥，方能防止水液在体内异常停滞，亦防止了湿、痰、饮等病理产物的产生。如果脾气虚，运化水液功能减退，则水液代谢障碍，多余的水液停滞于局部，即可产生痰饮、湿浊、水肿等病变。很多水湿停聚的病变为脾的功能失常引起，故《素问·至真要大论》说：“诸湿肿满，皆属于脾。”这就是脾生湿、脾为生痰之源和脾虚水肿的发生机制。临床上，治疗痰饮水肿的方法很多，但健脾燥湿则是最基本、最常用的治法。

脾主运化水谷与运化水液，是彼此联系、不可分割的两个方面，二者生理上互相联系，病理上互相影响。如临床上治疗脾虚腹泻时，常可加入健脾利湿之品，以期获得更好的临床疗效。

2. 主统血　统是统管，摄即固摄；统血，即统摄血液。脾主统血包括两个方面：一是脾气固摄血液，令其在脉管内运行，而不逸出脉外；二是指脾通过运化水谷精微化生血液。中医学认为，血液的正常运行除了靠心气的推动，也赖于脾气的统摄。脾的统血功能为血液的运行提供了控制力和约束力，使血液循经畅行而不致逸出脉外，防止其出血以维持正常的血液循环。但是，血液能否正常地运行，也与血液本身是否充足有关。若脾气虚损，统血功能失常，临床可见尿血、便血、崩漏、肌肤发斑等出血症状，中医称为“脾不统血”。由于此类出血多发生在人体下部，颜色浅淡，可伴有脾气虚的其他症状，如倦怠乏力、面色无华等，中医往往采用补脾摄血的方药来治疗。

3. 主升清 升，即上升；清，即清阳，是指轻清的精微物质。脾主升清，是指脾气具有把轻清的精微物质上输于头目、心、肺，以及维持人体脏器位置恒定的生理功能。主要体现在两个方面：一是将精微上输心肺头目，脾主升清可将精微上输，以滋养清窍，并通过心肺的作用化生气血，营养周身。如果脾不升清，则清窍失于水谷精微的滋养，可见面色无华、头目眩晕，清阳不升，水谷并走大肠，则可见腹胀、泄泻等症；二是升举脏器，防止下垂，即脾气的上升作用还可以对内脏起升托作用，使其固定在相应位置。因脾位于人体的中焦，习惯上常把脾气称为“中气”。如果脾气虚损，中气下陷，即脾的升托作用减退，可导致内脏下垂，如胃下垂、肾下垂、子宫脱垂、直肠脱垂等。脾主升的理论有着较重要的临床意义，如中医在治疗各种内脏下垂病证时，若辨为“中气下陷”证，常采用补中益气升提的方药治疗，运用得当，可收到很好的疗效。

（二）脾的生理特性

1. 脾宜升则健 升，有升浮向上之意。脾气主升，是指脾的气机运动特点是以上升为主。脾气健旺则运化水谷精微的功能正常，脾能升清，气血生化有源。人体五脏的气机各有升降，心肺在上，在上者其气机宜降；肝肾在下，在下者其气机宜升；脾胃居中，脾气宜升，胃气宜降，为气机上下升降之枢纽。五脏之气机升降相互为用，相互制约，维持人体气机升降出入的整体协调。

2. 脾喜燥恶湿 脾胃在五行中属土，按阴阳学说来分类，脾为阴土，胃为阳土，脾为太阴湿土之脏，胃为阳明燥土之腑，脾喜燥恶湿，胃喜润恶燥。脾主运化水湿，以调节体内水液代谢的平衡。脾虚不运则最易生湿，而湿邪过多又最易困脾。若脾的阳气虚弱，脾失健运而致水湿停聚，称为“脾虚生湿（脾病生湿）”，可见肢倦乏力、纳呆、脘腹胀满，以及痰饮、泄泻、水肿等。若因湿邪外侵，伤及脾阳，脾失健运而致水湿为患，称为“湿困脾土（湿困脾阳）”，可见头重如裹，脘腹胀闷，口中黏腻等症。总之，脾具有恶湿的特性，并对湿邪有特殊的易感性。脾易生湿，湿又易困脾，燥能胜湿，只有燥气，才能防止脾湿气胜与湿困脾，所以脾喜燥。脾喜燥恶湿的理论具有一定的临床意义，如在治疗脾虚湿滞的病证时，多采用芳香苦燥之品。如《素问》所说：“脾恶湿，急食苦以燥之。”

3. 脾与长夏相应 长夏，即农历六月。中医学认为，五脏与自然界四时阴阳相通应。脾为太阴湿土之脏，而长夏之气以湿为主，为土气所化，与人体脾土之气相通，故脾气应于长夏。长夏之季，天阳下迫，地气上蒸，湿为热蒸，则酝酿生化。故春生夏长，秋收冬藏，皆以长夏之化为中心。四时若无长夏之化，则草木虽繁茂而果实不成，秋既无收，冬亦无藏。人体若无脾土生化之功，则虽饮食日进，而气血不化，四脏皆失滋养。但长夏之湿虽主生化，而湿之太过，反困其脾，导致运化失常。故至夏秋之交，脾弱者易为湿伤，诸多湿病亦由此而起，长夏季节用药，往往可加入藿香、佩兰等芳香醒脾燥湿之品。

（三）脾的生理联系

1. 在志为思、藏意 思为思考、思虑之意，有两个不同范畴的概念：一属于认知范畴，属思维意识活动，为实现某种意愿而反复研究、思考，属心主导下的精神活动的一部分；二属于情感范畴，归情绪变化，与其他情绪如喜怒忧恐并提，是情感之思。

意，是精神活动的一种表现形式，主要是指意识、回忆或未成定见的思维，脾藏意体现了脾主运化水谷，化生营气，以营养意的生理，即“脾藏营，营舍意”。

脾藏意与主思的关系，实际上就是脾主运化与主气机之枢关系的情志表现，只有在“脾藏营，营舍意”功能正常的情况下，才能思考敏捷，从而维持人的认知与情感之思的正常活动，所以意藏于内而支配着思的活动，思是意的外在表现。

意为脾所主，脾气盛衰直接影响意的活动正常与否，脾虚易引起健忘、注意力不集中、思维不敏捷及智力下降。正常思考问题，对机体的生理活动并无不良的影响，但思虑过度，就能影响机体的正常生理活动。其中最主要的是影响气的正常运行，导致气滞与气结。因此，思虑过度，多影响脾的运化功能，导致脾胃呆滞，运化失常，消化吸收功能障碍，表现为脘腹胀闷、食欲不振、头目眩晕等症，即所谓“思则气结”。

2. 开窍于口　口，为消化道的最上端，其生理功能是摄纳水谷，辨五味，泌津液，磨谷食，并参与言语活动。人的饮食及口味与脾的运化功能直接相关。口接纳水谷主要是支持脾主运化功能，而脾气通于口，脾和则知五味，主吞咽，又有调节、协助口接纳水谷之功。如果脾失健运，则不仅可见食欲不振，还可见口味异常，如口淡无味、口腻、口甜等。

3. 在液为涎　涎为口津，是口腔中分泌的唾液中较清稀的部分，有保护口腔黏膜、润泽口腔的作用，在进食时分泌较多，有助于食物吞咽和消化。若脾胃不和，往往可导致涎液分泌的急剧增加，从而发生流涎等现象。

4. 在体合肉　人体的四肢、肌肉，均需要脾胃运化的水谷精微的充养。只有脾气健运，气血生化有源，周身肌肉才能得到水谷精微的充养，从而保持肌肉丰满，健壮有力。若脾失健运，气血化源不足，肌肉失养，则可致肌肉瘦削无力，甚至萎软不用。肌肉依赖脾气之充养，肌肉运动对脾的功能亦有影响。如肌肉的适当运动可促进气血运行，有利于脾之运化，使食欲增加。

5. 其华在唇　口唇的色泽，与全身的气血是否充盈有关。由于脾胃为气血生化之源，所以口唇的色泽不但能反映全身的气血状况，实际上也是脾胃运化水谷精微功能状态的反映。如脾失健运，可见口唇色淡无华，甚则萎黄不泽。

四、肺

肺位于胸腔之内，膈膜之上，左右各一，通过气道口鼻与外界直接相通。肺在五脏中位置最高，居于诸脏之上，故有“华盖”之称。肺在五行中属金，阴阳属性为“阳中之阴”，肺与六腑中的大肠相表里。肺的主要生理功能为主气司呼吸，主宣降，通调水道。在志为忧，开窍于鼻，在液为涕，在体合皮，其华在毛，与秋相应。

（一）肺的生理功能

1. 主气，司呼吸　肺主气，指肺有主持、调节各脏腑经络之气的功能。肺主气包括主呼吸之气和主一身之气两个方面。

（1）主呼吸之气　肺为呼吸器官，为体内外气体交换的重要场所。通过肺的呼吸，不断地呼出体内的浊气，吸入自然界的清气，吐故纳新，完成体内外气体的正常交换，并促进气的生成，调节气的升降出入运动，从而维持着人体的新陈代谢和生命活动。如肺主呼吸之气失常，肺气不利，则可见咳嗽、气喘等症。

（2）主一身之气　主要体现在两个方面：一是气的生成，肺参与全身之气的生成，主要是宗气的生成，而人体的各种功能活动都与宗气有关。宗气是自然界的清气与水谷之精气结合而成，积于胸中，其主要功能是上出喉咙助肺以司呼吸，贯注于心脉助心以行气血，为人体各种功能活动的动力：二是气机的调节，气的升降出入运动推动呼吸，促进脾胃升降运化，维持着人的整个生命活动。肺有节律的一呼一吸，对全身气的升降出入运动起着重要的调节作用，其呼气的过程即是气升、气出的过程；而吸气的过程即是气入、气降的过程。肺主一身之气的功能失常，可影响宗气的生成和气的调节，而出现相应的病理变化。如清气吸入不足，宗气生成减少，助肺呼吸的功能减退，可见咳喘无力，自汗气短；助心行血的功能减退可导致心血瘀阻，可见心前区憋闷刺痛等。

肺主呼吸之气与肺主一身之气有着内在联系。肺主一身之气的功能取决于肺主呼吸的功能。因为只有肺主呼吸的功能正常，清气才得以正常摄入，宗气才得以正常生成，气机才得以调畅。若肺的呼吸功能失常，气体交换受阻，势必影响全身之气的生成和运行；反之，肺主一身之气功能失常，宗气不足，也可导致肺的呼吸功能障碍。

2. 主宣发肃降 是对肺的生理机制的高度概括。

（1）肺主宣发 宣发，即指宣布与发散。肺主宣发，是指肺气具有向上、向外升宣布散的生理功能。

肺主宣发的生理功能主要体现在以下三个方面：一是宣发卫气，调节腠理之开合，卫气要靠肺的宣发作用才能布散于皮毛周身，发挥其正常的抗御外邪、调节汗孔、排出汗液之功能；二是宣散水谷精微和津液，通过肺的宣布和发散，可将脾胃运化的水谷精微及津液布散于周身，滋养脏腑，润泽皮毛；三是排出浊气，实现体内外气体交换，人体新陈代谢中产生的浊气主要靠肺的宣发作用通过呼吸道排出体外。

肺主宣发的病理变化可表现在三个方面：一是卫气和水谷精微以及津液不能及时布散于体表周身，皮毛失于温养、润泽则憔悴枯槁不泽，汗孔开合失度，卫外功能减低而见自汗出，易感外邪；二是津液不能及时布散而停留于局部，停于肺则为痰饮，停于肌肤则见颜面周身水肿；三是体内浊气不能及时排出，导致呼吸不利而见胸闷咳喘、呼吸困难等。

（2）肺主肃降 所谓肃降，即肃清、洁净和下降。肺主肃降，是指肺气具有向下通降和使呼吸道保持洁净的生理功能。

肺主肃降的生理功能体现在以下三个方面：一是吸入自然界的清气，通过肺的肃降作用，可把自然界的清气吸入体内并同时向下布散，由肾来摄纳，保持呼吸的平稳和深沉，使体内外气体得以充分的交换；二是向下布散水谷精微和津液，摄入体内的水谷精微和津液还要通过肺的肃降向下布散，通过肺的肃降还可把代谢后的浊液（废水）下输到膀胱生成尿液排出体外，肃降作用还有利于大肠传导糟粕；三是肃清呼吸道，肺为清虚之体，肺内充满气体，不容异物，通过肺的肃降，可肃清呼吸道的痰浊等异物，保持呼吸通畅。

肺主肃降的病理变化主要表现在以下四个方面：一是清气不得下行反而上逆，可见胸闷、咳喘、呼吸急促表浅；二是水津不能及时向下输布，则易于停留于局部，可见小便不利、痰饮水肿；三是肺内异物不得肃清，可见咳嗽、咳痰、呼吸不畅；四是大肠传导障碍，可见大便困难，甚或闭结不通。

肺的宣发与肃降，相互依存，相互制约，生理上互相联系，病理上互相影响。中医在治疗肺部病变时，往往将宣肺和降肺的药物结合应用，正是考虑到肺的宣发和肃降功能的辩证关系。

3. 朝百脉、主治节

（1）朝百脉 朝，有朝会、聚会之意。肺朝百脉，是指全身的气血均通过经脉朝会于肺。肺朝百脉的生理意义有以下两个方面：一是气体交换，因全身的气血均通过经脉汇聚于肺部，通过肺的呼吸，呼出浊气，吸入清气，清气又随着血液流布全身，维持人体的生命活动；二是助心行血，血液的运行要靠气的推动，肺朝百脉，将肺气散布于血液之中，可以辅佐心推动血液的运行。若肺气虚损，清气吸入减少，宗气生成不足，助心行血功能减退，可导致心血瘀阻而见心前区憋闷刺痛等症。

（2）主治节　治，治理；节，调节。肺主治节，是指肺对全身有治理调节的作用。主要体现在以下四个方面：一是治理和调节呼吸运动，使呼吸节律均匀，平稳深沉，有利于气体交换；二是治理和调节全身气机，即通过肺的有节律的呼吸运动，协调人体气机的升降出入运动；三是治理和调节气血之运行，肺通过宗气，贯心脉以行气血，辅助心推动和调节血液的运行；四是治理和调节水液代谢，肺为水之上源，肺主行水，肺气的宣发与肃降，治理和调节津液的输布、运行和排泄，对人体的水液代谢具有重要的调节作用。可见，肺主治节是对肺的生理机制的高度概括。

4. 通调水道　通，疏通；调，调节；水道，是水液运行和排泄的道路。肺主通调水道，是指肺的宣发肃降功能对人体水液代谢具有疏通和调节作用。肺主通调水道的功能，主要体现在两个方面：一是通过肺的宣发，水液布散于皮毛和周身，发挥其滋养作用，肺的宣发还可将卫气布散于皮毛，到达皮毛的部分水液，在卫气功能调节下，部分生成汗液，排泄于人体外部；此外，肺在呼气中也可带走部分水液；二是通过肺的肃降，将上焦水液向下布散，其中部分水液经肾的气化作用下输到肾和膀胱，生成尿液排出体外。此外，肺的肃降可推动大肠的传导，通过粪便也可带走部分水液。

由于肺位于人体的上焦，肺的宣发肃降功能又对水液代谢具有重要的疏通调节作用，故中医有“肺为水之上源”“肺主行水”之说。如肺的宣发或肃降功能失常，水道失于通调，水液代谢障碍，即可见尿少、颜面和周身浮肿。中医在治疗此类病证时，常在利水药中加入适量的宣降肺气的药物，称为“宣肺利水”或“提壶揭盖”，这是肺主通调水道理论在临床上的具体应用。

（二）肺的生理特性

1. 肺为娇脏　娇，即娇嫩之意。肺为清虚之体，外合皮毛，开窍于鼻，与天气直接相通，故六淫等外邪侵袭机体，无论从口鼻而入，还是从皮毛而入，均易犯肺而致病。此外，肺居高位，为华盖而覆盖诸脏，又为百脉之所朝，凡其他脏腑之病变，常易伤及于肺。又因肺叶娇嫩，不耐寒热，故易受邪侵。所以，无论外感还是内伤，或是他脏病变，多易侵袭或累及于肺而为病，故为“娇脏”。

2. 以降为顺　肺位于胸腔，在五脏六腑中居位最高，覆盖心君和诸脏腑，为脏腑之外位；肺气顺则五脏六腑之气亦顺，故有“肺为脏之长”之说，因此称肺为“华盖”。肺性清凉，其气主收敛、肃降，故生理特性以降为顺，主肃降下行。

3. 喜润恶燥、通于秋气　肺脏十分娇嫩，不能耐受过寒过热的伤害。肺气通于秋。在生理上，肺为清虚之体，性喜清润，与秋季气候清肃、空气明润相通应。燥为秋令主气，内应于肺，同气相求，所以在病理上，燥邪最易灼伤肺津，引起口鼻干燥，干咳少痰，痰少而黏等。日久还可化火耗阴，肺失滋润，以致肃降无权，故肺有喜润而恶燥热的特性。

（三）肺的生理联系

1. 在志为忧、藏魄　以五志分属五脏，则肺在志为忧，若以七情配属五脏，则悲、忧同属于肺。悲哀和忧伤，虽属不良情志刺激，但在一般情况下，并不致人发病。只有在过度悲伤的情况下，才能成为致病因素。它对人体的主要影响，是使气不断地消耗。由于肺主气，所以悲忧易于伤肺；反之，在肺虚时，人体对外来不良刺激的耐受性就会下降，从而易于产生悲忧的情绪变化。

魄，是与生俱来的、本能的、较低级的神经精神活动，如新生儿啼哭、吮吸、非条件反射和四肢运动，以及耳听、目视、冷热痛痒等感知觉。魄的活动以精气为物质基础。魄司痛痒等感觉由皮肤接受，而肺主皮毛；魄司啼哭为声，声音由肺发生；魄主本能反应与动作，运动由宗气推动，均表明肺与魄在功能上的联系，主要是通过肺与气表现出来的，所以中医认为魄的活动场所在肺，故肺藏魄。

2. 在窍为鼻　鼻为肺之窍，鼻与喉相通而连于肺。肺通过鼻窍与外界直接相通。鼻的主要生理功能有两个方面：一是通气功能，鼻喉本身即是呼吸道的一部分，其通畅与否，直接关系呼吸的进行；二是嗅觉功能，可分辨各种气味。中医学认为，鼻的通气和嗅觉功能均依赖于肺气的作用，喉主通气和发声，其功能依赖于肺气才能完成，故称喉为肺之门户。

在病理情况下，肺的功能失常，常引发鼻与喉的病变，可见鼻塞流涕、喷嚏、喉痒喉痛、音哑或失音等；而外邪侵袭，也常从口鼻而入，引发肺的病变。

3. 在液为涕　涕，为鼻腔黏膜分泌的一种黏液，具有润泽鼻窍的功能，能防御外邪，有利于肺的呼吸。在正常情况下，涕液润泽鼻窍而不外流。在临床上观察涕的变化，常有助于对肺病的诊断。如风寒犯肺，则鼻流清涕；风热犯肺，则鼻流黄稠涕；燥邪伤肺，则干而无涕。

4. 在体合皮　皮，指皮肤，是一身之表，具有防御外邪、调节津液代谢、调节体温和辅助呼吸的作用。肺对皮肤的作用主要有两个方面：一是肺气宣发，宣散卫气于体表，以利于卫气温分肉、充皮肤、肥腠理、司开合及防御外邪的作用；二是肺气宣发，将津液和水谷精微向上向外布散于全身皮肤，使之红润光泽。

5. 其华在毛　毛，指毫毛。肺对毫毛的作用主要体现在肺气宣发，将脾胃运化的精微物质输送到毫毛，以营养之，使其光泽黑亮。

五、肾

肾位于人体腰部，脊柱两旁，左右各一。肾在五行中属水，阴阳属性为“阴中之阴”。肾与六腑中的膀胱相为表里。肾的主要生理功能为主藏精，促进生长、发育与生殖，主水，主纳气。在志为恐、藏志，开窍于耳及二阴，在液为唾，在体为骨，其华在发，与冬相应。

（一）肾的生理功能

1. 藏精　是指肾对于精气具有封藏作用，为肾的主要生理功能。肾藏精，主要是为精气在体内充分发挥其应有效应创造良好条件，防止精气无故流失。

精，是精微、精华之意，是构成人体和维持人体生长发育及各种功能活动的基本物质。中医学的精有广义和狭义之分。广义之精是指构成人体和维持人体生命活动的基本物质，泛指人体内的一切精微物质，也就是说，人体的各脏腑组织器官，均是由精这种物质构成，构成人体的精、血、津液等均可称为精；狭义之精指禀受于父母的生殖之精，与生俱来，是构成胎儿的原始物质。人出生后，这种精藏于肾，成为繁衍下一代的物质基础，故称为“先天之精”“生殖之精”。

后天之精，来源于脾胃，是胎儿出生以后，通过脾胃的运化功能从饮食物摄取的精微物质。除此以外，还包括支持五脏六腑生理功能后的剩余之精，是维持人体脏腑组织器官功能的物质基础，具有滋养脏腑的功能，故有人又称之为“脏腑之精”。

“先天之精”与“后天之精”虽然来源与功能有异，但均同归于肾，二者之间存在着相互依存、相互为用的关系。可用“先天生后天，后天养先天”来概括。“先天之精”的存在以及所产生的激发、推动作用，为“后天之精”的摄取提供了物质基础和前提条件；而“后天之精”又不断地充养“先天之精”，使之经常保持充盛而不枯竭，保持长久的活力。

肾所藏的精可以转化为气，称为肾气。肾中精气能促进机体的生长、发育和生殖。机体生、长、壮、老、已的规律与肾中精气盛衰密切相关，而齿、骨、发的生长状况是了解肾中精气的标志，亦是判断机体生长发育和衰老的标志，所以称肾为“先天之本”。

肾与生殖的关系极为密切，是通过“天癸”来完成的。所谓“天癸”，是指肾中精气充盛到一定程度所产生的一种具有促进人体生殖功能成熟并维持人体生殖功能的物质。人从幼年开始，肾的精气就逐渐充盛，到了青春期，肾的精气进一步充盛，体内便产生了“天癸”，这时人的生殖器官已发育成熟，男子开始排精，女子月事以时下，从而具备了生殖能力并维持到一定的年龄。从中年进入老年，肾中精气逐渐衰竭，“天癸”这种物质也逐渐消失，生殖能力即随之逐渐丧失。

肾中精气的盛衰，决定着人的生长、发育和生殖，如果肾的精气虚衰，必然会给人体带来相应的病变。例如，幼年时期，出现生长发育迟缓、智力低下，可见小儿五迟（立迟、行迟、语迟、齿迟、发迟）、五软（手软、足软、口软、颈软、肌肉软）等病证。在成年人，一方面可出现早衰，如发齿脱落、耳聋目花、记忆力减退、身体衰弱等；另一方面则可致生殖功能异常，如性器官发育不良、性功能减退、月经迟发、闭经、不孕等。中医在治疗这些病证时，往往着眼于肾，选用滋补肾精的方药进行治疗。另外，肾所藏的精还包括五脏六腑之精的剩余部分，所以五脏虚衰日久也会损伤及肾，导致肾的虚衰。

2. 主一身之阴阳　是指肾具有主宰和调节全身阴阳，以维持机体阴阳动态平衡的功能，主要是通过肾所藏的肾精、肾气实现的。肾精、肾气合称肾中精气。

肾中精气是生命之本，又是元气的主要来源，包括肾阴和肾阳两个方面。肾阴又称“元阴”“真阴”，是人体阴液的根本，对人体各脏腑组织具有濡养滋润的作用；肾阳又称“元阳”“真阳”“命门之火”，是人体阳气的根本，对人体各脏腑组织具有温煦、推动的作用。肾阴、肾阳互相依存、互相制约，维持着相对的平衡。如果由于某些原因，这种相对平衡遭到破坏而又不能自行恢复时，即能形成肾阴虚和肾阳虚的病理状态，出现内热、眩晕、耳鸣、腰膝酸软、遗精、舌质红而少津等肾阴虚病证；或是出现疲乏无力、形寒肢冷、腰膝冷痛、小便清长或不利，或遗尿失禁、舌质淡，以及性功能减退或水肿等肾阳虚病证。

由于肾阴和肾阳是各脏阴阳之根本，在肾阴肾阳失去平衡时，会导致各脏的阴阳失调，如肝失去肾阴的滋养，称为“水不涵木”，可引起肝阳上亢，甚则肝风内动；心失去肾阴的上承，则可引起心火上炎，或心肾阴虚。反之，各脏的阴阳失调，日久也会累及于肾，损耗肾中精气，导致肾的阴阳失调，称为“久病及肾”。

由于肾阴和肾阳，均是以肾中精气为物质基础，故肾阴肾阳虚损到一定程度时会互相累及，称为“阴损及阳”“阳损及阴”，最终导致阴阳两虚。

肾中精气亏损的表现形式是多种多样的，在一定条件下，肾中精气虽已亏损，但其阴阳失调的状况却又不很明显，此时称为肾中精气亏损，或可分别称为肾精不足和肾气虚损，而很少论及阴阳。

3. 主水 是指肾中精气的气化功能，对于体内津液的输布和排泄、维持体内津液代谢的平衡起着极为重要的调节作用。

“肾主水”主要体现在以下两个方面。①肾的气化作用对全身津液代谢的促进作用。所谓气化，即指精、气、血、津液各自的新陈代谢和相互转化，这里的气化则专指津液代谢。进入体内的水液，必须在阳气的蒸化下，像雾露一样输布于周身，起到滋润濡养的作用。代谢后的水液，也要经过气化，才能化为汗、尿等排出体外。肾藏精，为阴阳之根，故肾的气化在津液代谢中起决定作用，从某种角度看，肺、脾、膀胱及三焦等对水液的气化作用均依赖于肾的气化。②肾司膀胱的开合，代谢过程中的部分水液可下达于肾，经过肾的气化而升清降浊，其清者上输于肺，重新参与水液代谢，输布周身，其浊者则下注膀胱，化成尿液，排到体外。

因此，肾主水的功能失常，必然会出现相应的病理变化。若肾的精气阴阳失调，水液代谢障碍，可形成痰饮、水肿；肾的升清降浊，司膀胱开合功能失常，可导致尿液排出失常。若肾的气化失常，导致膀胱气化不利，尿液生成排泄障碍，出现小便不利，甚或尿闭，中医称为“癃闭”；若肾的精气不足，封藏不固，导致膀胱失约，则可见尿频，小便清长，遗尿甚或尿失禁等。临床上，中医对待此类病证，多从肾论治。

4. 主纳气 纳，即收纳、摄纳之意。肾主纳气，是指肾有摄纳肺所吸入的清气，防止呼吸表浅的生理功能。呼吸虽然由肺来主司，但由肺吸入的清气必须下达于肾，由肾来摄纳，这样才能保持呼吸运动的平稳和深沉，即控制呼吸的频率，保证呼吸的深度，从而保证体内外气体得以充分交换，维持人体的新陈代谢。实际上肾主纳气是肾的封藏作用在呼吸运动中的具体体现。

肾的纳气功能正常，则呼吸均匀和调。若肾的纳气功能减退，摄纳无权，则肺气上浮而不能下行，即可出现呼吸表浅，动则气喘，呼多吸少或呼吸困难等症，中医称为“肾不纳气”。中医学根据“肾主纳气”的理论，提出对慢性咳喘患者，采取“发作时治肺，缓解时治肾”的治疗原则，从而使这类疾病的远期疗效显著提高。

（二）肾的生理特性

1. 封藏之本 肾为先天之本，主藏精。肾的封藏、固摄作用，对人体有着极其重要的生理意义，可以防止精、气、血、津液的过量排泄与亡失，还可以维持呼吸运动的平稳和深沉，所以肾的封藏、固摄功能失常，则可出现相应的病理变化。表现在生殖方面，可见男子遗精，女子带下过多、滑胎等；表现在尿液排泄方面，可见尿频、小便清长、遗尿、尿失禁等；表现于粪便的排泄方面，可见大便滑脱不禁等；表现在呼吸方面，则可见呼多吸少、动则喘甚等。

2. 水火之宅 肾主一身阴阳，为五脏六腑之本，乃水火之宅，寓真阴（命门之水）而含真阳（命门之火）。肾阴肾阳为脏腑阴阳之根，五脏六腑之阴，非肾阴不能滋养；五脏六腑之阳，非肾阳不能温煦。肾阴和肾阳二者相互制约，相互依存，相互为用，共同维持着人体生理上的动态平衡。肾阴宜封藏而不宜耗泄，命门之火宜藏而不宜外露。若肾阴虚损，则机体失濡失养，阴虚生内热；若肾阳虚损，则推动温煦功能减退，阳虚生内寒。在一定条件下，还可阴阳互损形成阴阳水火两虚的病证。

3. 肾恶燥 肾为水脏，主藏精，主津液，燥则阴津受伤，肾精耗损，甚则骨髓枯竭，所以肾恶燥。肾恶燥的临床意义，主要在于指导临床用药，临床上，治疗肾病一般不宜用燥烈之品，尤其是肾阴不足之证更应注意，燥性伤精助火，肾阴不足本属精虚阳盛，用之不宜。即使为肾阳不足之证，也不应过用燥烈之品，阳虚而阴相对偏盛，临床上多有水湿停滞之表现，此时常需少火以生气，或淡渗利湿，如金匮肾气丸的组成就体现了这一基本原则。

（三）肾的生理联系

1. 在志为恐、藏志　恐是人们对事物惧怕的一种精神状态。惊与恐相似，但惊为不自知，事出突然而受惊吓；恐为自知，俗称胆怯。惊恐作为不良的刺激，虽然均属于肾，但总与心主神志相关。心藏神，神伤则心怯而恐。

志，指意志和经验的存记，精是产生志的物质基础，由肾所主，即“肾藏精，精舍志。”故老年肾气衰就会出现健忘等症状，病理的健忘亦多与肾气不足有关。

2. 开窍于耳和二阴　耳为听觉器官，主司听觉，能分辨各种声音，但中医认为，耳的听觉功能与肾的精气盛衰有密切关系。只有肾精充足，耳有所养，才能维持正常的听力。如果肾之精气不足，髓海空虚，不能充养于耳，则可见耳鸣、听力减退，甚或耳聋等。

除肾之外，耳与心、肝胆等脏腑也有密切的联系。如肝胆经脉与耳相通，若肝胆不利或肝胆湿热，均可循经上扰于耳，见暴鸣、暴聋，甚至耳道肿痛流脓等。

二阴，即前阴和后阴。前阴具有排尿及生殖功能。尿液的生成与排泄虽由膀胱所主，但要依赖于肾的气化才能完成。肾主水，司膀胱的开合，故排尿与肾关系十分密切。肾藏精，主人体的生长发育与生殖。后阴，即肛门，功能是排泄糟粕。粪便的排泄，本为大肠传导功能，但亦与肾的功能有关。肾阳可以温脾阳，有利于水谷的运化；肾的阴精可濡润大肠，防止大便干结不通。肾的生理功能失常，可致大便异常。如肾阳虚不能温脾阳，导致脾运化失常，水谷并走大肠，可见五更泄泻；肾阴虚，大肠失润，可见大便秘结不通；肾虚，封藏不固，可见久泄滑脱等。

3. 在液为唾　唾为口腔中分泌的一种液体，质地较稠厚，有润泽口腔、滋润食物及滋养肾精的功能。唾为肾精所化，咽而不吐，有滋养肾中精气的作用。若唾多或久唾，则易耗伤肾中精气。

4. 在体为骨　骨，即骨骼，是人体的支架，具有支撑、保护人体，主司运动的生理功能。肾在体为骨，又称“肾主骨”，是指骨的生长发育与肾精关系密切，即骨的生长状况可以反映肾精充盛与否。肾主骨，是因为肾藏精，精能生髓。髓又分为骨髓、脊髓和脑髓等，其中骨髓可充养骨骼，脑髓则充养大脑。由于肾精与髓的密切关系，所以中医学又有“肾主骨生髓”之说。在治疗骨折时，常用一些补肾药以加速骨折的愈合。齿与骨同出一源，亦由肾精充养，故称“齿为骨之余”，牙齿的生长与脱落，与肾中精气的盛衰密切相关。

脑为髓汇聚之处，故称“脑为髓之海”，肾精可以生髓，所以脑髓也依赖于肾精的充养。肾精充足，髓海满盈，则思维敏捷，耳聪目明，精神饱满。肾精亏虚则髓海不足，脑失所养，在小儿可见智力低下，甚则痴呆；在成人可见思维迟缓，记忆衰减，耳聋目花。

此外，中医学认为，精血互相化生，故肾精可以化生为血液。肾精生血理论，对中医临床亦有一定的指导作用。如治疗某些血虚证候，单纯用补血药疗效不佳时，则可加入填补肾精之品，往往可获良效。

5. 其华在发　发，即头发。“发为血之余”，是指肾精能生血，血能生发。发的营养虽来源于血，但生机根本在肾。人在幼年，肾气逐渐充盈，发长齿更；青壮年，肾气强盛头发浓密乌黑而有光泽，进入中老年，肾气逐渐衰减，头发花白脱落，失去光泽。故肾的精气不足，可导致发的病变，在幼年时可见发迟，在成人可见头发早白早落，可以采用补肾填精、养血生发的方药治疗。

【附】命门

命门首见于《内经》，本意是指眼。从《难经》开始，命门被赋予新的含义。《难经》以后，命门受到了某些医家的重视并进行了深入的研究和阐述，形成了命门学说。历代医家对命门的认识，各自立论不同，从部位言，有右肾与两肾之间之辨；从形态言，有无形与有形之分；从功能言，又有主火与非火之争。但他们对命门的主要生理功能及命门与肾关系的认识，是趋于一致的。一般认为，肾阳即命门之火；肾阴为命门之水。古代医家之所以称之为命门，无非是强调肾中阴阳的重要性而已。

第三节　六　腑

六腑，即胆、胃、大肠、小肠、膀胱、三焦的总称。它们共同的生理功能是将饮食物腐熟消化，传化糟粕，所以《素问·五藏别论》说："六腑者，传化物而不藏，故实而不能满也。"

由于六腑以传化饮食物为其生理特点，故有"实而不能满""六腑以降为顺""以通为用"之说。一旦"通"和"降"出现了异常，就会出现病态。

一、胆

胆位于右胁腹腔内，与肝紧密相连，附于肝之短叶间。肝与胆通过经脉相互络属，互为表里。

胆为中空的囊状器官，内藏胆汁。因胆汁属人体的精气，故称胆为"中精之腑"，亦有医家将其称为"中清之腑"。胆为中空器官而类腑，其内藏的胆汁应适时排泄，具有"泻而不藏"的特性，故胆为六腑之一；又因其内藏精汁，与六腑传化水谷、排泄糟粕有别，故又属奇恒之腑。

1. 贮藏和排泄胆汁　胆汁为黄绿色液体，为肝之余气所化生。胆汁在肝内生成后，在肝的疏泄功能作用下，流入胆囊，贮藏起来，在进食时贮存于胆囊的胆汁流入肠腔，以助消化。肝胆对消化的影响，不仅表现在胆汁的生成及排泄上，还表现为肝胆的疏泄功能对脾胃升降的促进作用，只有肝胆的疏泄功能正常、胆汁的生成和排泄无虞、脾胃升降有序，饮食物消化吸收才能得以正常进行。反之，则会引起相应的病理变化。如肝胆的疏泄功能失常，胆汁不能正常生成和排泄，脾胃升降紊乱，可见胁痛、腹胀、食欲不振、恶心呕吐；胆汁上逆则可见口苦、呕吐黄绿苦水等；若胆汁外溢肌肤，则出现面、目、一身俱黄的黄疸。

2. 主决断　是指胆在精神意识思维活动中，具有判断事物、做出决定的作用。胆的这一功能对于防御和消除某些不良精神刺激的影响，以维持精气血津液的正常运行和代谢，确保脏腑之间的协调关系，有着极为重要的作用。胆气豪壮之人，剧烈的精神刺激对其所造成的影响较小，且恢复也较快；胆气虚怯之人，在受到不良精神刺激的影响时，则易于形成疾病，出现胆怯易惊、善恐、失眠多梦等精神情志异常的病变。

二、胃

胃位于腹腔上部，上连食管，下通小肠。胃腔称为胃脘，分为上、中、下三部。胃的上部为上脘，包括贲门；胃的下部为下脘，包括幽门；上下脘之间的部分称为中脘。贲门上连食管，幽门下通小肠，是饮食物出入胃腑的通道。

胃是机体对饮食物进行消化吸收的重要脏器，主受纳腐熟水谷，有“太仓”“水谷之海”之称。胃与脾同居中焦，“以膜相连”，由足阳明胃经与足太阴脾经相互络属，构成表里关系。胃与脾在五行中皆属土。胃为阳明燥土，属阳；脾为太阴湿土，属阴。胃的主要生理功能是主受纳和腐熟水谷，主通降，胃生理特性是喜润恶燥。

1. 主受纳、腐熟水谷　胃主受纳水谷，是指胃气具有接受和容纳饮食水谷的作用。脾胃对饮食物的消化功能通常被称为“胃气”。饮食入口，经过食管进入胃中，由胃接受和容纳，暂存于其中，故胃有“太仓”之称。机体精气血津液的化生，都依赖于饮食物中的营养物质，故胃又有“水谷之海”之称。胃气的受纳水谷功能，既是其主腐熟功能的基础，也是饮食物消化吸收的基础。因此，胃气的受纳功能对于人体的生命活动十分重要，故有“人以胃气为本”“有胃气则生，无胃气则死”之说。胃气受纳水谷功能的强弱，可以通过食欲和饮食多少反映出来。

胃主腐熟水谷，是指胃气将饮食物初步消化并形成食糜的作用。容纳于胃中的饮食物，经过胃气的磨化和腐熟作用后，精微物质被吸收，并由脾气转输而营养全身，未被消化的食糜则下传于小肠以进一步消化。

饮食营养和脾胃对饮食水谷的运化功能，对于维持机体的生命活动至关重要。胃气的受纳、腐熟水谷功能，必须与脾气的运化功能相互配合，纳运协调才能将水谷化为精微，进而化生精气血津液，供养全身。临床上诊治疾病十分重视胃气，常把“保胃气”作为重要的治疗原则。

2. 主通降　是指胃气宜保持通畅下降的运动趋势。胃气的通降作用，主要体现于饮食物消化和糟粕的排泄过程中。饮食物入胃，胃容纳而不拒之；经胃气的腐熟作用而形成的食糜，下传小肠以进一步消化；小肠将食物残渣下移大肠，燥化后形成粪便；粪便有节制地排出体外。藏象学说以脾胃之气的升降运动来概括整个消化系统的生理功能。脾宜升则健，胃宜降则和，脾升胃降协调，共同促进饮食物的消化吸收。

胃主通降是降浊，降浊是受纳的前提条件。所以，胃失通降，则出现纳呆脘闷、胃脘胀满或疼痛、大便秘结等胃失和降之症。若胃气不降反而上逆，则出现恶心、呕吐、呃逆、嗳气等胃气上逆之候。

3. 喜润恶燥　是指胃应当保持充足的津液以利饮食物的受纳和腐熟。胃的受纳腐熟，不仅依赖胃气的推动和蒸化，亦需胃中津液的濡润。胃中津液充足，则能维持其受纳腐熟的功能和通降下行的特性。胃为阳土，喜润而恶燥，故其病易成燥热之害，胃中津液每多受损。所以在治疗胃病时，要注意保护胃中津液。即使必用苦寒泻下之剂，也应中病即止，以祛除实热燥结为度，不可妄施，以免化燥伤阴。

三、小肠

小肠位于腹腔，其上端接幽门与胃相通，下端接阑门与大肠相连，迂回叠积于腹腔内。

1. 主受盛与化物　受盛，即接受，以器盛物之意；化物，即消化、转化饮食物。受盛是指经过胃初步腐熟的饮食物要适时地下降到小肠，由小肠来承受之，并在小肠内停留一定的时间，以便进一步充分的消化和吸收。化物是指将水谷化为精微物质，经脾运化转输，以营养周身。

在病理上，若小肠的受盛功能失常，则可见腹部胀闷疼痛，如化物功能失常，可致消化、吸收障碍，出现消化不良、腹泻便溏，甚或完谷不化等。

2. 泌别清浊 泌，即分泌；别，即分别。所谓清浊，是指饮食物中的精微物质和糟粕。小肠泌别清浊的功能是指将由胃下降到小肠的饮食物，分为水谷精微和食物残渣两部分；通过脾的运化功能，将吸收的水谷精微和津液转输于心肺，并布散于周身，以维持人体正常的生理功能；泌别清浊后的糟粕，分为食物残渣及浊液两部分，食物残渣下降到大肠，形成粪便而排出体外；浊液则可气化生成尿液排出体外。

小肠的生理功能正常，则饮食物得以充分的消化吸收，清浊各走其道。病理上，小肠生理功能失常，不仅引起消化吸收功能失常，出现腹胀腹痛、消化不良，还可导致二便排泄异常，如小肠泌别清浊失常，则水液不能及时气化入膀胱，水谷并走大肠，可见大便稀薄、小便短少等症。对于这类腹泻患者，临床多采用“分利”法，即“利小便以实大便”，使浊水残渣各走其道，则腹泻自止。

3. 小肠主液 小肠在吸收水谷精微的同时，还吸收了大量的水液，与水谷精微融合为液态物质，由脾气转输全身脏腑形体官窍，即“脾主为胃行其津液”，故有“小肠主液”之说。其中较清稀者上输于肺，经肺气的宣发肃降作用，布散于全身皮毛肌腠和内在脏腑，并将脏腑代谢后产生的浊液下输肾和膀胱，以成尿液生成之源。

四、大肠

大肠位于腹中，其上口通过阑门与小肠相接，其下端为肛门，又称“魄门”。中医学把大肠分为回肠和广肠两部分。

1. 主传导糟粕 饮食物在小肠泌别清浊后，其浊者即糟粕则下降到大肠，大肠将糟粕燥化形成粪便，排出体外。大肠的传导功能是胃的降浊功能的体现，亦与肺的肃降功能密切相关。肺气的肃降，可推动糟粕下行，有利于大肠的传导。

2. 大肠主津 大肠在传导糟粕的同时吸收其部分水分，因此又有“大肠主津”的说法。由于大肠有吸收水分的功能，能使糟粕燥化，变为成形之粪便而排出体外。若大肠吸收水分过多，则大便干结而致便秘；反之，可见腹泻，大便稀溏。

大肠的主要功能是传导糟粕，所以大肠功能失调，主要表现为大便排泄的异常。如大肠液亏，肠道失润，则大便干结难下；若湿热蕴结大肠，大肠气滞，传导失职，则可见腹痛、里急后重、下利脓血。

由于大肠的传导功能与肺、脾、肾、胃等脏腑有关，这些脏腑发生病变时，也可引起大肠传导功能失常，如脾肾阳虚，温煦、运化功能障碍，影响大肠传导，则见下利清谷或五更泄泻。

五、膀胱

膀胱位于小腹部，为囊性器官。上通于肾，下连尿道与外界直接相通。膀胱又称“脬”，是贮存和排泄尿液的器官。膀胱与肾在经脉上相互络属而构成表里关系。

1. 贮存尿液 人体津液代谢后的浊液下归于肾，经肾气的蒸化作用，升清降浊。清者回流体内，重新参与水液代谢；浊者下输于膀胱，变成尿液，由膀胱贮存。

2. 排泄尿液　尿液的按时排泄，由肾气及膀胱之气的激发和固摄作用调节。肾气与膀胱之气的作用协调，则膀胱开合有度，尿液可及时地从溺窍排出体外。膀胱的贮尿和排尿功能，依赖于肾气与膀胱之气的升降协调。肾气主上升，膀胱之气主通降。肾气之升，激发尿液的生成并控制其排泄；膀胱之气通降，推动膀胱收缩而排尿。若肾气和膀胱之气的激发和固摄作用失常，膀胱开合失权，既可出现小便不利或癃闭，又可出现尿频、尿急、遗尿、小便不禁等。

六、三焦

三焦为六腑之一。是中医藏象学说中的一个特有名称，然对其所在部位和具体形态，在中医学术上争议颇多，直至现代，亦未取得统一认识。目前常用的上、中、下三焦主要以人体部位来划分，膈以上为上焦，包括心、肺；膈以下脐之上为中焦，包括脾、胃；脐之下为下焦，包括肝、胆、小肠、大肠、肾、膀胱等。

（一）三焦的生理功能

虽然对三焦的形态和部位尚有争议，但对其生理功能的认识却是比较一致的。

1. 通行元气　元气通过三焦才得以布达全身。三焦是人体之气升降出入的道路，人体之气通过三焦而布散于五脏六腑、充沛于周身。

2. 运行水液　人体的饮食水谷，特别是水液的消化吸收、输布排泄，是由多个脏器参加、共同完成的一个复杂的生理过程，其中三焦起着重要的作用。在水液代谢过程中，三焦有疏通水道、运行水液的作用，是水液升降出入的通路。如果三焦水道不利，则肺、脾、肾等输布调节水液代谢的功能也难以实现其应有的生理效应。所以，又把水液代谢的协调平衡作用，称作“三焦气化”。

（二）上焦、中焦、下焦各自的生理功能特点

上焦主要宣发卫气、布散水谷精微，有“上焦如雾”之说。《温病条辨》中提出了“治上焦如羽，非轻不举”的治疗原则。

中焦主要是消化吸收水谷精微、化生血液，有“中焦如沤”之说。《温病条辨》中提出了“治中焦如衡，非平不安”的治疗原则。

下焦主要是排泄糟粕和尿液，有“下焦如渎”之说。《温病条辨》中提出了“治下焦如权，非重不沉”的治疗原则。

第四节　奇恒之腑

奇恒之腑，即脑、髓、骨、脉、胆、女子胞的总称。奇恒之腑虽然形态上多为中空而类似于六腑，但其功能特点多为贮藏人体精气而与六腑功能有别，并且生理特性是“藏而不泻”，也与五脏功能类似，故称为“奇恒之腑”。

一、脑

脑居颅内，由髓汇集而成。《灵枢·海论》曰：“脑为髓之海。”不但指出了脑是髓汇集而成，还说明了髓与脑的关系。《素问·脉要精微论》曰：“头者，精明之府。”指出脑

与思维、视觉、听觉及精神状态有关。

中医藏象学说，将脑的生理和病理统归于心而分属于五脏，认为心是“君主之官，神明出焉”，为“五脏六腑之大主，精神之所舍也”。把人的精神意识和思维活动统归于心，故曰“心藏神”。同时，又按五种不同的表现分为魂、魄、意、志、神，这五种神分别归属于五脏，但都是在心的统领下而发挥作用的，如心藏神，主喜；肝藏魂，主怒；脾藏意，主思；肺藏魄，主悲；肾藏志，主恐等。其中与心、肝、肾的关系更为密切。因此，对脑和精神意识思维活动异常的精神情志病，也要注意与五脏的关系。

二、女子胞

女子胞，又称胞宫，即子宫，居于小腹，在膀胱之后，呈倒梨形。主要功能是主月经和孕育胎儿，与冲任二脉以及肾、心、肝、脾等有密切关系。女子的月经来潮和胎儿的孕育，主要有如下三个方面的生理因素。

1.“天癸”的作用 生殖器官的发育，全赖于“天癸”。“天癸”是肾中精气充盈到一定程度时的产物，具有促进性腺发育而至成熟的生理效应。“天癸”的至与竭，是月经来潮与否的前提条件，并能引起冲、任二脉的相应生理效应。

2. 冲、任二脉的作用 冲、任二脉同起于胞中。冲脉与肾经并行，与阳明脉相通，能调节十二经脉的气血，故称“冲为血海”；任脉在小腹部与足三阴经相会，能调节全身的阴经，称“阴脉之海”，并有“任主胞胎”之说。十二经脉气血充盈，才能溢入冲、任二脉，经过冲、任二脉的调节，注入胞宫，而发生月经。冲、任二脉的盛衰，受“天癸”的调节。临床上，某些原因引起冲、任二脉失调时，可出现月经周期紊乱，甚至不孕等症。

3. 心、肝、脾三脏的作用 心主血、肝藏血、脾为气血生化之源而统血，对于全身血液的化生和运行均有调节作用。月经的来潮和周期，以及孕育胎儿，均离不开气血的充盈和血液的正常调节。若肝藏血、脾统血的功能减退，可引起月经过多，周期缩短，行经期延长，甚至崩漏等症。若脾的生化气血功能减弱，则月经的化源不足，可导致月经量少，周期延长，甚至经闭。若因情志所伤，损伤心神或影响肝的疏泄功能，也都能导致月经失调等病理现象。

综上所述，月经来潮的生理，是一个复杂的过程，并不是单一的因素，而更多的是与全身的整体情况和精神状态有关。从脏腑、经络等生理功能来说，与心、肝、肾和冲、任二脉的关系最为密切。

第五节 脏腑之间的关系

人体是一个统一的有机整体。人体各脏腑器官通过经络相互沟通，在生理上相互联系，在病理上互相影响。脏腑之间的关系主要体现在呼吸、饮食物消化吸收与排泄、血液的生成与运行、水液代谢等方面。同时，也通过阴阳、五行等方面构成内在联系。

一、脏与脏之间的关系

（一）心与肺

心与肺之间的关系主要体现了气血关系。心与肺同居上焦，心主血，肺主气，气能推动血的运行，气的输布也依靠血的运载，所以心血和肺气是相互依存的。心主血脉，上朝于肺，肺主宗气，贯通心脉。肺朝百脉，助心行血，是血液正常运行的必要条件。心与肺在病理上的相互影响，也主要表现在气和血两个方面。如肺气虚弱、宗气不足，则血液运行无力而导致心血瘀阻，出现心悸、气短、胸闷、口唇青紫等。如心气不足，则血脉搏动无力，也会影响肺的宣降功能导致咳喘、气促、胸闷等。

（二）心与脾

心与脾之间的关系主要体现在血液的生成和运行上。

1. 血液生成　脾气健运则血液生化有源，心血自能充盈；心阳可以温运脾土，心主神志，可以调节脾的运化。

2. 血液运行　心气充沛，血液运行有力；脾气的固摄正常，血液才能在经脉内正常运行而不逸出脉外。因此脾气虚弱或脾不统血等证日久，均可发展成心脾两虚证，症见眩晕、心悸、失眠、腹胀纳呆、便溏、倦怠、面色无华等。

（三）心与肝

心与肝之间的关系主要体现在血液运行、精神及情志方面。

1. 血液运行　心主血，推动血液在经脉内运行不息；肝藏血，贮藏血液并调节全身各脏腑组织器官的血量分布，肝又主疏泄，调畅气机，有利于气血的运行。病理上心血不足与肝血不足常相互影响，可见表现为心悸、失眠多梦、眩晕、肢体麻木、女子月经量少、爪甲不荣等症状的心肝血虚证。

2. 精神和情志　心为五脏六腑之大主，精神之所舍，肝主疏泄，调畅情志，两脏共同调节人的精神、情志活动。临床上心与肝在情志上常互相影响，如果肝失疏泄，升发太过，气火上逆，可引起心火上炎，心神被扰；若心火偏亢，也能导致肝升发太过，肝火上炎。

（四）心与肾

心与肾之间的关系主要体现在心肾相交、精血互生、精神互用等方面。

1. 心肾相交　心位于上焦而属阳，肾位于下焦而属阴。心火下降于肾，使肾水不寒；肾水上济于心，使心火不亢，两脏之间这种阴阳动态平衡称为“心肾相交”，又称“水火既济”。这种关系遭到破坏而形成的病理变化，称为“心肾不交”。临床可见失眠多梦、心悸易惊、健忘、腰酸、梦遗等症。

2. 精血互生　肾藏精，心主血，精血互相资生。

3. 精神互用　心藏神，肾藏精，精能化气生神，为神气之本；神能驭精役气，为精气之主。人的神志活动，不仅为心所主，与肾也密切相关。

（五）肺与脾

肺与脾之间的关系主要表现在气的生成和水液代谢两个方面。

1. 气的生成　肺吸入的清气与脾摄入的水谷精微之气生成宗气并积于胸中，宗气走息道助肺呼吸，贯心脉助心以行气血。在病理上，肺脾两脏常互相影响。临床可见少气懒言、语声低微、咳喘无力、食少纳呆、腹胀便溏、倦怠乏力等脾肺两虚证，治疗上常采用“培土生金”或“脾肺双补”的方法。

2. 水液代谢　肺主宣发肃降，主行水，通调水道；脾位于中焦，主运化水液，为水液升降出入之枢纽。两脏既分工又合作，在维持水液代谢平衡方面发挥着重要作用。在病理上，肺脾两脏亦互相影响。若脾失健运则水液聚而生痰成饮，从而影响肺的宣肃功能，可见咳嗽气喘、痰多等。肺病日久可影响脾的运化功能，除见咳喘无力外，还可见形瘦、饮食减少、腹胀便溏或水肿等湿浊困脾之象。

（六）肺与肝

肝和肺之间的关系主要体现在气机升降调节方面。在气机升降上，肺气肃降，肝气升发，肝从左而升，肺从右而降，升降得宜，则气机舒展。人体精气血津液运行，以肝肺为枢转，肝升肺降，以维持人体气机的正常升降运动。在病理情况下，肝与肺之间的生理功能失调，主要表现在气机升降失常，如肝气郁结日久化火，循经灼肺，出现胁肋灼痛、易怒、咳逆咯血等肝火犯肺证。

（七）肺与肾

肺肾之间的关系主要表现在呼吸运动、水液代谢及阴液互资三个方面。

1. 呼吸运动 由肺吸入的清气，必须下行至肾，由肾摄纳，从而保证呼吸运动的平稳，有利于气体的交换。病理情况下，肾的精气不足，摄纳无权，或肺气久虚，损及肾气，可致肾不纳气，则见气短、呼吸困难、呼多吸少、动则喘甚，故曰“肺为气之主，肾为气之根”“肺主呼气，肾主纳气”。

2. 水液代谢 肾为主水之脏，其气化作用贯穿在水液代谢的始终，而肺为水之上源，主宣发肃降、通调水道。肺肾等脏相互配合，共同维持着人体水液代谢的协调平衡。在病理上，肺肾功能失调，常互为因果，引起水液代谢障碍。当肺的宣降功能失调或肾的气化不利，则可出现咳喘不得卧、尿少、水肿等症状。

3. 阴液互资 肾阴为一身阴液之根本，对肺阴具有滋润作用，五行上肺属金而肾属水，金能生水，故肺阴亦对肾阴具有资生作用，称为“金水相生”。若肺阴久亏，可下损肾阴，而肾阴不足，不能滋养肺阴，亦可致肺阴虚，最终可形成肺肾阴虚，可见潮热盗汗、腰膝酸软、干咳少痰、痰中带血等症。

（八）肝与脾

肝与脾之间的关系主要表现在疏泄与运化的相互为用、藏血与统血的相互协调方面。

1. 消化方面 肝协调脾胃升降，并疏利胆汁，促进脾胃对饮食物的消化及对精微物质的吸收和转输；脾气健旺，气血生化有源，肝体得以濡养而使肝气冲和条达，有利于疏泄功能的发挥。若肝失疏泄，气机郁滞，可影响脾胃的受纳、运化等功能，出现“肝脾不和”或“肝胃不和”。前者可见精神抑郁、胸闷善太息、胁痛、纳减、腹胀便溏等；后者可见胁肋、胃脘胀痛，易怒、呃逆、嗳气等。脾失健运，也可影响肝之疏泄，导致“土壅木郁”之证，或因脾虚生湿化热，湿热郁蒸肝胆，胆汁外泄，可形成黄疸。

2. 血液运行 肝主藏血，调节血量；脾主生血，统摄血液。脾气虚弱，则血液生化不足，或统摄无权而出血，可导致肝血不足，肝失所养，出现“肝脾两虚”证。此外，肝不藏血也与脾不统血并见，可见食少、便溏、头晕、面色苍白、月经量少色淡等症。

（九）脾与肾

脾肾之间的关系主要表现在先天与后天相互促进及津液代谢方面。

1. 先后天关系 脾主运化，脾的运化全赖于脾之阳气的作用，但脾阳须依赖于肾阳的温煦才能强盛。肾藏精，但肾精必须得到脾运化的水谷精微的充养，才能充盛不衰。先后天之间的关系是“先天生后天，后天养先天”。如肾阳虚不能温脾阳，则脾阳虚衰，运化不利；或脾阳虚衰，日久及肾，导致肾阳虚衰，最终导致脾肾阳虚。临床表现为腰膝酸软、形寒肢冷、食少便溏，甚至五更泄泻。若脾病日久，运化失职，水谷精微化源匮乏，无以滋养先天，则肾精虚衰，人体生长发育迟缓，生殖功能障碍，在小儿可表现为生长发育不良，出现五迟、五软；在成人可见早衰、阳痿不育、经少不孕等。

2. 水液代谢　脾主运化水液，为水液代谢的枢纽，肾主水液，气化作用贯彻在水液代谢始终，故曰“其本在肾，其制在脾”。脾肾阳虚均可导致水液代谢障碍，出现水肿、泄泻、小便不利等症。

（十）肝与肾

肝与肾之间的关系主要表现在阴阳互资互制、精血同源及藏泄互用方面。

1. 阴阳互资互制　肝在五行属木，肾在五行属水，水能生木，又称“水能涵木”。肝主疏泄和藏血，体阴用阳。肾阴能涵养肝阴，使肝阳不致上亢，肝阴又可资助肾阴的再生。在肝阴和肾阴之间，肾阴是主要的，只有肾阴充足，才能维持肝阴与肝阳之间的动态平衡。

2. 精血互生　肝藏血，肾藏精，精血相互资生。在正常生理状态下，肝血依赖肾精的滋养，肾精又依赖肝血的不断补充。肝血与肾精，相互资生，相互转化。精与血都化生于脾胃消化吸收的水谷精微，故称“精血同源”。

3. 疏泄与闭藏互用　肝主疏泄，肾主闭藏。肝肾之间存在着相互为用、相互制约、相互调节的关系，疏泄与闭藏，相反相成，这种关系主要表现在女子月经生理和男子排精功能方面。

总之，肝肾的阴液、精血之间相互资生，其生理功能皆以精血为物质基础，而精血又同源于水谷精微，且又同具相火，所以，肝肾之间的关系称为“肝肾同源”“精血同源”，又称“乙癸同源”。

二、脏与腑之间的关系

脏与腑的关系，即是脏腑阴阳表里相合的关系。五脏属阴，六腑属阳；五脏为里，六腑为表。在组织结构上，一般相互联系的脏腑位置比较接近，在经络上相互络属；在生理上脏腑之间藏泻互用。五脏主藏，可防止精气的过量耗泄；六腑主泻，可防止水谷的壅塞不通。在具体生理活动中，脏与腑之间互相促进；在病理上，脏与腑之间常互相影响传变等。

（一）心与小肠

心与小肠通过经脉相互络属构成了表里关系。在病理上相互影响，如心经实火，可移热于小肠，引起尿少、尿赤涩刺痛、尿血等小肠实热的症状；若小肠有热，亦可循经脉上熏于心，可见心烦、舌红、口舌生疮糜烂等症状。此外，小肠虚寒，化物失职，水谷精微不生，日久可出现心血不足的病证。

（二）肺与大肠

肺与大肠通过经脉的相互络属构成表里关系。肺气肃降，则大肠传导正常；大肠传导通畅，使肺气得以清肃下降。如肺热壅盛，灼伤津液，可使大肠失润而腑气不通；肺失肃降，则大肠传导无力，会导致大便不畅；大肠实热壅滞，耗伤津液，气机不畅，会导致肺气闭滞，出现胸满、喘促等症状。

（三）脾与胃

脾与胃以膜相连，通过经脉相互络属而构成表里相合关系。

1. 纳运相成　脾主运化，胃主受纳，受纳与运化相辅相成。二者一纳一运，紧密配合，完成饮食物的消化吸收。在病理上，胃受纳失常则脾运化不利，脾失健运则胃纳失常而出现恶心呕吐、脘腹胀满、不思饮食等，称为“脾胃不和”。

2. 升降相因 脾气主升，以升为顺；胃气主降，以降为和。脾胃之间，纳运相合，升降相因，相反相成，饮食物才能得以正常的消化吸收。在病理上，脾升胃降相互影响。脾气不升，水谷夹杂而下，出现泄泻甚至完谷不化；胃气不降反而上逆，可见恶心呕吐、呃逆嗳气。

3. 燥湿相济 脾胃在五行中均属土，但脾为阴土，喜燥而恶湿；胃为阳土，喜润而恶燥。脾喜燥恶湿，是指脾主运化水液，易被湿邪所困；胃喜润恶燥，是指胃为水谷之海，阳气亢奋，易化燥伤津。正因为脾胃有此特性，故临床上脾阳易损，而导致水湿不运，胃阴易伤，而致消化异常，出现纳呆、恶心呕吐、腹胀等症状。

（四）肝与胆

胆附于肝，有经脉互为络属，构成表里关系，肝与胆的关系，主要表现在消化与情志方面。病理上肝胆病变也常并见，如肝胆火旺、肝胆湿热等证候。

1. 消化方面 胆汁为肝之余气所生，但只有在肝主疏泄功能正常的情况下，胆汁才能顺利生成并适时排入肠腔以助消化。其次，肝胆均属木，有疏泄功能，促进脾胃的升降和运化。在病理上，若肝失疏泄，可影响胆汁的生成、排泄并引起消化功能异常。若胆汁排泄障碍，亦可引起肝之疏泄异常，临床可见口苦、纳呆、腹胀、胁肋胀痛，甚或可见黄疸。

2. 精神情志方面 肝主疏泄，调畅情志，胆主决断，与人之勇怯相关。肝胆之间相互为用，肝胆病变，常引起精神、情志异常，如多疑善虑、胆怯易惊等。

（五）肾与膀胱

肾与膀胱通过经脉相互络属，构成表里关系。二者关系主要表现在水液代谢方面。在生理上，膀胱的贮尿和排尿功能均依赖于肾之气化和固摄作用。只有肾气充足，气化和固摄有权，膀胱才能开合有度，尿液才得以正常的生成、贮存和排泄。

在病理上，若肾气虚衰，固摄无权，则膀胱开合无度，可见尿频、小便清长、遗尿甚或尿失禁；若肾阳虚衰，肾与膀胱气化不利，可见小便不利，甚或癃闭。

三、腑与腑之间的关系

六腑，是以“传化物”为其生理特点。在饮食物的消化、吸收和排泄的一系列生理活动中，六腑既有明确的分工，又有密切的联系和配合。

六腑在不断完成其受纳、消化、传导和排泄功能时，宜通不宜滞，古人即有“六腑以通为用”“腑病以通为补”的说法。六腑在病理上也是相互影响的。如胃有实热，耗灼津液，可使大肠津亏，大便燥结；肠燥便秘，也影响胃的和降，使胃气上逆，出现恶心、呕吐等症。又如，胆火炽盛常可犯胃，导致胃失和降而见呕吐苦水；脾胃湿热，熏蒸肝胆，胆汁外泄，可出现黄疸等。

第六节　经　络

经络是运行全身气血、联系脏腑肢节官窍、沟通人体上下内外的通路，是人体结构的重要组成部分。经络学说是研究人体经络系统的概念、循行分布、生理功能、病理变化及其与脏腑相互关系的学说，是中医学理论体系的重要组成部分。经络学说是古人在长期与疾病做斗争的医疗实践中逐渐积累和发展起来的，不仅是针灸、推拿的理论基础，而且对指导中医临床各科均有重要意义，故《灵枢·经脉》曰：“经脉者，所以决死生，处百病，调虚实，不可不通。”历代医家对经络学说都十分重视。

一、经络的概念和经络系统的组成

（一）经络的概念

经络是人体经脉和络脉的总称。经，有路径之意，经脉是经络系统的主干，较粗大；络，有网络之意，是经脉系统的分支，较细小。经脉有一定的循行径路，而络脉则纵横交错，网络全身，无处不至。经络系统通过有规律的循行和错综复杂的联络交会，把人体的五脏六腑、四肢百骸、五官九窍、皮肉筋脉等组织器官联结成一个统一的有机整体，从而保证人体生命活动的正常进行。

（二）经络的组成

经络系统，由经脉、络脉及其连属组织组成，包括十二经脉、奇经八脉、十二经别、十五络脉、十二经筋和十二皮部（表3－1）。

表3－1　经络系统组成

- 经络系统
  - 经脉
    - 十二经脉（正经）——气血运行的主要通道；与脏腑有直接的络属关系
      - 手三阴经
        - 手太阴肺经
        - 手厥阴心包经
        - 手少阴心经
      - 手三阳经
        - 手阳明大肠经
        - 手少阳三焦经
        - 手太阳小肠经
      - 足三阴经
        - 足太阴脾经
        - 足厥阴肝经
        - 足少阴肾经
      - 足三阳经
        - 足阳明胃经
        - 足少阳胆经
        - 足太阳膀胱经
    - 奇经八脉
      - 督脉、任脉、冲脉、带脉、阴维脉、阳维脉、阴跷脉以及阳跷脉——十二经脉以外的重要经脉；有统率、联络和调节十二经脉的作用
    - 十二经别——从十二经脉别出的经脉；有加强十二经脉中互为表里的两经之间联系的作用
  - 络脉
    - 别络——十二经脉及任、督各分出一支别络，加脾之大络，共十五支；有加强十二经脉表里两经在体表的联系和渗灌气血的作用
    - 孙络——最细小的络脉
    - 浮络——浮现于体表的络脉
  - 连属组织
    - 十二经筋——十二经脉之气结、聚、散、络于筋骨、关节的体系；有联缀四肢百骸、主司关节运动的作用
    - 十二皮部——十二经脉的功能活动反映于体表的部位

经脉又有正经和奇经两大类，为经络的主要部分。正经有十二条，即手足三阴经和手

足三阳经，合称十二经脉。奇经有八条，即督脉、任脉、冲脉、带脉、阴跷脉、阳跷脉、阴维脉、阳维脉，合称“奇经八脉”。

络脉有别络、浮络、孙络之分。别络较大，共有十五条，其十二经脉与任、督二脉各有一支别络，再加上脾之大络，合为“十五别络”。别络有别走领经之意，可以加强表里阴阳两经的联系与调节。络脉浮行于浅表部位的称为“浮络”。络脉最细小的分支称为“孙络”。

二、十二经脉与奇经八脉

（一）十二正经

十二正经又称正经十二经脉，对称地分布于人体的两侧，每一经脉的名称包括手或足、阴或阳、脏或腑三部分。行于上肢的经脉为手经，行于下肢的经脉为足经；阴经行于四肢内侧，阳经行于四肢外侧；阴经属脏，阳经属腑（表3－2、图3－1～图3－3）。

表3－2　十二经脉的名称、分类及其在四肢部的分布规律

	阴　经 （属脏属里）	阳　经 （属腑属表）	循行部位 （阴经行于内侧，阳经行于外侧）	
手	太阴肺经*	阳明大肠经	上肢	前缘
	厥阴心包经	少阳三焦经		中线
	少阴心经	太阳小肠经		后缘
足	太阴脾经*	阳明胃经	下肢	前缘
	厥阴肝经**	少阳胆经		中线
	少阴肾经	太阳膀胱经		后缘

注：*手太阴肺经起于中焦，其余上肢的阴经起于相应的脏，阳经起于手；下肢的阴经起于足，阳经起于头面；**在足背部和小腿下半部，肝经在前缘，脾经在中线，至内踝上八寸处交叉之后恢复正常，即脾经在前缘，肝经在中线

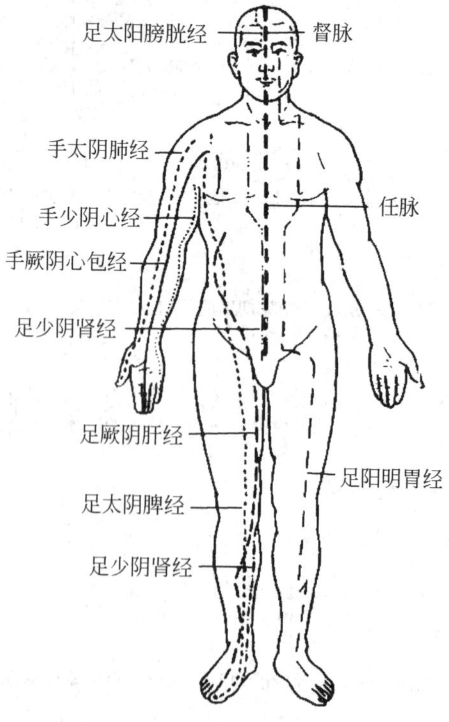

图3－1　十四经脉正面分布

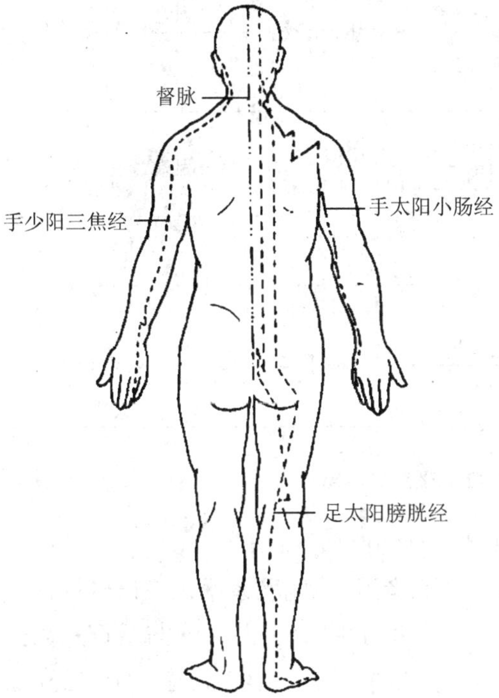

图3-2　十四经脉背面分布

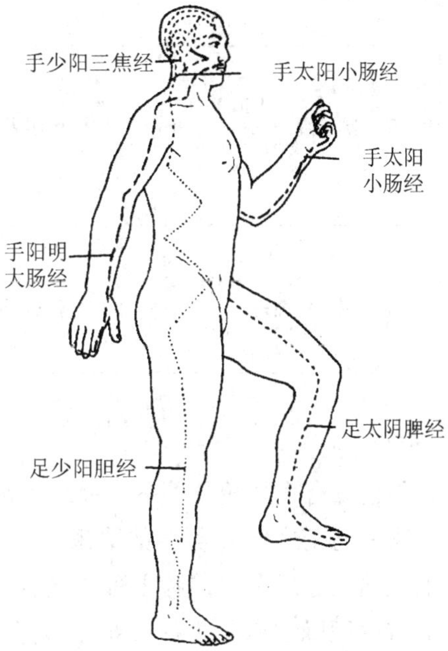

图3-3　十四经络侧面分布

十二经脉对称性地分布于人体的左右两侧，其走向交接、循行分布、表里关系和流注次序等，均有一定的规律。

1. 十二经脉的走向规律　手之三阴从胸走手，手之三阳从手走头，足之三阳从头走足，足之三阴从足走腹（图3-4）。

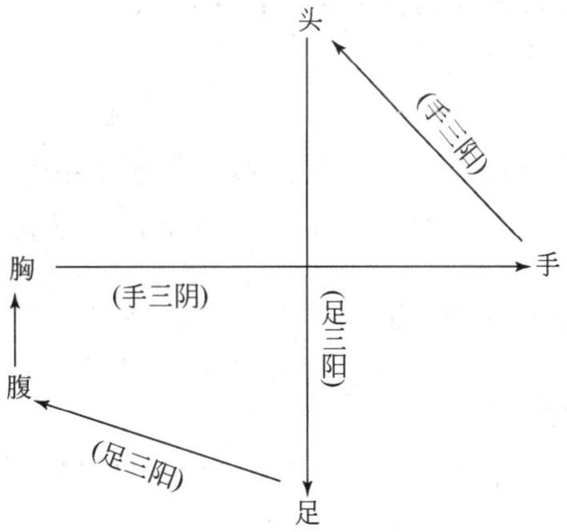

图3-4　十二经脉走向规律示意

2. 十二经脉的交接规律　在十二经脉的循行交接过程中，其交接部位也有明显的规律性。互为表里的阴经与阳经在四肢末端交接；同名手、足阳经在头面部交接；异名手、足阴经在胸腔内脏交接（图3-5）。

（二）奇经八脉

奇经八脉，是指十二经脉之外"别道奇行"的八条经脉，这八条经脉纵横交错，穿行于十二经脉之间，其分布不像十二经脉那样规则，与五脏六腑也没有直接的相互属络关系，

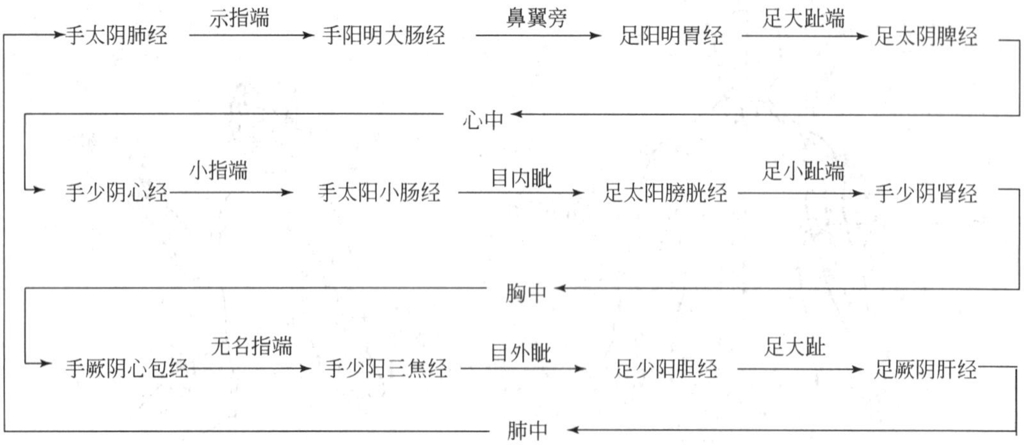

图 3-5　十二经脉交接部位示意

相互之间也没有表里相合关系。奇经八脉的主要生理功能如下。

1. 进一步密切十二经脉的联系　如督脉“总督诸阳”，能联系手足三阳经脉而交会于督脉的大椎穴，故有“阳脉之海”之称；任脉“总督诸阴”，其脉多次与手足三阴经脉交会，故有“阴脉之海”之称；冲脉通行上下前后，渗灌三阴三阳，故有“十二经脉之海”之称；带脉是约束纵行诸经、沟通循行于腰腹部的经脉；阳维、阴维脉可组合所有的阳经和阴经，其中阳维脉维络诸阳而有“阳维维于阳”之说，阴维脉维络诸阴而有“阴维维于阴”之说；阳跷、阴跷脉左右成对，对分布于腿膝内外侧的阴经和阳经有协调作用，故有“分主一身左右阴阳”之说。

2. 调节十二经脉的气血　奇经八脉（除任、督脉外）虽然不参与十四经气血循环，但具有涵蓄和调节十二经脉气血的功能。当十二经脉的气血旺盛而有余时，就会流注于奇经八脉，蓄以备用；当人体生理活动需要或十二经脉的气血不足时，奇经中所蓄的气血则可溢出、渗灌和供应于全身组织。

3. 与某些脏腑关系密切　奇经在循行过程中直接与脑、髓、肾发生联系，如督脉“入颅络脑”“行脊中”“属肾”等；任、督、冲三脉，同起于胞中，带脉约束胞系，与女子的经、带、胎、产密切相关，故有“冲为血海”“任主胞胎”之说。

三、经络的生理功能与应用

（一）经络的生理功能

经络是人体内的一个重要系统，经络的正常功能活动，称为“经气”。

1. 沟通联系全身各部　人体是由五脏六腑、四肢百骸、五官九窍、皮肉筋脉等组成的，各自具有的不同生理功能，使机体内外上下保持协调统一。十二经脉及其分支，纵横交错，出表入里，由里出表，通上达下，络属于脏腑之间；奇经八脉与十二经脉交叉相接，加强了十二经脉间的联系，并补充十二经脉在循行分布上的不足；十二经筋和十二皮部联络全身的筋肉皮肤，从而使全身各个脏腑组织器官有机地联系起来，构成一个表里上下彼此之间紧密联系、协调共济的统一体，所以《灵枢·本藏》曰：“夫十二经脉者，内属于脏腑，外络于肢节。”

2. 运行气血，濡养全身脏腑组织　人体各个组织器官，均需气血的濡润滋养，才能维持正常的生理活动。气血之所以能通达全身，发挥其营养脏腑组织器官、抗御外邪、保卫机体的作用，又依赖经络的传注，故《灵枢·本藏》曰：“经脉者，所以行血气而营阴阳，濡筋骨，利关节者也。”

3. 感应传导作用　感应传导是指经络系统对于针刺或其他刺激的感觉传递和通导作用，又称“经络感传现象”。当某种刺激作用于一定穴位时，人体会产生酸、麻、胀、重等感觉，并可沿经脉的循行路线传导放散。中医将此称为“得气”或“气至”。针刺“得气”时，局部的酸麻胀感属经络的感应作用；其酸胀感沿经脉上下传导，即属经络的传导作用。当然，经络的感应与传导作用同时具备，不能截然分开。

4. 调节平衡作用　经络能运行气血、协调阴阳，使机体的功能活动保持相对的平衡。当人体发生疾病，出现气血不和或阴阳偏盛偏衰等证候时，可运用针灸等治疗方法以激发经络的调节作用，从而达到“泻其有余，补其不足，阴阳平复”的日的。针刺经穴，通过经络作用于机体是一种良性双向调节作用。

（二）经络学说的临床应用

经络学说除了用以阐释人体的生理功能外，还被广泛用以阐释人体的病理变化，以及指导疾病的诊断和治疗。

1. 在病理方面的作用　主要与疾病的发生和传变有关。

（1）疾病的发生　经络具有抗御外邪，护卫机体的作用。经脉之气是人体正气的一部分，当经络失去正常的功能，即经气不利，正气相对虚弱时，不能发挥保卫机体的作用，机体就容易遭受外邪的侵袭，从而导致疾病的发生。

（2）疾病的传变　表现为以下三方面。①体表受邪，传之于内：外邪侵犯机体，首犯体表，然后沿着经络由表入里、由浅入深的传变，从而引起脏腑的病变。如外邪侵袭不解，可内传肺脏，从而引起咳嗽、喘促等症状。②内脏有病，形见于外：人体内脏发生病变时，可通过经络反映于体表，在体表的相应部位出现病理征象。如足厥阴肝经布胁肋，抵少腹，所以肝病常见两胁、少腹胀痛；真心痛，不仅表现为心前区疼痛，且常引及上肢内侧后缘，即是手少阴心经行于上肢内侧后缘之故。③脏腑患病，相互影响：某一脏腑患病，可通过经络影响其他脏腑。如肝脉夹胃，肝病可以影响胃脾而引起食欲不振、嗳气吞酸、腹满泄泻；表里两经相互络属的脏腑在病理上亦常相互影响，如心火下移小肠而见小便赤涩刺痛。

2. 在诊断方面的作用

（1）根据经络循行路线诊断疾病　根据疾病在经络循行部位上所出现的症状与体征，结合经络所属的脏腑，从而确定病属何脏何腑。如缺盆中痛，常为肺的病变，因由缺盆是手太阴肺经所过之处。

（2）依据发病部位诊断经脉病变　病发于某一部位，何经经过此部位，则为何经病变。如头痛一症，可根据经脉在头部的循行分布规律来辨别；痛在前额者，多与阳明经有关；痛在两侧者，多与少阳经有关；痛在后头部及项部者，多与太阳经有关；痛在巅顶者，多与厥阴经有关。

（3）压痛诊断　经络循行通路上有明显的压痛或触及结节状、条索状的反应物，常有助于疾病的诊断，如肺患病时可在肺俞穴出现结节或中府穴有压痛；肠痈可在阑尾穴处出现压痛；长期营养不良的患者可在脾俞穴处见到异常变化等。

3. 在治疗方面的作用　经络学说广泛地用以指导临床各科的治疗，特别是对针灸、按摩和药物的治疗，更具有指导意义。

（1）指导针灸与按摩治疗　主要是根据某一经或某一脏腑的病变，按照脏腑经络和穴位的关系，采取循经取穴、局部取穴或邻近取穴等，通过针灸或按摩，以调整经络气血的功能，从而达到治疗的目的。

（2）指导药物治疗　药物治疗也以经络为渠道，通过经络的传导转输，使药到病所，发挥其治疗作用。古代医家在长期的临床实践基础上，创立了“药物归经”的理论。这一理论反过来又指导临床治疗的分经用药和某些引经药物的使用，如治头痛，属太阳经者可用羌活、属阳明经者可用白芷、属少阳经者可用柴胡，这不仅因为羌活、白芷、柴胡分别归于足太阳、足阳明、足少阳经，而且能作为向导，引导其他药物归入以上各经而发挥治疗作用。

扫码“练一练”

药师考点

一、A 型题（最佳选择题）

1. 下列被称为先天之本的是

A. 肝　B. 心　C. 脾　D. 肺　E. 肾

二、B 型题（配伍选择题）

A. 手太阴肺经　B. 足厥阴肝经　C. 手太阳小肠经　D. 足太阳膀胱经　E. 手少阳三焦经

2. 手少阴经的气血流注于

3. 足少阳经的气血流注于

二、C 型题（综合分析选择题）

十二经脉的循行与交接、分布、流注均十分有其规律性，其中脾经既有其规律性，又有其特殊性。

4. 脾经为

A. 足太阴经　B. 足厥阴经　C. 手太阴经　D. 足太阳经　E. 手少阳经

5. 脾经大致循行于

A. 上肢内侧前缘　B. 上肢外侧前缘　C. 下肢内侧前缘　D. 下肢内侧中线　E. 下肢外侧前缘

6. 脾经在内踝以上八寸循行的部位是下肢的

A. 前缘稍前　B. 前缘　C. 中线向后　D. 中线　E. 后缘

7. 胃与脾相交于

A. 足大趾　B. 足大趾丛毛　C. 足二趾　D. 足小趾外侧　E. 足小趾内侧

四、X 型题（多项选择题）

8. 肝的疏泄功能可反映于

A. 呼吸运动　B. 水液代谢　C. 生殖功能　D. 血液循环　E. 情志调节

第四章　生命活动的基本物质

扫码“学一学”

学习目标

掌握　1. 气、血、津液、精的概念和主要生理功能。

2. 气和血的关系。

熟悉　气、血、津液、精的生成。

了解　1. 气、血、津液的分类。

2. 气和津液、血和津液的关系。

气、血、津液和精是构成人体和维持人体生命活动的基本物质。脏腑、经络等组织器官功能活动不断产生气、血、津液和精；同时，气、血、津液和精又是构成人体组织器官的重要物质；人体生命活动的维持又需要气、血、津液和精不断供给养料。因此气、血、津液和精与脏腑、经络等组织器官在生理上存在着密切联系，在病理上相互影响。人体体质的差异反映了气、血、津液和精的充盈与否。人体病理变化最终反映在不同层次的气、血、津液等异常变化上。

第一节　气

一、气的概念和分类

气，是古代人们对自然现象的一种朴素认识。古人认为，宇宙间的一切事物，都是气的运动变化的结果，即气是构成世界的最基本物质。中医学理论以气的运动变化来阐释人体的生命活动：一方面指极细微的、活动力很强的，且不断活动的物质，如呼吸之气、水谷精气等；另一方面指人体脏腑、经络等组织的生理功能，如心气、肺气、胃气、经络之气等。人体的气由先天之气和后天之气组成，先天之气即肾中精气，是与生俱来的，禀受于父母的肾气与不断汲取母体的水谷之气而生；后天之气即脾胃运化饮食物生成的水谷精气和肺吸入的清气。由于气的来源、分布部位和功能特点的不同，分别有不同的名称，即元气、宗气、营气、卫气。气的功能主要有推动、温煦、防御、固摄、营养和气化等六个方面。气的运动，称为“气机”；气的运动而产生的变化，称为“气化”。气的运动形式主要有升、降、出、入四种。

（一）元气

又称“原气”“真气”，是人体最重要、最根本之气，是人体生命活动的原动力。元气来源于肾中精气，需后天之精气的不断补充和滋养，并以三焦为通道，布散到全身、五脏六腑、经络等组织器官，无处不到。元气能激发各脏腑组织器官的生理活动；推动人体的生长、发育和生殖；固摄尿液、精液及肺吸入之气。因此元气是维持人体生命活动最重要的物质。

元气的盛衰，与肾、脾、胃的功能密切相关。元气充盛，则脏腑活力旺盛，机体健康少病；若先天禀赋不足，或后天失养，或久病耗损，则可导致元气虚衰，可使人生长发育迟缓，脏腑组织功能低下，进而发生各种疾病。

（二）宗气

又称“大气”，是由肺吸入的清气与脾运化的水谷精气结合而成的，积于胸中，灌注于心肺。宗气能维持肺的呼吸，推动血液的运行，同时对心脉、肺及呼吸道均有营养作用，与人体的视觉、听觉、语言、声音等功能有一定的关系。

宗气的盛衰与肺、脾、胃的功能密切相关。若宗气不足，可出现气短、喘促、呼吸急迫、气息低微、肢体活动不便、心脏搏动无力或节律失常等症状。

（三）营气

营气是脉道中具有营养作用之气，因富于营养，又称“荣气”。营气由水谷精气所化生，循行于血脉而运行至全身。由于其与血同行于脉中，又能化生血液，二者密不可分，常“营血”并称。相对于卫气，营气属阴，故又称“营阴”。其主要功能是化生血液和营养全身。

营气主要由脾胃运化的水谷精气所化生，因此，营气的盛衰与脾胃的功能密切相关。若营气生成不足，或大量损耗等导致营气亏虚，常可引起头晕目眩、唇淡无华、妇女月经量少或经闭等症。

（四）卫气

卫气来源于水谷精微中慓疾滑利之气，循行于脉外，是人体阳气的一部分，故又称“卫阳”。在外则循行于皮肤之中，分肉之间；在内则散于胸膜。卫气的功能：一是护卫肌表，抵御外邪入侵；二是温养脏腑、肌肉、皮毛等；三是调节腠理的开合和汗液的排泄。

卫气与营气都为水谷精气所化生，但营在脉中，卫在脉外；营气属阴，卫气属阳；营主营内，卫主卫外。二者相互为用，维持机体的正常活动，如腠理开合、体温、抵御外邪等。

另外，还有脏腑之气等。脏腑之气与经络之气是元气分布于某一脏腑或某一经络的气，是人体元气的一部分，具体即为肾气、心气、经气等。

二、气的运动

气的运动称为“气机”。人体的气处于不断运动状态中，运行于全身各脏腑、经络和形体官窍，推动、激发人体各种生理活动。气的运动停止，人的生命活动就会终止。

升、降、出、入是气运动的四种基本形式。气的升降出入是通过脏腑的功能活动实现的，又称“脏腑的升降”。

人体各脏腑组织之间的气机升降运动的动态平衡，是维持正常生命活动的关键。一方面保证生命活动的物质基础之气不断自我更新，即不断地从外界摄取食物，并通过气化作用，升清降浊，摄取精微而充养自身；另一方面又将代谢废物排出体外，从而维持机体的物质代谢和能量转换的动态平衡。

气的升降出入正常协调，称为“气机调畅”。只有气机调畅，才能维持正常的生理活动。气的升降出入异常称为“气机失调”，就会产生病变。常见的有气机运行不畅，阻滞不通的“气滞证”；气机下降不及或升发太过的“气逆证”；气机升发不及或下降太过的“气陷证”。

三、气的生理功能

（一）推动作用

气的推动作用主要是指气激发人体生理功能的作用。气可以推动人体生长发育，脏腑、经络等器官的生理活动。如气能推动饮食物的消化吸收、血液的生成运行、津液的生成与输布、各种代谢废物的排泄等。

气的推动作用，主要由有关脏腑之气所承担。某些脏腑气虚而推动作用不足，就使脏腑、经络等器官生理活动减弱，从而影响人体生长发育与生殖、消化吸收、血液生成与运行、津液生成与输布，最终导致病理变化。如儿童肾气不足会发育不良；成年人肾气虚弱则会影响生殖功能；脾胃气虚则会影响消化吸收功能，从而导致血液生成不足。

（二）温煦作用

气的温煦作用是指气能温煦人体全身各脏腑、经络等组织器官，以维持其正常的生理活动。人体正常而恒定的体温的维持、人体新陈代谢的正常进行等，都是气温煦作用的具体表现。气虚则温煦作用减弱，可引起畏寒肢冷，甚至体温偏低，或血液、津液运行迟缓等虚寒症状。若卫气不足则四肢、肌表寒冷；脏气虚弱则脏腑寒冷。

（三）防御作用

气的防御作用主要是指作为防御功能的物质正气的抵抗病邪功能。正气的防御作用：一则护卫人体肌表，防御外邪入侵；二则当人体受外邪入侵后，正气与邪气进行斗争，以消灭邪气或驱邪外出，防止邪气对机体的进一步损害。若正气虚弱，防御作用减弱，则抵抗力下降，人体易感受外邪而发病，或疾病进行过程中，正不敌邪，则病位由浅入深，病情由轻转重，甚至恶化。

（四）固摄作用

气的固摄作用主要是指气能防止血液和津液等异常流失的功能。一可固摄血液，使血液在脉管中正常运行，防止血逸脉外；二可固摄水液、体液、津液（如汗液、尿液、唾液、胃液、肠液）等，控制其分泌量、排泄量，防止水液、体液过度丢失；三可固摄精液，防止妄泄。若气虚而固摄作用减弱，则可使体内液态物质异常流失而发生病变。如气不摄血，可导致便血、咯血等多种出血症状；气不摄精，男子可出现遗精、滑精等症状；气不摄津，可导致多汗、多尿、小便失禁等；气虚肛肠失固，可出现久泻、脱肛等。

（五）气化作用

人体精、气、血、津液等物质新陈代谢及其相互转化，都是气化作用的结果。如饮食物转化为水谷精微与糟粕、水谷精微化生血和津液、津液转化成汗液及尿液等，都是气化作用的结果。如果气化作用失常，就能影响饮食物的消化吸收、糟粕的排泄、精气血津液的新陈代谢和相互转化，影响汗液、尿液的生成与排泄，从而产生各种疾病。

（六）营养作用

气的营养作用主要是指食物经脾胃运化作用而化生水谷精微，从而为全身组织器官提供营养的作用。水谷精微通过血液运行而输布全身，一方面，营养人体脏腑、经络、形体、官窍；另一方面，通过新陈代谢，产生人体生命活动所需的能量。

脾胃疾病导致水谷之气吸收减少，或肺病影响清气的吸入，均能造成气虚，使周身各组织器官的营养不足，从而导致脏腑、经络等组织器官功能低下而致病。

第二节　血

一、血的概念

血，即血液，是循行于脉中的富有营养的红色液体，是构成人体和维持人体生命活动的基本物质之一。血液主要由营气和津液组成，营气和津液为人体重要的营养物质，血液具有营养和滋润作用，不仅能输送养料，还能运输废物。如周身的浊气通过血液运输至肺而呼出体外，代谢废物通过血液运输至肾，通过小肠分清泌浊，废物（浊者）下流膀胱后排出体外。血液必须在脉中正常运行，才能发挥其生理功能。

二、血的生成及运行

（一）血的生成

主要由脾胃运化的水谷精微所化生。水谷之精气与自然之清气相结合，生成的营气是血液的重要组成部分。“精血同源”，精和血之间可以相互转化，精可以化为血。概括地说，血液的生成是以水谷精微、肾精以及自然之清气为物质基础，通过脾、肺、心、肝、肾五脏的一系列功能活动而完成的。如果某一脏器功能低下，影响血液生成物质的来源或气化过程，则可导致血液生成不足，产生血虚的病理变化。

（二）血的运行

血循行于脉中，依靠气的推动和固摄作用的协调平衡在如环无端的密闭脉道内运行不息。心主血脉，心气可推动血液循环；“肺朝百脉”，肺气可使血液布散全身；脾主统血，脾气可固摄血液在脉道内循行；肝主藏血、主疏泄以调节血液。以上任何一个脏器的功能发生病理变化，都可引起血液运行的失常。

三、血的生理功能

血液中的营气和津液是人体生命活动必需的养料，血液的生理功能主要是濡养脏腑、经络、形体官窍等组织器官，是机体精神活动的主要物质基础。

（一）濡养滋润脏腑组织

人体无论脏腑经络，还是形体官窍，都必须获得血液的濡养滋润，才能发挥其各自的正常生理功能。如果血液供应不充足或血液亏虚，不能濡养滋润脏腑经络、形体官窍，必然导致相应的组织器官功能发挥失常或严重障碍，从而导致疾病的发生。如肝不能得到血液的滋润，导致“疏通气机”功能失常，可出现眩晕、视力减退、肢体麻木、关节拘急不利，妇女常见月经量少、色淡，甚则经闭等症状。

（二）神志活动的物质基础

心主神明，即心与人的精神神志活动相关。心血供应正常，才能保证心“主神明”的功能；若心血不足，可导致心神不安，出现心悸、失眠、多梦等症。脑是直接产生精神活动的器官，若脑的血液供应不足，会直接影响脑“产生精神活动”功能的发挥。所以，人体神志活动的正常发挥，有赖于血液这一物质基础的正常供应。

第三节　津　液

一、津液的概念

津液是机体内一切正常水液的总称，包括各脏腑器官的内在体液及其正常的分泌物，如汗、涕、泪、涎、唾。津液与气血一样，是构成人体和维持人体生命活动的物质基础。

津和液虽同属水液，但在性状、功能及其分布部位等方面有所区别。一般将质地较清稀、流动性较大，分散于皮肤、肌肉和孔窍之中，起滋润作用者总称为津；将质地较稠厚，流动性较小，灌注于骨节、脏腑、脑髓之中，起濡养作用者总称为液。津和液可以相互补充、相互转化，故并称津液。

二、津液的生成、输布与排泄

人体津液的生成、输布、排泄是个复杂的生理过程。津液来源于饮食水谷，通过胃对食物的"游溢精气"，小肠的"分清别浊"，然后"上输于脾"而生成。津液的输布通过脾的转输、肺的宣降和肾的蒸腾气化，以三焦为通道而输布于全身。津液代谢后主要化为汗液和尿液而排出体外。

（一）津液的生成

津液取之于外而成之于内，源自饮食水谷，经过脾、胃、小肠和大肠的消化吸收而生成。

1. 脾胃运化　胃主受纳腐熟，脾主运化，二者相互配合，吸收饮食中的津液等精微物质，将津液上输于肺，而后输布全身。

2. 小肠主液　小肠分别清浊，吸收饮食物中大部分营养物质和水分，上输于脾，而布散全身，并将水液代谢产物经肾输送至膀胱，将糟粕下输于大肠。

3. 大肠主津　大肠吸收糟粕中所含部分水液，重新生成人体的津液。

（二）津液的输布

津液的输布主要依靠脾、肺、肾、肝和三焦等脏腑的综合作用而完成。

1. 脾气散精　脾主运化水谷精微，脾的转输作用，一方面，将津液上输于肺，由肺的宣发和肃降，津液输布全身而灌溉脏腑、形体和官窍；另一方面，脾又可以直接将津液向四周布散至全身，起"灌溉全身"的作用。

2. 肺主行水　肺主行水，通调水道，为水之上源。肺接受从脾转输来的津液之后，一方面，通过宣发作用将津液输布至人体上部和体表；另一方面，通过肃降作用，将津液输布至肾和膀胱以及人体下部。

3. 肾主津液　肾对津液输布起着主宰的作用。主要表现在两个方面：一方面，肾中精气的蒸腾气化作用，是胃的"游溢精气"、脾的散精、肺的通调水道，以及小肠的分别清浊等作用的动力，推动着津液的输布；另一方面，由肺下输至肾的津液，在肾的气化作用下，清者蒸腾，经三焦上输于肺而布散至全身，浊者化为尿液注入膀胱。

4. 肝主疏泄　肝主疏泄而调畅气机，三焦气机通畅，则推动津液正常运行，促进津液的输布。

5. 三焦决渎 三焦是津液在体内流注、输布的通道，体内津液由胃、小肠、大肠到脾、由脾到肺、由肺到肾等一系列代谢过程均以三焦为通道。

（三）津液的排泄

津液的排泄与津液的输布一样，主要依靠肺、肾等脏腑的综合作用。

1. 排汗 肺气宣发，将津液输布至体表皮毛，被阳气蒸腾而形成汗液，由汗孔排出体外。

2. 呼气 肺主呼吸，肺在呼气时也带走部分津液（水分）。

3. 排尿 尿液为津液代谢的最终产物，其形成虽与肺、脾、肾等脏腑密切相关，但与肾关系最为密切。肾之气化作用与膀胱的气化作用配合，共同形成尿液并排出体外。肾在维持人体津液代谢平衡中起着关键作用。所以说水为阴，其本在肾。

4. 排便 大肠排出的水谷糟粕所形成的粪便中也带走一部分津液。如腹泻时大便中含水多，带走大量津液，易引起伤津。

综上所述，津液代谢的生理过程，需要多个脏腑的综合调节，其中以肺、脾、肾三脏最重要。若三脏中任何一脏或几脏功能失调，则可影响津液的生成、输布和排泄过程，破坏津液代谢的平衡，从而导致津液生成不足，或环流障碍，水液停滞，或津液大量丢失等病理改变。

三、津液的生理功能

津液主要功能是滋润、濡养作用。津液的代谢平衡有赖于脏腑的生理功能和协调平衡，其中脾、肺、肾三脏最为重要，它们发生病变则影响水液的代谢平衡，形成伤津、脱液；或形成水、湿、痰、饮；或发生水液的停滞积聚等病证。

（一）濡养和滋润作用

津液含有丰富的营养物质，且本身又是液态物质，所以津液既有滋润作用，又有濡养作用。一般来说，津的质地清稀，其滋润作用较为明显；液的质地较为稠厚，其营养作用较为明显；津液布散于肌表，则滋养肌肤毛发；流注于孔窍，则滋养和保护眼、鼻、口等；灌注于脏腑，则滋养内脏；渗入于骨髓，则充养骨髓、脑髓和脊髓等；流注于关节，则对关节屈伸起着润滑作用。

津液生成不足，则见肌肤干燥，毛发枯槁，口、咽、唇、鼻、眼等干涩症状。

（二）化生血液

津液经孙络深入血脉之中，成为血液的基本成分之一，并起着濡养和滑利血脉的作用，故《灵枢・痈疽》曰："中焦出气如露，上注溪谷，而渗孙脉，津液和调，变化而赤为血。"

（三）运输和排泄废物

津液在其自身的代谢过程中，能把机体的代谢产物通过汗、尿等方式不断地排出体外，使机体各脏腑的气化活动正常。若这一作用受到损害和发生障碍，就会使代谢产物潴留于体内，产生各种病理变化。

此外，人体津液的代谢，对调节机体的阴阳平衡起着重要的作用。津液的代谢常随机体生理状况和外界环境的变化而变化，通过这种变化来调节阴阳之间的动态平衡。津液为气之载体之一，人体之气依附于津液而存在，运动变化于津液之中。故当汗、吐、下而丢失大量津液时，气也随之脱失。

第四节 精

精是构成人体和维持人体生命活动的基本物质之一，为体内的精微物质。生命的产生有赖于精的功能，生命的存在和发展同样需要精的不断充养。精有广义和狭义之分。广义的精包括水谷之精、五脏六腑之精和肾精。由脾胃运化饮食物而生成的精，为水谷之精；水谷之精输布于五脏六腑等组织器官，便称为五脏六腑之精；禀受于父母，来源于先天，依赖于水谷之精的不断补充，藏于肾中，称为肾精。狭义的精是指肾精中具有生殖功能的物质。

一、精的生成

精的生成，可以概括为“禀受于父母，充实于水谷”。先天之精禀受于父母，是指父母生殖之精结合形成胚胎，是生成人体的原始生命物质。尚包括在胎儿孕育过程中，通过母体从饮食物中吸取的各种营养物质。先天之精的生成与父母体质密切相关，也与孕育期间身体状况、营养条件等因素有关。因此，每个人的先天之精不同。后天之精充实于水谷，指婴幼儿肾中先天之精不断得到水谷之精的供养，以保持肾精的经常充实。

先天之精为后天之精的摄取准备了条件，后天之精为先天之精的充实提供了养料。二者相互依存、相互促进，以保持肾中之精经常充满。

二、精的功能

人体的精具有多种功能，主要表现为生殖、促进生长发育、生髓化血、滋养等方面。另外，精也属于人体正气的范畴，参与人体正气对外邪的抵御功能。精气充足，身体强壮，抗病能力强，不易被外邪侵袭。

（一）生殖作用

精的生殖作用体现在精是繁衍后代的物质基础。一方面，精是形成生命的原始物质，父母之精结合，产生新的生命；另一方面，自身发育成熟后，又具有产生下一代的能力。肾精充足，生殖能力强。

（二）促进生长发育

精的促进生长发育作用体现在精是人体发育过程中的物质基础。从胚胎到婴儿，再由婴儿到青年整个发育过程中都离不开人体基本物质——精。精是构成各组织器官的主要物质基础，也是促进人体生长发育的主要物质。

肾精充足，则机体发育正常，生长良好；肾精不足，人体生长发育就会迟缓或发生障碍，出现佝偻病、侏儒等。

（三）生髓化血

精的生髓化血功能体现在精是髓和血化生的重要物质。肾精能化生髓，肾精不足，可导致髓化生不足，进而影响脑和骨的功能。肾精和水谷之精均可化生血液，无论是肾精或水谷之精不足，皆可导致血虚的病变。

（四）滋养作用

精的滋养作用主要体现在水谷之精对人体组织器官的滋养。精是维持人体生命活动的基本物质之一。人体摄入的饮食物，经脾胃消化吸收转化为精，不断为周身组织器官提供营养，剩余部分归藏于肾以储存备用。肾中之精既不断储藏以保证经常充实，又不断输泄，以滋养全身，随生命活动而生生不息。

精生成或贮藏不足，可出现虚弱状态；若精耗尽则可导致死亡。

第五节　气血津液精之间的关系

人体的气、血、津液、精虽然都有自己的功能和特点，但它们都是构成人体和维持人体生命活动的基本物质，均赖脾胃化生的水谷精微不断地补充，在脏腑组织的功能活动和神主导下，相互渗透，相互转化。在生理功能上，又存在着相互依存、相互制约和相互作用的密切关系。

一、气和血的关系

气和血在性能上完全不同，气属阳，性动，主煦之；血属阴，性静，主濡之。但二者又是密切联系的，病理上又可相互影响。气和血的关系，可以概括为“气为血之帅，血为之气母”。前者是指气对血的作用，主要包括气生血、气行血、气摄血三个方面；后者是指血对气的作用，主要包括血载气、血生气两个方面。

（一）气生血

气生血包含两方面含义：一方面，气化是血液生成的动力。从摄入的饮食物转化成水谷精微；从水谷精微转化成营气和津液；从营气和津液转化成血液，每一个转化过程都离不开气化，而气化又是通过脏腑的功能活动表现出来的。脏腑的功能活动旺盛，则化生血液的功能也就强；气化能力减弱，则脏腑的功能活动衰退、化生血液的功能也减弱。另一方面，气为化生血液的原料（主要指营气），所以气旺则血充，气虚则血少。现代医学也认为人体吸入的外界清气，经过肺的交换作用，构成人体血液的重要组成成分，特别是其中所含的氧气，对生命活动尤为重要。

临床治疗血虚疾病时，常配合补气药，其根据就是“气生血”的原理。

（二）气行血

气行血是指气的推动作用能够促进血液运行，血液的运行有赖于气的推动。一方面，气可以直接推动血行，如宗气；另一方面，气又可以促进脏腑的功能活动，通过脏腑的功能活动推动血液运行，如心气是血液运行的原动力，肺气能辅心行血，肝气疏泄能促进血液循环。气的正常运动，对保证血液的运行有着重要的意义，气行则血行，气止则血止，气有一息之不运，则血有一息之不行。若气虚推动无力，或气滞血行不利，均可导致血行不畅，甚至形成血瘀。

根据“气行血”的基本原理，临床上治疗血行失常，常以调气为上，调血反而次之。如气虚不能行血则面色淡白，补气行血则面色荣华；气滞则血瘀，妇女月经闭止，行气活血则经通。

（三）气摄血

气摄血是指气对血的统摄作用，使血液正常循环于脉管之中而不逸于脉外，是气的固摄作用的具体体现之一。统摄血液之气主要是指脾气，因而称“脾统血”。若脾虚不能摄血，则血无所主，因而脱失妄行。气不摄血则可见多种慢性出血症状，故治疗时必须采用补气摄血的方法，方能达到止血的目的。如临床上每见血脱之危候，用大剂量独参汤补气摄血而达到血止的目的，即是这一理论的具体运用。

（四）血载气

血载气是指血液有运载水谷之精气和自然之清气的功能。气存于血中，赖血之运载而达全身。气必依附血而静谧。否则，血不载气，则气将易于流散，无以所归。

根据“血载气”的原理，在临床上，各种原因导致的大出血患者，要谨防气亦随之涣散，形成气随血脱之候。

（五）血生气

血生气是指血不断地为脏腑经络之气的生成和功能活动提供水谷精微，使其不断得到补充，以保持气的充足，维持正常生理活动。水谷精微是各种脏腑和经络之气的生成和维持其生理功能的主要物质基础。而水谷精微又赖血以运之，借脏腑的功能活动不断地供给营养。所以血盛则气旺，血少则气衰。

根据“血生气”原理，血虚患者易出现气虚证，应从补血或治疗出血等方面入手。

二、气和津液的关系

气属阳，津液属阴，这是气和津液在属性上的区别，但二者均源于脾胃所运化的水谷精微，在其生成和输布过程中有着密切的关系。在病理上气病可致水病，水病可致气病，所以在治疗上气病可治水，水病亦可治气。

（一）气生津液

津液源于水谷精气，而水谷精气赖脾胃之运化而生成，所以“气生津液”实质上是指脾胃之气能化生津液。脾胃之气充足，消化吸收功能健旺，则津液生成充足；脾胃之气虚衰，则津液化生不足。所以，津液的生成离不开气的作用，气是津液生成的物质基础和动力。

根据“气生津液”的原理，气虚可导致津液不足，形成气阴（津液）两伤证。

（二）气行津液

气行津液是指气的运动变化是津液输布和排泄的动力。气的升降出入的运动作用于脏腑，表现为脏腑升降出入运动，脾、肺、心、肾、膀胱之气的协同作用完成了津液在体内的输布、排泄过程。所以气行水亦行，气滞则水滞。

当气的升降出入运动异常时，津液输布、排泄过程也随之受阻。气虚、气滞导致的津液停滞，为“气不行水”。这是临床行气法与利水法常并用的理论依据之一。津液停聚反过来也能导致气机不畅，成为“水停气滞”。所以，气与水的病变常互为因果。

（三）气摄津液

气摄津液是指气的固摄作用可控制津液的排泄，体内的津液在气的固摄作用控制下维持着一定的量。津液经过机体利用后剩余的水分，既不能潴留体内，又不能排泄太过。这一过程不仅依赖于气的推动和气化作用，还必须依赖于气的固摄作用，才能维持津液代谢的正常平衡。若气的固摄作用减弱，则体内津液过多地经汗、尿等途径外流，出现多汗、多尿、遗尿等病理现象，临床治疗时应注意补气固津。

（四）津液载气

津液是气的载体之一，气依附于津液而输布全身，否则就将涣散不定而无所归。津液载气有两方面含义：一方面，脉内津液可化生血液，能运载营气；另一方面，脉外津液贯注全身，能运载卫气。因此，津液的丢失，必导致气的损耗。如暑病伤津耗气，不仅口渴喜饮，且气随津液外泄导致气亦不足，而见少气懒言、肢倦乏力等气虚之候。若因汗、吐、下，津液大量丢失，则气亦随之外脱，形成“气随液脱”之危候。

（五）津液生气

津液生气是指水谷化生的津液通过脾气升清散精，上输于肺，再经肺之宣降通调水道，下输于肾和膀胱。在肾中阳气的蒸腾下，化而为气，敷布于脏腑，发挥其滋养作用，以保证脏腑组织的正常生理活动。

根据“津液生气”的原理，临床上，多汗、多尿以及吐泻等使津液丢失的病证，均可导致气虚证。

三、血和津液的关系

血与津液均是液态的物质，均有滋养和濡养作用，与气相对而言，二者均属于阴，在生理上相互补充、相互转化，病理上相互影响。

运行于脉中的血液，渗于脉外变化为有濡润作用的津液。血液不足可导致津液的病变。如血液瘀结，无法渗入脉外为津液以养皮肤、肌肉，则肌肤干燥粗糙甚至甲错。失血过多时，脉外之津液，渗入脉中以补偿血容量的不足，因而导致脉外的津液不足，出现口渴、尿少、皮肤干燥等表现，所以大出血患者不能用发汗药物治疗。

津液和血液均来源于水谷精微，而且津液不断地渗入孙络，成为血液的组成部分，所以有“津血同源”之说。汗为津液所化，汗出过多则耗津，津耗则血少，故又有“血汗同源”之说。如果津液大量损耗，不仅渗入脉内之津液不足，甚至脉内之津液亦渗出于脉外，形成血脉空虚、津枯血燥的病变。所以，对于多汗夺津或津液大量丢失的患者，不可以再用耗血的方法治疗。

四、精和气的关系

精和气均为人体的精微物质，可以相互化生，常并称“精气”，往往不易区分。但二者在性质和功能上有差别，一般认为精属阴，气属阳；精有生殖、促进生长发育等功能，气则主要有推动、固摄、温煦、气化等功能。

二者的关系可概括为“精能化生气，气能化生精”。精充盈则气盛，精亏则可导致气衰；气盛则精盈，气虚则可导致精不足。气对精的作用还表现在气的固摄功能，如肾气虚失于固摄，男性可见遗精、滑精，女性可见白带量多清稀。

五、精和血的关系

精和血均来源于水谷，通过脏腑一系列生理活动而生成，故称“精血同源”。二者之间是相互资生、相互转化的关系。

精能化生血，精是化生血液的主要物质。若肾精不足或水谷之精亏损，则血液生成乏源，均可导致血虚的病变。血液能化生精，人体的精在生成与转输过程中，血液是重要的中间环节。血液亏虚，可导致精的不足。

六、精和津液的关系

水谷之精与津液均来源于水谷，通过脾胃运化而生成。二者同时生成，既可分称水谷之精与津液，也可合称水谷精微。

药师考点

扫码“练一练”

一、A 型题（最佳选择题）

1. 脾主统血的功能与气的哪项功能有关

A. 推动作用　B. 气化作用　C. 温煦作用

D. 固摄作用　E. 防御作用

2. 营气和卫气的共同特点是

A. 来源相同　B. 性质相同　C. 特点相同

D. 分布相同　E. 功能相同

二、B 型题（配伍选择题）

A. 气化作用　B. 固摄作用　C. 防御作用

D. 温煦作用　E. 推动作用

3. 人体正常体温的恒定靠气的

4. 物质转化和能量转化的过程体现了气的

三、C 型题（综合分析选择题）

在气的生成过程中，脏腑功能起着至关重要的作用。

5. 与气的生成有关的脏腑是

A. 肺、肾、肝、小肠

B. 肝、脾、肾、小肠

C. 心、脾、胃、肾

D. 肝、脾、胃、肾

E. 肺、脾、胃、肾

6. 其中关系最密切的脏腑是

A. 肺肾　B. 脾肾　C. 脾胃

D. 肝脾　E. 肺胃

四、X 型题（多项选择题）

7. 气的物质来源主要包括

A. 先天之精气　B. 脏腑之气　C. 自然界之清气

D. 水谷之精气　E. 宗气

扫码“学一学”

第五章　体　质

学习目标

掌握　中医体质学、中医体质的概念。

熟悉　体质的分类。

了解　体质学说的概念、体质形成的影响因素、体质的临床应用。

第一节　概　念

一、中医体质学的概念

中医体质学是以中医学理论为指导，研究人类各种体质特征及体质类型的生理、病理特点，并以此分析疾病的反应状态、病变的性质及发展趋向，从而指导疾病预防、治疗以及养生康复的一门学科。

中医体质学说的基本内涵，即以中医学理论为基础，以人类体质为研究对象，以指导疾病防治和养生康复为研究目的，包含相关概念阐述、体质分类、疾病预防、诊断和治疗等。

二、中医体质的概念

在历代医籍中对体质的描述有“素”“质”“禀质”“气质”“赋禀”“禀赋”等称谓。“体质”一词最早见于张介宾的《景岳全书》。至明清后，体质一词作为常用的名词术语而被后人所接受，并广泛应用，逐渐形成一门较为系统的独立的学说，以指导临床对疾病的预防、诊断及治疗。

体质是个体在生命过程中，在先天禀赋和后天获得的基础上表现出来的形态结构、生理功能和心理活动方面综合的相对稳定的特性。体质通过人体形态、功能和心理活动的差异性表现出来，是不同个体所具有的特殊性。

三、相关概念的区别

素质，属于现代心理学概念，包括身体素质和心理素质两个方面。身体素质是指人体的各种基本活动能力。包括人体功能在形体运动中反映出来的力量、速度、耐久力、灵敏性、柔韧性、协调性和平衡性等能力。心理素质是人在心理活动中表现出来的智力、情感行为、感知觉、态度、个性、性格、意志等现象。身体素质和心理素质是体质的重要组成部分。

气质，属于现代心理学概念，指人在进行心理活动时或在行为方式上表现出的强度、速度、稳定性、指向性和灵活性等动态性的人格心理特征，是人心理活动稳定的、与遗传有关的动力特征。在古医书中“气质”与“体质”常相混称。因为中医学理论是在当时盛行的“气一元论”的古代哲学思想下逐步形成和发展起来的，认为人是由气所产生的，人的形体的形成需要气的不断充养，进而表现出各种生命特征。所以，中医学中的气质内涵比现代心理学中气质的内涵要更为丰富。

性格，亦属于现代心理学概念，指一个人对现实的稳定态度和习惯化了的行为方式，如骄傲与谦虚、勤劳与懒惰等，是人格的最核心、最本质的鲜明的心理成分，是个性心理特征的重要组成部分。性格的形成与先天因素和后天因素有着密切的关系。遗传因素是前提和基础，但其形成主要取决于后天的生长发育、教育培养、社会环境、自我锻炼等多个方面。

此外，形态、体格、体型是构成体质的形体要素，对体质的分类有重要的影响。

第二节 中医体质形成的影响因素

中医体质的形成与先天、后天关系密切；同时，年龄、性别、地域、疾病等因素对体质的变化亦有重要的影响。

一、先天因素

（一）先天因素的概念

先天因素，是指小儿出生以前在母体内所获得的一切遗传特征。中医学所说的先天因素既包括父母双方所赋予的遗传特征，又包括子代在胞宫中的营养状态，以及母体在此期间所给予的种种影响。这些都会从一开始就影响子代的禀赋强弱。

（二）先天因素在体质形成中的作用

在疾病发生与否的问题上，中医认为“正气存内，邪不可干”，即人是否生病与体内正气的强弱关系密切，而正气的强弱首先取决于先天禀赋。遗传因素对体质的强弱起着决定性的作用。在遗传基础上形成的体质因素不仅表现在幼儿时期，而且在人的一生中都明显或潜在地发生作用。父母的生殖之精充沛，子代禀赋充盈，子代体质才能强壮；否则，先天之精不足，子代禀赋不充，其体质也就薄弱，出生后体质多偏虚弱。

此外，体质的形成还与胎儿在母体内所受的内外环境的影响密切相关。《素问·奇病论》说：“人生有病癫疾者，病名曰何？安所得之？岐伯曰：病名为胎病，此得之母腹中时，其母有所大惊，气上而不下，精气并居，故令子发癫疾也。”由此可见，古人早已认识到母体一旦受到不良情志的影响，就会影响胎儿的正常生长发育，可以导致“癫痫”的发生。所以，妊娠期间母亲适寒温、调饮食、慎起居、心情愉悦、动作舒缓、忌房事等对于胎儿的正常发育具有重要意义。

当然，先天因素只对体质的发展提供了可能性，而体质强弱与否，还有赖于后天环境、饮食营养和身体锻炼等。

二、后天因素

（一）后天因素的概念

后天是指人从出生到死亡之前的生命历程。后天因素是人出生之后赖以生存的各种因素的总和。后天因素可分为机体内在因素和外界环境因素两方面。机体内在因素包括性别、年龄、心理因素。外界因素实际上就是环境因素。环境指自然环境和社会环境。

（二）后天因素在体质形成中的作用

后天因素已成为影响体质越来越重要的因素。在后天诸因素中，饮食、劳动、社会环境，以及外在的气候条件、内在的情志变化无一不在影响着体质。后天摄养有度，可补先天之不足，增强体质，尽终天年而长寿；反之，则会使体质衰弱或偏颇，甚至导致疾病。

1. 饮食　中医学十分重视人体的饮食调养，认为脾主运化水谷精微，饮食入胃后，通过脾的运化，形成精微物质，再通过脾的升清，散精于全身，供人体生命活动的需要。其代谢后的剩余部分贮存于肾中，成为肾中精气的组成部分，所以将肾称为“先天之本”，而脾胃为“后天之本”，民间也就有“先天不足，后天可补”之说。

由于我国国土辽阔，人们的饮食习惯及生活水平不尽一致，会形成相应的体质差异。如饮食不足，影响机体精气血津液的生成，可使体质虚弱；饮食偏嗜，体内某种物质缺乏或过多，可引起机体脏气偏衰或偏盛，形成有偏颇趋向的体质，成为导致某些疾病的易发因素。饮食偏嗜有五味偏嗜，有寒热偏嗜，或嗜肥腻，或贪醇酒等。如偏甘甜可助湿生痰，形成痰湿体质；偏嗜辛辣则化火灼津，形成阴虚火旺体质；过咸则胜血伤心，形成心气虚弱体质。久食温热，易致阳盛阴虚；久食寒凉，易致阴盛阳虚；嗜食肥腻，体虽肥白，却痰湿内盛，或化热生火；贪恋醇酒，色虽红润，却湿热蕴中，致伤肝脾。总之，饮食应有所节制，合理科学的饮食习惯，是维护和增强体质的重要因素之一。

2. 劳动、锻炼　对人的体质强弱有着深刻的影响。一般来说，如果劳逸适度，对体质的增强有积极的作用。适度的劳动与锻炼，可促进气血运行于周身，对各脏腑组织起到很好的营养作用。气血的滋养，可使人筋骨强壮，关节滑利，脏腑功能旺盛。但过于繁重的体力劳动或运动，对人的体质都将产生不利的影响，古人称为“劳则气耗”“久行伤筋”“久立伤骨”。如果过度安逸，会使人体气血运行迟缓，气机阻滞不畅，从而导致功能减弱，正气不足，表现出体质虚弱多病。

3. 情志　喜、怒、忧、思、悲、恐、惊是人体的七种正常情志活动。情志活动的进行，以脏腑的气血阴阳为物质基础，脏腑的气血阴阳充沛，则各脏腑的生理功能正常。七情的变化又可以影响脏腑气血的运行，进而影响人体的体质。中医认为“恬淡虚无，真气从之”“精神内守，病安从来”，所以要注意调畅情志。情志调和，则气血调畅，脏腑功能协调，体质强壮；反之，如果长期或强烈的精神刺激，超过了人体自身生理调节能力，则可导致各脏腑气血运行紊乱，功能下降，造成病理性体质。如思虑过度之人，会导致脾胃气机运行不畅，饮食水谷消化吸收功能减退，从而形成脾虚体质。临床表现为食少纳呆、脘腹胀满、大便稀溏等脾虚之象。思虑不解，日久还会累及于心，出现心悸、失眠、多梦、记忆力下降等表现，最终形成心脾两虚体质。再如，平素性情急躁易怒之人，长期郁怒不解，气郁日久可化热化火，形成阳热体质，火热之邪可灼伤阴血，最终导致阴虚内热体质。

4. 疾病　是体质形成的一个重要因素。疾病通过损伤人体的正气而改变其体质。疾病发生、发展和转归的整个过程都是人体正气与病邪做斗争的过程，若感受病邪过强或正邪斗争持续日久，势必损伤人体正气，造成体质亏虚，即“久病多虚”。疾病使人体内的气血阴阳受到损伤或消耗，在通常情况下，机体将在病愈之后逐渐恢复，不会影响体质。然而，某些疾病所形成的损伤不会很快修复，或病后调养失宜，从而使气血阴阳的损伤变为稳定的体质因素。尤其是大病、重病、久病，以及慢性消耗性疾病和营养失调性疾病，对体质的影响更加明显。

此外，药物也会影响人的体质。药物有寒热温凉四气之分、酸苦甘辛咸五味之别，可以治病，亦可以致病。长期偏用某些性味的药物，或为药邪、药毒所伤，人体脏腑气血阴阳就会出现偏盛偏衰，从而呈现出病理体质。

三、其他因素

1. 年龄 中医学认为，随着人体生、长、壮、老的变化，人体脏腑经络的生理功能及精气血津液的盛衰将随之发生规律性的变化。一般而言，小儿为“稚阴稚阳”之体，“小儿稚阳未充，稚阴未长者也”。到了青春期则“气血渐充”，体质渐趋成熟，至青春期末，体质基本定型；青壮年则“阴阳充盛”，是人体脏腑气血阴阳最旺盛时期，也是体质最强健阶段；及至老年，则“五脏衰弱”，脏腑生理功能减退，体质日趋下降，逐渐呈现“老态龙钟”的衰老现象。

2. 性别 性别的差异对体质特性有重要影响。男为阳，女为阴。男性多阳刚之气，体魄健壮魁梧，脏腑功能较强；女性多阴柔之质，体形小巧，脏腑功能较弱，女性又有经带胎产的特点。所以，男子以肾为先天，女子以肝为先天；男子以气（精）为本，女子以血为本；男子多用气，男子之病多由伤精而成，故男子病多在气分，临床表现为气常不足。女子多用血，女子之病多由伤血而成，故女子病多在血分，临床表现为血常不足。

3. 地理环境 人们生活在不同的地理环境条件下，受着不同水土性质、气候类型，以及由水土和气候而形成的生活习惯等的影响而形成了不同的体质。因此，中医学在诊断和治疗上强调“因地制宜”。我国南方多湿热，北方多寒燥，东部沿海为海洋性气候，西部内地为大陆性气候。因此西北方人形体多壮实，腠理偏致密；东南方人体型多瘦弱，腠理偏疏松。北方阳虚体质多于南方，南方则阴虚体质的比例高于北方。

第三节 体质的分类

一、体质的分类方法

《内经》是医学史上最早论述人类体质的著作，奠定了中医体质学说的理论体系，是中医体质学形成发展的理论和实践基础。《内经》以阴阳五行、脏腑气血理论为依据，将人体的体质按阴阳分类法、五行分类法、形态与功能特征分类法进行分类。此后随着中医学理论的不断发展，中医体质的分类也不断丰富与发展。先后有藏象阴阳分类法、阴阳属性分类法、阴阳虚实分类法、病性分类法、虚弱体质阴阳分类法等。现代医家经研究提出九种中医体质分类法，又称九分法，即平和质、气虚质、阳虚质、阴虚质、痰湿质、湿热质、瘀血质、气郁质、特禀质等九种。尚有六种分类方法，称为六分法，即正常质、燥红质、迟冷质、倦㿠质、腻滞质、晦涩质。而目前临床多根据“阴平阳秘，精神乃治”理论，将体质分为阴阳平和质、偏阳质、偏阴质三种基本类型。阴阳平和质是理想的体质，但是阴阳的平衡，是动态平衡，总是存在偏阴或偏阳的状态，只要不超过机体的调节和适应能力，均属于正常生理状态。

二、正常体质

以“阴平阳秘，精神乃治”为原则，人体正常体质大致可分为阴阳平和质、偏阳质和偏阴质三种类型。

1. 阴阳平和质　是功能较协调的体质。具有这种体质的人，身体强壮，胖瘦适度，或虽胖而不臃滞，虽瘦而有精神；其面色与肤色明润含蓄，目光有神，性格随和、开朗，食量适中，二便调畅，对自身调节和对外适应能力强。

阴阳平和质者，不易感受外邪，少生疾病，即使患病也往往能自愈或易于治愈。其精力充沛，工作潜力大，夜眠安稳，休息效率高。如后天调养得宜，无暴力外伤或慢性病患，则其体质不易改变，易获长寿。

2. 偏阳质　是指具有偏于亢奋、偏热、多动等特性的体质。偏阳质者多形体偏瘦，但较结实。其面色略偏红或微苍黑，或呈油性皮肤；性格外向，喜动，易急躁，自制力较差；其食量较大，消化吸收功能健旺。平时畏热、喜冷，或体温略偏高，动则易出汗，喜饮水；精力旺盛，动作敏捷，反应快，性欲旺盛。

偏阳质的人对风、暑、热邪的易感性较强，受邪发病后多表现为热证、实证，并易于化燥、伤阴。皮肤易生疖疮。内伤为病多见火旺、阳亢或兼阴虚之证，容易发生眩晕、头痛、心悸、失眠以及出血等病证。

此类体质的人阳气偏亢，多动少静，有耗阴之忧。兼之操劳过度，思虑不节，纵欲失精，则必将加速阴伤，进而发展演化为临床常见的阳亢、阴虚、痰火等病理性体质。

3. 偏阴质　是指具有偏于抑制、偏寒、多静等特性的体质。具有这种体质的人，多见形体偏胖但较弱，容易疲劳；面色偏白而欠华；性格内向，喜静少动，或胆小易惊；食量较小，消化吸收功能一般；平时畏寒、喜热，或体温偏低。精力偏弱，动作迟缓，反应较慢。

偏阴质者对寒、湿之邪的易感性较强，感邪后多从寒化，表证不发热或发热不高，并易传里或直中内脏。冬天易生冻疮。内伤杂病多见阴盛、阳虚之证，容易发生湿滞、水肿、痰饮、瘀血等病症。

具有这种体质的人，阳气偏弱，易致阳气不足，脏腑功能偏弱，水湿内生，从而易形成临床常见的阳虚、寒湿、痰饮等病理性体质。

第四节　体质的临床应用

一、预防疾病的发生

中医体质学是中医预防医学的重要组成部分。预防疾病的发生在中医学理论中属于“治未病”的范畴，体质学说在其中有着重要的应用。因为每个人的体质具有个体差异性，对某种病邪具有特殊的易感性，患病后疾病的发展、变化、转归过程又各不相同，所以对疾病的预防和治疗必须根据体质的差异进行。一方面，通过对体质状态的分析，采用食疗、养生、药疗等多种方法，调整人体的偏颇状态，改善体质，防止疾病的发生。另一方面，如疾病已经发生，则根据“治未病”及“脏腑间的五行生克”思想，重视改善自身体质，调整功能状态，以防止疾病的进一步传变，是“见肝之病，知肝传脾，当先实脾”的真谛所在。

二、指导疾病的治疗

在体质与治疗的关系上，早在《伤寒杂病论》中就有了详细的论述。如在“六类”病证中，阳性体质者应以祛邪为主，阴性体质者应以扶正为主，同是“汗”法，根据体质的差异而有峻汗、微汗、发表解肌的不同，而“下”法则有峻下、缓下、润下的区别。

中医学理论在治疗学上提出“因人、因时、因地”的三因制宜，其实质上也是体质学说在治疗学上的应用，其中以因人制宜最具代表性。因人制宜就是根据年龄、性别、生活习惯等个体差异来选择适宜的治疗原则及方药。中医学认为，小儿气血未充，脏腑娇嫩，在发病过程中易虚易实，易寒易热，病情变化较快，所以治疗小儿疾病既要少用补益，又应忌投峻下攻邪之品；老人气血阴阳俱亏，脏腑功能衰弱，所以宜补不宜攻；即使是实证，用攻法时也要注意“中病即止”，以防伤正；妇女生理上具有经、带、胎、产的生理特性，所以临床治疗时应注意经期慎用破血逐瘀之品；妊娠期忌用破血、峻下滑利之剂。正如徐大椿在《医学源流论》中说：“天下有同此一病，而治此则效，治彼则不效，且不唯无效，而反有大害者，何也？则以病同而人异也。夫七情、六淫之感不殊，而受感之人各殊。或气体有强弱，质性有阴阳，生长有南北，性情有刚柔，筋骨有坚脆，肢体有劳逸，年力有老少，奉养有膏粱藜藿之殊，心境有忧劳和乐之别，更加天时有寒暖之不同，受病有深浅之各异。”说明人的体质有虚实寒热的不同，虽然患有相同的病，治疗却应因人施治，这与“同病异治”的辨证论治理论同出一辙。

中医学认为人的体质不是终身不变的。随着疾病的发生，人的体质不但会对疾病的发展过程产生影响，也受疾病的影响而发生变化，所以治疗原则与方法也应随之而改变。如偏阳质的人对风、暑、热邪较敏感，感邪后病邪性质易阳化。患者感受风寒阴邪，外感初期临床表现为恶寒、发热、头痛、鼻塞、鼻流清涕、舌淡苔白、脉浮紧等一系列阴证的表现，其适当的治疗方法为辛温解表。若由于失治、误治及体质因素影响，阴邪会迅速入里化热化火，从而出现高热、鼻流黄涕、咽痛、舌红苔黄、脉数等火热内盛之象，其相应的治疗方法也就变为泻火解毒，清热利咽。这是根据体质因素对疾病的影响进行的治疗原则和方法的调整。再如，平素体质强壮之人，在疾病的长期作用下，损伤了机体的气血阴阳，治疗方法也由原来的以祛邪为主变成以补虚为主。这是根据疾病对体质的影响而确定治疗原则和方法。

药师考点

X 型题（多项选择题）

对偏阴质的人易感性较强的邪气是

A. 风　　B. 寒　　C. 暑

D. 湿　　E. 燥

扫码“练一练”

扫码“学一学”

第六章　病　因

学习目标

掌握　1. 六淫、痰饮、瘀血的概念。

2. 六淫共同致病和各自致病的特点。

熟悉　七情、饮食劳倦、疫疠的致病特点。

了解　1. 中医病因学说的特点。

2. 外伤和虫兽伤害的致病特点。

病因，就是破坏人体相对平衡状态而引起疾病的原因。人体是一个有机的整体，人体各脏腑组织之间以及人体与外界环境之间常处于相对平衡状态，维持着人体正常活动，即“阴阳平衡”。一旦这种平衡状态因某种原因受到破坏，发生紊乱并且不能及时恢复，导致“阴阳失调”，便会发生疾病。

疾病的发生和发展是正邪斗争的过程。正（正气）是指人体的功能活动及其抗病能力；邪（邪气）泛指各种致病因素。中医非常重视人体正气，一般情况下，人体正气旺盛，邪气就不易侵入而发病，正如《素问》所说：“正气存内，邪不可干。”只有在人体正气相对虚弱，不足以抵御外邪时，邪气才能乘虚而人，侵犯人体而发生疾病，此即《素问》所说：“邪之所凑，其气必虚。”另外，人体在既病之后的发展变化和转归预后中，正气的盛衰也起着决定性的作用。如正盛邪退，疾病就会好转或痊愈；正不胜邪，疾病就会加重或恶化，甚则导致“阴阳离决”而死亡。在一定的条件下，邪气对疾病的发生也起着重要作用，如疫疠流行、各种创伤或虫兽咬伤等。

致病因素是各种各样的，《内经》将其归为阴阳两类，如《素问》所说：“夫邪之生也，或生于阴，或生于阳，其生于阳者，得之风雨寒暑；其生于阴者，得之饮食居处，阴阳喜怒。”汉代张仲景《金匮要略》把病因按其传变概括为三个途径：“千般疢难，不越三条。一者，经络受邪入脏腑，为内所因也；二者，四肢九窍，血脉相传，壅塞不通，为外皮肤所中也；三者，房室、金刃、虫兽所伤。以此详之，病由都尽。”宋代陈无择在张仲景分类的基础上，把病因与发病途径结合起来，提出了“三因学说”，即六淫邪气为外因；七情所伤为内因；饮食劳倦、虫兽、金刃等为不内外因。尽管这种分类方法不尽恰当，但对后世影响甚大。后世根据“三因学说”原则，将六淫及疫疠邪毒所致的疾病称为“外感”；七情、饮食、劳倦所致疾病称为“内伤”；而虫兽所伤、金刃创伤、水火烫伤等则属于其他病因范围。此外，在疾病发展过程中，由于脏腑功能失调所产生的某些病理产物如痰饮、瘀血等，又可成为某些疾病的致病因素，进而成为病因。

任何证候都是在一定病因的作用下，机体所产生的一种病态反应。因此中医除从疾病的发生过程了解病因外，更主要的是根据疾病的临床证候表现，分析推断其发病原因，即“辨证求因”。这是中医学特有的认识病因的方法，也是中医病因学说的特点。

第一节 外感六淫

六淫，即风、寒、暑、湿、燥、热（火）六种外感致病邪气的总称。六淫侵犯人体所引起的疾病，统称为外感病。

自然界有风、寒、暑、湿、燥、热（火）六种正常气候，是自然界万物生长的基本条件，中医学称为六气。正常情况下六气不使人发病，但当气候变化异常，超越了人体的适应能力，或人体正气不足，对气候变化的适应能力和抵御病邪侵袭的能力下降，六气即转化为六淫导致疾病的发生，这种情况下的六气就成为致病因素（邪气），称为六淫。淫，有太过和侵淫之意。

一、六淫致病的共同特点

1. 外感性 六淫多侵犯肌表，或从口鼻而入，或同时受邪，故有“外感六淫”之称。

2. 季节性 六淫致病与季节气候密切相关。如春季多风病，夏季多暑病，长夏多湿病，深秋多燥病，冬季多寒病。

3. 地域性 六淫致病与居处环境密切相关。如久居湿地常有湿邪为病，高温环境作业又常有燥热之邪为病等。

4. 相兼性 六淫可单独致病，又可相兼致病。如伤风、伤暑，为病邪单独致病；风寒感冒、湿热泄泻，为两邪相兼致病；而风寒湿痹，则为三种邪气相兼为患。

5. 转化性 六淫在发病过程中，不仅可以相互影响，而且其病机和病证的性质在一定条件下可以相互转化。如寒邪入里可以化热、暑湿日久可以化燥伤阴等。

此外，还有一些并非外感病，但也可出现类似六淫致病的某些证候，为了与外感六淫邪气区别，把脏腑功能失调而引起内生的风、寒、湿、燥、热称为内风、内寒、内湿、内燥、内热，此即“内生五邪”。由于其与外感六淫后的表现有某些相同之处，故一并介绍。

二、风

风是春季的主气，自然界的风邪导致的疾病，多见于春天，但风散见于四季，故而一年四季均可发病。

内风是指风气内动而言，是人体阴液不足、阴血亏虚而致肝血不足、筋脉失于濡养，从而发生的痉挛抽搐现象，亦称风气内动。

（一）风邪致病的特点

1. 风为阳邪，其性开泄，易袭阳位 风为阳邪，具有向上、向外、升发等特点。从对人体的影响而言，风邪易致人体腠理开张、气液外泄，故曰其性开泄。因风性升发，善于向上、向外，故风邪侵袭，多伤及人体头面和肌表，从而导致皮毛腠理开泄，常出现发热、头痛、汗出、恶风等症状。

2. 风性善行而数变 风性善行，是指风邪致病病位常无定处，游走不定。如风寒湿三气杂至而引起的“痹证”，若关节疼痛无定处，呈游走性，则为风邪偏盛，称为“行痹”或“风痹”。再如荨麻疹，也是散发无定处，此起彼伏，这亦是风性善行的一个具体表现。风性数变，是指风邪致病具有发病急、变化快的特点。如小儿风水病，短时间内即发生头面一身悉肿，反映了风邪数变的特点。

3. 风性主动 动，指动摇不定。临床上所见抽搐、震颤、颈项强直、角弓反张，或眩晕、突然口眼㖞斜、半身不遂、晕厥等均属风邪所致。

4. 风为百病之长 一是指六淫中风邪为病最多；二是指风邪为外感六淫致病的先导，寒、湿、燥、热等邪多依附于风邪而侵袭人体，如外感风寒、风湿、风燥、风热等。古人甚至将风邪作为外感致病因素的总称，故《素问》曰："风者，百病之长也。"

（二）常见的风证

1. 外风证 是自然界的风邪侵犯人体所导致的病证。由于风邪致病的部位与途径不同，常有风邪袭表、风邪犯肺等证之分。

（1）风邪袭表 风邪客表，营卫不和，症见恶风、汗出、微发热、头痛、脉浮缓。

（2）风邪犯肺 风邪袭表兼见咳嗽咽痒、鼻塞流涕，即为风邪外袭、肺卫失宣所致。由于肺主皮毛，风邪袭表往往与风邪犯肺并见，临床上常称为"伤风"。

2. 内风证 主要由于肝风内动，常见证候有热极生风、肝阳化风、血虚生风、阴虚生风等。具体见第九章第三节。

三、寒

寒为冬季的主气。寒邪为病，冬季多见。寒邪伤于肌表者，称为"伤寒"；寒邪直中脏腑者，称为"中寒"。

内寒是指寒从内生而言，是人体功能衰退，阳气虚弱而致。虽然外寒与内寒不同，但常相互影响。如阳虚内寒之人，容易感受外寒；外寒入侵，常损伤人的阳气而引起内寒，亦称"寒从中生"。

（一）寒邪致病的特点

1. 寒为阴邪，易伤阳气 "阴盛则寒"，寒为阴邪，易伤人体阳气而呈现寒象。如寒伤于表，卫阳受损，可出现恶寒等表寒证；寒中于里，脾阳受损，可出现脘腹冷痛、呕吐泄泻、四肢不温等里寒证。

2. 寒性凝滞，主痛 凝滞指凝结和阻滞不通。人体之气血津液全赖阳气的温煦和推动作用才能流动不息。寒邪入侵人体，损伤阳气，使气血凝滞，经络阻滞不通，不通则痛，从而出现各种寒性疼痛。其疼痛特点为冷痛，得温则减，遇寒增剧。

3. 寒主收引 收引即收缩牵引之意。寒邪侵袭人体，常会使皮肤、肌腠、筋脉收缩挛急。如寒邪客于肌表，则腠理紧密，毛窍闭塞，卫阳被郁而出现恶寒、发热、无汗等；若寒邪客于经络关节，经脉拘急收引，则可使肢体屈伸不利或冷厥不仁。

（二）常见的寒证

1. 外寒证 是寒邪侵入肌表或直中脏腑所引起的病证。

（1）外感寒邪 寒邪袭表，腠理闭塞，卫阳不能宣发，而出现恶寒、发热、无汗等症。肺外合皮毛，寒邪内舍于肺，肺气宣降失职，则鼻塞、咳嗽、喘息随之而作。寒邪滞于经脉，经脉拘急收引，气血凝滞不通，常见头痛、身痛、关节疼痛等症。

（2）寒伤脾胃 恣食生冷或腹部受凉，寒邪损伤脾胃阳气，导致脾失健运，胃失和降，则见肠鸣、呕吐、腹泻、脘腹疼痛等症。

2. 内寒证 所谓内寒，即指阳虚里寒。根据内寒证病变脏腑部位的不同，其临床表现常见以下三种。

（1）上焦阳虚　上焦心肺阳虚，气血凝滞，则见胸闷、畏寒、胸痛彻背、咳逆气短、面唇青紫等症。

（2）中焦阳虚　脾阳不振，脾失健运，则腹胀便溏。阳气不能达于四肢，则四肢不温。胃阳不足，失于腐熟水谷之能，则呕吐清水、纳少。中焦虚寒，阴寒凝滞，气机不畅，则见脘腹疼痛。

（3）下焦阳虚　肾阳不足，气化失常，则见腰膝冷痛，男子阳痿，女子带下清稀或宫冷不孕，小便频数或不利，少腹阴冷，或五更泄泻等症。

四、暑

暑是夏季的主气，有明显的季节性。夏季的热病多称暑病。暑邪致病，轻者为“伤暑”，重者为“中暑”。

（一）暑邪致病的特点

1. 暑为阳邪，其性炎热　暑为夏季火热之气所化，其性炎热，故为阳邪。暑邪为病，可出现壮热烦躁、汗出口渴、脉洪大等一派火热炎盛征象。

2. 暑性升散，耗气伤津　暑为阳邪，阳性升散，故暑邪侵入人体，多致腠理开张而多汗，汗出过多则耗伤津液，导致津液亏损而出现口渴喜饮、尿赤短少等症。津能载气，汗出过多，则气随津泄，导致气虚，可见气短乏力，甚则突然昏厥、不省人事。

3. 暑多夹湿　暑令气候炎热，常又多雨潮湿，所以暑邪伤人，每兼湿邪，常在发热烦渴的同时，兼见头身困重、胸闷脘痞、恶心呕吐、四肢倦怠、大便溏泄等症，是为暑湿。

（二）常见的暑证

1. 伤暑　为伤于夏季暑热的病证，症见身热汗多、心烦、口渴喜饮、气短乏力、脉虚数等。

2. 中暑　多为在烈日或高温环境下劳作引起，其症有轻重之分。轻症只有头晕、胸闷、恶心等症状；重症可见突然昏倒、不省人事，或见面垢、喘渴、冷汗不止、手足厥冷、脉大而虚等症。

3. 暑湿证　主症为身热不扬、午后为重，并常伴有胸闷恶心、食欲不振、四肢困倦、便溏尿黄、苔黄腻、脉濡等。

五、湿

湿为长夏的主气，长夏时节湿气最盛，故长夏多湿病，但湿病四季均可发生。湿邪为病，有外湿、内湿之分，外湿多为气候潮湿，或涉水淋雨、居处潮湿或水中作业等湿邪侵袭所致；内湿多由脾运化水湿功能障碍，水湿停聚而生，亦称“湿浊内生”。

（一）湿邪致病的特点

1. 湿为阴邪，易阻遏气机，损伤阳气　湿性类水，水属阴，故湿为阴邪。湿邪侵犯人体，留滞于脏腑经络，易阻遏气机，从而使气机升降失常。若湿阻胸膈，气机不畅则见胸闷；若湿阻脾胃，则脾胃纳运失职，而见不思饮食、脘痞腹胀、便溏不爽、小便短涩。由于湿为阴邪，易伤阳气而使脾阳不振，运化无权，水湿停聚，则发为泄泻、水肿、小便短少等症。

2. 湿性重浊　重即沉重之意，指湿邪致病的临床症状有沉重感，如头重身困或四肢酸楚沉重等。浊即秽浊垢腻之意，指湿邪为患易出现排泄物和分泌物秽浊不清等情况。如湿浊在上则面垢、眵多；湿滞大肠则大便溏泄、下痢脓血黏液；湿气下注则小便混浊，妇女黄白带下；湿邪侵淫肌肤，则易患疮疡、湿疹、脓疱疮等。

3. 湿性黏滞 黏即黏腻，滞即停滞。黏滞是指湿邪致病具有黏腻停滞的特点。主要表现在两方面：一是症状的黏滞性，即湿病症状多黏滞而不爽，如大便黏腻不爽，小便滞涩不畅，以及分泌物黏浊和舌苔黏腻等；二是病程的缠绵性，因湿性黏滞，蕴蒸不化，胶结难解，故起病缓慢隐袭，传变较慢，病程较长，往往反复发作或缠绵难愈，如湿温、湿疹、湿痹等。

4. 湿性趋下 水性趋下，湿类于水，其质重浊，故湿邪有趋下之势，易伤人体下部，其病多见下部症状。如水肿多以下肢较为明显。淋浊、带下、泻痢等病证，亦多为湿邪下注所致。但湿邪侵淫，上下内外无处不到，也非只侵袭人体下部。

（二）常见的湿证

湿邪为病，多有小便不利、苔腻、脉濡等特征。

1. 外湿证 又可分为伤湿、湿痹两类。

（1）伤湿 又称表湿，湿邪侵犯肌表，卫气不宣，症见恶寒发热、汗出而热不退、头身酸重、胸闷、口不渴、舌苔薄白而腻、脉濡而缓。

（2）湿痹 又称着痹，症见肢体酸痛沉重，甚则难以转侧而肿、肌肤麻木等。

2. 内湿证 是指脾失健运，运化水湿功能障碍，水湿蓄积停滞于体内所致的病证。因其病变部位不同，可分为如下三类。

（1）湿滞上焦 可见胸膈满闷，头晕眩冒等。

（2）湿阻中焦 可见脘腹痞满，不欲饮食，呕吐恶心，口黏或甜，四肢沉重，便溏不爽等。

（3）湿注下焦 可见足肿，小便淋浊，妇女带下等。

六、燥

燥为秋季的主气。秋季气候干燥，故多发燥病。燥邪为病多从口鼻而入，侵犯肺卫。有温燥、凉燥之别，初秋尚热，故易感温燥，为燥而偏热；深秋既凉，易感凉燥，为燥而偏凉。内燥为阴津亏损所致，亦称“津伤化燥”。

（一）燥邪致病的特点

1. 燥性干涩，易伤津液 燥性干涩，表现为水分缺乏。燥邪侵袭人体，最易耗伤人体津液，造成阴津亏乏的病变，从而表现为口鼻干燥、口渴咽干、皮肤干燥皲裂、毛发不荣、小便短少、大便干结等症。

2. 燥易伤肺 肺主气司呼吸，与外界大气相通，开窍于鼻。燥邪伤人多从口鼻而入，故最易损伤肺津，影响肺的宣发和肃降功能，从而出现干咳少痰或痰黏难咳，或痰中带血以及喘息、胸痛等症。

（二）常见的燥证

1. 外燥证 分为凉燥和温燥两种。

（1）凉燥 即燥而偏寒。症见发热恶寒、头痛、无汗、口干咽燥、皮肤干燥、咳嗽少痰或无痰、舌苔薄白而干等症状。为凉燥之邪外束于表，内郁于肺，以致肺卫不宣、清宣失常所致。凉燥证类似于外感风寒，但以津气不布的干燥症状为显著，故不难与外感风寒相区别。

（2）温燥 即燥而偏热。症见发热、微恶风寒、头痛、少汗、干咳或痰黏量少，甚则痰中带血、咽喉肿痛、皮肤及鼻咽干燥、口渴咽干、心烦、舌边尖红等。温燥证与温病伤津证相似，但温燥为病，其津液干燥的程度常比热证严重而迅速。

2. 内燥证 是指人体津液或精血亏损引起的病证。多为外感病高热或汗出过多，伤津化燥所致。也有因久病精血内夺，或吐、泻、失血，或误用汗、下之法，伤津亡液，或营养障碍，或瘀血内阻等原因，以致津血不能滋润而引起。受病脏器不仅在肺，也可伤及诸脏。其临床表现以口渴、皮肤干燥粗糙、毛发干枯不荣、大便秘结、肌肉消瘦、舌燥无津、脉细涩等伤血少津的症状为主，故习惯上称为津亏或血燥。

七、热（火）

热为阳盛而生。热旺于夏季，但一年四季均可发生。热邪又称温邪、火邪。三者性质相同但程度不同，温者热之微，热为火之渐，火为热之极。热邪为病亦有内外之分，属外感者，多为感受温热邪气所致，亦可由风、寒、暑、湿、燥等邪气转化而来；属内生者，则常为脏腑阴阳气血失调而成，或为五志化热化火而致，亦称“火热内生”。

（一）热邪致病的特点

1. 热为阳邪，其性炎上 阳性温热，故热为阳邪。热邪伤人，临床多以高热、烦渴、汗出、脉洪大为特征。火热有燔灼、向上的特性，故症状多表现于上部，常见的有头昏头痛、口舌生疮、面红目赤、齿龈肿痛、咯血、衄血、呕吐等。

2. 热易耗气伤津 热邪侵犯人体，最易迫津外泄，消灼津液，导致津液亏乏。故热邪为病，除有热象外，常伴有口渴喜冷饮、口干咽燥、小便短赤、大便干结等症。津液外泄，气亦随之而耗，常表现为少气懒言、肢体乏力等。

3. 热易生风动血 火热之邪伤人，往往燔灼肝经，劫耗阴液，使筋脉失养，肝风内动，称为“热极生风”，可见四肢抽搐、目睛上视、角弓反张或颈项强直等。火热之邪侵入血分，可使血流加速，甚则灼伤脉络，迫血妄行而致各种出血现象，如吐血、衄血、便血、尿血、皮肤发斑及妇女月经过多、崩漏下血等。

4. 热易致肿疡 热邪结聚于局部，易使气血壅滞，腐蚀血肉而致痈肿疮疡，临床表现为红肿热痛，甚则化脓溃烂。

5. 热易扰心神 心为火脏，主血脉而藏神。故火热之邪伤于人体，最易扰乱心神，出现心烦失眠、狂躁妄动，甚则神昏谵语等症。

（二）常见的热证

1. 实热 起病多急，病程短，而机体正气尚盛。症见发热恶寒、面红而赤、心烦、口渴喜冷饮、大便秘结或泻下黏秽热臭、小便短赤、舌红苔黄、脉数有力，甚则神昏谵语，狂躁不安，或见发斑、吐血、衄血、尿血、便血等。此外，疮疡红肿热痛者，也属实热所致。

2. 虚热 起病缓慢，病程长，而正气已虚。主要表现为肺、肾、肝、胃等脏腑阴虚火旺，可参见第九章第三节。

第二节 内伤七情

七情即指喜、怒、忧、思、悲、恐、惊七种情志变化，是人体对外界客观事物的不同情绪反应。在一般情况下，属于正常的情志活动，并不是致病因素。如果长期的精神刺激或突然受到剧烈的精神创伤，超过了人体生理所能调节的范围，引起阴阳失调、气血不和、经脉阻塞、脏腑功能紊乱，便可导致疾病的发生。因七情致病直接影响内脏，故属内伤病因，即“内伤七情”。七情致病的特点如下。

1. 直接伤及内脏，易伤及心、肝、脾 情志活动以脏腑气血为物质基础，是由脏腑功能活动产生的，因此情志异常直接作用于内脏，导致内脏功能活动的失常。不同的情志异常，常作用于相应的内脏，造成不同的损伤，如《素问》说“怒伤肝”“喜伤心”“思伤脾”“悲伤肺”“恐伤肾”。但人体是一个有机的整体，大怒虽可伤肝，也可伤脾，因肝旺则乘脾；忧思虽可伤脾，也可伤心，因“心主神明”“心为五脏六腑之大主”。临床上许多癫狂、痴呆等病，被认为是情志损伤心神所致。

2. 影响脏腑气机 七情内伤亦常致气的升降出入异常，正如《素问》所说：“怒则气上，喜则气缓，悲则气消，恐则气下……惊则气乱，思则气结。”大怒可使肝气上逆，气血也随之上升，故曰“怒则气上”；心情舒畅，则气血和调，营卫通利，但喜之太过则反使心气涣散而不收，故曰“喜则气缓”；悲能伤肺耗气，故曰“悲则气消”；恐可使肾气受伤而气陷于下，故曰“恐则气下”；惊则心无所依，神无所附，故曰“惊则气乱”；久思可使气留而不行，故曰“思则气结”。

3. 影响病情变化 情志波动，可使病情改变。情志异常波动或悲观者，可使病情加重，甚或迅速恶化。如肝阳上亢者，若遇事恼怒，肝阳暴张，可发生眩晕，甚则突然昏厥、半身不遂、口眼㖞斜等；心脏病患者，也常因情志波动而病情加重或迅速恶化。反之，乐观者，病情常可减轻，甚至可以使疾病获愈。

第三节 疫疠

疫疠，是一类具有强烈传染性的外感性致病因素，亦称异气、戾气、杂气、毒气、乖戾之气等。人感疫疠后，则发生“瘟疫”。“瘟疫”主要是指温病中具有强烈传染性和流行性的一类疾病，也包括一些严重的急性感染性疾病。

一、疫疠致病的特点

1. 特异性 疫疠种类繁多，致病不一。每种疫疠所致疾病，都有其特定的临床表现，无论男女老少，症状相似。

2. 传染性和流行性 疫疠通过空气与接触传染，经口鼻或皮肤侵入人体。人感受疫疠后，则“皆向染易”，可在短时间内大面积流行，多人同时染病。

3. 发病急骤，传变迅速，病情危重 人体一旦感受疫疠，多迅速发病，而且常在初期病情就转为危重，如不及时治疗，往往导致死亡。

二、影响疫疠发生和流行的因素

1. 气候条件 自然气候的异常变化，如久旱、酷热、水涝等，常为疫疠的发生、繁殖及传播提供便利条件，从而导致疫疠侵入人体而发病。

2. 环境和饮食因素　空气、水源或食物污染，为疫疠提供了重要的传播途径。人若生活在污浊的空气环境里，或饮用不洁之水，或食用不洁食物，则常导致疫疠致病。

3. 个人卫生及预防隔离　重视个人卫生，注意摄生，可以增强体质，防止疫疠的侵入。发现疫疠患者后，若及时进行治疗和隔离，则可防止疫疠病的蔓延。这些都是预防和及时控制疫疠的重要措施。

第四节　痰饮和瘀血

痰饮和瘀血，都是人体病理变化的产物，这些病理产物一旦形成，又能直接或间接留滞于机体的某些部位，引起脏腑组织新的病理改变，故又属于致病因素。

一、痰饮

痰饮是机体水液代谢障碍所形成的病理产物。一般稠厚者为痰，清稀者为饮，合称痰饮。痰饮一般分为有形和无形两类。有形之痰饮，是指视之可见、闻之有声或触之可及的实质性痰浊和饮液，如咳嗽之吐痰、喘息之痰鸣等。无形之痰饮，是指痰饮引起的特殊病证，只见其症，不见其形，即看不到实质性痰饮，但可表现为头晕目眩、心悸气短、恶心呕吐、神昏癫狂等，多以苔腻、脉滑为重要临床特征。

（一）痰饮的形成

痰饮多由外感六淫或饮食不节或七情所伤等，使肺、脾、肾及三焦等脏腑气化功能失常，水液代谢障碍，以致水津停滞而成。

（二）痰饮致病的特点

1. 阻碍经脉气血运行　痰饮随气流行，若流注于经络，易使经络阻滞，气血运行不畅，出现肢体麻木、屈伸不利，甚至半身不遂。

2. 阻滞气机升降出入　痰饮流注于脏腑组织中，可阻碍气的运行，致使升降出入运动失常而变生他病。如痰滞在肺，则肺失宣降，可出现喘咳咳痰；痰停胃中，则胃失和降，可见呕吐恶心、胃脘痞满；痰结咽喉，可见咽喉中如有物梗阻的“梅核气”。

3. 症状复杂，变幻多端　从发病部位言，饮多见于胸腹四肢，与脾胃关系较为密切；痰之为病，则全身各处均可出现，无处不到，与五脏均有关系，其临床表现也非常复杂。一般说来，痰病多表现为胸部痞闷、咳嗽、痰多、恶心、呕吐、腹泻、心悸、眩晕、癫狂、皮肤麻木、关节疼痛或肿胀、皮下肿块，或溃破流脓，久而不愈；饮之为害，多表现为咳喘、水肿、疼痛、泄泻等。总之，痰饮在不同的部位表现出不同的症状，变幻多端，其临床表现可归纳为咳、喘、悸、眩、呕、满、肿、痛八大症。

4. 扰乱神明　痰浊上扰而蒙蔽清窍，则会出现头昏目眩、精神不振；痰迷心窍或痰火扰心，心神被蒙，可导致胸闷心悸、神昏谵语或引起癫、狂、痫等疾病。

5. 舌脉变化　舌苔常滑腻，脉滑或弦滑等。

二、瘀血

瘀血，是血运失常，血液停滞而形成的病理产物。既包括积存于体内的离经之血，也包括血行不畅，留滞于经脉及脏腑中的血液。

（一）瘀血的形成

瘀血的形成主要有以下两方面的原因：一是气虚、气滞、血寒、血热等使血行不畅而凝滞。气为血帅，气虚或气滞，无力推动血液的正常运行；或寒邪客于血脉，使经脉挛缩，血液凝滞不畅；或热入营血，血热搏结等，均可形成瘀血。二是内外伤、气虚失摄或血热妄行等原因，造成血离经脉，积存于体内而形成瘀血。

（二）瘀血致病的特点

1. **影响气机** 瘀血形成之后，不但失去正常的营养濡润作用，而且阻滞于局部，影响气血运行，出现经络阻滞、气机失调、血运不畅的各种病理变化。

2. **阻塞经脉** 血瘀于经脉之中，可致血运不畅或血行停滞。经脉阻塞，血液不能正常运行，受阻部位得不到血液的濡养，局部出现疼痛，甚则坏死等病变。

3. **易生险证** 瘀血阻滞脏腑，留而不去，变生急证、险证。如瘀阻于肺、瘀阻于心、瘀阻于脑、瘀阻于肠等。

（三）瘀血致病的常见症状

1. **疼痛** 瘀血停积于经脉或脏腑组织中，致气血运行受阻而不通，不通则痛。瘀血引起的疼痛以痛如针刺刀割、固定不移、痛处拒按、夜间痛甚为特征。

2. **出血** 瘀血形成后，可阻滞于经脉中，影响血液的正常运行而造成出血。古人有“瘀血不去，出血不止”之说。瘀血造成的出血，以血色紫暗或夹有血块为特征。

3. **肿块** 外伤肌肤造成的瘀血，多表现为局部青紫肿胀；瘀血在体内积久不散者，则多表现为癥积，按之固定不移。

4. **皮肤黏膜青紫** 常见面色黧黑、肌肤甲错等，为血瘀局部或瘀血阻滞，气血不得流通，局部失养所致。

5. **舌脉变化** 舌质紫暗或瘀斑瘀点，或舌下青筋暴露；脉细涩、沉弦或结代等。

第五节　其他病因

一、饮食不调

饮食是摄取营养，维持人体生命活动不可缺少的物质，但饮食不调又常成为疾病发生的原因之一。饮食靠脾胃运化，故饮食所伤主要伤及脾胃，导致脾胃升降失常，又可聚湿、生痰、化热或变生他病。饮食致病主要有以下三种情况。

1. **饮食不节** 饮食应以定时、定量为宜。过饥则摄食不足，气血生化之源缺乏，久之则气血衰少，正气虚弱，抵抗力下降，易继发其他病证；若暴饮暴食或过饱，则饮食摄入过量，超过脾胃的运化能力，可导致脾胃损伤，出现脘腹胀满、嗳腐吞酸、厌食吐泻等食伤脾胃证。食滞日久，还可郁而化热。婴幼儿食滞日久，还可酿成疳积，出现手足心热、心烦易哭、脘腹胀满、面黄肌瘦等症。

2. **饮食不洁** 可引起多种胃肠疾病，出现腹痛、吐泻、痢疾等，或引起寄生虫病。临床表现为腹痛、嗜食异物、面黄肌瘦等。若进食腐败变质及有毒食物，可致食物中毒，常出现剧烈腹痛、吐泻，重者可出现昏迷或死亡。

3. 饮食偏嗜 饮食要适当调节，品种多样，不应有所偏嗜，才能使人体获得各种需要的营养。若饮食偏嗜，可导致体内某些营养物质的缺乏而发生疾病。若过食生冷寒凉之物，可损伤脾胃阳气，导致寒湿内生，发生腹痛吐泻等症。若偏食辛温燥热之物，则可使胃肠积热，出现口渴、腹满胀痛、便秘或酿生痔疾等。

二、劳逸失常

1. 过劳 是指过度劳累，包括劳力过度、劳神过度和房劳过度三个方面。劳力过度是指较长时间的过度用力而积劳成疾，此时可出现少气无力、四肢困倦、神疲懒言、形体消瘦等，即所谓“劳则气耗”。劳神过度是指思虑太过，劳伤心脾，此时可出现心神失养所致的心悸健忘、失眠多梦及脾失健运的纳呆、腹胀便溏等症。房劳过度是指性生活不节，房事过度伤肾，此时可出现腰膝酸软、眩晕耳鸣、精神萎靡，或遗精、阳痿早泄，或月经不调、不孕不育等症。

2. 过逸 过度安逸会引起人体气血不畅，脾胃功能减弱，可出现精神不振、食少乏力、肢体软弱，甚则形体虚胖，动则心悸气喘、汗出等，或继发他病。

三、寄生虫

中医学早已认识到寄生虫能导致疾病的发生，如蛔虫、钩虫、蛲虫、绦虫（又称寸白虫）、血吸虫等。患病之人，或因进食被寄生虫虫卵污染的食物，或接触疫水、疫土而发病。蛔虫病常可见脐腹疼痛，有的还可出现上腹部剧痛、时发时止、吐蛔虫、四肢厥冷的蛔厥证；蛲虫病可有肛门瘙痒；血吸虫病则因血液运行不畅，久则水液停聚于腹，形成“蛊胀”。蛔虫、钩虫等肠道寄生虫引起的面黄肌瘦、嗜食异物、腹痛等症，统称为“虫积”。

四、外伤

外伤包括跌打损伤、枪弹伤、金刃伤、烧烫伤、冻伤等。可造成皮肤、肌肉、筋骨瘀血肿痛、出血脱液、筋伤骨折或脱臼等。如再有外邪从创口侵入，可引起伤口化脓、破伤风等。如外伤损及内脏、大血管或头部，可引起大出血、神志昏迷，甚或死亡。

扫码“练一练”

药师考点

一、A 型题（最佳选择题）

1. 痛如针刺的病机是

A. 食积　　B. 气滞　　C. 湿滞

D. 瘀血　　E. 血虚

2. 心无所倚，神无所归，虑无所定的表现与何种情志致病有关

A. 怒　　B. 惊　　C. 思

D. 恐　　E. 喜

3. 下列哪项不是六淫致病的特点

A. 季节性　　B. 地区性　　C 传染性

D. 转化性　　E. 外感性

二、B 型题（配伍选择题）

A. 怒则气上　　B. 悲则气消　　C. 喜则气缓
D. 恐则气下　　E. 思则气结

4. 精神不能集中，甚则狂乱、失神妄动因
5. 二便失禁摄纳不住因

A. 风邪　　B. 寒邪　　C. 暑邪
D. 湿邪　　E. 火邪

6. 具有升腾上炎特性的邪气是
7. 具有升散特性的邪气是

三、C 型题（综合分析选择题）

六淫致病有明显的季节性，但也有其特殊性。

8. 相对来说，季节性最强的六淫之邪是

A. 风　　B. 寒　　C. 暑
D. 湿　　E. 火

9. 相对来说，季节性最不强的六淫之邪是

A. 风　　B. 寒　　C. 暑
D. 湿　　E. 火

四、X 题型（多项选择题）

10. 伤暑的临床表现有

A. 发热面赤　　B. 心烦不宁　　C. 胸闷呕恶
D. 气短乏力　　E. 大便溏泻

11. 风性主动表现为

A. 眩晕　　B. 震颤　　C. 四肢抽搐
D. 角弓反张　　E. 狂躁妄动

第七章　发　病

扫码“学一学”

学习目标

掌握　1. 发病的基本概念。

　　　　2. 正气和邪气的基本概念。

熟悉　1. 正气不足和邪气发病的机制。

　　　　2. 临床常见的发病类型。

了解　环境与发病的关系。

疾病与健康是人体两种相对的状态。人体内环境与外环境和谐、有序和统一，是人类赖以生存的基础和条件。人类在生存以及活动的过程中，保持人体内环境和外环境之间的相互协调、有序和统一，从而维持机体生理功能的正常活动。疾病是在一定的致病因素作用下，机体内环境与外环境之间的协调状态遭到破坏，从而发生脏腑、经络、气血等功能紊乱、代谢失常、形质损伤等病理变化，表现出一系列的症状和体征。因而，疾病的发生就是人体内外环境之间协调、有序和统一被破坏的结果。

人类在与疾病做斗争的过程中，通过对疾病全过程的研究，反复的临床实践验证，逐步深化了对疾病发生规律的认识，形成了关于疾病的发生、发展、变化、预后等理论。

发病是指疾病的发生和复发。发病学是研究疾病的发生基本原理、途径、类型和影响疾病发生因素的理论。疾病的发生就是病邪进入机体引起的损害与正气的抗损害斗争、博弈的过程。因此，发病过程主要关系到两种力量的博弈变化：一是机体自身的综合功能状态，即正气；二是致病因素的强度、损害及影响，即邪气。正气与邪气两种力量的对峙变化直接影响和决定发病的全过程、趋势和结果。

第一节　发病原理

疾病发生的机制错综复杂，但总不外乎是正气与邪气两种力量相互斗争的过程。因此，正邪相搏是疾病发生、发展、变化、预后全过程的最基本、最核心的机制。

一、正气与发病

（一）正气的概念

正气是对人体正常功能活动的总称。是人体正常功能及所产生的各种维护身体健康的能力，是机体脏腑、经络、气血津液等生理功能的综合作用。包括脏腑、经络、官窍和精气血津液神的功能活动，表现为机体的防御抗病能力、修复再生能力和自我调控、适应能力等。

正气的强弱取决于人体脏腑、经络、官窍等组织的结构形质的完整性，精气血津液等生命物质的充盈程度，以及各种生理功能是否处于正常、和谐有序的状态。

（二）正气不足是发病的内在根据

1. 正气存内，邪不可干 发病学特别重视人体正气的动态。认为在通常情况下，人体正气旺盛或邪气毒力较弱，则正气足以抗邪，邪气不易侵犯机体，或虽有侵袭，亦因正能御邪而不致发病。如果机体脏腑、经络、器官等功能失常，导致正气虚衰，抗病能力低下，不足以抵御邪气，或邪气乘虚而入，正不胜邪即可发病。

2. 邪之所凑，正气必虚 正气虚弱是发病的必要条件，存在两种情况：一是机体脏腑组织的生理功能低下，抗邪防病和修复、再生能力不足；二是邪气的致病毒力过强，超越了正气的抗病能力，使正气表现为相对虚弱。在这两种状态下，邪气均可入侵机体，使脏腑、经络、气血等功能失常而发生疾病。疾病的发生，涉及正气与邪气两个方面，一般而言，起决定性作用的是正气，邪气必须在正气不足的状态下才有可能侵入发病。正气的虚损或不足是人体是否发病的内在根据。

二、邪气与发病

（一）邪气的概念

邪气泛指一切致病因素。包括来自外部环境中的自然、社会和文化等因素，如六淫、七情、疫气、饮食、劳逸、寄生虫、意外伤害等，还包括来自体内的具有致病作用的因素，如水湿、痰饮、瘀血、结石等。邪气侵犯人体，会对脏腑、经络、器官等组织产生损害，或造成生理功能障碍。

（二）邪气是发病的重要条件

发病学强调正气在发病中的主导作用的同时，也极为重视邪气在发病中的特殊作用。邪气作为发病的重要因素，与疾病发生的关系极为密切。①邪气是导致发病的外因。②邪气是决定和影响发病的性质、特征、证型的原因之一。不同的邪气侵犯人体，必然表现出不同的发病方式、特征、证候类型等。③邪气影响病位及病情、预后等。邪气的性质、致病特征、受邪的轻重与发病部位、病势轻重及预后良好与否高度相关。④在某些特殊的情况下，邪气在发病中起主导作用。如邪气的毒力或致病性特别强盛，即使正气不虚，也会发病，这时邪气在发病的过程中就起决定性的主导作用。例如，疫气的传播、瘟疫的爆发和流行，或高湿、高温、高压、电击、战伤、溺水、虫兽伤等，即便正气强盛，也不可避免而发生疾病。

三、邪正盛衰与发病及预后

邪正斗争贯穿于疾病的全过程，不仅影响疾病的发生，还关系到疾病的发展和预后。

正胜邪却则不发病。现实中自然环境时刻存在各种致病因素，大部分人并不发病，此即正胜邪却的缘故。邪胜正负则发病，在正邪相争的过程中，正气虚弱，抗邪无力；或邪气强盛，超过正气的抗邪能力，正气相对不足，邪胜正负，从而使脏腑、经络等功能失常，精气血津液神失调，便表现为疾病。

发病之后，由于邪气性质的不同、感邪轻重的差异、病位深浅的差别以及正气强弱状态的有别，可以产生不同的证候类型、病变性质、病情轻重、预后转归等复杂证候。通常正气强盛，邪正抗争剧烈，多形成表证、实证、阳证、热证；正气虚弱，抗邪无力，多形成虚证、里证、寒证、阴证。感受阳邪，易形成实热证、热证；感受阴邪，易形成实寒证、虚寒证。感邪轻浅，正气强盛，病位多表浅，病势多轻，预后良好；感邪深重，正气不足，病位多深，病势多重，预后较差。

四、环境与发病

疾病的发生与机体的内环境和外环境都有密切的联系。内环境主要是指机体的解剖结构、生理功能、心理特质等，正气强弱、体质特征、心理特质等都直接关系到内环境的动态。外环境主要是指人类赖以生存的自然和社会环境。自然环境包括地域、地形、地貌、气候以及人类生活、居住、活动的场所；社会环境包括政治地位、经济状况、文化层次、社会交往等。

（一）气候因素与发病

四时气候的形成主要是地球大气层的节律的变化。大气层是人类赖以生存的自然环境之一。首先，四时气候各自不同的特点，容易引起相应部位的疾病。如春季发病多在经络，夏季发病多在孙脉，秋季发病多在六腑，冬季发病多在五脏。其次，在四时气候变化的影响下，容易发生季节性的多发病或常见病。如春季易伤风热，夏季易中暑、胸胁胀满、腹泻，秋季多发疟疾，冬季多发痹证、厥证等；异常气候变化，常表现为久旱、水涝、暴热、暴冷等，既可伤及正气，又常引起疫疬爆发和流行。在异常气候变化下发生的多发病、常见病或流行病、传染病，往往与气候因素的五行属性相关。

（二）地域因素与发病

人与自然息息相关，人体受地域环境的直接或间接影响，可以反映出各种相应的生理和病理变化，易导致带有地域特征的常见病或多发病。如西部地区微量元素碘缺乏，高发瘿瘤（地方性甲状腺肿大）；北方林区多发森林脑炎；南方湖泊、沼泽、江河流域多发血吸虫病等。

（三）体质因素与发病

体质是个体的形体结构、生理功能及心理活动的特征，是个体在遗传因素的基础上，受后天环境的影响，所形成的形体结构、生理功能和心理活动过程中相对稳定的特质，是先天因素和后天因素相互作用的综合反映。这种特质往往决定人体对某些致病因素的易感性及其所产生证候类型的倾向性。如阳虚体质易感受寒邪，阴虚体质易感受火热；体形肥胖或痰湿偏盛者易感寒湿阴邪，体形瘦弱或阴虚体质者易感燥热阳邪等。

体质是人体内环境真实和直接的反映，是构成人体正气的重要因素。体质因素决定了正气的强弱动态变化，影响着对邪气的易感性、发病的倾向性、证候类型差异性以及疾病的整个演变过程，是发病学的重要内容。

（四）情志因素与发病

情志是七情和五志的总称。正常的情志状态是人体内环境与外环境和谐、有序的反映，可促进人体生理功能的正常发挥。长期持续的不良情志状态和心理冲突，或突然强烈的情志刺激，超越了心神的可调节和可控制范围，即可导致阴阳失调、脏腑功能紊乱、气机运动障碍，或精气血津液代谢失常，从而使正气减弱，易发疾病。

情志因素既能直接伤及脏腑，影响气机运动而发病；又能损耗精气血津液，使正气减弱，抗病祛邪能力降低，成为间接影响发病的重要因素。因此，培养良好的心理素质，注意情志调摄，保持淡欲、恬静、知足的心境，使真气和顺，精神内守，则有利于保存正气，提高抗病祛邪的能力，减少和预防疾病的发生，正如《素问·上古天真论》所云：“恬淡虚无，真气从之，精神内守，病安从来。”

情志因素是影响疾病发生、发展、预后的重要因素，既取决于情志变化刺激的强度、频率和时限，又取决于机体对情志变化刺激的敏感性和耐受性。

第二节　发病类型

在疾病发生过程中，由于机体正气强弱盛衰及感受邪气的性质种类的不同，其发病类型也各异。临床常见的发病类型包括感而即发、伏而后发、继发、徐发、复发等。

一、感而即发

感而即发是指机体受邪后立即发生疾病，是最常见的发病类型。其原因主要是邪气亢盛，正气相对不足，不能抵抗邪气，或短时间内不能祛除病邪而导致发病。多见于外伤、突感伤寒或温病、疫疠之气，或情志剧烈变化，或毒邪伤人，或暴饮暴食所伤等疾病。如暴怒伤肝，使气血并走于上，脑络突发瘀阻或血液逸出脉外，而现猝然昏仆、不省人事、半身不遂；再如，寒邪直中，阻痹心阳，心脉瘀阻，而致心胸剧痛、脉微欲绝等。

二、伏而后发

伏而后发，是指机体感受邪气后，没有立即发病，邪气潜伏在体内，经过一定时间，在一定诱因驱使下，或无明显诱因而发病。潜伏于体内的邪气称为伏邪。邪气之所以潜伏在体内未能立即发病，是因为邪气尚未亢盛到足以致病的程度，并且正气的能力也不足以驱邪外出。所以，待某种条件诱发或刺激，使病邪增强或正气减弱则发病。

三、继发

继发，是指原有的疾病尚未痊愈，又发生新的疾病。因而继发病是发生于原发病之后，其病机也是在原发病基础上产生，或二者具有共同的发病基础。原发病和继发病存在着密切的内在联系，往往互为因果。如喘病日久不愈，肺气受损，失于清肃，不能吸纳清气，而致宗气虚衰，无力司呼吸而贯心脉，就会继发心悸；再如，思虑过度，心血暗耗，可导致血虚，日久则又继发心悸、失眠健忘等。

四、徐发

徐发，是指发病徐缓，呈缓慢发病过程。与病因的性质、种类、致病作用以及体质因素有密切关系。外感邪气中，寒湿属阴，其性黏滞、重浊或凝滞收引，起病慢，发病多徐缓。若寒湿侵犯肢体，痹阻气血，则逐渐出现肌肉、筋脉、关节拘挛疼痛、沉重、麻木、屈伸不利等。也可见于年高或体弱者，因其正气不足，感受六淫之邪，机体反应迟钝而缓慢发病。

五、复发

复发，是指疾病初愈或缓解后，又重新发作或反复发作，主要特点：一是临床表现类似于初病，但又不全是原有疾病的简单再现，往往在原有病证基础上有所加重，并且更为复杂；二是复发次数越多，预后越差；三是复发多有诱因，可因饮食不当而发，为食复；可因劳累过度（劳力、劳神、房劳等）而发，为劳复；可因使用药物不当而发，为药复；可因复感新邪而发，为重感致复；可无明显外在诱因而自行复发，为自复；也可因其他如情志、气候、地域环境改变而复发。

扫码“练一练”

药师考点

X 型题（多项选择题）

正气充足的表现是

A. 机体的防御抗病能力强

B. 修复再生能力强

C. 自我调控能力强

D. 适应能力强

E. 观察能力强

扫码“学一学”

第八章　诊　法

学习目标

掌握　问诊内容。

熟悉　望诊内容。

了解　闻诊、切诊内容。

第一节　中医诊断学

一、概念与内容

诊，诊察了解；断，分析判断。诊断就是通过对患者的询问、检察，掌握病情资料，从而对患者的健康状态和病变的本质进行辨识，并对所患病证做出概括性判断。中医诊断学是根据中医学的理论，研究诊察病情、判断病种、辨别证候的融基础理论、基本知识和基本技能为一体的一门学科。

中医诊断学包括诊法、辨证、疾病诊断、症状鉴别和病案撰写等。

诊法，指望诊、闻诊、问诊和切诊，是诊察疾病的四种基本方法，又称四诊。望诊是医生通过观察患者的神、色、形、态及舌象、头面、四肢等了解病情、测知脏腑病变的诊疗方法。闻诊是医生用耳、鼻，通过听声音、嗅气味以辨别患者内在病情的诊疗方法。问诊是医生通过对患者或陪诊者的询问以了解病情及有关情况的诊疗方法。切诊是医生通过用手触按患者的脉搏和身体病变部位，以测知疾病变化情况的诊疗方法。临床诊断疾病应该遵循“四诊合参”的原则，全面收集症状、体征与病史，准确审察，认真分析。

二、基本原则

四诊是诊断疾病的主要方法。通过望人体外部的神色形体变化、听其声音、嗅其气味、切其脉候、问其所苦，观察病变部位，判断疾病本质。“有诸内，必形诸外”，脏腑受邪发生病理改变时，必然会从外在的症状、体征、舌象和脉象上表现出来。因此，临床可以运用望、闻、问、切等手段，把这些表现于外的症状、体征、舌象、脉象等相关资料收集起来，然后通过分析、综合，判断其发病的病理机制及所感受病邪的性质，以确定疾病的本质和证候类型，从而做出诊断，为临床确立疾病治疗原则提供依据。

1. 审内察外，整体统一　人体是一个有机整体，内在脏腑与外在体表、四肢、官窍通过经络系统联结形成一个统一整体，机体与外界环境也相互联系、相互影响。人体一旦发生病变，局部可以影响全身，全身病变也可反映于某一局部；外部病变可以内传入里，内脏病变也可以反映于外；七情变化可以影响脏腑的功能活动，脏腑病变也可以造成精神活动的异常。疾病的发生发展也与季节气候等外环境密切相关。因此，在诊察疾病时，要以整体观念为指导，通过审察患者的内外各种相关因素，做出正确诊断。审察内外、整体统一观察疾病是中医诊断学的一个基本原则。

2. 四诊合参 四诊是中医用来诊疗疾病的四种手段，它们从不同角度来检察病情和收集临床资料，四者之间不能相互取代。要对患者做全面详细的检查和了解，必须四诊合参。只有通过全面的分析、综合，才能做出确切的判定，从而为辨证论治打下基础。

3. 病证结合，审因论治 病是疾病的全过程；证是疾病过程中某一阶段的病理概括。辨病有利于从疾病全过程上认识疾病的本质；辨证则是根据疾病当前的表现判断疾病的本质。辨病与辨证相结合，有利于根据患者一系列的具体表现，经过综合分析，探求疾病发生的各种致病因素，从而进行审因论治。

第二节 四 诊

四诊各有其独特作用，不能相互取代，不能只强调某一种诊法的重要性，而忽视其他诊法。在临床运用时，必须将它们有机地结合起来，即“四诊合参”。

一、望诊

望诊，是对患者的神、色、形、态、舌象以及分泌物、排泄物的色、质异常变化进行有目的的观察，以测知内脏病变，了解疾病情况的一种诊断方法，正如《灵枢·本藏》所说：“视其外应，以知其内脏，则知所病矣。”

望诊在中医诊断学中被列为四诊之首，并有“望而知之谓之神”之说。望诊分为全身望诊及局部望诊。全身望诊又有望神、色泽、形体、姿态的区别；局部望诊则包括望舌、望头面、五官、躯体、四肢、皮肤等。

（一）望神

神以精气为物质基础，是脏腑气血盛衰的外露征象，望神对判断正气盛衰、疾病轻重及预后有重要意义。

望神，就是观察患者的精神好坏、意识是否清楚、动作是否矫健协调、反应是否灵敏等，以判断脏腑阴阳气血的盛衰和疾病的轻重预后。由于目为五脏六腑之精气所注，目系通于脑，为肝之窍，心之使，“神藏于心，外候在目”，所以察眼神的变化是望神的重要内容之一。

1. 得神 又称“有神”，是精充气足神旺的表现。具体体现为两眼活动灵活，明亮有神，神志清楚，反应灵敏，语言清晰。表示正气未伤，脏腑功能未衰，即使病情较重，预后亦多良好。

2. 少神 多为正气不足，精气轻度损伤，脏腑功能减退所致。具体体现为精神不振，目光乏神，面色淡白少华，肌肉松弛，倦怠乏力，少气懒言等。

3. 失神 又称“无神”，是精亏气虚神衰的表现。具体表现为目光晦暗，目光呆滞，精神萎靡，反应迟钝，呼吸气微，甚至神志昏迷，循衣摸床，撮空理线，或猝倒而目闭口开、手撒、尿遗等。表示正气已伤，病情严重，预后不好。

4. 神乱 即神志异常，包括癫、狂、痫三种疾病。

（1）癫病 症见表情淡漠，寡言少语，闷闷不乐，继则发呆，哭笑无常。病机多为痰气凝结、阻蔽心神。

（2）狂病 症见烦躁不宁，登高而歌，弃衣而走，呼号怒骂，打人毁物，不避亲疏，力大过人。病机多属痰火扰心。

（3）痫病　症见突然昏倒，不省人事，口吐涎沫，四肢抽动，须臾则醒，醒后如常。病机多属痰迷心窍、肝风内动。

5. 假神　多见于久病、重病、精气极度衰弱者。如原来不欲言语，语声低弱，时断时续，突然转为言语不休者；原来精神极度衰颓，意识不清，突然精神转“佳”；原来面色十分晦暗，忽然两颧发红如妆；原不能食，突然欲食，且食量极大，都属于假神，是为阴阳格拒，阴不敛阳，阴阳欲将离决的虚假现象。人们通常将其比喻为“回光返照”“残灯复明”，是临床病危的征兆。

（二）望色

望色指通过观察人体皮肤的色泽变化来诊察病情的方法。《素问·阴阳应象大论》曰：“善诊者，察色按脉，先别阴阳。”说明望色在临床诊疗中有着重要的作用。

面色分为常色与病色。常色是正常情况下的面色，又分为主色与客色。主色指人之种族皮肤的正常色泽，又称正色。我国人的正常面色是红黄隐隐，明润含蓄。客色指外界环境因素（如季节、昼夜、阴晴等），或工作环境不同，导致的面色相应变化的正常肤色。只要是明润光泽，都属于正常面色范围。病色指在疾病状态下的面色。

望色包括色与泽两方面。察颜面肤色的润泽，对诊断疾病的轻重和推断病情的进退有较重要意义。一般而言，气色鲜明、荣润者，说明病变轻浅，气血未衰，其病易治，预后良好；面色晦暗、枯槁者，说明病变深重，精气已伤，预后欠佳。

病色分为青、赤、黄、白、黑五种，分别见于不同脏腑和不同性质的疾病。这种根据患者面部五色变化来诊察疾病的方法，称为“五色主病”，具体如下。

1. 青色　主寒证、痛证、瘀血证及惊风证。

寒性凝滞收引，寒邪阻于脉道，则经脉拘急不舒，气血运行不畅，最终导致气滞血瘀之证，表现于外则可见面色发青，甚至出现青紫色。“不通则痛”，寒邪为病，临床多表现疼痛。如阴寒内盛，心腹疼痛，可见苍白而带青的面色；心气不足，推动无力，血行不畅，可见面色青灰、口唇青紫，多为气虚血瘀所致。小儿高热，面部青紫，以鼻柱、两眉间及口唇四周最易察见，往往是惊风的先兆。

2. 赤色　主热证，包括实热、虚热；亦主戴阳证。

气血得热则行，热邪炽盛则脉络血液充盈而现面色红赤，故面赤多见于热证。若满面通红，多属实热证；两颧潮红，则多属阴虚，阴不制阳，阳相对亢盛的虚热证；若久病、重病面色苍白却时而泛红如妆，多为戴阳证，是肾阳虚衰，阴寒内盛，阴盛格阳，虚阳上越的危重证候。

3. 黄色　主虚证、湿证。

黄色常为脾虚湿蕴的征象。脾失健运，气血不充，或水湿不化，面即常见黄色。面色淡黄，枯槁无泽，称为萎黄，多属脾胃气虚，气血不能上荣；面色黄而虚浮，称为黄胖，多是脾气虚衰，湿邪内阻所致。面、目、身俱黄，称为黄疸，其中黄而鲜明如橘子色者，为阳黄，多属湿热；黄而晦暗如烟熏者，为阴黄，多属寒湿。

4. 白色　主虚证（血虚、气虚、阳虚）、寒证、失血证。

患者面色淡白为气血虚少，不能上荣之候。凡阳气虚衰，气血运行无力，或耗气失血，致使气血不充，颜面俱呈白色。若面色㿠白，多属阳气不足；淡白而无华，唇舌色淡，多为血虚证或失血证；若突然面色苍白，常属亡阳、气血暴脱之证。阴寒内盛，寒邪凝滞，脉络收引，也可见面色苍白，此为阴寒凝滞，经脉拘急所致，常伴有疼痛。

5. 黑色 主肾虚、水饮证、瘀血证。

患者面色发黑，多为肾阳虚，阴寒内盛，血失温养，或寒盛筋脉拘急所致。面黑暗淡或黧黑者，多属肾阳虚，水寒不化，浊阴上泛；面黑干焦者，多属肾阴虚，阴虚火旺，虚火灼阴，机体失养；眼眶周围发黑者，多属肾虚水饮或寒湿带下；面色黧黑，肌肤甲错者，多为血瘀日久所致。

（三）望形态

是通过望患者形体与姿态来进行诊断的一种诊法。一般情况下，骨骼粗大，胸廓宽厚，肌肉充实，皮肤润泽等，是强壮的征象；骨骼细小，胸廓狭窄，肌肉瘦削，皮肤枯燥等，是衰弱的征象。形体壮实者，表示正气充盛；形盛气虚之人由于痰湿积聚，故有“肥人多痰”“肥人多湿”之说；而消瘦者，多阴血不足，阴虚不能制阳，虚火内炽，故有“瘦人多火”之说。面向里卧，体蜷缩为阴证；面向外卧，手足伸展为阳证；手足拘挛，或屈伸困难，兼关节疼痛者，多为风寒湿痹证；四肢抽搐，是肝风内动；半身不遂或口眼㖞斜者，多属中风。

（四）望舌

望舌，又称舌诊，是望诊的重要组成部分。

1. 舌与脏腑的关系 中医认为“舌为心之苗”“为脾之外候”。由于舌通过经络直接或间接地与许多脏腑相连，脏腑的精气可通过经络上营于舌，脏腑的病变亦可通过经络从舌象的变化上反映出来。舌的一定部位与一定的脏腑相联系，并与该脏腑的病理变化相应。临床上把舌划分为舌尖、舌中、舌根、舌边四个部分，分属于心肺、脾胃、肾、肝胆。

2. 望舌的内容 望舌主要是观察舌质和舌苔两个方面的变化。舌质，又称舌体，是舌的肌肉脉络组织。舌苔，是舌体上附着的一层苔状物，由胃气所生。望舌以在白天充足而柔和的自然光线下为佳，望诊时应防止饮食或药物对舌苔的影响（染苔）。如果患者牙齿有残缺可造成同侧舌苔偏厚，镶牙可使舌边有齿痕。

正常舌象为舌体柔软，活动自如，颜色淡红，舌苔薄白均匀，苔质干湿适中，即“淡红舌、薄白苔”。舌象受多方面因素的影响，尤其年龄是舌象生理变异的重要因素之一。老人精气亏虚，气血不充，脏腑功能衰退，舌多暗红；儿童为稚阴稚阳之体，脾胃尚薄，舌多淡，苔薄易剥。裂纹舌、齿痕舌、地图舌等可为先天性，多为先天禀赋不足。在季节方面，夏季多湿热之邪，舌苔多黄厚；冬季多白。

（1）望舌质（体） 对于诊察脏腑精气盛衰存亡，判断疾病预后转归具有重要意义。望舌质，包括望舌色、形态等方面。

1）望舌色 主要观察舌质颜色的异常变化。

淡白舌：较正常舌色浅淡，主虚寒证，气血不足。阳虚血少，气血不荣，故舌色淡白，常见于阳虚、血虚的病证。

红舌：舌色深于正常舌，可见于舌尖及舌两边，主热证，包括实热和虚热。

绛舌：舌色深红，主内热深重。外感热病，表示邪热深入营血，多见于热性病极期。内伤杂病，常见于久病、重病之人，多属阴虚火旺。

紫舌：舌见紫色，主血行不畅。疾病有寒热之分。舌上有紫色斑点，称为瘀斑或瘀点，多为血瘀之征。

2）望舌形　主要观察舌质的老嫩以及形体的异常变化。

老嫩舌：舌质纹理粗糙，形色坚敛苍老者为老，多属实证、热证；纹理细腻，形色浮胖娇嫩者为嫩，多属虚证、寒证。

胖大舌：较正常舌体胖大。若舌体胖嫩而色淡，多属脾肾阳虚，津液不化，水饮痰湿阻滞所致；舌体肿胀满口，色深红，多是心脾热盛；舌肿胖色青紫而暗，多见于中毒。

瘦薄舌：舌体瘦小而薄，是阴血亏虚，舌体不充之象。瘦薄而色淡，多是气血两虚；瘦薄而色红绛且干，多为阴虚火旺、津液耗伤所致。

裂纹舌：舌面上有明显的裂沟，多为阴液亏损不能荣润舌面所致。若舌质红绛而有裂纹，多属热盛津伤，阴精亏损；舌色淡白而有裂纹，常是血虚不润的反映。有时正常人亦有裂纹舌，在临床上无诊断意义。

齿痕舌：舌体的边缘见牙齿的痕迹，多为舌体胖大而受齿缘压迫所致，故齿痕舌常与胖大舌同见，多属脾虚。若舌质淡白而湿润，多为脾虚而寒湿壅盛。

芒刺舌：舌乳头增生、肥大，高起如刺，摸之棘手。若芒刺干燥，多属热邪亢盛，且热愈盛则芒刺愈多。根据芒刺所生部位，可分辨邪热所在脏腑，如舌尖有芒刺，为心火亢盛；舌边有芒刺，为肝胆火盛；舌中有芒刺，为胃肠热盛。

3）望舌态　主要观察舌体运动的变化。

强硬：舌体强硬，运动不灵活，屈伸不便，或不能转动，致使语言謇涩。若见于外感热病，多属热入心包，痰浊内阻，或高热伤津、邪热炽盛。见于杂病中者，多为中风征兆。

痿软：舌体软弱，伸卷无力，转动不便，多属气血虚极，阴液亏损，筋脉失养所致。若久病舌淡而痿，是气血俱虚；舌绛而痿，是阴亏已极。新病舌干红而痿者，则为热灼阴伤。

颤动：舌体震颤不定且不能自主。久病见舌颤，属气血两虚或阳气虚弱；外感热病见舌颤，多属热极生风或虚风内动之象。

吐弄：舌伸长，吐露出口外者为吐舌；舌时时微出口外，立即收回口内，或舌舔口唇上下或口角左右，称为弄舌。二者都属心脾有热。吐舌可见于疫毒攻心，或正气已绝；弄舌多为动风先兆，或小儿智力发育不良。

歪斜：舌体偏斜于一侧，多属中风或中风之先兆。

短缩：舌体紧缩不能伸长，多属危重证候的反映。

（2）望舌苔　舌苔是胃气上蒸而生。正常人仅有一层薄白苔，干湿适中，不滑不燥，是胃气正常的表现。病苔是胃气夹邪气上蒸而成。观察舌苔的异常变化，有助于对疾病的诊断。望舌苔，包括望苔色及苔质。

1）望苔色　苔色主要有白、黄、灰、黑四种。苔色与病邪性质有关，察苔色可以推断疾病性质。

白苔：一般常见于表证、寒证。薄白苔，本是正常的舌苔。感受外邪，病犹在表，尚未传里时，舌苔往往变化不明显，而仍见薄白苔。所以，苔薄白在临床可表明病邪在表而未入里。舌淡苔白，常见于里寒证。

黄苔：主热证、里证。一般来说，苔色越黄，热邪越重，淡黄为热轻，深黄为热重，焦黄为热结。黄苔又主里证，故外感病，苔由白转黄，为表邪入里化热的征象。

灰苔：主里证，可见于里热证，亦可见于寒湿证。灰色即浅黑色，常可发展为黑苔，故灰黑苔常同时并见。灰苔可由白苔转化而来，也可与黄苔同时并见。若苔灰而润，则多为寒湿内阻，或痰饮内停；苔灰干燥，则多属热炽津伤，或阴虚火旺。

黑苔：主里证，主热极又主寒盛。黑苔多由灰苔或焦黄苔发展而来，多为重证阶段。若苔黑而燥裂，甚则生芒刺，多为热极津枯；苔黑而润滑，则多属阳虚寒盛。

2）望苔质　主要观察舌苔的厚薄、润燥、腻腐、剥脱、有根无根等变化。

厚薄：苔质的厚薄，以“见底”和“不见底”为标准，也就是透过苔能隐隐见到舌体的为薄苔，不能见到舌体的为厚苔。

观察舌苔的厚薄，能帮助了解病邪的轻重及病情的进退。一般来说，疾病初起，病邪在表，病情较轻者，舌苔多薄；病邪传里，病情较重，或内有食饮痰湿积滞者，则舌苔多厚。舌苔由薄增厚，表示病邪由表入里，病情由轻转重，为病进；由厚变薄，则表示邪气得以内消外达，病情由重变轻，多属病退。

润燥：正常舌苔是润泽的，为津液上承之征象。察舌苔的润燥，主要是了解津液的变化。苔面干燥，望之枯涸，扪之无津，称为燥苔，更甚者有粗糙刺手感觉，称糙苔，是津液不能上承所致，多见于热盛津伤或阴液亏耗的病证。苔面有过多水分，扪之滑利而湿，称为滑苔，多是水湿内停之证。

舌苔由燥转润，往往是热邪渐退或津液渐复之象，表示病情好转；若由润变燥，则表明津液已伤，热势加重，或邪从热化。

腻腐：腻苔，是舌面上覆盖着一层浊而滑腻的苔垢，颗粒细腻而致密，刮之难去，多见于湿浊、痰饮、食积等阳气被阴邪所抑的病变。腐苔，苔质颗粒较大，松软而厚，形如豆腐渣堆积舌面，刮之易脱，多由阳热有余，蒸腾胃中腐浊邪气上升而成，常见于食积、痰浊等病。

剥落：苔的有无与消长变化，是正邪斗争消长的表现。若舌苔骤然退去，不再复生，以致舌面光洁如镜，即为光剥舌，又称“镜面舌”，是胃阴枯竭、胃气大伤的表现。若舌苔剥落不全，剥脱处光滑无苔，称为“花剥苔”，也属胃气阴两伤之候。若花剥而兼有腻苔，说明痰浊未化，正气已伤，病情较为复杂。

有根与无根：舌苔坚敛而着实，紧贴舌面，刮之难去，苔与舌如同一体，犹如从舌中长出，为有根苔，又称“真苔”；若舌苔不着实，似浮涂在舌上，刮之即去，不似从舌上生出，则为无根苔，又称“假苔”。察舌苔之有根、无根对辨邪正盛衰、胃气有无有重要意义。一般来说，有根者多为实证、热证，表示有胃气；无根者则多见于虚证、寒证，表示胃气衰。

3. 舌诊的临床意义　舌象的变化能反映人体气血的盛衰、病邪的性质、病位的浅深、病情的进退，判断疾病的转归与预后。一般察舌质，可辨明内脏的虚实；察舌苔则可辨明病邪的深浅与胃气的存亡。舌诊具有如下临床意义。

（1）判断正气的盛衰　即判断脏腑气血盛衰。舌质红润，为气血旺盛；舌质淡白，为气血虚衰；苔薄白而润，是胃气旺盛；舌光无苔，为胃气衰败或胃阴大伤。

（2）分辨病位的深浅　在外感疾病中，舌苔的厚与薄，反映病位的深浅。如苔薄，多为疾病的初期，病位尚浅；苔厚，则为病邪渐入于里，表示病位较深；舌质绛，则为热入营血，病位更深，病情亦较严重。

（3）区别病邪的性质　不同性质的病邪，在舌象上能反映出不同的变化。如黄苔多热，白苔多寒，腐腻苔多属食积痰浊为病。舌质有瘀点或瘀斑者，则是瘀血的表现。

（4）推断病势的进退　察舌苔可以推断病势的进退。如舌苔由润转燥，多是热盛而津液渐伤；舌苔由白转黄，多是病邪由表入里，病情由轻变重，病性由寒化热；舌苔由燥转润，由厚变薄，往往为津液复生，病邪渐退的表现。

在望舌时，临床还必须将望舌质与望舌苔结合起来进行辨证，还应与其他症状和体征互相参照，全面分析，才能做出确切的诊断。

（五）望皮肤

皮肤居一身之表，内合于肺，卫气循行其间，是机体的第一道屏障。脏腑气血通过经络而外荣于皮肤。因此，望皮肤不仅可诊察皮肤的病变，判断病性，还可以诊察气血的盛衰、脏腑的病变、疾病的转归及预后。

1. 斑疹 斑和疹都是全身疾病反映于皮肤的一种证候表现。若皮肤黏膜出现深红色或青紫色片状斑块，平铺于皮下，摸之不碍手，压之不褪色为斑；色红疹点小如粟，高出于皮肤，摸之碍手者谓疹。斑疹见于外感热病，多是邪热郁于肺胃不能外泄，内迫营血所致，其中从肌肉而出的是斑，从皮肤血络发出的则为疹。望斑疹，主要观察其色泽与形态的变化。斑疹的色泽，以红活润泽为顺。若深红如鸡冠色，多为热毒炽盛；色紫暗者，多为热毒盛极，阴液大伤；色淡红或淡紫者，为气血不足，或阳气衰微。

斑疹的形态以分布均匀，疏密适中为顺。若稀疏松浮，为病邪轻浅；稠密紧束，压之不褪色，则为热毒深重；若疹出疏密不匀，或先后不齐，或见而即陷，多为正气不足、病邪内陷的危候。

2. 白痦 又名白疹，是皮肤上出现的晶莹如粟的透明小疱疹，高出皮肤，擦破流水，以胸部及颈项部为多见，偶见于四肢，不见于面部。为湿郁肌表，汗出不彻所致。白痦晶莹饱满者为顺，又称“晶痦”，乃湿热外达，津气尚足之候；若色枯白，空壳无液为逆，称为“枯痦”，是津液枯竭的表现。一般白痦透发后热退神清者，为正能胜邪，为顺证；若透发后身热不退，反见神昏，为正不胜邪，邪毒内陷之逆证。

3. 痈疽疔疖 属于在皮肤体表部位的疮疡一类的外科病证。其中，发病局部范围较大，红肿热痛，根盘紧束者为痈，属阳证，多为湿热火毒蕴结，气血壅滞所致；漫肿无头，部位较深，皮色不变者为疽，属阴证，多为气血亏虚，阴寒凝滞所致；范围较小，初起如粟如米，根脚坚硬，或麻或痒或木，顶白而痛者为疔，多发于颜面、手足；起于浅表，形小而圆，红肿热痛不甚，化脓即软者为疖，多为外感火热毒邪或湿热蕴结所致。

（六）望排出物

排出物包括痰涎、呕吐物、二便、涕、泪、白带等，望排出物可为临床辨证分析提供依据。一般来说，排出物色白质稀者，多为寒证、虚证；色浊质稠者，多属热证、实证。

1. 痰涎 痰色白而清稀，多为寒证；痰色黄而黏稠，多属热证。痰少而黏，难以排出，多属燥痰；痰白易咳而量多，为湿痰。咳吐脓血如米粥状，为热毒蕴肺，多是肺痈证；痰中带血，或咳吐鲜血，多为热伤肺络。

2. 呕吐物 呕吐痰涎，质清稀者，属于寒饮；呕吐物清稀并夹有食物、无酸臭味者，多为胃气虚寒；呕吐物秽浊酸臭，多为胃热或食积；吐血鲜红或暗红，夹有食物残渣，多为肝火犯胃或瘀血内停；呕吐脓血，味腥臭者，多为内痈。

3. 大便 大便稀薄如水样，夹有不消化食物，多属寒湿；大便稀溏如糜，色深黄而黏，多属大肠湿热；便如黏冻，夹有脓血，是为痢疾。先便后血，其色黑褐者是远血；先血后便，其色鲜红者是近血。

4. 小便 正常小便色淡黄，清净而不浑浊。小便清澈而量多者，多属虚寒；量少而黄赤者，多属热证。小便混浊不清者，多为湿浊下注；尿血者，多为热伤血络。

（七）望小儿示指络脉

小儿指纹是指3岁以内小儿两手示指掌侧前缘部的浅表络脉。因其皮肤薄嫩，脉络易于暴露，指纹较为明显。指纹的色泽改变和显现的部位、长短、浮沉等方面的异常变化，可以反映病邪的性质、正气的盛衰、病证的浅深轻重，所以察指纹有助于推断病情和预后。

1. 示指络脉的三关分部 指纹分“风”“气”“命”三关，示指第一节部位为“风关”，第二节为“气关”，第三节为“命关”。

2. 望示指络脉的临床意义 可察其色泽、长短及浮沉三方面的变化诊断疾病。

（1）浮沉分表里 指纹浮现明显者，多为病在表；沉隐不显者，多属病在里。

（2）淡滞定虚实 指纹浅淡而纤细者，多因气血不足，脉络不充，属虚证；指纹浓滞而增粗者，多因邪正相争，气血壅滞而成，属实证。

（3）红紫辨寒热 正常指纹，色呈浅红，隐现于风关之内。色鲜红者，多属外感表证；色紫红者，多为热证；色紫黑者，多为血络郁闭，病情危重；色淡者，多属虚证；色滞者，多属实证；色青者，多见于惊风，亦见于多种痛证。

（4）三关测轻重 指纹在风关者，是邪浅病轻；指纹透气关者，是邪已深入；指纹达命关者，病情更重；若指纹一直伸延到指甲端，即“透关射甲”，病情重笃。

二、闻诊

闻诊，包括听声音和嗅气味两个方面。听声音，主要是听患者语言气息的高低、强弱、缓急等变化，以及呃逆、嗳气、喘息等声响的异常，以分辨病情的寒热虚实。嗅气味，主要是嗅患者的口气、分泌物与排泄物的异常气味。

（一）听声音

1. 语声

（1）语声强弱 患者说话声音的强弱，可以反映机体正气的盛衰，也反映了邪气的性质。一般来说，语声高亢洪亮，多言而躁动者，属实证、热证；语声低微无力，少言而沉静者，属虚证、寒证。语声重浊，常见于外感，亦见于湿浊阻滞，为肺气不宣，气道不畅所致。若发不出音，称为“失音”，亦有虚实之分，外感病感邪后又伤于饮食、妊娠末期气道受阻者，多属实证；内伤病肺肾阴虚，津液不能上承者，多属虚证，临床表现为慢性或失音反复发作。

（2）语言错乱 “言为心声”，语言错乱多属于心的病变。神识昏糊，胡言乱语，声高有力者是谵语，常见于热扰心神的实证；神志不清，语言重复，时断时续，声音低弱者是郑声，属于心气大伤，精神散乱的虚证；言语粗鲁，狂妄叫骂，失去理智控制者为狂言，常见于狂证，是痰火扰心所致；喃喃自语，见人便停止者是独语，常见于癫证，多是心气虚，精不养神的表现；语言謇涩，多属于风痰上扰的病证。

2. 呼吸

（1）气微与气粗 呼吸微弱，多是肺肾之气不足，属于内伤虚损；呼吸有力，声高气粗，多是热邪内盛，气道不利，属于实热证。

（2）哮与喘 呼吸困难，短促急迫，甚则鼻翼煽动，或张口抬肩不能平卧者称为喘。

喘气时喉中有哮鸣声者称为哮。

喘有虚实之分。若喘息气粗，声高息涌，唯以呼出为快属实喘，多为肺有实邪，气机不利所致；若喘声低微息短，呼多吸少，气不得续属虚喘，乃肺肾气虚，出纳无力所致。

（3）少气与叹息　呼吸微弱，气少不足以息者，称为“少气”，多为气虚所致；胸中郁闷不舒，发出长叹的声音，称为“叹息”（古称太息），多为情志抑郁，肝失疏泄所致。

3. 咳嗽　是肺失宣肃、肺气上逆的反映。闻诊时应注意其声响，以及有无痰声等变化。咳声重浊，多属实证；咳声低微气怯，多属虚证。呈阵发性，咳而气急，连声不绝，终止时作鹭鸶叫声者，称为顿咳（百日咳）；咳声如犬吠，多为白喉。干咳无痰，或只有少量稠痰，多属燥邪犯肺或阴虚肺燥。

4. 呃逆、嗳气　均为胃气上逆所致。呃逆，俗称“打呃”。呃声高亢而短，响亦有力，多属实热；呃声低沉而长，气弱无力，多属虚寒。若久病胃气衰败，出现呃逆，声低无力，则属危证。

嗳气，又称噫气，多见于饱食后，可为宿食不化，肝胃不和，胃虚气逆等原因引起。食后嗳出酸腐气味，多为宿食停积，或消化不良；无酸腐气味者，则为肝胃不和或胃虚气逆所致。

（二）嗅气味

口气臭秽，多属胃热；口气腐臭，或兼咳吐脓血者，多是内有溃疡。

三、问诊

问诊，是医生对患者或其家属、亲友有目的地询问病情的一种诊察方法。问诊是中医诊察疾病的基本方法之一。明代张介宾《景岳全书·十问篇》中将问诊归纳为十问。清代陈修园将其修改而成《十问歌》：“一问寒热二问汗，三问头身四问便，五问饮食六胸腹，七聋八渴俱当辨，九问旧病十病因，再兼服药参机变，妇女尤必问经期，迟速闭崩皆可见，再添片语告儿科，天花麻疹全占验。”将问诊内容进行了全面概括。历代医家如此重视问诊，是因为问诊是诊察病情的重要方法之一，在四诊中占有重要地位。

（一）问寒热

寒热，即恶寒发热，是疾病中较为常见的症状。恶寒是患者的主观感觉，凡感觉怕冷，甚则加盖衣被、近火取暖仍觉寒冷者，称为恶寒。若虽怕冷，但加衣被或近火取暖而有所缓解，称为畏寒。发热除指体温高于正常者外，还包括患者自觉全身或某一局部发热的主观感觉，如“五心烦热”“骨蒸潮热”等。

问寒热可判断病邪的性质和机体的阴阳盛衰。一般来说，感受寒邪时，因寒为阴邪，可伤及人体阳气，导致阳气受损，温煦肌肤作用减退，患者恶寒怕冷；感受热邪时，因热为阳邪，阳盛则热，患者发热。问寒热时必须问清恶寒与发热是否同时出现、恶寒发热孰轻孰重、发生及持续的时间、寒热的特点及其兼症等。

1. 恶寒发热　疾病初起即有恶寒发热，多见于外感表证，是外邪客于肌表，卫阳与邪气相争的反映。由于外邪有风寒、风热的不同，故又有恶寒重发热轻与恶寒轻发热重的不同。

外感风寒常表现为恶寒重发热轻，因寒邪束表伤及机体阳气，所以恶寒重。寒性收引凝滞，卫阳郁而不宣，郁久化火，所以发热，常伴有头身痛、无汗、脉浮紧等。

外感风热常表现为发热重恶寒轻，因风热为阳邪，阳邪致病则阳盛，故发热重。风热袭表，卫外不固，腠理开泄，所以微恶风寒，并兼见口渴、自汗、脉浮数等。

2. 但寒不热 在疾病过程中，患者唯感畏寒而不发热，多属虚寒证。阳虚不能温煦肌肤，气血运行不畅，故同时见恶寒肢冷、面色苍白等虚寒证的表现。寒邪直中脏腑，脏腑阳气受损，则可见病变部位冷痛，喜温喜按。

3. 但热不寒 患者临床表现为但恶热，不恶寒，常见有以下几种情况。

（1）壮热 患者高热不退，不恶寒反恶热。多见于风寒入里化热，或风热内传的里实热证。其病机为正盛邪实，里热炽盛，蒸达于外，临床表现为一派热象，如高热、面赤等，常兼有多汗、烦渴等津伤之症。

（2）潮热 发热如潮汐之有定时，或按时而发或按时而热更甚（多在下午），临床常见三种情况。

1）阴虚潮热 每当午后或入夜即发热，属于“阴虚生内热”，以五心烦热为特征，甚至有热自深层向外透发的感觉，故又称“骨蒸潮热”。常兼见盗汗、颧赤、口咽干燥、舌红少津等。

2）湿温潮热 以午后热甚，身热不扬为特征。身热不扬指初扪之不觉很热，扪之稍久则觉灼手。其病多在脾胃，多为湿遏热伏，热难透达所致。多伴有胸闷呕恶、头身困重、大便溏薄、苔腻等湿邪内郁之症。

3）阳明潮热 是胃肠燥热内结所致，因其常于日晡阳明经气血旺时而热甚，又称“日晡潮热”。常兼见腹满痛拒按、大便燥结、舌苔黄燥等症。

（3）长期低热 指发热日期较长，而热度仅较正常体温稍高（一般不超过38℃），或仅患者自觉发热而体温并不高。长期低热的病机复杂，可见于阴虚潮热、夏季发热、“气虚发热”等多种情况。

4. 寒热往来 恶寒与发热交替而作，发无定时，是半表半里证的特征，常兼见口苦、咽干、胸胁苦满、不欲饮食、脉弦等，属少阳证。为邪气不太盛，正气也不强，邪气既不能侵入于里，正气也不能祛邪使之出表，正邪交争于半表半里的表现。若寒战与壮热交替，发有定时，一日一次或二三日一次，则为疟疾。由于疟邪伏藏于半表半里之间，入与阴争则寒，出与阳争则热，故其病寒热往来，休作有时。

（二）问汗

汗是津液在阳气的蒸化下出于体表而成，即“阳加于阴谓之汗”。辨汗首先要问有汗或无汗，然后再进一步问清出汗的时间、出汗的部位、汗量的多少及其主要兼症等。

1. 表证辨汗 表证的病位在肌表，了解表证有汗与无汗，往往可以分辨感受外邪的性质和正气的盛衰。表证无汗，多属外感寒邪之伤寒表实证，因寒性收敛，使腠理致密，汗孔闭塞而无汗；表证有汗，多属外感风邪，或卫阳虚弱，复感外邪，因风性开泄，其性升散，易袭阳位，可使腠理疏松而汗出。

2. 自汗 日间经常汗出不止，活动后更甚，多为气虚卫阳不固所致，常伴有神疲、乏力、气短、畏寒等阳气虚损的症状。

3. 盗汗 入睡则汗出，醒后则汗止，多因阴虚火旺。睡时卫阳入里，里热亢盛，蒸发阴津而致汗出；醒时卫阳达表，固护肌肤，腠理固密，故而汗止。常伴有五心烦热、失眠、颧红、口燥咽干等症。

4. 绝汗 汗出量多，津液大泄，又称“大汗”“脱汗”，其病变有寒热虚实之不同。若大汗出，并见高热、烦渴饮冷、脉洪大等症，是为阳热内盛迫津外泄的实热证；冷汗淋漓，伴有呼吸喘促、神疲气弱、四肢厥冷、脉微欲绝等症，则为阳气将绝，元气欲脱，津随气泄的危候，即亡阳证；若汗热而黏如油，烦躁口渴，脉细数或疾，为枯竭之阴津外泄之危象，即亡阴证。

5. 战汗 先见全身战栗，几经挣扎，继之汗出。是邪正相争，病变发展的转折点。如汗出热退，脉静身凉，是邪去正安的好转现象；若汗出而烦躁不安，脉来疾急，为邪盛正衰的危候。

（三）问头身

1. 头痛 头痛的病因不外两种，即“不通则痛”“不荣则痛”。外感风、寒、暑、湿、火，以及痰浊、瘀血之邪阻滞清空所引起的头痛，多为实证；气血精液亏损，不能上荣于头，致使脑海空虚而发头痛，多为虚证。

2. 头晕 是指患者自觉视物昏花旋转，轻者闭目可缓解，重者感觉天旋地转，不能站立，闭目亦不能缓解。多为外邪侵袭或脏腑功能失调引起经络阻滞、清阳之气不升，或风火上扰、邪干清窍所致。

3. 四肢痛 多为风寒湿邪侵袭，阻碍气血运行所致。亦有因于脾胃虚损、水谷精气不能运于四肢而发作。疼痛独见于足跟，甚则掣及腰脊者，多属肾虚。

（四）问疼痛

1. 胀痛 即胀且痛者，多属气滞。如寒凝中焦，脾胃气滞，则可见胃脘胀痛；肝气郁滞，则可见胁肋或乳房胀痛；头部胀痛，多见于肝火上炎或肝肾阴虚，肝阳上亢的病证。

2. 重痛 即疼痛并有沉重的感觉，多为湿滞经脉所致。如外感湿邪，则可见头身四肢困重疼痛、腰部重坠而痛等。

3. 刺痛 即疼痛如针刺，是瘀血疼痛的特点之一，其痛部位固定，夜间痛甚。

4. 绞痛 即痛如绞割，多因有形实邪闭阻气机而成。如心血瘀阻引起的真心痛、蛔虫上窜引起的脘腹痛、石淋引起的小腹痛等。

5. 灼痛 即痛有灼热感而喜凉。为火邪所致，火又有实火与虚火之别。实火多为火邪窜络所致，虚火多因阴虚阳热亢盛。

6. 冷痛 即痛有冷感而喜暖。分为实寒、虚寒两种。实寒多因寒邪阻络；虚寒则为阳气不足，终致脏腑、经络失于温养，气血运行不畅，不通则痛。

7. 隐痛 即疼痛不剧烈，隐隐而痛却绵绵不休，持续时间较长，多是气血不足，阴寒内生，气血运行不畅所致。

8. 掣痛 即抽掣或牵引而痛，多为筋脉失养或阻滞不通所致。

此外，疼痛还可按不同部位进行分类，主要有：胸痛、胁痛、脘痛、腹痛、腰痛等，对了解病变所在的脏腑经络有一定的意义。

（五）问饮食口味

1. 口渴与饮水 口渴与否，常反映人体津液的盛衰及输布状况。口不渴为津液未伤，多见于寒证，或是没有明显的热邪；口渴则多提示津液损伤，或为津液内停不能气化上承所致。

一般来说，口渴多饮，常见于热证；大渴喜冷饮，为热盛伤津；渴喜热饮，饮量不多或口渴欲饮，水入即吐，小便不利，多为痰饮内停，水津不能上承；口渴而不多饮，常见于急性热病，多属热入营血；口干，但欲漱水不欲咽，病属瘀血；大渴引饮，小便量多，是为消渴。

2. 食欲与食量 了解患者食欲状况、进食多少，对于判断脾胃功能以及疾病的预后转归有较重要的临床意义。

食欲减退或不欲食，胃纳呆滞，多为脾胃功能失常；食少见于久病，兼有面色萎黄、形瘦、倦怠者，属脾胃虚弱；食少伴有胸闷、腹胀、肢体困重、舌苔厚腻者，多为脾湿不运；食后胃痛减轻者，属虚证；食后胃痛加重者，属实证，为内有积滞或气滞血瘀之证。

食欲过于旺盛，食后不久即感饥饿者，为消谷善饥，为胃火炽盛，腐熟太过所致；有饥饿感，但不欲食，或进食不多者，为饥不欲食，多为胃阴不足，虚火上扰所致；易饥多食，但大便溏泻、纳呆者，属胃强脾弱。

嗜食生米、泥土等异物，往往是虫积的征象。

疾病过程中，食量渐增，表示胃气渐复；食量渐减，常是脾胃功能衰退。若久病之人，本不能食，突然暴食，是中焦脾胃之气将绝的征象，称为"除中"，是"回光返照"的征兆之一。

3. 口味异常 主要是询问患者口中的异常味觉与气味。口苦，多见于热证，特别是肝胆实热的病变；口甜而腻，多属脾胃湿热；口中泛酸，多为肝胃蕴热；口中酸馊，多为食积内停；口淡乏味，常见于脾虚不运。

（六）问二便

问二便应注意问二便的性状、颜色、气味、间隔时间、量的多少，以及排便的次数和伴随的症状等。

1. 大便 就其性状而言，不外干和稀两种情况。大便干燥坚硬，排出困难，排便间隔时间长，便次减少，称为便秘，实则多因热结肠道，大肠津亏，传导失司；虚则多因阴虚液少，或气液两亏，以致大肠传导不行。大便稀软不成形，甚则呈水样，便次增多，间隔时间相对缩短，称为溏泻或泄泻，常见于脾失健运，小肠不能分清别浊，水湿直趋大肠的病证；大便先干后溏，多属脾胃虚弱；大便时干时稀，多为肝郁脾虚、肝脾不和；水粪夹杂，下利清谷或五更泄泻，多为脾肾阳虚、寒湿内盛；泻下黄糜，多属大肠湿热；大便夹有不消化食物，酸腐臭秽，多是伤食积滞；老年人大便不干不稀，只是排便困难者多属气虚。

排便时，肛门有灼热感，多是热迫直肠；大便滑脱不禁，肛门有下坠感甚或脱肛，多见于脾虚下陷的久泻；里急后重，多见于痢疾；大便溏泻不爽，多是肝失疏泄的表现；便色黑如柏油而大便反易，多属瘀血；腹痛则泻，泻后痛减者多是肝郁脾虚。

2. 小便 为津液所化，了解小便的变化，可以察知津液的盈亏和有关内脏的气化功能是否正常。

尿量过多，多属肾气亏虚，开合失司，也常见于消渴证。小便短少，既可为热盛伤津，或汗、吐、下太过损伤津液，以致化源不足所致，也常见于肺、脾、肾功能失常，气化不利，水湿内停的病证。小便不畅，点滴而出为癃；小便不通，点滴不出为闭，一般统称为"癃闭"，可见于湿热下注，瘀血、结石阻塞者，多属实证；若因肾阳不足，不能气化，或肾阴亏损，津液内虚，多属虚证；尿后余沥不尽，称为"尿失禁"，多属肾气不固；睡中不自主排尿，是为遗尿，多属肾气不足的虚证。

（七）问睡眠

询问睡眠的异常变化，可了解机体的阴阳盛衰。临床常见的睡眠异常主要有失眠与嗜睡两种。

1. 失眠 又称“不寐”“不得眠”，是以经常不易入睡，或睡而易醒不能再睡，或时时惊醒睡不安稳，甚至彻夜不眠为特征的证候。是阳不入阴、神不守舍的病理表现。其致病原因有二：一是阴血不足，虚火扰心，以致心神不安，难以入寐，如心肾不交而致的心烦不寐及心脾气血亏虚、血不养心而致的心悸不寐等；二是痰火、食积等有形实邪干扰所致，如食滞内停的失眠，“胃不和则卧不安”，以及胆郁痰扰的失眠等。

2. 嗜睡 即睡意很浓，经常不自主地入睡，多见于阳虚阴盛、痰湿困滞的病证。头目昏沉而嗜睡者，多为痰湿困遏，清阳不升所致；神疲欲寐，闭眼即睡，呼之即醒或朦胧迷糊，似睡非睡，似醒非醒者，称为“但欲寐”，是少阴心肾阳虚之征。若昏睡见于急性热病，多属邪入心包、热盛神昏之象。

（八）问耳目

1. 耳鸣、耳聋

（1）耳鸣 患者自觉耳内鸣响，如闻蝉鸣或潮水声，或左或右，或两侧同时鸣响，或时发时止，或持续不停。若暴起耳鸣声大，用手按而鸣声不减，属实证，多为肝胆火盛所致；渐觉耳鸣，声音细小，以手按之则鸣声减轻，属虚证，多与肾虚精亏，髓海不充，耳失所养有关。

（2）耳聋 即患者听觉丧失的症状，可由耳鸣发展而来。新病突发耳聋多属实证，为邪气蒙蔽清窍，清窍失养所致；渐聋多属虚证，多因脏腑虚损而成。一般而言，虚证多而实证少，实证易治，虚证难治。

2. 目眩 是指视物昏花迷乱，或眼前有黑花闪烁，小虫飞行的感觉。多为肝肾阴虚、肝阳上亢、肝血不足、气血不足，目失所养而致。

（九）问经带

1. 问月经 包括期、量、色、质等方面的内容。

（1）经期 月经周期指上次月经来潮至本次月经来潮之间的时间。正常月经经期为28天左右。若月经提前8~9天以上，为月经先期，其病因多有虚实之分。实者可见于肝气郁滞，疏泄功能异常；或瘀血内阻，血液不循常道；或里热炽盛，热邪迫血妄行。虚证可见于气虚不能摄血，血行无制。若周期错后8~9天以上，为月经后期，其病因亦有虚实之分。实者多因寒凝、痰阻、瘀血，终致血不畅行；虚者多因血少，任脉不充，则血当下不下。若经期错乱，或前或后，经行无定期，多因肝气郁滞，或脾肾虚损，也有瘀血积滞所致。还有极少数终身不见月经，但能正常妊娠生育者，称为“暗经”，此属生理性异常。

（2）经量 若经量超过了生理范围，称为月经过多，多为血热、冲任受损，或气虚不能摄血所致。若经来少于正常量，称为月经过少，多因血虚生化不足，或寒凝、血瘀、痰湿阻滞等。停经超过3个月而未妊娠者，称为闭经。多因生化不足，气虚血少，或血瘀不通，或血寒凝滞等。但也有因生活环境的改变而停经者，若无明显病状则不属病态，待适应环境后月经即可复常。

（3）色质 正常月经色正红，质地不稀不稠，亦不夹杂血块。若经色淡红质稀，多为血少不荣，属虚证；若经色深红质稠，属血热内炽，为实证。若经色紫暗有块，乃寒凝血滞；暗红有块，则为血瘀。

(4) 行经腹痛 即行经时腰腹作痛，甚至剧痛不能忍受，并随月经周期持续发作。经前或经期小腹胀痛者，多属气滞血瘀；小腹冷痛，遇暖则缓者，多属寒凝；行经或经后小腹隐痛、腰酸痛者，乃气血亏虚，胞脉失养所致。

2. 问带下 主要了解色、量、质、气味等变化。若带下量多色白，清稀如涕，多属脾虚湿注；带下色黄，黏稠臭秽，或伴有外阴瘙痒疼痛，多属湿热下注；带下晦暗，质稀薄而多，腰腹酸冷，多属肾虚。

四、切诊

切诊，包括脉诊和按诊两部分，是医者运用指端的触觉，在患者的一定部位进行触、摸、按、压，以了解病情的方法。脉诊是中医诊病的主要手段之一。

（一）脉诊

脉诊，又称“切脉”。是医生用手指触按患者的动脉，探查脉象，以了解病情变化的一种诊病方法。

1. 脉诊的部位和寸口脉分候脏腑 关于脉诊的部位，历来普遍选用“寸口”，即切按患者桡动脉腕后表浅部位。

“寸口”又称“气口”“脉口”，分寸、关、尺三部。掌后高骨（桡骨茎突）的部位为“关”，关前（腕端）为“寸”，关后（肘端）为“尺”。两手各有寸、关、尺三部，共为六脉。

中医采用“寸口诊法”，是因为寸口脉搏能够反映五脏六腑的病变：一则寸口为手太阴肺经脉的大会，五脏六腑的经脉又均会合于肺，“肺朝百脉”；二则足太阴脾经与手太阴肺经相通，且手太阴肺经起于中焦脾胃，脾胃为气血生化之源。因此，全身脏腑经脉气血的状况，都可以从寸口脉上反映出来。

三部脉分候不同的脏腑，现临床常用的划分方法是：右寸候肺，右关候脾胃，右尺候肾（命门）；左寸候心，左关候肝，左尺候肾。体现了“上（寸脉）以候上（躯体上部），下（尺脉）以候下（躯体下部）”的原则。此外，寸口脉搏亦最易切按，这也是诊脉独取寸口的原因之一。

切脉时让患者取坐位或仰卧位，手臂与心脏近于同一水平位，直腕仰掌，以使血流畅通。切成人脉，用三指定位，即先以中指按在掌后高骨定关，然后用示指按在关前定寸，用无名指按在关后定尺。三指应呈弓形，指头齐平，以指腹按触脉体。布指的疏密应与患者的身长相适应，身材高大布指宜疏，身材矮小布指宜密。小儿寸口脉部位甚短，不容三指以候寸、关、尺，可用“一指（拇指）定关法”。

切脉时常运用三种不同的指力以体察脉象，轻用力按在皮肤上为浮取，名“举”；重用力按至筋骨为沉取，名“按”；不轻不重，中等度用力按到肌肉为中取，名“寻”。寸、关、尺三部，每部有浮、中、沉三候，合称“三部九候”。

切诊时，内外环境应安静。切脉者必须呼吸均匀、平静，态度认真，把注意力集中于指下。每次诊脉的时间，古人认为不应少于五十动，临床上不应少于一分钟。通过切诊可以辨别病证的部位、性质以及正邪盛衰。

2. 平脉的特点及变异 平脉即正常脉象，又称“常脉”。平脉的至数是一呼一吸即一息脉来四至，脉象和缓有力、从容有节、不快不慢。平脉主要有三个特点：一是“有神”，即脉象和缓有力；二是“有胃（胃气）”，即脉来去从容而节律一致；三是“有根”，即尺部沉取，仍有一种从容不迫应指有力的气象。

脉象和人体内外环境的关系十分密切。由于年龄、性别、体质以及精神状态的不同，脉象也会随之发生某些生理性的变化。如年龄越小脉搏越快，婴儿脉疾数，青壮年体强脉多有力，老年人体弱脉来较弱。成年女性较成年男性脉濡弱而略快。体型高大者，脉的显现部位较长；矮小者，显现部位较短。瘦人脉多稍浮，胖人脉多稍沉。重体力劳动、剧烈运动、长途步行、喝酒、饱食或情绪激动时，脉多快而有力，饥饿时脉来较弱等。四季的变化对脉象也有一定影响，如春季脉稍弦、夏季脉稍洪、秋季脉稍浮、冬季脉稍沉等。这些变化在临床脉诊时应注意与病脉鉴别。

如果脉不见于寸口部，而从尺部斜向手背，名“斜飞脉”；若显现于寸口背侧，名“反关脉”，均是桡动脉解剖部位的异常，属于生理特异的脉位，不作病脉论。

3. 病脉与主病　疾病反应于脉象的变化，即为病脉。前人记载病脉的脉象有28种，但临床上常见的脉象主要有10余种。脉象的种类虽多，但有一定的规律可循。按脉搏的位置深浅可分浮沉；按脉搏的频率可分迟数；按脉搏的形态可分洪、细、滑、涩、弦、濡；按脉搏的节律可分促、结、代。主要病脉及所主的病证如下。

（1）浮脉

【脉象】轻取即得，重取稍弱。

【主病】主表证。浮而有力为表实，浮而无力为表虚。

（2）沉脉

【脉象】轻取不应，重按始得。

【主病】主里证。有力为里实，无力为里虚。

（3）迟脉

【脉象】脉来迟慢，一息不足四至（相当于每分钟脉搏60次以下）。

【主病】主寒证。有力为冷积，无力为阳虚。

（4）数脉

【脉象】一息脉来五至以上（相当于每分钟脉搏90次以上）。

【主病】主热证。有力为实热，无力为虚热。

（5）虚脉

【脉象】三部脉举按皆无力，隐隐蠕动于指下，有软而空豁的感觉，是无力脉的总称。

【主病】主气血两虚，尤多见于气虚。

（6）实脉

【脉象】脉来去俱盛，三部举按皆较大而坚实有力，是有力脉的总称。

【主病】主实证。邪气实而正气不虚，邪正相搏，为气血壅盛之证。

（7）滑脉

【脉象】“往来流利，如盘走珠”，指下有一种圆滑感。

【主病】主痰饮、食滞、实热等。平人脉滑而冲和，是营卫充实之象。妇人妊娠亦常见滑象，是血气充盛而和调的表现。

（8）涩脉

【脉象】往来艰涩不畅，如轻刀刮竹。

【主病】气滞血瘀，精伤，血少，夹痰，夹食。

(9) 细脉(又称小脉)

【脉象】脉来如线，软弱无力，但应指明显。

【主病】主气血两虚，诸虚劳损，又主湿病。

(10) 洪脉

【脉象】“洪脉极大，状如洪水，来盛去衰，滔滔满指”，即脉体阔大，充实有力。

【主病】主邪热亢盛。久病气虚，或虚劳、失血、久泻等病证而见洪脉，则多属邪盛正衰的危证。

(11) 弦脉

【脉象】端直以长，如按琴弦。

【主病】主肝胆病、痛证、痰饮等。

(12) 紧脉

【脉象】脉来绷急，状如牵绳转索。

【主病】主寒证、痛证、宿食。

(13) 缓脉

【脉象】脉来一息四至，但脉势却有缓慢之感。

【主病】多见于湿邪及脾胃虚弱证。

(14) 代脉

【脉象】脉来缓弱而有规则的歇止，间歇时间较长。

【主病】主脏气衰微、风证、痛证、七情惊恐、跌仆损伤。

(15) 促脉

【脉象】脉来急数而有不规则的间歇。

【主病】主阳热亢盛、气滞血瘀或痰食停积等病证。

(16) 结脉

【脉象】脉来缓慢而有不规则的间歇。

【主病】主阴盛气结、寒痰瘀血、癥瘕积聚。

促、结、代脉都属于有歇止的脉象。但结脉、促脉都是不规则的间歇，歇止时间短，结脉是迟而歇止，促脉则数而歇止；代脉则是有规律的间歇，歇止的时间较长。

4. 相兼脉与主病 疾病是复杂的，因而脉象往往不只一脉独见。相兼脉的主病往往是各个脉所主病的综合。例如，浮脉主表证，紧脉主寒证，浮紧脉即主表寒证；沉脉主里证，迟脉主寒证，沉迟脉即主里寒证；沉脉主里证，细脉主虚证，数脉主热证，沉细数脉即主里虚热证，余可类推。兹将临床常见的相兼脉象所主病证举例如下。

浮紧脉，主外感寒邪之表寒证，或风痹疼痛。

浮缓脉，主风邪伤卫，营卫不和，太阳中风的表虚证。

浮数脉，主风热袭表之表热证。

浮滑脉，主风痰或表证夹痰，常见于素体痰盛而又感受外邪者。

沉迟脉，主里寒证，常见于脾胃阳虚，阴寒凝滞的病证。

弦紧脉，主寒痛，常见于寒滞肝脉，或肝郁气滞，两胁作痛等病证。

弦数脉，主肝郁化火，或肝胆湿热等病证。

滑数脉，主痰热、痰火，或内热食积。

洪数脉，主气分热盛，多见于外感热病。

沉弦脉，主肝郁气滞，或水饮内结。

沉涩脉，主血瘀，尤常见于阳虚而寒凝血瘀者。

弦细脉，主肝肾阴虚，或血虚肝郁，或肝郁脾虚。

沉缓脉，主脾肾阳虚，水湿停留诸证。

沉细数脉，主阴虚或血虚有热。

弦滑数脉，见于肝火夹痰，或风阳上扰，痰火内蕴等证。

（二）按诊

按诊，是对患者的肌肤、手足、脘腹及其他病变部位施行触摸按压，以测知局部冷热、软硬、压痛、痞块或其他异常变化，从而推断疾病的部位和性质的一种诊病方法。

1. **按肌肤** 主要审察肌表的寒热、荣枯、润燥以及肿胀等。一般来说，热邪盛者身多热，阳气衰者身多寒。皮肤润泽者，多属津液未伤；干燥或甲错者，多属津液已伤，或内有干血。疮疡按之肿硬而不热，根盘平塌漫肿者，多属阴证；按之高肿灼手，根盘紧束者，多属阳证。按之固定，坚硬而热不甚，是未成脓；按之边硬顶软而热甚，是已成脓。轻按即痛者，为脓在浅表；重按方痛者，脓在深部。按之陷不起为脓未成，按之有波动感为脓已成。

2. **按脘腹** 可以辨别脏腑虚实和病邪性质及其积聚的程度。如心下痞满，按之硬而痛者是结胸，属实证；心下满按之濡软而不痛者多是痞证。腹痛喜按为虚、拒按为实。腹内有肿块，按之坚硬，推之不移且痛有定处者，为癥为积，多属血瘀；肿块时聚时散，或按之无形，痛无定处者，为瘕为聚，多属气滞。若腹痛绕脐，左下腹部按之有块累累，当考虑燥屎内结。腹有结聚，按之硬，且可移动聚散者，多为虫积。右侧少腹部按之疼痛，重按后突然放手而疼痛更为剧烈者，多是肠痈。

扫码“练一练”

药师考点

一、A 型题（最佳选择题）

1. 下列主表证的脉是

A. 数脉　B. 迟脉　C. 浮脉　D. 沉脉　E. 滑脉

二、B 型题（配伍选择题）

A. 青　B. 赤　C. 黄　D. 白　E. 黑

2. 主热证的面色是

3. 主惊风的面色是

三、C 型题（综合分析选择题）

“言为心声”，语言错乱多属于心的病变。

4. 神志不清，语言重复，时断时续，声音低弱者为

A. 谵语　B. 郑声　C. 狂言　D. 謇语　E. 独语

5. 此病证的病机是

A. 痰火扰心　　B. 精不养神　　C. 热扰心神

D. 风痰上扰　　E. 心气大伤

四、X 型题（多项选择题）

6. 寒热往来可见于

A. 表证　　B. 里证　　C. 半表半里证

D. 疟疾　　E. 厥阴证

扫码“学一学”

第九章 病机与辨证

学习目标

掌握 1. 病机与辨证的基本含义和分类。

2. 八纲辨证中的各证、气血津液辨证中的气虚证、血虚证、血瘀证以及脏腑辨证中的心脉痹阻证、肺阴虚证、脾气虚证、肝气郁结证、肝胆湿热证、肾阴虚证和肾阳虚证的概念及临床表现。

熟悉 阴虚证、阳虚证、亡阴证、亡阳证、心血虚证、痰浊阻肺证、脾胃湿热证、肝阳上亢证、膀胱湿热证的概念和临床表现。

了解 1. 八纲之间的关系。

2. 气血津液辨证、脏腑辨证各证型及六经辨证、卫气营血辨证和三焦辨证的内容。

病机是疾病发生、发展与变化的机制。病机学说，是研究各种疾病的发生、发展和变化的机制，并揭示疾病演变规律的学说。病机理论的核心就是通过研究疾病发生、发展的原理，揭示疾病的本质。只有掌握各种病证的病机，才能正确诊断疾病、推知疾病的发展趋势，并制订正确的治疗原则、具体治法和方药。

病机学说的内容十分丰富，涉及局部症状、系统和全身病机变化等各个层次，揭示各种疾病共同演变规律的基本病机；或研究某一系统的脏腑病机、经络病机；或研究某一类疾病的病机理论（如六经病机、三焦病机等）；或研究某一种疾病或证候发生机理及变化规律的病机理论（如哮证的病机、水肿的病机等）；或研究某一种症状产生机理的病机理论（如疼痛的病机等）。

辨证是在中医基础理论指导下，对患者的临床资料进行综合分析，对照各种证的概念，对疾病的病理本质做出判断、确定具体证候的过程。是认识疾病、决定治疗的前提和依据。

证是疾病发生、发展过程中病因、病位、疾病性质以及正邪斗争消长变化的病理概括。证也是一种综合性的功能状态，或称人体的功能状态，是全身多器官综合协调的结果，并随着时间的推移而发生动态变化，这是机体强大的反馈调节机制反映出来的。状态的正常与否第一个感受者是自我，因此症状是诊断状态的第一要素。望、闻、问、切是诊断状态的基本方法，其依据是症状和体征。中医创造了状态诊断方法、状态度量方式（偏寒偏热、太过不及等平衡度量法）、状态的治疗思想（寒者热之、热者寒之；虚则补之、实则泻之的平衡思想）以及治疗方法（方药及其随证加减）等。如患者发热，症见面红目赤，口渴喜冷饮，烦躁不安，小便短赤或大便干结，舌质红，苔黄而干，脉数有力等，根据病位、疾病性质和正邪斗争消长的状况可诊断为“里热实证”，应使用清里热泻实火等方法进行治疗。

病机与辨证的方法有多种，是在长期临床实践中形成的，本章主要介绍八纲的病机与辨证、脏腑病的病机与辨证、气血津液失常的病机与辨证，以及外感病（如六经、卫气营血、三焦）的病机与辨证。其中八纲是各类病机与辨证的总纲，也可以说是从各类病机与辨证方法的个性中概括出来的共性；脏腑辨证主要用于杂病，又是其他各类辨证的基础；气血津液病辨证，是与脏腑辨证密切相关，互相补充的一种辨证方法。各种辨证方法虽各有特点，对不同疾病的诊断各有侧重，但又互相联系和补充。

第一节　八纲病机与辨证

八纲，即阴、阳、表、里、寒、热、虚、实八类证候。八纲辨证是通过对四诊所取得的资料进行综合分析，用这八类证候归纳说明病变的部位、性质以及病变过程中邪正双方力量对比等情况的辨证方法。

疾病的表现尽管复杂多变，但基本上都可归纳于八纲之中。疾病的类别，不外阴证、阳证两大类；病位的深浅，不在表就在里；疾病的性质不是热证，便是寒证；邪正的盛衰，邪气盛为实证，正气衰为虚证。因此，八纲辨证就是把千变万化的病证，归纳为表与里、寒与热、虚与实、阴与阳四对纲领性证候，用于指导临床治疗。其中阴阳两纲又可概括其他六纲，即表、热、实证属阳；里、寒、虚证属阴。所以，阴阳又是八纲中的总纲。

一、表里的病机与辨证

表与里辨证是辨别病变部位和病势趋向的纲领。一般来说，病在皮毛、肌腠，部位浅在者属表证，病情较轻；病在脏腑、血脉、骨髓，部位深入者属里证，病情较重。

（一）表证

【概念】表证是病位浅在肌表的一类证候。

【病因】外感六淫之邪从皮毛、口鼻侵入人体而引起。

【病机与证候特点】因外邪袭表，邪正交争，卫气被郁。多见于外感病的初期，具有起病急、病程短的特点。因病邪的性质有寒热的不同，表证又分为表寒证与表热证。

1. 表寒证　恶寒重，发热轻，头身痛，口不渴，无汗或有汗。舌苔薄白，脉浮紧等。

2. 表热证　发热重，恶寒轻，头痛，咽喉肿痛，咳嗽，口渴。舌尖红，舌苔薄白或薄黄，脉浮数等。

（二）里证

【概念】里证是病变部位深在脏腑的一类证候，是脏腑病变的总称。

【病因】病邪由表入里，累及脏腑；或情志失调，或生活起居失调，或气血不调等因素，均可直接导致里证。

【病机与证候特点】病位在里，是以脏腑、气血、阴阳失调为主的病变。不同的脏腑，可因寒热虚实的不同，表现出各种不同的病证，如肝胆湿热、脾胃气虚、心血瘀阻、肺阴虚等。具体内容将在脏腑辨证中介绍。

（三）半表半里证

【概念】半表半里证亦称“少阳证”。是指病位处于表里进退变化间表现出的一种特殊的病证。

【病因】多为外感病的病邪已经离表，尚未入里；或里邪外透，尚未及表；或邪气直中少阳而在表里之间。

【病机与证候特点】邪犯少阳，正邪交争，枢机不利。症见寒热往来，胸胁苦满，口苦咽干，心烦喜呕，默默不欲食，脉弦等。

二、寒热的病机与辨证

寒与热，是指病证的两种不同的性质。一般来说，寒证是机体受到寒邪侵袭，或体内阳气不足引起；热证是机体受到热邪侵袭，或体内阴不足而虚火内生所致。

（一）寒证

【概念】寒证是指感受寒邪，或机体阳虚阴盛所表现出的寒性证候。

【病因】多为外感寒邪，或过食寒凉生冷食物，致阴寒过盛；或素体阳虚，或久病耗伤阳气所致。

【病机与证候特点】阴寒内盛或阳气不足。阴盛则实寒；阳虚则虚寒。实寒证症见头身冷痛或脘腹冷痛而拒按，遇寒加重，得热痛减，脉迟紧等；虚寒证症见面色苍白，形寒肢冷，口淡不渴或喜热饮，小便清长，或大便稀薄。舌质淡，苔白而润，脉沉迟等。

（二）热证

【概念】热证是指热邪侵袭，或机体阳盛阴虚所表现出的热性证候。

【病因】多为外感热邪，或寒邪入里化热，或情志内伤、五志过极化火，或体内病理产物郁久化热等所致。

【病机与证候特点】阳热亢盛或阴虚内热。阳盛则实热；阴虚则虚热。实热证症见发热，面红耳赤，口渴喜冷饮，烦躁不安，小便短赤，或大便秘结，舌红苔黄，脉数有力等；虚热证症见五心烦热，潮热盗汗，骨蒸，舌红少苔或干裂，脉数无力。

（三）寒证与热证的关系

临床除见单独的寒证或热证外，还可形成寒热转化、寒热错杂、寒热真假等证候。

1. **寒热转化** 是指在一定的条件下，寒证化热，或热证转寒。例如，寒邪初袭，恶寒重，发热轻，若寒郁化热，则见身热不恶寒，口渴喜冷饮等，说明寒邪已入里化为热。又如，热证患者大汗或吐泻，引起机体津液、阳气耗竭，可出现四肢厥逆，面色苍白，脉微细等，说明已转化为寒证。

2. **寒热错杂** 是指寒证与热证并见，其形成多因机体阴阳偏盛偏衰不一致。例如，症见脘腹冷痛、呕吐清涎，同时又见小便短赤、尿道灼热等，为寒在脾胃，热在膀胱。

3. **寒热真假** 是指在一定病理阶段所出现的表象与本质相反的情况，即“真寒假热”“真热假寒”。如患者身热面赤却欲盖衣被、口渴却喜热饮、脉数大却按之无力，同时见四肢厥冷、小便清长、舌淡苔白等真寒之象，此属真寒假热证，又称“阴盛格阳”。又如，患者虽四肢不温，但不恶寒反恶热，胸腹灼热，虽见下利清水，但臭秽难闻，且腹胀痛拒按，脉虽沉迟，但按之有力，同时见口燥咽干、舌红苔黄等真热之象，此属真热假寒证，又称“阳盛格阴”。

三、虚实的病机与辨证

虚与实是人体正气与病邪抗争的过程中，双方力量消长变化关系的反映。实证不仅病邪强盛，而且正气未衰（尤其在病初阶段），能积极抵抗病邪，表现出一些亢奋的症状。如高热、胸腹胀满疼痛拒按、脉有力等，是正邪抗争比较激烈的反映。虚证则不论病邪强盛与否，关键是机体正气处于衰弱的状况下，临床表现出一些“不足”的症状。如低热、胸腹冷痛喜按，脉虚弱无力等，是正邪交争不激烈的表现。

一般新病、体质强壮及青年患者，多为实证；久病、体质衰弱及老年患者，多为虚证。

（一）实证

【概念】 实证是指痰饮、水湿、瘀血、宿食、燥屎、虫积等有形之物停积于体内，致使邪气盛实的证候。

【病因】 外邪侵入人体，邪正剧争，或脏腑功能失调，代谢障碍，气机阻滞，致使病理产物停积体内。

【病机与证候特点】 正气未虚，邪气盛实，正邪剧烈相争，而见一系列以亢奋有余、不通为特征的病理变化。症见烦躁谵语，声高气粗，胸腹胀满疼痛拒按，小便短赤，大便秘结。舌质苍老，舌苔厚，脉有力等。

（二）虚证

【概念】 虚证是指正气不足的证候，表现在人体则为气血阴阳不足。

【病因】 多为先天禀赋不足，或后天失于调养（如饮食失调、劳逸过度、情志内伤、房事不节、久病失治等）导致。

【病机与证候特点】 以正气不足，邪不显著，邪正交争无力，机体功能衰退为主要病机特点。症见精神萎靡，肢体倦怠无力，语声低微，心悸气短，自汗或盗汗，胸腹胀满喜按。舌质胖嫩，少苔，脉细弱无力等。

（三）虚实夹杂

除单纯的虚证或实证外，许多情况下，既有邪实的一面，又有正虚的一面，这就是通常所说的虚实夹杂证。如慢性气管炎患者，形体消瘦，呼吸气短，自汗，脉弱无力，是一派虚证的表现；若偶感外邪，则出现发热，咳喘气急，咳痰黏稠而色黄，苔腻等，出现了虚实夹杂的病证。在治疗时，要求首先分清虚实的主次与缓急，采用先攻邪后补虚，或攻邪与补虚兼施的治法。

四、阴阳失调的病机与辨证

阴与阳，是八纲辨证的总纲。表与里、寒与热、虚与实都是在疾病发生的过程中，临床上所表现的既对立又统一的矛盾现象。这些矛盾现象，中医用阴阳来概括。从矛盾的属性上划分，表证、热证和实证都属阳证的范畴；里证、寒证和虚证都属阴证的范畴。从这个意义上讲，一切病证都可以归纳为阴证和阳证两大类。

阴阳失调即是对阴阳失去平衡协调病机变化的简称。在中医病机理论体系中，阴阳失调是分析病机的总纲，是对机体各种复杂病变的高度概括。阴阳失调的病机变化非常复杂，或偏盛偏衰，或互损，或格拒，或亡失等。由于寒热分阴阳，阴阳失调的病机一般伴随着寒热变化。另外，阴阳失调的各类病机并不是固定不变的，而是随着病程的长短和邪正斗争产生的盛衰变化而不断发展变化的。

此外，临床上某些具体病证，如阴证、阳证、亡阴证和亡阳证等，虽然名称上都有阴阳，但其实质又有不同的内涵，不可与八纲中的阴阳辨证纲领相混淆。

（一）阴阳偏盛

阴阳偏盛是指阴或阳高于正常水平，出现“邪气盛则实”的病机变化，导致实热证或实寒证，即“阳胜则热，阴胜则寒”。

1. 阳偏盛

【概念】阳偏盛即阳胜，指在疾病过程中出现阳气偏盛，功能亢奋、机体对致病因素的反应性增强、阳热过盛的病机变化。

【病因】外感阳邪；或外感阴邪入里化热；或五志化火；或邪郁化火（如气、痰、瘀血、食积）等。

【病机与证候特点】阳邪亢盛而阴液未虚。以热、动、燥为其特点，辨为实热证。症见壮热气粗，心烦，甚至神昏，渴欲冷饮，面红目赤，四肢躁扰不宁，尿黄便干，舌红苔黄，脉洪数等。外科痈疡属于阳证者，其疮形高肿，根脚紧束，灼热疼痛；皮色红赤，病势暴急；脓未成易消，既成易溃，溃后脓水黏稠，容易收口等。

【病机发展趋势】“阳胜则阴病”，阳热亢盛，必然损伤阴液。一般情况下，阳偏盛的病变必然会导致不同程度的阴液损伤，而见口舌干燥、小便短少等伤阴的表现，但仍然是以阳盛为主的实热。如果病情进一步发展，阴由相对不足转变为绝对亏虚，会在出现热象的同时，出现肌肉消瘦，口干咽燥，小便短少，大便干硬等阴液不足的临床表现，就成为实热兼阴液亏虚的虚实错杂证。

2. 阴偏盛

【概念】阴偏盛即阴胜，指在疾病过程中出现阴气偏盛，功能障碍，产热不足，以及阴寒性病理产物积聚的病机变化。

【病因】外感寒湿阴邪；或过食生冷等。

【病机与证候特点】阴盛而阳气未虚。以寒、静、湿为其特点，辨为实寒证。常见形寒战栗，面白肢冷，脘腹冷痛，便溏，舌淡苔白腻，脉紧等。

【病机发展趋势】“阴胜则阳病”，阴邪偏盛，必然损伤阳气。一般情况下，阴偏盛的病变必然会导致不同程度的阳气损伤，出现面色苍白等寒盛伤阳的表现，但仍然是以阴寒偏盛为主的实证。如果病情进一步发展，机体的阳气由相对不足转变为绝对亏虚，在出现实寒现象的同时，出现精神萎靡，面白肢冷，小便清长，大便溏薄等阳气亏虚的临床表现，就转化成阴寒内盛兼阳气不足的虚实错杂证。

（二）阴阳偏衰

阴阳偏衰，是指机体的阴或阳低于正常水平的病机变化。属于“精气夺则虚”的虚证。包括在疾病发展过程中，邪正之间的斗争导致了机体精气血津液等物质基础的不足，以及脏腑、经络等生理功能减退的病机变化，形成“阳虚则寒”的虚寒证，或“阴虚则热”的虚热证。

1. 阳偏衰

【概念】阳偏衰即阳虚，是指机体阳气虚损，脏腑功能减退，反应降低，温煦作用下降的病机变化。

【病因】先天禀赋不足；或后天失于调养；或饮食营养不良；或劳累过度；或大病久病损伤阳气等。

【病机与证候特点】阳虚不能制阴，阴气相对偏盛。以虚、寒、润为特点。辨为虚寒证。阳气偏衰时，大多表现为温煦作用减弱，人体产热不足，推动作用下降，脏腑功能低下。常见畏寒肢冷，四肢不温，面色㿠白，口淡不渴，精神不振，喜静蜷卧，舌淡脉弱等；或见阴寒性病理产物积聚，如痰饮水湿，尿清便溏等证候。

【常见脏腑】多见脾、肾阳虚，肾阳虚衰在阳偏衰的病机中尤为重要。

2. 阴偏衰

【概念】阴偏衰即阴虚，指机体精血津液等物质基础不足，对机体滋润、濡养和宁静功能减退，阳热相对偏亢的病机变化。

【病因】素体阴虚；或外感热邪伤阴；或阳邪伤阴；或五志过极化火伤阴；或久病耗伤阴液；或津液、血液流失过多；或过食辛温燥热之品，日久伤阴等。

【病机与证候特点】阴虚不能制阳，阳相对偏盛。以虚、热、躁为特点。辨为虚热证。阴液不足时，主要表现为滋养功能减退，脏腑官窍失于润养，制约阳热的功能减退而阳气相对偏盛。常见形体消瘦，潮热盗汗，心烦失眠，口干咽燥，两颧潮红，小便短少，大便干结等证候。

【常见脏腑】多见肺、肝、肾等阴虚，肾阴不足在阴偏衰的病机中尤为重要。

阳虚则寒与阴胜则寒，阴虚则热与阳盛则热，虽然病机上有一定联系，但病机特点各不相同，本质上有着虚实之分。

（三）阴阳互损

阴阳互损，是指阴或阳任何一方虚损到一定程度，影响另一方，形成阴阳两虚的病机。包括阴损及阳、阳损及阴两种情况。由于肾藏精气，内寓真阴真阳，为全身阴液阳气的根本，因此阴阳互损多见于肾阴亏虚和肾阳亏虚的相互影响，最终形成肾阴阳两虚。

1. 阴损及阳　是指由于阴液亏损，“无阴则阳无以化”，继而累及阳气生化不足，或者阳气无所依附而耗散，在阴偏衰的病机基础上又导致阳气亏虚，形成以阴虚为主的阴阳两虚病机。一般情况下，阴损及阳的病机关键仍然是以阴液不足为主。

2. 阳损及阴　是指由于阳气亏损，“无阳则阴无以生”，进一步导致阴液的生成减少，在阳偏衰病机的基础上又导致阴液不足，从而形成以阳虚为主的阴阳两虚病机。一般情况下，阳损及阴的病机关键仍然是以阳气亏损为主。

（四）阴阳格拒

阴阳格拒，是阴阳失调病机中比较特殊的一类病机变化。某些原因引起阴或阳某一方偏盛至极而壅盛阻遏于内，将另一方格拒、排斥于外；也可由于阴或阳的一方极度虚弱，从而导致另一方相对偏盛。双方力量盛衰悬殊，盛者盘踞于内，将另一方排斥于外，迫使阴阳之间不能交通维系，从而出现真寒假热、真热假寒的病机变化。阴阳格拒多出现在疾病的危重阶段。

1. 阴盛格阳

【概念】阴盛格阳，简称格阳，指阴寒之邪壅盛于内，逼迫阳气浮越于外，使阴阳不相维系而出现内真寒外假热的病机变化。

【病机与证候特点】阴寒内盛是病机本质，故长期出现面白肢冷，精神萎靡，畏寒蜷卧，下利清谷，小便清长等阴寒内盛的表现。在其病情发展过程中突然出现面赤如妆，虚烦，言语增多但语声低微，自觉身热但不减衣被，口干不欲饮等假热的表现。后者粗看似热象，但仔细鉴别发现乃为内盛之阴寒逼迫虚阳外浮所致。此时病情比原来有所加重，故必须仔细审查，以免犯虚虚实实之戒。

2. 阳盛格阴

【概念】阳盛格阴，简称格阴，指邪热极盛，阳气被郁于里，不得外达四肢，阴阳之气不相交通而出现内真热外假寒的病机变化。

【病机与证候特点】阳热内盛是病机本质，故可见壮热面赤，胸腹灼热，声高气粗，心烦不安，渴喜冷饮，小便短赤，大便秘结等一派阳热亢盛之象。随着热度进一步增高，体内亢盛之阳郁闭于内，不能外达，就可出现面色苍白，四肢厥冷，脉象沉伏等与疾病本质不一致的假寒现象，而且内热越盛，肢冷越重，所谓“热深厥亦深”。后者看似寒象，实属热极似寒，阳证似阴的真热假寒。

（五）阴阳亡失

阴阳亡失，是指机体内阴液或阳气突然大量亡失，导致全身功能严重衰竭而生命垂危的病机变化，包括亡阴、亡阳两类。

1. 亡阳

【概念】亡阳，是指在疾病发展过程中，机体的阳气突然大量脱失，导致全身功能活动严重衰竭的一种病机变化。

【病因】邪气过盛，正不胜邪，阳气突然脱失；或素体阳虚，正气不足，因过度疲劳，消耗阳气过多；或过用汗、吐、下法，以致阳气随阴液而外泄；或慢性消耗性疾病，长期大量耗散阳气等。

【病机与证候特点】亡阳的病机特点是阳气突然大量脱失。表现为精气不能内守而脏腑功能衰竭，阳虚阴盛。临床表现为在长期患病，阳气虚损的基础上突然出现大汗淋漓，汗冷清稀，面色苍白，四肢厥冷，蜷卧神疲，脉微欲绝等病情危重证候。

2. 亡阴

【概念】亡阴，是指在疾病发展过程中，机体阴液发生突然的大量亡失，从而导致全身功能活动严重衰竭的一种病机变化。

【病因】热邪炽盛，正不胜邪；或邪热久留，大量煎灼阴液；或大汗、大泻、大吐直接消耗大量阴液；或久病，长期损伤阴液，阴液日渐消耗等。

【病机与证候特点】亡阴的病机特点是阴液突然大量脱失。多表现为阴液大量脱失而脏腑功能衰竭，阴虚阳盛。临床表现为在长期患病、阴液不足的基础上突然出现大汗不止，汗热黏稠，烦躁不安，气喘口渴，四肢温和，脉象躁疾等病情垂危的证候。

疾病是千变万化的，所以八纲辨证必须灵活运用。

第二节　气血津液失常的病机与辨证

气血津液是人体的基本组成成分，在疾病发展过程中，不论正邪斗争，还是脏腑功能失调，都会导致气血津液的生成、运行失常，影响其功能的正常发挥。

气血失常，是指在疾病发展过程中，正邪斗争产生的盛衰变化，或脏腑功能失调，导致气血不足，或运行失常，以及气血互根互用关系失调的病机变化。气血失调的病机不仅是脏腑、经络等组织器官各种病机变化的基础，也是分析临床各科疾病病机的基础。

津液失调，是指津液生成、输布以及排泄障碍的病机变化。肺、脾、肾等脏腑的功能失常，气的升降出入运动失去平衡均可以导致津液代谢失常，使体内津液不足，或水液停聚于体内，产生痰饮、水湿、水肿等津液失调的病机变化。

一、气病的病机与辨证

气的失常包括两方面：一是气虚；二是气机失调，包括气滞、气逆、气陷、气闭、气脱等。

（一）气虚证

【概念】气的量的不足而使气的各种生理功能减退，导致脏腑组织功能衰退、抗病能力低下的病机变化。

【病因】一是化生不足，多由先天禀赋不足、后天营养亏虚，或久病导致脾肺肾功能亏虚；二是耗散太过，如劳倦过度、热病、大病、久病耗伤等。

【病机与证候特点】以虚、静为特点。常见体倦乏力，精神萎靡，气短懒言，自汗恶风，易于感冒等。

【常见脏腑】多见于肺、脾、肾等脏器，如肺气虚、脾气虚、肾气不固等，肾中元气亏损在气虚的病机中占有重要地位。

【病机与发展趋势】气与血、津液的关系极为密切，所以气虚会波及血和津液，导致血和津液生成不足，或运行失常，或无故流失等多种病机变化。

（二）气机失调

1. 气滞证

【概念】指气在局部运行不畅而阻滞不通的病机变化。

【病因】情志抑郁；或痰、湿、食积、瘀血等有形之邪阻碍气机；或外邪侵犯，抑遏气机；或脏腑功能障碍所致。

【病机与证候特点】胀、闷、窜痛。胀闷的感觉甚于疼痛，并且气行则舒是气滞病变的特点。

【常见脏腑】多见于肺、肝和胃肠等脏腑。不同部位的气滞，其具体表现各不相同，如情志抑郁导致的肝气郁结，症见胸胁、乳房、少腹胀闷疼痛，随情绪变化而变化；若外邪、痰饮犯肺，可见胸闷、咳嗽气喘、咳痰等；若饮食伤及胃肠，可见脘腹胀满而痛，时轻时重，得矢气、嗳气则舒等。

【病机发展趋势】常可引起血瘀、痰饮、水停、湿阻以及气郁化火等病变。

2. 气逆证

【概念】是指气机上升太过，或应降反升，或横行太过的病机变化。

【病因】多为情志内伤；或饮食冷热不适；或外邪侵犯；或痰浊壅滞所致。

【病机与证候特点】气机上升太过，气血上逆，或横行太过是其临床特点。一般下降不及不属于气逆的病机范畴。

【常见脏腑】以肺、胃、肝等脏腑多见。如外邪犯肺，或痰浊阻肺以致肺失肃降而气机上逆，症见咳嗽气喘、咳痰等；若饮食寒温不适，或食积不化，以致胃失和降而气机上逆，症见恶心呕吐、嗳气呃逆等；若情志所伤，怒则气上，或肝气郁结，郁而化火，以致肝气升动太过，气血冲逆于上，症见面红目赤、头胀头痛、急躁易怒，甚至呕血，壅遏清窍而昏厥，亦可因肝气郁结，横克脾胃而见情绪抑郁、胁脘胀痛、嗳气吞酸、腹胀便溏等。

3. 气陷证

【概念】是指在气虚的基础上出现气升举无力而下陷的病机变化。

【病因】多为素体虚弱；或久病耗伤；或年老体衰；或妇女产育过度所致。

【病机与证候特点】以在气虚的基础上出现内脏下垂为特征。

【常见脏腑】与脾的关系密切。气陷又称为脾气下陷、中气下陷。常见形体消瘦，神疲懒言，腹胀重坠，便意频频，大多伴有内脏下垂，如胃下垂、肾下垂、子宫脱垂、脱肛等。

4. 气闭证

【概念】是指气郁闭于内，导致气外出受阻，突然闭厥的病机变化。

【病因】多由情志刺激；或痰浊等闭郁；或触冒秽浊之气；或剧烈疼痛等。

【病机与证候特点】主要属邪实的病变，以猝然昏倒、不省人事为特点（厥证）。常表现为在病因的作用下，突然昏厥，不省人事，两手握固，牙关紧闭，气急鼻煽等。

5. 气脱证

【概念】是指气不内守，大量外逸而导致全身功能突然衰竭的病机变化。

【病因】邪气亢盛，正不敌邪；或慢性疾病，长期消耗，气虚至极；或大汗、频繁吐泻、大出血而气随津脱、气随血脱所致。

【病机与证候特点】以气大量向外流失，全身功能衰竭为特征。多见于大病久病之后，在诱因的作用下见面色苍白，汗出不止，目闭口开，全身软瘫，手撒气微，四肢厥冷，二便失禁，脉微欲绝等危重证候。

气脱实际上是各种虚证病变发展到最后的阶段，气虚至极，有生命之忧。

二、血病的病机与辨证

血病表现在两方面：一是血量不足，濡养功能减退，即血虚；二是血液运行失常，如血液运行不畅，或停滞而致血瘀；血液运行加速而妄行，或血液逸出脉外而出血等。

（一）血虚证

【概念】是指血液不足，或血液滋润濡养功能减弱的病机变化。

【病因】一是大出血等导致失血过多，新血未能及时补充；二是化源不足，脾胃虚弱，运化无力，或饮食营养不足，血液生成减少，或肾精亏损，精不化血等；三是久病不愈，慢性病消耗，或思虑太过，暗耗营血等。

【病机与证候特点】以血虚不能濡养脏腑组织，血不养神为主要特点。以心、肝两脏最为多见。血虚的表现：一是面、唇、舌、爪甲色淡无华，或面色萎黄等血不外荣之象；二是形体消瘦，眩晕耳鸣，心悸怔忡，肢体麻木，两目干涩，视物昏花，妇女经少经闭等血虚失养之象；三是失眠多梦、健忘、精神疲惫等血不养神之象。

（二）血液运行失常

1. 血热证

【概念】是指邪热内迫血分的一种病机变化。

【病因】多为外感温热之邪；或情志郁结化火；或热入血分；或痰湿等阴邪郁久化热所致。

【病机与证候特点】以热盛、动血、伤阴为主要病机特点。常见局部疮疡，红肿热痛，或皮肤斑疹，出血，妇女月经先期，面红，舌赤，脉数等；血热扰动心神则心烦不安，失眠多梦，甚至神志昏迷等。

2. 血寒证

【概念】是指寒邪客留血分的一种病机变化。

【病因】常为外感寒邪，伤及血分；或阴寒内盛，寒伤血脉所致。

【病机与证候特点】以血分有寒，气机凝滞，血液运行不畅为主要特点。症见形寒肢冷，喜暖恶寒，或手足冷痛，或妇女少腹冷痛，月经后期，舌淡苔白滑，脉沉迟等。

3. 血瘀证

【概念】是指血液运行迟缓，甚至停滞的病机变化。

【病因】气虚推动无力，气滞血液不行；邪热入血，煎熬血中津液，血液黏稠不行；寒邪入血，血寒而凝滞不畅；痰浊、瘀血等闭阻脉络，气血瘀阻不通；妇女产后恶露不尽；以及“久病入络”，影响血液正常运行等。

【病机与证候特点】血瘀的共同特点是：瘀血停留的部位刺痛拒按；有肿块则固定不移，或癥积；或见出血而血色紫暗，夹有血块；或面、唇、爪甲青紫，舌质紫暗、有瘀斑；或面色黧黑，肌肤甲错，脉象细涩或结代等。

4. 出血证

【概念】是指血液运行不循常道，逸出脉外的一种病机变化。

【病因】外感阳热邪气入血，迫血妄行和损伤脉络；或气虚无力摄血，血逸脉外；或脏腑阳气亢旺，气血冲逆；或各种外伤损伤脉络；或瘀血阻滞，血不归经；或妇女产后大出血等。

【病机与证候特点】以各种出血为特征，如吐血、咯血、尿血、便血、崩漏，以及鼻衄、齿衄、肌衄等。一般属于火热致病者出血较急，血色鲜红，质地黏稠；属于气虚固摄无力者，其病程一般较长，血色淡红，质地清稀，多见身体下部出血；属于瘀血阻滞，血不归经的出血，多兼有疼痛拒按，血色紫暗，夹有血块等。

三、气血同病的病机与辨证

气血之间在生理上是互根互用的关系，气为血之帅，血为气之母。在病理上气的虚衰和升降出入运动失常，必然累及血；在血虚和血的运行失常时，也必然波及气，从而形成气血同病的病机变化。

1. 气血两虚证

【概念】是指气虚与血虚同时存在的病机变化。

【病因】多因久病消耗，渐致气血两虚；或先有慢性失血，血虚不能养气；或先有气虚，气虚不能生血，血的化源日渐衰少，终成气血两虚的病机变化。

【病机与证候特点】以气虚血虚同时存在为特点。临床可同时见到气虚和血虚的表现。对于气血两虚的病机分析，还要分清气虚、血虚的先后主次关系，以便指导临床施治。

2. 气滞血瘀证

【概念】是指气滞与血瘀同时存在的病机变化。

【病因】多为气机阻滞而致血瘀；或闪挫外伤等致气滞血瘀同时发生；也有血瘀而致气滞者。

【病机与证候特点】以气滞、血瘀证候并存为特征。多与心、肝、肺三脏的功能联系密切。

3. 气不摄血证

【概念】气虚不能统摄血液，血不循经而逸出脉外，导致各种出血的病机变化。

【病因】气虚不能统摄血液。

【病机与证候特点】以出血兼见脾气虚为特征。多见于尿血、便血、崩漏等下部出血以及肌衄等失血之证候，且有血色淡、质地清稀的特点，并有形体消瘦，神疲食少，面色不华，倦怠乏力，舌淡脉虚无力等脾气虚的表现。

4. 气随血脱证

【概念】在大出血的同时，气随血液大量流失而散脱。

【病因】外伤、妇女产后大失血、呕血、便血、妇女崩中大失血等。

【病机与证候特点】气随血脱的病机变化，以大出血为前提。除大出血之外，还可见冷汗淋漓，面色苍白，四肢厥冷，甚者晕厥等气脱的表现。

四、津液失调的病机与辨证

津液的代谢，离不开气的升降出入运动和气化功能，以及肺脾肾三脏功能活动的有机配合。气的升降出入运动失去平衡、气化功能失常，或肺脾肾功能异常，均可影响津液的正常输布和排泄，概括起来有津液不足和津液的输布、排泄障碍等病变。

1. 津液不足

【概念】指机体津液亏乏，脏腑形窍失养，而致干燥失润的病机变化。

【病因】多由外感阳热病邪，热盛伤津；或汗、吐、下太过，大量损伤津液；或五志化火，消灼津液；或久病耗伤；或过用辛燥药物等。

【病机与证候特点】以体内津液亏少，脏腑组织失养而干燥失润为特征。津液不足，包括伤津与脱液两种病机变化。津者清稀，流动性大，主要起滋润作用，故伤津导致滋润功能减弱，症见口干舌燥，肌肤干燥，目陷指瘪，尿少便干等；液者稠厚，流动性较小，主要起濡养作用，故脱液导致濡养功能严重受损，症见形瘦骨立，大肉尽脱，皮肤干燥，毛发枯槁，舌光红无苔，甚则手足蠕动，筋挛肉瞤等。

一般而言，伤津较轻，而脱液较重，即伤津未必脱液，但脱液必兼伤津。津容易亏损，但补充容易；液不易亏损，补充较困难。

2. 津液输布、排泄障碍

【概念】津液的输布障碍是指津液不能正常转输布散，导致津液不化，水液困阻，或酿痰成饮的病机变化；津液的排泄障碍是指津液转化成汗液或尿液的功能减退，导致水液潴留，外溢于肌肤而为水肿的病机变化。

【病因】外感六淫，内伤七情，或饮食劳逸失常，导致肺、脾、肾、肝、三焦、膀胱等脏腑功能失常，使津液输布排泄发生障碍。

【常见脏腑】津液的输布障碍主要与肺、脾、肾、肝、三焦等脏腑功能失常有关，肺为水之上源，脾为水之中源，肾为水之下源，肝调节津液的输布排泄，三焦为决渎之官，均与津液的输布障碍密切相关，但与脾的关系尤为密切。

津液的排泄障碍虽然与肺、肾功能失常有关，但肾的功能减退起着关键的作用。

【证候分类】津液的输布和排泄障碍常相互影响、互为因果，都会导致水湿内生，酿生痰饮，发为水肿，引起多种病变。常见湿浊困阻、痰饮凝聚、水饮潴留等类型。

五、津液与气血关系失调的病机与辨证

津液与气血之间存在着复杂的关系，津液与气血的关系协调，是保证人体生命活动正常的重要条件。如果津液亏少，或代谢障碍，就会导致津液与气血关系失调的病机变化。

1. 津停气阻　指水液停蓄与气机阻滞同时存在的病机变化。主要原因是津液代谢障碍，有形的水湿痰饮内停，导致气机运行阻滞；或因气的升降出入运动失调，气机不行，

影响津液运行而水停。证候以有形之津液停聚，导致无形之气机阻滞为特点。临床表现常因津气阻滞部位不同而异，如痰饮阻肺可见胸满咳嗽、痰多、喘促不能平卧等；水湿停留中焦可见脘腹胀满、嗳气食少等；水饮泛溢四肢可见肢体水肿及沉重、胀痛不适等。

2. 津亏血瘀　指津液亏损导致血液运行瘀滞不畅的病机变化。可因高热、大面积烧烫伤；或大吐、大泻、大汗等原因产生，以在津液耗损的基础上发生血液运行滞涩不畅为特征。临床上除津液不足的症状外，还可见面唇紫暗、皮肤紫斑、舌体紫暗或有瘀点瘀斑等血瘀表现。

3. 津枯血燥　指津液亏乏失润，导致血燥虚热内生，或血燥生风的病机变化。可为高热耗伤津液；或烧伤引起津液损耗；或阴虚内热而津液暗耗导致。以慢性病程，津液、血液慢性亏耗，脏腑组织失润而干燥为特征。多在急性热病的后期，或在慢性消耗性疾病的过程中出现五心烦热，骨蒸潮热，心烦盗汗，鼻咽干燥，筋肉跳动，手足蠕动，或肌肤甲错，皮肤瘙痒，皮屑增多等。

4. 气随津脱　指因津液大量丢失，气随津液外泄乃至亡失的病机变化。多为高热伤津或大汗、严重吐泻等，耗伤津液，引起气随津脱。以在津液大量丢失的同时，气严重耗伤，甚至功能衰竭为特征。临床表现因程度不同而异，轻者津气两虚，如暑热邪气致病，迫使津液外泄而大汗出，不仅表现有口渴饮水、尿少而黄、大便干结等津伤症状，且常伴有疲乏无力、少气懒言等耗气的表现。重者津气两脱，如剧烈腹泻，在大量损耗津液的同时出现面白肢冷、呼吸气微、脉微欲绝等气脱的危重证候。

5. 血瘀水停　指血液运行瘀滞导致津液输布障碍，引起水液停聚的病机变化。当各种因素导致心、肺、脾、肝等功能失常，不能有效推动血行，就会形成血瘀水停的病机变化。以血液运行不畅导致肢体水肿，或体内积液为基本特征。临床表现依据导致血液运行迟缓的原因不一临床表现也有所不同。如心阳亏虚，运血无力，除症见心悸怔忡、口唇爪甲青紫等瘀血见症以外，还可以出现咳嗽气喘、痰多清稀、不能平卧等痰饮迫肺之症，以及面部浮肿、下肢浮肿、尿少等水停之症。

由于气、血、水三者的运行密切相关，在病理上亦相互影响。因此，气滞、血瘀、水停三者之间互为因果，可能形成病理上的恶性循环。

总而言之，无论是外感疾病，或是内伤杂病，都是在不同致病因素作用下邪正之间相互斗争，破坏某些脏腑组织的生理功能、生理特性，以及脏腑组织之间的平衡协调关系，导致阴阳、气血津液失调，形成各种不同的病机变化。阴阳失调就会引起寒热异常，或虚实变化；邪正盛衰决定疾病的虚实变化及转归；气、血、津液的亏损及其运行失常所产生的一系列病机变化，又是任何疾病过程中所表现出来的共有病机变化规律。

第三节　脏腑病的病机与辨证

脏腑辨证是中医辨证方法中的重要组成部分，是在藏象理论指导下，根据脏腑病变的表现，进行分析、归纳，探求病证的病因、性质，做出正确诊断，用于指导临床治疗的一种辨证方法。也是其他辨证方法的基础。

疾病是内在脏腑功能失常的反应。因每个脏腑的生理功能不同，其病理反应也各不相同。根据脏腑的生理和病理反应来推断病证是脏腑辨证的理论根据。因此，掌握各脏腑的生理功能，熟悉各脏腑的病变规律，是掌握脏腑辨证的基本方法。

人体是一个有机整体，各脏腑生理功能和病理变化也是相互联系和相互影响的。在进行脏腑辨证时，必须注意这种联系和影响的规律性，从而抓住病证的主要矛盾，才能做出正确的诊断。

本章内容包括脏病、腑病、脏腑兼病的病机与辨证三部分，其中五脏病证是脏腑辨证的主要内容，六腑病证多根据表里关系而归属于相应脏病之中。

一、心与小肠病的病机与辨证

心与小肠相表里。心的病变主要表现在血脉和神志异常两方面，常见心悸怔忡，心痛，脉结代，心烦失眠，健忘多梦，甚至神昏谵语，癫狂等。心病证候分虚实，虚证有心气虚、心阳虚、心血虚、心阴虚；实证多为痰阻、实火、气滞血瘀、寒凝等所致。小肠病证多为心火下移所致。

（一）心气虚证

【概念】因心气不足，鼓动无力所表现出的证候。

【病因】多为禀赋不足，或久病体虚，或老年正气亏虚等原因导致。

【病机与证候特点】以心气不足，功能减退为主要病机。表现为运血无力、心神不足和气虚无力等方面。症见面色苍白，心悸怔忡，胸闷气短，自汗，动则加重，舌淡苔白，脉细弱或结代。

（二）心阳虚证

【概念】因心阳虚衰，温运失职所表现出的证候。

【病因】多为素体阳虚，久病失养，或气虚进一步发展，或寒湿、痰饮阻碍心阳等所致。

【病机与证候特点】以心阳虚衰，虚寒内生为主要病机。表现为心神不足，阳衰阴盛和血行障碍等方面。症见面色㿠白，畏寒肢冷，心悸怔忡，心胸憋闷或痛，舌淡胖苔白滑，脉细弱。

（三）心阳暴脱证

【概念】因心阳衰败而暴脱所表现出的证候。

【病因】心阳虚进一步发展，或寒邪暴阻心阳，或痰湿阻闭，致心脉瘀阻，心阳暴脱。

【病机与证候特点】以心阳衰竭为主要病机，表现在心神异常，心脉痹阻或亡阳等方面。症见心痛剧烈，面色苍白，神志不清，呼吸微弱，口唇青紫，脉微欲绝；或冷汗淋漓，四肢厥逆，心悸怔忡等。

（四）心阴虚证

【概念】因心阴亏虚，心肌、心神失去滋养所表现出的证候。

【病因】常为久病、热病耗损心阴，或阴血生成不足，或情志不遂，心肝火旺，灼伤心阴所致。

【病机与证候特点】以心阴亏虚，虚热扰及心神为主要病机，表现在心神不宁、虚热内生和阴虚阳亢等方面。症见心悸心烦，失眠多梦，健忘，五心烦热，潮热颧红，盗汗，舌红少苔，脉细数。

（五）心血虚证

【概念】因心血不足，心肌、心神失去濡养所表现出的证候。

【病因】 常为失血过多，或血液生化不足，或久病耗伤阴血，或情志内伤，心血暗耗等所致。

【病机与证候特点】 以心血不足，血不养神为主要病机，表现在血脉空虚，心神失养等方面。症见心悸失眠，多梦健忘，头晕目眩，面色淡白无华，唇甲色淡，舌淡脉细弱等。

（六）心脉痹阻证

【概念】 因瘀血、痰浊、寒凝、气滞等因素痹阻心脉所表现出的证候。

【病因】 多为年老体弱，久病正虚，以致心阳不振，温运无力，或嗜食肥甘，痰浊凝聚，或情志不畅，气机阻滞等导致心血运行不畅而发病。

【病机与证候特点】 以心脉痹阻不通为主要病机，表现在心血运行不畅，或伴痰阻、气滞、寒凝等方面。症见心悸怔忡，心胸憋闷疼痛，痛如针刺，痛引肩臂，时发时止，重则面青唇紫，四肢厥逆，舌暗红，脉细欲绝。

（七）心火亢盛证

【概念】 是指心经火热炽盛所表现出的实热证候，又称小肠实热证。

【病因】 多为火热内侵，或肝郁化火，或过食辛辣、温补之品郁久化热所致。

【病机与证候特点】 以心火炽盛为主要病机，表现在热扰心神，心火上炎或下移小肠等方面。症见心烦失眠，重则狂躁谵语，口渴喜饮，尿黄，尿道灼热刺痛，甚至血尿，舌尖红，口舌糜烂或溃疡，脉数。

（八）痰迷心窍证

【概念】 是指痰浊闭阻心窍，以致神志异常所表现出的证候。

【病因】 常由情志不畅，气郁痰凝，或外感湿邪，酿生之痰浊闭阻心窍而成。

【病机与证候特点】 以痰浊内盛，蒙蔽心神为主要病机，表现在心神失常和痰阻心窍等方面。症见精神抑郁，表情淡漠，意识模糊，或喃喃自语，如呆若痴，重则突然昏仆，不省人事，喉中痰鸣，两目上视，手足抽搐，口中发出猪羊叫声，舌苔白腻，脉沉弦滑。

（九）痰火扰心证

【概念】 是指痰火扰乱心神，以致神志异常所表现出的证候。

【病因】 多为忧思郁怒日久，气郁化火，煎炼津液为痰火；或外感热病，灼津为痰火，痰火扰乱心神引起。

【病机与证候特点】 以痰火互结，扰乱心神为主要病机，表现在神志异常，痰火内盛等方面。症见心烦失眠，发热口渴，神昏谵语，面红目赤，尿黄便秘，咳痰黄稠，或喉间痰鸣，舌红苔黄腻，脉滑数。

二、肺与大肠病的病机与辨证

肺与大肠互为表里。肺的病变主要表现在宣降失常和通调水道异常两方面。症见鼻塞流涕、喉痛、胸痛咳嗽、哮喘、咳痰、咯血等。肺病分为虚实，虚证以气虚和阴虚为主，实证多为风、寒、燥、热等外邪侵袭以及痰饮所致。大肠病证多为大肠湿热所致。

（一）肺气虚证

【概念】 是肺气不足导致其主气及卫外功能减弱所表现出的证候。

【病因】 常为久病咳喘，耗伤肺气；或脾虚精气化生不足，肺失充养所致。

【病机与证候特点】以肺气不足，呼吸功能减退为主要病机，表现在呼吸功能减退，宣发肃降失常和卫外不固等方面。症见咳喘气短，少气无力，面色淡白，神疲乏力，动则加剧，语声低怯；或自汗畏风，易感风寒，舌淡苔白，脉虚弱。

（二）肺阴虚证

【概念】是指肺的阴液不足，导致肺失滋润所表现出的虚热证候。

【病因】常为热病伤阴，或燥热伤肺，或久咳耗伤肺阴所致。

【病机与证候特点】以肺阴亏虚，虚热内扰为主要病机，表现在呼吸功能减退和阴虚内热等方面。症见咳嗽无痰，或痰少而黏，或痰中带血，伴潮热盗汗、颧红、五心烦热、舌红，脉细数等。

（三）外邪犯肺证

是指外感六淫邪气侵袭肺卫，使肺气失宣所导致的一系列病变。感受不同的外邪其证型各异。

1. 风寒束肺证　是指风寒之邪侵袭，以致肺卫被束所表现出的证候。

表现在肺卫失宣和风寒表证等方面。症见咳嗽喘促，痰白质稀，鼻塞流清涕，恶寒发热，头身疼痛，苔薄白，脉浮紧。

2. 风热犯肺证　是指外感风热之邪侵袭，以致肺卫受病所表现出的证候。

表现在肺卫失宣和风热外袭等方面。症见咳嗽，咳吐黄稠痰，鼻塞流浊涕，咽喉肿痛，发热重，恶寒轻，口微渴，舌尖红，苔薄黄，脉浮数。

3. 燥热伤肺证　是指燥热之邪伤及肺之气阴所表现出的一系列肺燥证候。常为秋季感受燥邪，肺失清肃所致。

表现在肺卫失宣和干燥失润等方面。症见干咳无痰，或痰中带血，唇、鼻、咽喉干燥，口渴，小便短少，大便干结，舌燥少津，脉浮数。

（四）痰热壅肺证

【概念】是指痰热互结，壅滞于肺所表现出的证候。

【病因】常为热邪犯肺，炼液为痰；或痰浊阻肺日久，郁而化热，以致痰热互结，壅闭肺中所致。

【病机与证候特点】以痰热阻肺，宣发肃降失职为主要病机。表现为肺失肃降，痰热阻肺等方面。症见发热咳嗽，甚则气喘，咳吐黄痰，或咳吐脓血，气味腥臭，胸痛，苔黄脉数。

（五）寒饮停肺证

【概念】是指寒饮停聚于肺，肺失宣降所形成的证候。

【病因】常为脾虚失运，湿聚为痰；或感受寒湿之邪，聚湿生痰阻肺所致。

【病机与证候特点】以寒痰交阻于肺为主要病机。表现在肺失宣降，阴寒内盛等方面。症见咳嗽气喘，不能平卧，痰多色白质稀，形寒肢冷，苔腻，脉弦。

（六）大肠湿热证

【概念】是指湿热蕴结大肠，传导失职所表现出的证候。

【病因】常由感受暑湿热邪；或饮食不洁，使湿热蕴结肠道而成。

【病机与证候特点】以湿阻大肠，传导失司为主要病机。表现在大肠传导异常和湿热内盛等方面。症见发热腹痛，里急后重，下痢脓血，肛门灼热感，苔黄腻，脉滑数。

三、脾与胃病的病机与辨证

脾胃同居中焦，脾的病变主要表现为运化水谷和水液、升清以及统摄血液等方面的异常。症见腹胀腹痛，纳呆，便溏，肢体困重，脏器下垂，月经过多，崩漏等。胃的病变主要表现为胃失和降，症见脘腹胀痛，食少，呃逆呕吐，嗳气等。

（一）脾胃气虚证

【概念】是指脾胃之气不足，运化失职所表现出的证候。

【病因】常为饮食失调，或劳累过度，或思虑伤脾，或年老久病等所致。

【病机与证候特点】以中气不足，受纳与升降失常为主要病机，表现在脾胃升清降浊失常和气虚等方面。症见面色萎黄，倦怠乏力，食欲不振，嗳气吞酸，胃痛喜按，食后痛减，腹胀便溏，舌质淡边有齿痕，舌苔白，脉濡无力。

（二）中气下陷证

【概念】是指脾气虚无力升举，反而下陷所表现出的证候，亦称脾气下陷证。

【病因】常为脾气虚进一步发展，或久泻久痢，或劳倦过度，或孕育过多等所致。

【病机与证候特点】以脾气虚弱，升举无力而下陷为主要病机，表现在运化减弱，脏器下垂和气虚等方面。症见面色淡白，眩晕，自汗，气短，倦怠乏力，食少便溏，腹部重坠，便意频频，小便淋漓，脏器下垂，舌淡苔白，脉缓无力。

（三）脾胃虚寒证

【概念】是指脾阳虚衰，失去温运所表现出的虚寒证候。

【病因】常为脾胃气虚发展而成，或过食生冷，或服寒凉药损伤脾胃，或肾阳虚衰，火不温土所导致。

【病机与证候特点】以脾胃阳气虚衰，虚寒内生为主要病机，表现在运化功能障碍和温煦功能低下等方面。症见胃脘隐痛，喜温喜按，口泛清水，畏寒肢冷，浮肿，或久泻不止，白带清稀量多，舌淡苔白腻，脉沉细无力。

（四）寒湿困脾证

【概念】是指寒湿之邪困阻中焦，脾胃纳运异常所表现出的证候。

【病因】常为过食生冷，或嗜食肥甘，以致寒湿内生而停滞中焦；或久居湿处，遂使寒湿内侵所致。

【病机与证候特点】以寒湿内盛，脾阳困阻为主要病机，表现在运化功能失常和寒湿偏盛等方面。症见食欲减退，脘腹胀满，恶心，口黏腻不渴，或渴而不欲饮，头重如裹，身体沉重，或下肢浮肿，舌淡苔白腻，脉濡。

（五）脾不统血证

【概念】是指脾气虚不能统摄血液而致出血所表现出的证候。

【病因】常为饮食失调，或劳累过度，或思虑伤脾，或其他急慢性疾病损伤，导致脾气亏虚失去统摄所致。

【病机与证候特点】以脾气不足，统摄无权为主要病机，表现在运化功能减弱和统血功能失常等方面。症见月经过多，崩漏，便血，或皮下出血，兼见面色苍白，神疲乏力，心悸气短，舌淡，脉微细。

（六）胃阴虚证

【概念】是指胃阴不足，胃失濡养所表现出的证候。

【病因】常为热病伤阴，或气郁化火伤阴，或过食辛辣香燥之品，或过服温燥药物，或吐泻太过，耗伤胃阴所致。

【病机与证候特点】以胃阴亏虚，纳降失常为主要病机，表现在胃失濡养，受纳肃降失常等方面。症见胃脘隐痛或嘈杂，饥不欲食，干呕呃逆，口燥咽干，大便干结，舌红少苔，脉细数。

（七）胃火炽盛证

【概念】是指胃中火热炽盛所表现出的实热证候。

【病因】常为过食辛辣温燥之品，或气郁化火犯胃，或热邪犯胃所致。

【病机与证候特点】以胃火亢盛，纳降失常为主要病机，表现在胃的和降、腐熟失常以及热盛津伤等方面。症见烦渴多饮，或渴欲冷饮，胃脘灼痛，消谷善饥，口臭泛酸，或牙龈肿痛糜烂，便秘，舌红苔黄，脉滑数。

四、肝与胆病的病机与辨证

肝与胆互为表里。肝病以疏泄功能失常为主，其病变主要表现为肝失疏泄，肝不藏血，易于生风等。可见情绪抑郁，或急躁易怒，胸胁、少腹胀痛，眩晕耳鸣，肢体震颤，手足抽搐，目疾，月经不调，睾丸疼痛等。肝病证候分虚实，虚证多见肝阴虚、肝血虚；实证多见肝阳上亢、肝阳化风。胆的病证多表现为肝胆并见的肝胆湿热证。

（一）肝气郁结证

【概念】是指肝失疏泄而致气机郁滞所表现出的证候。

【病因】常为精神刺激，情志抑郁不畅，或他病致郁等导致肝气郁结不畅。

【病机与证候特点】以肝失疏泄，气机郁滞为主要病机，表现在情志抑郁和肝郁气滞等方面。症见情志抑郁，善太息，急躁易怒，胸闷不舒，胁肋胀痛，妇女乳房胀痛，痛经，月经不调，或见梅核气，瘿瘤瘰疬，舌苔薄白，脉弦。

（二）肝火上炎证

【概念】是指肝经火热炽盛，气火上逆所表现出的证候。

【病因】常为肝气郁结，日久化火；或火热之邪内犯，或他脏火热及肝所致。

【病机与证候特点】以肝火炽盛，气火上逆为主要病机，表现在肝经火热或实热亢盛等方面。症见头痛眩晕，耳鸣耳聋，面红目赤，烦躁易怒，胁肋灼痛，口苦，甚至吐血、衄血，苔黄，脉弦数。

（三）肝阳上亢证

【概念】是指肝肾阴亏，水不涵木，以致肝阳偏亢于上所表现出的证候。

【病因】常为火热耗损肝肾之阴，或房室过度，或年老肾阴亏虚，阴不制阳所致。

【病机与证候特点】以阴虚阳亢，上盛下虚为主要病机，表现在肝阳亢逆和肝肾阴虚等方面。症见头痛眩晕，烦躁，面赤或烘热，手足心热，舌红，脉弦细数。

（四）肝风内动证

【概念】泛指以眩晕昏仆、抽搐震颤等“动摇”为特点的一类证候。

【病因】 常由肝肾阴液甚亏，肝阳上亢而化火生风。不论肝阳、肝火、肝血不足，发展到极期，均可导致肝风内动。

【病机与证候特点】 以阴虚阳亢，肝风内动，筋脉失养为主要病机，表现在肝阳化风、热极生风的实证和阴虚动风、血虚生风的虚证等方面。以抽搐、震颤、麻木为主要表现，症见突然昏倒，神志模糊，语言不清，口眼㖞斜，半身不遂，甚至昏迷，舌红，脉弦数有力。

（五）寒滞肝脉证

【概念】 是指寒邪内侵，阻滞肝经所表现出的证候。

【病因】 常为外感寒邪，寒滞肝脉所致。

【病机与证候特点】 以寒邪阻滞肝经，肝经循行部位气血运行受阻为主要病机。表现在肝经循行部位冷痛等方面。见少腹冷痛，牵引睾丸坠胀作痛，得温痛减，遇寒加重，伴畏寒肢冷等，或见巅顶冷痛，舌淡苔白，脉沉紧或弦紧。

（六）肝胆湿热证

【概念】 是指湿热蕴结肝胆所表现出的证候。

【病因】 常为外感湿热之邪，或嗜食肥甘，湿热内生，或脾失健运，湿从热化，蕴结肝胆所致。

【病机与证候特点】 以湿热蕴结肝胆，疏泄功能失常为主要病机，表现在疏泄失常和湿热内盛等方面。症见胁肋灼痛，口苦厌食，身目发黄如橘皮色，尿黄短赤，伴发热口渴，恶心呕吐，食少腹胀，苔黄腻，脉弦数。

五、肾与膀胱病的病机与辨证

肾与膀胱互为表里。肾的病变主要表现为生长、发育和生殖功能障碍，水液代谢失常以及二便异常，纳气异常以致呼吸失调等方面。常见腰膝酸痛，耳鸣耳聋，发堕齿摇，水肿，小便余沥，五更泄泻，呼多吸少，阳痿早泄，遗精，精少不育，不孕，小儿生长发育迟缓，妇女经闭等症状。肾病多为虚证，主要为精气阴阳的亏虚证候。膀胱的病变主要表现为排尿异常。病证多为膀胱湿热证。

（一）肾精不足证

【概念】 是指肾精亏虚，髓海失充所表现出的证候。

【病因】 常为先天禀赋不足，或后天失养，房劳、劳累过度所致。

【病机与证候特点】 以肾精亏虚，髓海失充，生长、发育、生殖功能减弱为主要病机。表现在生长发育迟缓，生殖功能低下，早衰等方面。见小儿生长发育迟缓，智力低下，囟门迟闭，骨骼痿软，男女生殖功能低下，成人早衰，伴发脱齿摇，耳鸣耳聋，腰膝痿软，舌淡，脉弱。

（二）肾阴虚证

【概念】 是指肾阴亏虚，失去滋养所表现出的证候。

【病因】 常为久病耗损肾阴，或温热病邪消灼肾阴，或房事过度伤精，或情志内伤，暗耗精血而致。

【病机与证候特点】 以肾阴不足，虚热内扰为主要病机，表现在肾藏精功能失调和阴虚内热等方面。症见头晕目眩，腰膝酸痛，耳鸣，潮热盗汗，五心烦热，口干，齿摇发脱，遗精，舌质红，脉细数。

（三）肾阳虚证

【**概念**】是指肾阳虚衰，温煦失职所表现出的证候。

【**病因**】常为素体阳虚，或年高命门火衰，或久病伤及肾阳，或房劳太过损及肾阳而致。

【**病机与证候特点**】以肾阳亏虚，温煦和气化失常为主要病机，表现在肾藏精功能失常，生殖功能减退和虚寒内生等方面。症见腰膝冷痛，面色㿠白，下肢不温，阳痿早泄，或尿少浮肿，或小便清长，舌淡苔白，脉沉迟无力。

（四）肾不纳气证

【**概念**】是指肾气亏虚，纳气功能失职所表现出的证候。

【**病因**】常为先天禀赋不足，或久病耗伤肾气，或年老肾气衰弱所致。

【**病机与证候特点**】以肾气亏虚，摄纳无力为主要病机，表现在肾的摄纳功能减退和气虚等方面。症见久病咳喘，呼多吸少，动则加剧，腰膝酸软，甚则汗出肢冷，舌淡，脉沉细。

（五）肾虚水泛证

【**概念**】是指肾阳虚衰，温煦失职，气化失司，以致水液代谢障碍所表现出的证候。

【**病因**】常为久病或房劳伤肾，肾阳亏耗等原因，引起肾阳不足，水湿泛滥。

【**病机与证候特点**】以肾阳亏虚，温煦失职，气化失司，致水液代谢障碍为主要病机，表现在水湿泛滥和肾阳不足等方面。症见全身浮肿，腰膝酸软，肢冷，便溏，小便短少，或心悸，咳喘，舌质淡胖，苔白，脉沉细。

（六）膀胱湿热证

【**概念**】是指湿热蕴结膀胱，以致气化失职所表现出的证候。

【**病因**】常为外感湿热，侵袭膀胱；或饮食不节，酿生湿热，下注膀胱所致。

【**病机与证候特点**】以湿热蕴结膀胱，气化异常为主要病机，表现在膀胱排尿异常和湿热蕴结等方面。症见尿频，尿急，小便灼痛，或有血尿，或尿色浑浊，或尿有砂石，苔黄腻，脉滑数。

六、脏腑兼病的病机与辨证

（一）心肾不交证

【**概念**】是指心肾水火既济失调所表现出的心肾阴虚、心阳偏亢的证候。

【**病因**】常为劳神太过，暗耗阴精；或情志抑郁，化火伤阴；或虚劳久病，房事不节等导致心肾阴亏，虚阳偏亢，上扰心神而致。

【**病机与证候特点**】以肾阴不足，心火偏亢为主要病机，表现在心火偏盛，扰乱心神；肾阴不足，藏精功能失常和阴虚内热等方面。症见虚烦不眠，心悸健忘，头晕耳鸣，腰膝酸软，多梦遗精，潮热盗汗，舌红少津，脉细数。

（二）心脾两虚证

【**概念**】是指心血虚、脾气虚所表现出的证候。

【**病因**】常为思虑过度，暗耗心血；或饮食不节，损伤脾胃；或慢性失血等原因，使气血损耗，渐致心脾气血两虚。

【**病机与证候特点**】以心血不足，脾气虚弱为主要病机，表现在心血亏虚，血行异常，心神失养；脾气虚弱，运化和统血功能减弱和气血两虚等方面。症见心悸怔忡，失眠健忘，食少腹胀，大便溏薄，体倦无力，面色萎黄，舌淡苔白，脉细无力。

（三）肝脾不调证

【概念】是指肝气郁结导致脾失健运所表现出的证候。

【病因】常为情志不遂，致肝气郁结，疏泄失常，横逆乘脾所致。

【病机与证候特点】以肝失疏泄，脾失健运为主要病机，表现在肝郁和脾虚等方面。症见胁肋胀痛，不欲食，抑郁或急躁易怒，腹胀肠鸣，便溏，苔白腻，脉弦。

（四）肝胃不和证

【概念】是指肝气郁结，导致胃失和降所表现出的证候。

【病因】常为情志不遂，致肝气郁结，疏泄失常，横逆犯胃所致。

【病机与证候特点】以肝气郁结，横逆犯胃为主要病机，表现在肝疏泄失常和胃受纳、降浊失常等方面。症见胸胁胀满，胃脘疼痛，食欲不振，嗳气吞酸，嘈杂呕恶，心烦易怒，苔薄黄，脉弦。

（五）肝肾阴虚证

【概念】是指肝肾阴液均不足所表现出的虚热内扰证候。

【病因】常为久病，或肝郁化火伤及肝肾之阴，或房事过度，耗伤精血等所致。

【病机与证候特点】以肝肾阴液不足，虚热内扰为主要病机，表现在肝肾阴液不足，濡养功能减弱和阴虚内热等方面。症见腰膝酸软，遗精，头痛健忘，急躁易怒，面色潮红，五心烦热。舌红，脉弦细数。

（六）脾肾阳虚证

【概念】是指脾肾阳气不足，温煦、气化失常，以致虚寒内生而致水液代谢障碍和消化吸收异常所表现出的证候。

【病因】常为久病损伤脾肾之阳；或久泻久痢，脾病及肾；或阳虚水泛，肾病及脾等原因所致。

【病机与证候特点】以脾肾阳气不足，温煦、气化失常，虚寒内生为主要病机，表现在水液代谢障碍和消化吸收异常等方面。症见形寒肢冷，腰膝酸软，少气懒言，食少便溏，或五更泄泻，或面部肢体浮肿，舌淡胖有齿痕，苔白滑，脉沉弱。

（七）肺脾气虚证

【概念】是指气虚使脾失健运，肺失清肃所表现出的证候。

【病因】常为久病咳喘及脾；或劳倦伤脾及肺等原因导致。

【病机与证候特点】以脾肺之气不足，功能减弱为主要病机，表现在肺的呼吸功能减弱和脾的健运功能不足，以及气的推动和固摄减弱等方面。症见久咳气短，痰多清稀，食欲不振，泄泻，倦怠无力，面足浮肿，舌淡苔白腻，脉细弱。

（八）肺肾阴虚证

【概念】是指肺肾阴液不足，虚热内扰所表现出的证候。

【病因】常为久病伤阴，或外感热邪伤阴，或汗、吐、下太过，耗伤阴液等所致。

【病机与证候特点】以肺肾阴液不足，虚热内扰为主要病机，表现在肺主气异常，肾主藏精失常和阴虚内热等方面。症见咳嗽痰少，或咯血，腰膝酸软，遗精盗汗，潮热颧红，口干咽燥，舌红少苔，脉细数。

第四节　其他病机与辨证

一、六经病的病机与辨证

六经辨证，是分析太阳、少阳、阳明、太阴、少阴和厥阴各阶段的病位病性、邪正盛衰和病势趋向及其相互转化的病机，进行外感病证辨证的方法。

六经辨证是汉代张仲景根据《内经》理论，结合临床实践积累的经验，把外感病（主要为风邪和寒邪引起）所出现的若干症状，沿用《内经》六经名称，在《伤寒论》中归纳成六类证候。以阴阳为总纲，归纳为三阳病（太阳病、少阳病、阳明病）、三阴病（太阴病、少阴病、厥阴病）两大类。三阳病以阳经和六腑病变为基础，多属于热证、实证；三阴病以阴经和五脏病变为基础，多为寒证、虚证。

（一）太阳病证

是指风寒邪气侵袭太阳经，邪正抗争于肌表所表现出的病证。如发热恶寒、头痛项强、苔白脉浮等。常为外感病的初期阶段。

由于患者体质虚实差别，太阳病又分为太阳伤寒证和太阳中风证。

1. 太阳伤寒证　亦称外感风寒表实证。是外感风寒以寒为主的证候。症见发热恶寒，无汗，头身疼痛，脉紧。

2. 太阳中风证　亦称外感风寒表虚证。是外感风寒以风为主的证候。症见恶风，汗出，微发热，脉缓。

（二）少阳病证

亦称半表半里证。是指外感疾病过程中，邪气内侵，邪正纷争于半表半里之间所表现出的证候。症见寒热往来，口苦咽干，头晕目眩，胸胁苦满，不欲饮食，苔白脉弦。

（三）阳明病证

是外邪传入阳明胃肠化热化燥所表现出的证候。因体质差异和邪气侵犯的部位不同，阳明病证又分为阳明经证和阳明腑实证。

1. 阳明经证　是指邪入阳明之经，邪热炽盛，充斥全身，但尚未在肠中形成燥屎所表现出的热盛证候。症见“四大症（身大热、汗大出、口大渴、脉洪大）”及面赤心烦，舌红，苔黄燥。

2. 阳明腑实证　是指邪入阳明之腑，邪热与肠中糟粕相搏结形成燥屎，致使腑气不通所表现出的腑实证候。症见痞、满、燥、实，以及潮热，神昏谵语，甚至热结旁流，舌红，苔黄燥，或焦黑燥裂，甚至起刺。

（四）太阴病证

是指外感疾病的中后期，邪气由阳经传入阴经，正气开始衰弱所表现出的证侯。表现为脾阳虚衰，寒湿内盛的里虚寒证。症见食欲不振，腹满疼痛，喜温喜按，呕吐泄泻，口淡不渴，苔薄白，脉迟缓。

（五）少阴病证

是外感疾病的后期阶段，伤及心肾，心肾阳气虚衰，病变以阳虚里寒为主，为疾病的严重阶段。少阴病有寒化证和热化证之分，临床以寒化证为主。

1. 少阴寒化证　是指邪犯少阴，从阴寒化，出现肾阳虚衰为主的病证，又称肾阳虚衰证。症见无热恶寒，精神萎靡，但欲寐，四肢厥冷，下利清谷，脉微欲绝。

2. 少阴热化证　是指邪犯少阴，从阳化热，出现阴虚阳亢为主的病证，又称阴虚火旺证。症见心烦不得卧，口燥咽干，舌尖红赤，脉细数。

（六）厥阴病证

是六经病证的最后期阶段，正气衰竭，病症发展多趋于极期。寒极或热极，或寒极生热，或热极生寒。临床上多出现阴阳对峙，寒热错杂的证候。症见消渴，气上冲心，心中疼热，饥不欲食，食则吐蛔。

二、卫气营血病的病机与辨证

卫气营血辨证，是外感温热病的辨证纲领。清代名医叶天士创立卫气营血辨证，将外感温热病在发生、发展、变化的过程中，归纳为卫分、气分、营分、血分四个不同阶段，用于说明病位深浅、病势轻重以及各阶段的演变规律，从而丰富了外感病辨证的内容。

温热病是感受温热病邪所引起的急性热病的总称，特点是起病急、发展快、变证多。在证候方面，初起即见热象明显而多伴口渴；在病理方面，容易化燥伤阴，甚者耗血动血；在病变过程中，易见神昏谵语、斑疹、吐衄血。疾病后期，容易发生痉厥等动风证候。

（一）卫分证

是指温热疫疠邪气侵犯肌表，肺卫功能失常所表现出的证候。一般常见于温热病的初期。症见发热重，恶寒轻，头痛，咳嗽，咽痛，口渴，舌尖红，苔薄黄，脉浮数。

（二）气分证

是指温热疫疠邪气传入气分，正盛邪实，邪正剧争，阳热亢盛的里热证候。症见高热，汗出，口渴，烦躁，舌质红，脉洪大。

（三）营分证

是指温热病邪气内陷深重，病位在心和心包络，表现在营阴受损、心神被扰等方面的证候。症见身热夜甚，烦躁不眠，甚狂躁不安，咽干口渴而不欲饮，斑疹隐现，舌质绛无苔，脉细数。

（四）血分证

是温热病发展过程中最为深重的阶段，病位在肝肾。病变以心、肝、肾为主，具有耗血、动血、伤阴、动风等特点。症见神昏谵语，手足抽搐，吐血、衄血、尿血或便血，斑疹显露，舌质深绛，脉数。

三、三焦病的病机与辨证

三焦辨证是外感温热病的一种辨证方法。是清代名医吴鞠通根据《内经》用上、中、下划分部位的概念，将外感温热病的证候规律归纳为上焦、中焦、下焦三个阶段，着重阐述三焦所属脏腑在温热病过程中的病理变化，用以说明病变部位、病情轻重和疾病的传变规律，以此作为辨证论治的依据。三焦辨证常见证候有上焦病证、中焦病证和下焦病证。

（一）上焦病证

是指温热病邪侵袭上焦肺和心（心包）所表现出的证候，为温病的初期阶段。肺主气属卫，故温病初期，肺卫受邪，若感邪重则可逆传心包。

（二）中焦病证

是指温热病邪侵犯中焦脾胃所表现出的证候，为温病的中期阶段。阳明主燥，太阴主湿，若邪从燥化，则可导致阳明燥热证；若邪从湿化，则演变成为太阴湿热证。

（三）下焦病证

是指温热病邪久羁，深入下焦，劫伤肝肾之阴，导致虚热内扰和虚风内动的证候，为温热病的后期阶段。温热病邪久羁中焦，或阳明燥热，下劫肝肾之阴，致使阴液不足，肝肾亏虚，故常见肝肾阴虚和阴虚风动之证。

扫码“练一练”

药师考点

一、A 型题（最佳选择题）

1. 外感风寒表证临床可见

A. 脉沉　B. 舌红绛　C. 苔黄　D. 恶寒重，发热轻　E. 鼻流黄浊涕

二、B 型题（配伍选择题）

A. 气滞证　B. 气逆证　C. 气闭证　D. 气陷证　E. 气脱证

2. 咳喘属于

3. 手撒遗尿属于

三、C 型题（综合分析选择题）

患者症见心悸失眠，多梦健忘，头晕目眩，面色淡白无华，唇甲色淡，舌淡脉细弱等。

4. 此病证为

A. 心气虚证　B. 心阳虚证　C. 心血虚证　D. 心阴虚证　E. 心阳暴脱证

5. 其病机关键为

A. 心血不足，血不养神　B. 心阳虚衰，虚寒内生　C. 心阴亏虚，虚热扰及心神　D. 心阳衰竭　E. 心气不足，功能减退

四、X 型题（多项选择题）

6. 下列属于心气虚临床表现的是

A. 面色苍白　B. 五心烦热　C. 自汗　D. 脉细弱　E. 心悸怔忡

第十章　预防与治则

扫码“学一学”

学习目标

掌握　治标与治本、扶正与祛邪的含义及其运用原则。

熟悉　1. 未病先防、既病防变的预防原则及方法。

2. 因时因地因人制宜的含义及其应用原则。

3. 正治和反治的含义。

第一节　预　防

预防是采取一定措施，防止疾病的发生和发展，即“治未病”。中医“治未病”思想首见于《黄帝内经》，这种未雨绸缪、防微杜渐的预防思想对后世有着深远的影响，是中医学的重要理论。“治未病”包括未病先防和既病防变两个方面。

一、未病先防

未病先防就是在疾病发生之前，做好各种预防工作，以避免疾病的发生。未病先防须注意以下两方面。

1. 调养身体，增强体质　调养身体包括调摄精神、加强锻炼、生活起居有规律三个方面。精神情志活动与人体的生理、病理变化关系非常密切，注意调摄精神，避免七情过激，可以增强正气抗邪能力。经常锻炼身体，能促进气血运行，气机调畅，增强机体抗病能力，以预防或减少疾病的发生。生活起居有规律包括起居有常，饮食有节。劳逸适度，指顺应自然，生活起居、劳动休息、饮食等有一定的规律和适当的限度，使人体的阴阳消长始终处于相对平衡状态。

2. 药物预防和人工免疫　《素问·刺法论》中有“小金丹……服十粒，无疫干也”的记载，可见我国很早就已开始用药物预防疾病了。我国在16世纪就发明了人痘接种法预防天花，是人工免疫的先驱，为后世预防接种免疫学的发展开辟了道路。近年来用中药预防多种疾病收到了很好的效果，如板蓝根、大青叶预防流感、腮腺炎，马齿苋预防细菌性痢疾等，都是简便易行、用之有效的方法。

二、既病防变

既病防变就是疾病已经发生，应争取早期诊断、早期治疗，以防止疾病的发展与传变。既病防变包括三个方面的内容，按照治疗疾病的阶段依次为：“有病早治”，是防在疾病未加重之时；“先安未病之脏”，是防在疾病未演变之时；“病后止遗”，是在疾病治愈之时，防临床后遗症。

第二节 治 则

治则是治疗疾病所必须遵循的基本原则，是中医学基础理论的重要组成部分。治则是在整体观念和辨证论治指导下制订的，对临床治疗、立法、处方用药均具有指导意义。

治则是用以指导治疗的总则，而治法是治则的具体体现，是治疗疾病的具体方法。如各种病证均离不开邪正斗争、消长盛衰的变化，因而扶正祛邪即为治则，而在此原则指导下所采取的益气、养血、滋阴、补阳等治疗方法，就是扶正的具体方法；发汗、涌吐、攻下等治疗方法，则是祛邪的具体方法。

一、治病求本

“治病求本”是中医治则理论体系中最高层次的治疗原则。“求”就是详细正确地辨证，“本”是疾病的本质、根本，即病机，包括病因、病位、病性、邪正关系等，所以治病求本的核心内容就是辨证论治。中医临床治疗疾病时，必须根据辨证论治的精神，充分了解疾病的各个方面症状表现的全部情况，从中找出疾病的本质，从根本上治疗疾病，以达到治愈疾病、使患者恢复健康的目的，这就是“治病求本”。临床上运用治病求本这一治疗原则时必须掌握正治与反治、标本缓急。

（一）正治与反治

疾病的变化是错综复杂的，在一般情况下疾病的本质和反映出来的现象是一致的，但有时也会出现不一致的情况。正治与反治，是指所用药物性质的寒热、补泻，与疾病本质和现象之间的从逆关系，《素问·至真要大论》曰：“逆者正治，从者反治。”

1. 正治 是逆其证候性质而治的治则，即采用性能与疾病本质相反的药物来治疗的方法，又称“逆治”。适用于疾病的本质和现象一致的病证，包括寒者热之、热者寒之；虚则补之、实则泻之等。

（1）寒者热之 是指寒证见寒象，采用温热法治疗，如表寒证用辛温解表法，里寒证用温里法。

（2）热者寒之 是指热证见热象，采用寒凉法治疗，如表热证用辛凉解表法，里热证用清热法。

（3）虚则补之 是指虚证见虚象，采用补益法治疗，如阳气虚用温阳益气法，阴血虚用滋阴养血法。

（4）实则泻之 是指实证见实象，采用攻逐法治疗，如食滞用消导法，血瘀证用活血祛瘀法。

2. 反治 是顺从疾病假象而治的治则，即采用性能和疾病表面现象相同的药物来治疗的方法，又称“从治”。适用于疾病的本质和现象不一致的病证，如某些复杂严重的疾病，出现真寒假热、真热假寒、实证如虚、虚证如实的假象，在辨证论治时必须透过现象究其本质，采用顺从病象的治法，实质上还是在治病求本的原则指导下，针对疾病的本质进行治疗。包括热因热用、寒因寒用、塞因塞用、通因通用等。

（1）热因热用 是指寒证见热象，即真寒假热证，当采用温热药治疗。如肺炎患者，高热而又有四肢厥冷，中医称为热厥证。这是邪热内炽，里热太甚，阳郁于内，阴格于外，阳气不能畅达四肢所致。这种病理变化称“阳盛格阴”，治宜用寒药解除真热。

（2）寒因寒用　是指热证见寒象，即真热假寒证，当采用寒凉药治疗。如亡阳虚脱的患者，本质是阳衰内寒，阴邪太盛，格阳于外，致使阳气上浮反见面红、心烦、发热等假热现象，中医称为“戴阳证”，治宜用温热的人参、附子回阳救逆。

（3）塞因塞用　是指虚证见实象，此为因虚而闭塞的真虚假实证，当用补益法治疗。如脾胃气虚，运化失健所致的腹部胀满不畅，用补中益气、温运脾阳的方法治疗；气虚血枯的闭经用补益气血法治之。

（4）通因通用　是指实证见虚象，适用于实邪致泻的病证，采用具有通利泻下作用的方药治疗，如食滞胃肠之腹泻，用消导泻下法治之；痢疾患者，尽管泻下次数较多，但有里急后重，腹泻不爽，辨明是肠内湿热积滞时，不但不用止泻药，相反要用清热泻下药物才能去除肠内积滞，这就是“通因通用”。

以上所说的反治法主要是针对疾病所反映于外的现象而言，虽与正治法相反，且具体措施各有不同，但从根本上讲，与正治法是完全一致的，都是针对疾病本质而设的治疗法则。

（二）标本缓急

标和本是相对的一对概念，具体说明病变过程中矛盾的主次关系。临床上，标本是用以说明疾病过程中矛盾的主次、先后、轻重缓急关系的。本为根本，是本质；标为支末，是现象。从疾病本身来说，病因是本，症状是标；从正邪双方来说，正气是本，邪气是标；从病变部位来说，内脏为本，体表为标；从疾病发生的先后来说，原发病为本，继发病为标。

疾病的发生发展是复杂的，病情也是不断变化的，因此，标本缓急也会随之而改变。在治疗过程中必须正确区分先后缓急，抓住主要矛盾。

1. 急则治标　当标病甚急，如不及时解决将危及生命时，则“急则治其标”。如大出血的患者，无论属于何种出血，均应采取应急措施，先止血，待血止后再治其本。夏日中暑，出现猝然昏倒，不省人事，身热肢厥等症状，宜先用通关开窍之法治其标，使其苏醒，然后再清暑养阴以治其本。又如，素体气血两虚之人，若新感外邪，则旧病气血两虚为本，新感外邪为标，而补益气血，非一朝一夕之事，若不先祛其表邪，则邪气可能乘虚深入，发生传变，故当先解表祛邪治标，再补益气血治本。

2. 缓则治本　病情缓和、慢性病或急性病恢复期，以脏腑功能失调引起者为多，标症不急，治疗当采用治本的办法。即找出疾病的本质，针对主要病因、病证进行治疗，一旦解除病证的根本，则标症自愈。如肺阴虚而出现的咳嗽，肺阴虚为本，咳嗽为标，标症不至于危及生命，在这种情况下，就应该治其本，用滋阴润肺之法，阴虚纠正了，咳嗽也就消除了。又如，脾虚所致的泄泻，脾虚是本，泄泻是标，只需健脾益气，泄泻即可逐渐痊愈。

3. 标本同治　当标本均急，在一定时间和条件下不允许单治标或单治本时，或标本均不太急，则“标本兼治”。如气虚又患感冒，气虚为本，感冒为标，此时单纯治本而益气，则使邪气留滞，表证不解；单纯解表，则汗出又伤气，使气虚更甚，所以须用益气解表的方法，标本同治。

二、扶正与祛邪

（一）扶正祛邪的含义

扶正，即扶助正气，就是使用扶助正气的药物或针灸等其他疗法，配合适当的营养和功能锻炼等辅助方法，以增强体质，提高机体抗邪能力；祛邪，即是祛除病邪，使邪去正安。二者之间相互为用，相辅相成，即“正足邪自祛”“邪去正自安”。

（二）扶正祛邪的运用

1. 单独使用 扶正适用于正虚邪不盛的虚性病证，临床上根据患者气虚、血虚、阳虚、阴虚等具体情况，分别运用益气、养血、助阳、滋阴等方法；祛邪适用于邪实而正气未衰的实性病证，临床上根据患者具体情况，可分别运用发汗、涌吐、攻下、和解、祛寒、清热、消导以及针灸、手术等方法祛邪外出。

2. 先后使用 先祛邪后扶正，适用于邪盛正虚，但正气尚耐攻伐之证，若先扶正反而固邪，故当先祛邪，然后再进行调补，正气复，病证即愈；先扶正后祛邪，适用于正虚邪实，正气虚但不耐攻伐的病证，即先补后攻，若先祛邪则更伤正气，因此，必须先扶正，使正气适当恢复，能承受攻邪时，然后再祛邪。

3. 同时使用 即攻补兼施，适用于正虚邪实两方面都不甚急的病证，尤其适用于慢性病的治疗。具体运用时必须区别正虚邪实的主次关系，灵活运用。如以正虚为主要矛盾，单纯用补法又恋邪，单纯攻邪又易伤正，此时则应以扶正为主兼祛邪，如气虚感冒，则应以补气为主兼解表；若以邪实为主要矛盾，单攻邪又易伤正，单补正又易恋邪，此时治当以祛邪为主兼扶正。

三、调整阴阳

疾病的发生，从根本上说是阴阳的相对平衡遭到破坏，出现偏盛偏衰，因此，调整阴阳，即是损其偏盛，补其偏衰，恢复阴阳相对平衡，促进阴平阳秘的治疗法则。

（一）损其有余

阴阳偏盛引起的实热证、实寒证，当依据“实则泻之”的原则损其有余。阴盛则损其阴，阳胜则损其阳，如寒者热之、热者寒之等。

（二）补其不足

阴阳偏衰引起的病证，当补其不足。阳虚则寒，即虚寒证，采用“益火之源，以消阴翳”之法，即扶阳益火法；阴虚则热，即虚热证，须用“壮水之主，以制阳光”之法，即滋阴壮水法；阴阳两虚，则应阴阳双补。

另外，治阴虚时善用“阳中求阴”，治阳虚时善用“阴中求阳”，以求“生化无穷”“泉源不竭”。

四、三因制宜

三因制宜，即因时制宜、因地制宜和因人制宜，指的是在治疗疾病的过程中，必须全面权衡和考虑气候、地域、环境及患者体质、性别、年龄等多方面因素，分析其对疾病的影响，从而采用适宜的治疗方法。

（一）因时制宜

根据不同季节的气候特点来考虑用药原则。一年之中，季节变更带来温热凉寒的气候变化，对人体产生一定的影响，人体在适应自然界气候变化的过程中必定做出相应的反应。在病理状态下，治疗用药必须结合不同气候变化的特点。如炎夏季节，人体毛窍开放而易于汗出，即使感受风寒邪气而致病，辛温发散药物也不宜过用，以免汗多而伤津耗气。正如《素问·六元正纪大论》所说："用热远热，用温远温，用寒远寒，用凉远凉，食亦同法。"

（二）因地制宜

根据不同地区的地域环境特点来考虑治疗用药原则。不同地域，地势有高低，气候、水土各异，生活习惯也各不相同，因而在治疗疾病时需考虑地域环境特点。如江南地区，温暖潮湿，外感邪气以风热居多，多用辛凉药物；北方地区，天寒地冻，外感则以风寒居多，多用辛温之品等。再如，同为外感风寒证，西北严寒地区，用辛温解表药较重，常用桂枝、麻黄；东南温热地区，用辛温解表量较轻，多用荆芥、防风。

（三）因人制宜

因人制宜，是指根据患者的年龄、性别、体质等不同特点来指导治疗用药的原则。

1. 年龄　不同年龄生理状况和气血盈亏不同，治疗用药亦有别。如小儿为纯阳之体，忌投峻攻，少用补益，药量宜轻；老年人功能衰退，气血亏虚，故应慎用攻法，多用补益。

2. 性别　女性有经、带、胎、产等生理特点，用药应与男性有别。

3. 体质　阳盛和阴虚体质，慎用温热；阳虚或阴盛之体，慎用寒凉。耐药性强者可用峻烈之药；耐药性弱者则应慎用。

药师考点

扫码“练一练”

A 型题（最佳选择题）

1. 下列不属于调养正气的方法的是
   A. 加强锻炼　　B. 外避病邪　　C. 起居有常
   D. 调摄精神　　E. 饮食有节
2. “见肝之病，当先实脾”的治疗原则当属
   A. 早治防变　　B. 治病求本　　C. 调理脏腑
   D. 调理气血　　E. 三因制宜

中　篇

中药学基础

扫码“学一学”

第十一章　中药学基本知识

学习目标

掌握　1. 历代本草的代表著作及其意义。
2. 四气、五味、归经、升降浮沉、毒性的概念。
3. 五味各自的作用特点。
4. 药物“七情”的概念。

熟悉　1. 中药、中药学的概念。
2. 四气、归经、升降浮沉指导临床用药的意义。
3. 影响升降浮沉与毒性的主要因素。
4. 药物毒性的基本类别、各种用药禁忌的分类和特点。

了解　中药作用的基本原理、配伍原则和古今用药剂量、常见用法。

第一节　中药与中药学的概念

中药是我国传统药物的主要组成部分。中药是指在中医药理论指导下，用于预防、治疗、诊断疾病并具有康复与保健作用的物质。充分反映了我国自然资源及历史、文化等方面的若干特点。

我国中药资源丰富，现有中药已达 12 807 种，其中植物药 11 146 种（占 89% 以上）、动物药 1581 种、矿物药 80 种。对这些宝贵资源的开发与利用，已有悠久的历史。几千年来，我国人民就是利用这些资源作为防病治病的重要武器，以保障人民的健康和民族的繁衍。由于中药以植物类药材居多，所以自古以来人们习惯把中药称为“本草”。明代中、末期以后，随着西医药传入我国，“中药”一词逐渐形成，主要用于与传入的西药相区别。

需要与中药相区别的名词术语主要有：中药材、饮片、中成药。中药材是指来源于天然的植物、动物和矿物的绝大多数中药，从自然界收集起来，只经过清洁、干燥等简单处理，未经过特殊加工炮制，不能直接用于配方和制剂的中药资源；饮片是指根据中药材的性质和临床应用的需要，对中药材进行必要的再次加工处理，使之成为薄片、节段、块状或颗粒等不同形状，或经过特殊炮制，可以直接用于制剂，或供药房配方使用的药材；中成药是以中药材为原料，在中医药理论指导下，按规定处方和标准制成一定剂型的现成药物。

中药学是研究和介绍中药的基本理论和具体中药的来源、产地、采集、炮制、性能、功效及临床应用规律等知识的一门学科，古代称为“本草学”。它是我国传统医药学的重要组成部分，使“理、法、方、药”有机地结合在一起，也是中药专业的一门重要的专业基础课。

第二节　中药学的发展简史

我们的祖先在原始时代对药物的认识，是与觅食活动紧密相连的。他们通过采食植物和狩猎，得以接触并逐渐了解这些植物和动物及其对人体的影响，如有的可以充饥，有的可以治病，有的则引起中毒，甚至造成死亡，逐渐认识到某些自然产物的药效和毒性。我国古籍中记述的“神农尝百草之滋味，一日而遇七十毒”的传说，就生动地反映了人们认识药物的实践过程。通过无数次有意识的试验、观察，逐步形成了最初的药学知识。

据医史学家的研究，原始社会人类用以充饥的食物大多是植物类，因此最先发现的药物也是植物药。随着生产力的发展和进步，人类对药物和食物的认识不断提高，对植物药和动物药的认识也逐渐深化。到了原始社会后期，随着采石、开矿和冶炼的兴起，又相继发现了矿物药。在这一时期，酿酒业也随之兴盛，古人意识到酒不仅是一种饮料，更是具有温通血脉、行药势和作为溶媒等方面的作用，故将酒誉为“百药之长”。

随着文字的创造和使用，药物知识也有了文字记载。商代金文中已有“药”字。至《周礼·天官》就有“以五味、五谷、五药养其病”的记载，对于其中的“五药”，汉代郑玄注曰“五药：草、木、虫、石、谷”。东汉许慎在《说文解字》中说：“药，治病草也。”明确指出了“药”即治病之物，并以“草（植物）”类居多的客观事实。而“医师”一职，则是“掌医之政令，聚毒药以供医事”。

1. 秦汉之际　药学已初具规模。现存最早的药学专著是《神农本草经》（简称《本经》）。该书虽托“神农”之名，实非出于一时一人之手，最后成书不晚于公元2世纪（东汉末年）。《本经》原书早佚，目前的各种版本均系明清以来学者整理而成。各论载药365种，按药物的有毒无毒、养身延年与祛邪治病的不同，分为上、中、下三品，即后世所称的“三品分类法”。所记各药功用大多朴实有验，历用不衰，如黄连治痢、阿胶止血、人参补虚、乌头止痛、半夏止呕、茵陈退黄等。《本经》系统地总结了我国汉代以前药学发展的成就，为后世本草学的发展奠定了基础。

这一时期，通过境内外的交流，西域的红花、大蒜、胡桃，越南的薏苡仁等相继传入中国，边远地区的麝香、羚羊角、琥珀、龙眼等药源源不断地进入内地，华佗发明了“麻沸散”作为外科手术麻醉剂，以及东汉炼丹术的应用等，都在不同程度上促进了本草学的发展。

2. 魏晋南北朝时期　汉末以来医家应用的药物种类日渐增多，本草著作的数量和种类也大大增加。首推陶弘景所辑《本草经集注》（南北朝梁代）。该书约完成于公元500年，在各论首创按药物自然属性分类的方法，将所载730种药物分为玉石、草木、虫兽、果、菜、米食及有名未用七类。该书第一次系统、全面地整理、补充了《本经》的内容，反映了魏晋南北朝时期的主要药学成就，初步确立了综合性本草著作的编写模式。

3. 隋唐时期　医药教育开始兴盛，太医署内设有主药、药园师等药学类专职。唐政权建立带来经济、文化、中外交流的发展，从海外输入的药品亦相应增加。因此，对本草学进行一次大规模的整理，既是当时的迫切需要，也是本草学发展的必然结果。公元659年（唐显庆四年），朝廷颁行了由李勣、苏敬等主持编纂的《新修本草》（又称《唐本草》）。该书的完成，依靠了国家的行政力量和充分的人力物力，是我国历史上第一部官修药典性本草，被今人喻为世界上第一部药典，比公元1546年问世的欧洲纽伦堡药典《科德药方书》早887年。全书收载药物共850种，除本草正文外，还增加了药物图谱，并附以文字说明，这种图文对照的方法，开创了世界药学著作的先例，无论形式和内容都有崭新的特色，不仅反映了唐代的药学成就，对后世医药学的发展也有深远的影响。

唐代已开始使用动物组织、器官及激素制剂。《唐本草》记载了用羊肝治疗夜盲和改善视力的经验；《本草拾遗》记录了人胞作为强壮剂的效力。唐至五代时期对某些食物药和外来药都有了专门的研究。孙思邈在《千金方》中已专设食治篇。由张鼎改编增补而成的《食疗本草》，全面总结了唐以前的营养学和食治经验，是这一时期最有代表性的食疗专书。

4. 宋金元时期 由于经济、文化、科学技术和商业、交通的发展，尤其是雕版印刷技术的应用，为宋代本草学术的发展提供了有利条件。如唐慎微的《经史证类备急本草》（简称《证类本草》，首刊于1108年），研究整理了大量经史文献中有关药学的资料，内容丰富，全书共30卷，载药1746种，附方3000余首。该书对所收载的资料采用原文照录、注明出处的方法，使宋以前许多本草资料得以保存，具有很高的学术价值、实用价值和文献价值。

国家药局的设立，是北宋的一大创举，也是我国乃至世界药学史上的重大事件。1076年，宋政府开设由国家经营的熟药所，其后又发展为修合药所（后改名为“医药和剂局”）及出卖药所（后改名为“惠民局”）。药局的开设促进了药材检验、成药生产的发展，带动了炮制、制剂技术的完善，并制定了制剂规范，《太平惠民和剂局方》即是这方面的重要文献。

元代忽思慧所著的《饮膳正要》是饮食疗法的专门著作，记录了不少回、蒙民族的食疗方药和有关膳食的烹饪方法，至今仍有较高的参考价值。

5. 明朝时期 随着医药学的发展，以及药学技术的进一步积累，沿用已久的《证类本草》已不能满足时代的要求。伟大的医药学家李时珍（1518～1593年），以毕生精力，亲历实践，广收博采，实地考察，对本草学进行了全面地整理总结，历时27年，在公元1578年（明万历六年）完成了巨著《本草纲目》。全书52卷，约200万字，载药1892种（新增374种），附图1100多幅，附方11 000余首，按自然属性分列为16部共60类。书中不仅汇集了大量前人资料，也记述了李时珍先生丰富的研究成果和新经验，对过去本草中的一些谬误也进行了指正。它全面总结了中国16世纪以前本草学的成就，在植物、动物、矿物、农学、气象等自然科学的许多方面中均有重要贡献。该书17世纪初即传播海外，先后有多种文字译本，丰富了世界医药科学宝库。

6. 清朝时期 本草著作数量众多，达400多种。随着对药物认识的丰富，有必要对大型综合本草进行补充和订正。赵学敏在广泛收集民间用药和注意研究外来药的基础上撰成了《本草纲目拾遗》（简称《纲目拾遗》），初稿成于1765年（清乾隆三十年），定稿于公元1803年（清嘉庆八年）。全书共10卷，载药921种，其中新增药716种，创古本草新增药品之冠，极大地丰富了本草学。对《本草纲目》中略而不详之处加以补充，错误之处加以订正，还收录了大量今已散佚的方药书籍的部分内容，具有很高的实用价值和文献价值。

7. 民国时期 辛亥革命以后，西方文化及西方医药学在我国进一步传播，与此相应，社会和医药界对传统的中国医药学逐渐有了“中医”“中药”之称。

随着中医学校的建立，涌现了一批适应教学和临床运用需要的中药学讲义。药学辞典类大型工具书的编纂，是民国时期本草学中的一件大事。其中成就和影响最大者，当推陈存仁的《中国药学大辞典》（1935年）。该书收录词目约4300条，汇集古今有关论述与研究成果，资料繁博，查阅方便，不失为一部具有重要影响的大型药学辞书。

8. 现代时期　新中国成立以后，党和政府高度重视中医药事业，并制定了一系列的政策和有力措施发展中医药事业。随着现代自然科学技术的进步和国家经济的发展，本草学也取得了前所未有的成就。

20 世纪 50 年代以来，国家先后数次组织各方面人员对中药资源进行了大规模调查。在此基础上编写了全国性的中药志及一大批药用植物志、药用动物志及地区性的中药志。对一些进口药材国产资源的开发也取得了显著成就，如在普查中发现的国产沉香、马钱子、安息香、阿魏、萝芙木等，已经被开发利用，并能在很大程度上满足国内需求。中药资源保护、植物药异地引种和人工栽培、药用动物的驯化等，皆取得了很大成绩。

从 1954 年起，各地出版部门根据原卫生部的安排和建议，积极进行中医药文献的整理刊行。20 世纪 60 年代以来，对亡佚本草的辑复也取得了突出成绩，其中有些已正式出版发行，当前涌现的中药新著，不仅数量多，而且门类齐全，对本草学的研究具有重大意义，将本草学提高到崭新的水平。其中最能反映当代本草学术成就的，有各版《中华人民共和国药典》《中药志》《全国中草药汇编》《中药大辞典》《原色中国本草图鉴》《中国民族药志》《中华本草》等。《中华人民共和国药典》以法典的形式确定了中药在当代医药卫生事业中的地位，也为中药材及中药制剂质量的提高和标准的确定起到了巨大的促进作用。《中华本草》是由国家中医药管理局主持、南京中医药大学总编审、全国 60 多个单位 500 余名专家参加，历时 10 年完成的划时代本草巨著。该书是一部全面总结中华民族 2000 多年传统药学成就、集中反映 20 世纪中药学科发展的综合性本草著作。对我国传统医药走向世界具有十分重要的历史意义。

随着现代自然科学的迅速发展以及中药职业自身发展的需要，中药的现代研究无论在深度和广度上都取得了巨大成就，并大大促进了中药鉴定学、中药化学、中药药理学、中药炮制学、中药药剂学等分支学科的发展。

当代中药教育事业的振兴，为本草学和中药事业的发展，造就了一大批高质量的专业人才。1956 年起，在北京、上海、广州、成都和南京等地相继建立了中医学院，中医药教育纳入了现代正规高等教育行列。1959 年起相继开办了中药本科专业，目前在全国 20 余所中医药院校、药学院（大学）和农业大学中设有中药专业，许多省市成立了中医药研究院所。1978 年以来相继招收了中药学硕士研究生和博士研究生。至 20 世纪末，我国的中药教育形成了从中专、大专、本科到硕士、博士研究生及博士后不同层次的完整培养体系。为了适应中医药教育的需要，中药学教材也多次进行编写修订，质量不断提高。

我国医药学源远流长，近几十年来，中药学科的发展成就更是举世瞩目，但如何发挥多学科的力量，进一步搞好中药学的继承和开拓创新，仍任重而道远。

第三节　中药的功效与主治

中药功效是中药治疗作用的同义语，亦称中药的“功能”。功效术语往往被凝炼为短短数个字，是对中药治疗作用的高度概括。

对中药功效的认识和概括，是根据机体的用药反应，即用药前后症状、体征的变化，通过审证求因、辨证论治的方法归纳出来的。因此，中药功效的确定和功效系统的形成，与中医辨证论治体系的形成和发展有密不可分的关系。

中药的主治，是指其所主治的病证，又称“应用”或“适应证”。从认识方法而言，主治是确定功效的依据；从临床运用的角度来看，功效提示中药的适应范围。例如，鱼腥草能治疗肺痈咳吐脓血、肺热咳嗽痰稠及热毒疮疡等病证，因而具有清热解毒、排脓的功效；本品又能治疗热淋小便涩痛之证，故有清热利尿通淋的功效。从另一个角度来看，鱼腥草具有清热解毒、排脓、利尿之功效，提示本品宜用于热性或湿热性的病证，而不宜用于虚寒性的疮痈和淋证。苍术能治疗湿阻中焦，运化失司而见脘腹胀满，食欲不振，恶心呕吐，倦怠乏力，舌苔浊腻之证，故有燥湿健脾之功效；又能治疗风寒湿痹，足膝肿痛，痿软无力之证，故又有祛风散寒除湿的功效。湿为阴邪，易困脾阳，苍术具有燥湿健脾、祛风散寒除湿之功效，提示本品最宜用于寒湿困脾及寒湿偏胜之痹证。

在古代本草著作中，功效和主治是间夹叙述的，如《本经》记载：“干姜，味辛温，主胸满咳逆上气，温中，止血，出汗，逐风湿痹，肠澼下利。生者尤良。”近代本草著作都将功效列为专项，如高等医药院校教材《中药学》，将干姜的功效归纳为“温中，回阳，温肺化饮”。功效的归纳经历了长期的历史发展过程，而功效专项的设立则反映了后世对中药治疗作用的认识不断深入和规范化。

中药功效的分类如下。

1. 对因治疗功效 在中医学中，病因除指引起疾病的各种致病因素外，更是指这些因素引起机体一系列的病理改变和病理产物，这需要从因果链的关系来理解。中药的对因治疗功效包含祛邪、扶正、调理脏腑功能、消除病理产物等方面的内容。祛风、散寒、除湿、清热、泻下、涌吐、解毒、杀虫等属于祛邪功效；益气、助阳、滋阴、补血等属于扶正功效；理气、活血、安神、开窍、潜阳、息风重在调理脏腑气血功能；消食、利水、祛痰、化瘀等意在消除病理产物。祛邪、扶正、调理脏腑功能、消除病理产物四者之间有着密切的联系，因此上述划分又是相对的。如泻下，既有祛除病邪的作用，又有消除病理产物及调理脏腑功能的作用。笼统而言，活血化瘀既指改善血行不畅、血脉瘀滞的病理状态，又指消除瘀血这一病理产物。利水本身在于消除病理产物，又与扶正及调理脏腑功能有密切关系，如麻黄宣肺利水，黄芪健脾利水，猪苓通利三焦膀胱水道而利水等。

2. 对症治疗功效 是指能缓解或消除疾病过程中出现的某些症状，具有减轻痛苦，防止病势恶化的意义。止痛、止血、止呕、止汗、止咳平喘、涩肠止泻、涩精止遗等皆属对症治疗功效。

对因治疗与对症治疗，前者属治本，后者属治标。临床遣方用药时，应根据具体病情，或治其本，或治其标，或标本兼治。

一味中药往往具有多种功效。不少药物往往既具有对因治疗功效，又具有对症治疗功效。临床选药物时应尽量利用该味药物多种功效的综合作用，以取得更好的治疗效果。

第四节　中药的性能

中药的性能，是前人在长期、反复的医疗实践中，对为数众多的药物的各种性质及其医疗作用的了解与认识不断深化，逐渐形成的中医用药的一套理论。把药物治病的多种多样的性质和作用概括为四气、五味、归经、升降浮沉及有毒、无毒等方面，又称为药性。药性理论是中药理论的核心，以阴阳、五行、脏腑、经络、治疗法则等医学理论为基础，是中医学理论体系中的一个重要组成部分。以药物的特殊性来纠正疾病所表现出的阴阳偏盛或偏衰，使机体在最大程度上恢复至正常状态。

一、四气

（一）概念

四气，又称四性。是指药物具有寒、热、温、凉四种不同的药性，反映药物在影响人体阴阳盛衰、寒热变化方面的作用倾向。温热与寒凉属两种不同的性质，寒凉属阴，温热属阳。而寒与凉、温与热只是程度上的差异，凉者寒之渐，温者热之微。对于有些药物，还标以大寒、大热、微寒、微温等加以区别，这是对中药药性程度不同的进一步区别。

另外，还有一些药物无明显的寒热偏性，称为平性药。平性药可随药物配伍的不同而产生偏寒、偏热之性，但仍未超出四气的范围。故从本质而言，四性实际上是指寒热二性。

（二）四气与药物的气味区别

药物的四气是指药物的“温热寒凉”四种偏性，用“四性”描述更确切，是不能通过嗅觉判别的；药物的气味是指“香臭腥臊”这些通过嗅觉能够判别的药物的自然味道。但由于历史上一直习惯用“四气”表示药物的这些性质，后人也就不再更改，但必须明白其本质意义，不能混淆。

（三）四气的归纳

药性的寒热温凉，是从药物作用于机体所发生的反应概括出来的，与所治疾病的寒热性质是相对应的。疾病有热证和寒证的不同，根据药物用于热证和寒证所反映出的不同效果，可确定该药物的药性属寒或属热。一般来讲，能够减轻或消除热证的药物，属于寒性或凉性，如石膏、知母对发热口渴等热证有清热泻火的作用，表明这种药物具有寒凉之性；能够减轻或消除寒证的药物，属于热性或温性，如附子、干姜对脘腹冷痛、四肢厥逆等寒证有散寒助阳的作用，表明这种药物具有温热之性。因此，药物的四气是通过长期临床实践总结出来的。

（四）四气的应用

按照“阴胜则阳病，阳胜则阴病；阳胜则热，阴胜则寒”的病理机制，采用“寒者热之，热者寒之”作为一般用药规律。如阳证、热证，用阴性寒凉药治疗；阴证、寒证，用阳性温热药治疗，达到调整阴阳偏胜的目的。平性药则根据寒热的不同，配伍温热药和寒凉药。可见，四气的作用与疾病的属性是根本对立的。寒凉药用于清热、泻火、解毒、定惊等；温热药用于散寒、温里与助阳等。

二、五味

（一）概念

五味是指药物具有酸、苦、甘、辛、咸五种不同的药味，分属五脏而合五行。有些药物还具有涩味和淡味，所以实际上不止五味，但是习惯上称为“五味”。

五味有不同的阴阳属性：辛、甘、淡属阳；酸、苦、咸属阴。

中药“味”的含义实际上有两种：一是指药物的味道，可由口尝辨别，因其有具体的味感可辨，又称“具体五味”，如黄连、黄柏味苦，枸杞味甘，芒硝、食盐味咸；二是代表药物功能的味，是通过观察药物的实际疗效总结出来的，又称“抽象五味”。如葛根口尝无辛味，但能解表散邪，根据“辛能散能行”的特点，确定其味辛；磁石口尝无咸味，因能入肾潜镇浮阳，而肾在五行之中属水，与咸相对应，因而确定其味咸。

最初药物的五味描述了药物真实味道，并将滋味简单地与作用联系，出现最初的“滋味说”。五行学说出现后，五味逐渐根据五行属性归类，直接与药物的功效相对应，从而出现“五味说”，沿用至今。当今中药五味的确立主要以药物与疗效关系为依据，通过大量临床实践，不断归纳、整理、修正而总结出来的。

（二）五味的功效

1. 辛 能散、能行，用于表证和气滞血瘀证。“散”是发散表邪，如解表药中的麻黄、薄荷等；“行”是行气、活血，如行气药中的陈皮、香附，活血药中的桃仁、红花等。一些具有芳香气味的药物往往也标为“辛”，亦称“辛香之气”。芳香药除有能散能行的特点外，还包含了芳香辟秽、芳香化湿、芳香开窍等作用。

2. 甘 能补、能和、能缓，用于虚证或拘挛疼痛。“补”是补益诸虚，如补气药中的人参、黄芪，补阴药中的沙参、麦冬，补阳药中的鹿茸、淫羊藿，补血药中的当归、熟地等；“和”有和中、补中之意，与脾胃关系密切，如消食药中的山楂、神曲、麦芽等。“缓”是缓急、和缓之意，可缓和拘挛疼痛，还可调和诸药和解毒，如甘草、饴糖等。

3. 酸（涩） 能收、能涩，用于气血津液耗散滑脱病证。“收”是收敛，“涩”是固涩，如山茱萸、五味子能涩精敛汗；石榴皮、五倍子能涩肠止泻；桑螵蛸能治尿频等。涩味药与酸味药的作用相似，如龙骨、牡蛎涩精，赤石脂涩肠等。二者不同之处在于酸能生津、酸甘化阴等皆是涩味药所不具备的作用。

4. 苦 能泄、能燥、能坚，用于热证及湿证。“泄”有通泄、降泄、清泄之意。通泄是指攻积导滞，如大黄能泻热通便，用于热结便秘；降泄是指降气平喘和降逆止呕，如苦杏仁用于肺气上逆之咳喘，枇杷叶用于胃气上逆的呕吐等；清泄是指清热泻火，用于实热证，如栀子治疗火毒热盛之证。“燥”有燥湿说，多用于湿证。湿证有寒湿、湿热的不同，如治寒湿用苍术、厚朴；治湿热用黄连、龙胆草、苦参等。“坚”的含义有二：一指坚阴，意即泻火存阴，如黄柏、知母泻相火以存肾阴，治肾阴虚火旺证；二指坚厚肠胃，如投用少量苦味的黄连有厚肠止泻的作用等。

5. 咸 能软、能泻，用于瘿瘤、瘰疬、痰核、痞块及燥结便秘等证。“软”是软坚散结，“泻”是软坚泻下。如瓦楞子、牡蛎能软坚散结治瘿瘤；芒硝能软化燥屎而泻下通便等。

6. 淡 能渗、能利，用于水肿、小便不利等证。“渗”是渗湿，“利”是利尿，如茯苓、猪苓等。

性和味分别从不同的角度说明药物的作用，每味药都具有性和味，不同的性味表示有不同的作用，同性异味或同味异性的药物作用是不同的，因同性的药物尚有五味的不同，同味的药物尚有四气的不同。因此，二者必须合参才能描述出完整的药物功效。例如，麻黄、薄荷皆有辛味，均能发散表邪，但麻黄味辛性温，能发散风寒；而薄荷味辛性凉，用以发散风热。人参、麦冬都有甘味，皆能补益，而前者味甘性温，温补元气；后者味甘性寒，偏于养阴清热。

三、升降浮沉

（一）概念

升降浮沉是指药物向上、向下、向内、向外的作用趋向，是针对人体的病势趋向而言。

各种疾病的病势常表现出向上（如咳喘、呕吐）、向下（如泻痢、崩漏、脱肛、子宫下垂）、向外（发热、自汗、盗汗）、向内（表证不解、疔毒内陷）等不同的趋向，针对病情选用适宜的药物，可以消除或改善这些疾病状态。

（二）药物的升降沉浮特性

升是上升，降是下降，浮是向外发散，沉是向内收敛。其意义是调整人体功能趋于正常，因势利导引邪外出。升降浮沉之中，升浮属阳，沉降属阴。一般来说，具有升阳发散、祛风解表、涌吐、开窍等作用的药物都能上行向外，药性升浮；而具有清热、泻下、渗利水湿、重镇安神、潜阳息风、消积导滞、降逆止呕、收敛固涩、止咳平喘等功效的药物，则能下行向内，药性沉降。但少数药物的作用趋向不明显或存在双向性，如麻黄既能发汗解表，又能平喘利水；川芎既能“上行头目”，又能“下行血海”。

（三）升降沉浮的应用

考虑药物的升降浮沉乃为中药临床应用的原则之一。凡病变部位在上、在表者，宜用升浮药，如外感表证用解表药；凡病变部位在下、在里者，宜用沉降药，如肠燥便秘用大黄、芒硝等沉降品。病势上逆者，宜降不宜升，如肝火上炎、肝阳上亢引起的头痛、眩晕、目赤等，当用石决明、牡蛎、黄连等沉降药物以清热降火、平肝潜阳；病势下陷者宜升不宜降，如久泻脱肛或子宫脱垂，当用党参、黄芪、升麻等升浮药以益气升阳。

（四）升降浮沉与药物性味关系

一般来说，具辛甘之味和温热之性的药物，其药性多升浮，如麻黄之辛温、桂枝之辛甘温等发散药；而具酸苦咸之味和寒凉之性的药物，其药性多沉降，如大黄之苦寒、芒硝之咸寒等泻下药。但也有例外，如柴胡，味苦性微寒，有疏肝解郁、升举脾胃清阳之气的作用。因此，李时珍曰：“酸咸无升、辛甘无降、寒无浮、热无沉。”基本总结了药物升降沉浮与药物性味的基本关系。

（五）升降浮沉与药材质地关系

一般来说，质地轻的药材如花、叶、皮、枝等多升浮，如桑叶、菊花等；质地重的药材如种子、果实、矿物、贝壳等多沉降，如朱砂、龙骨、大黄等。但并非绝对，如诸花皆升，旋覆独降；诸子皆降，苍耳独升。

（六）影响药物升降浮沉的因素

主要包括炮制和配伍两大方面。大多数药物经炮制以后，其升降浮沉之性也随之发生变化。如酒炒则升，姜汁炒则散，醋炒则收敛，盐炒则下行等。药物的配伍是影响其升降浮沉的主要因素。一般来说，升浮药在与大量沉降药配伍时，便随势下降；反之，沉降药与较多的升浮药同用时，其性也随之上升。在某些情况下，可利用药物升降配合以斡旋气机，恢复脏腑功能。如血府逐瘀汤中用柴胡、枳壳二药，一升一降，共助气血周行。此外，用引经药也可改变作用趋向。如桔梗能载药上行，牛膝能引药下行。炮制与配伍等均有密切关系，故李时珍曰：“升降在物，亦在人也。”

四、归经

（一）概念

“归”是作用的归属，也有入、走、行、通之义；“经”是经络、脏腑的总称。归经是药物作用定位概念，描述药物对机体某部位的选择性作用，即主要对某经（脏腑及其经络）或某几经发生明显的作用，而对其他脏腑经络作用较小或没有作用。

如同是温热药，有的治胃寒，有的治肝寒，也有的治血寒；同是寒凉药，有的清肺热，有的清肝热，也有的清小肠热；同是补益药，有的补脾虚，有的补肾虚，也有的补肺不足，这些都与归经密切相关。

（二）药物归经的确定

归经学说是以脏腑、经络理论为基础，以所治具体病证为依据。经络能沟通人体内外表里，在病变时，体表的疾病可以反映到内脏；内脏的病变也可以反映到体表，这都是通过经络来系统认识的。

例如，肺经病变见咳喘，桔梗、杏仁能治胸闷、咳喘，说明桔梗、杏仁归肺经；肝经病变见胁痛、抽搐，全蝎能定抽搐，说明全蝎归肝经；心经病变见心悸、失眠，朱砂能安神定悸，说明朱砂归心经等。这都说明归经的理论是从疗效观察中总结出来的，为归经理论的运用奠定了基础。

（三）药物归经的应用

1. 指导临床用药　如症见咳嗽、气喘的肺经病变，可选用苦杏仁、紫苏子等治疗肺经病变的药物；症见失眠、心悸的心经病变，可选用茯神、朱砂等治疗心经病变的药物。

2. 根据脏腑、经络之间的关系选用配合治疗的药物　如肺病见脾虚时，可以补脾益肺，除选用肺经的药物以外，还应选用脾经药物配合治疗，才能收到良好疗效。

3. 引经报使、直达病所　中药治疗以方药为主，除注意单味药归经外，再加一二味引经药可增强方药的定位性和定向性。如参苓白术散中的桔梗就是舟楫之药，能引诸药上行于肺，成为补益脾肺之良方。

4. 与性味相合有助于记忆药物的功效　如苦杏仁，味苦性温，入肺和大肠经，苦能降气，温能通阳，入肺经能止咳平喘，入大肠经又能润肠通便。

归经的理论来源于对中药治疗效果的长期观察，对临床用药具有一定的指导意义。但也应结合药物的四气五味、升降浮沉等特性综合运用。

五、有毒与无毒

（一）概念

广义的“毒性”是指药物的偏性，西汉以前以“毒药”为一切药物的总称。张景岳说：“是凡可解邪安正者，均可称为毒药，故曰毒药攻邪也。”说明毒性作为药物性能之一，是一种偏性，以偏纠偏是药物治病的基本原理。

东汉时期，《神农本草经》提出了“有毒”“无毒”的区分，根据药物毒性大小和治疗原理，将药物分为上、中、下三品，对药物毒性的认识和理解更加深入。大体上将攻病愈疾的药物称为有毒，可以久服补虚的药物看作无毒。

狭义的毒药，是指具有一定毒性和副作用的药物，使用不当，就可能导致中毒。为了确保用药安全，后世许多本草书籍都在药物的性味之下标注了“大毒”“小毒”等。

现代对中药有毒无毒的认识倾向于广义毒性，逐步认识到以毒性成分量化的方式理解毒性的概念，控制中药质量，防止中毒事件的发生。

（二）常见有毒中药分类

1. 乌头类　包括川乌、附子、雪上一枝蒿等，主要含二萜生物碱，既是治疗风湿痹证的物质基础，也是毒性成分。另外，含这类药物的大、小活络丹，舒筋活血丸等也有类似毒性。

2. 天仙子类　包括天仙子、曼陀罗、华山参、山莨菪等药材，主要含托品烷类生物碱，既是麻醉镇痛的活性成分，也是引起呼吸、循环衰竭的毒性成分。

3. 含砷类　包括砒霜、雄黄、雌黄，分别含砷的氧化物或硫化物，既是杀虫解毒的活性物质，也是破坏神经细胞、胃黏膜等的毒性成分。

4. 含铅类　包括黄丹、红丹，含铅的氧化物，既是拔毒生肌、杀虫止痒的活性物质，也是致肝、肾、脑等细胞损伤的毒性成分。

5. 含汞类　包括朱砂、轻粉、白降丹、红升丹，主要含汞的硫化物或氯化物，既是抑菌防腐、杀虫解毒的活性物质，又是损伤肝、肾、脑等细胞的毒性成分。

6. 含马兜铃酸类　包括马兜铃、天仙藤、关木通等，所含马兜铃酸有严重的肾毒性，可致肾衰竭。临床用药要严格控制用量且不可久用。

7. 含氰苷类　包括苦杏仁、桃仁、白果、木薯等，中毒原因主要是含氰苷类成分，水解后释放氢氰酸，引起人体中枢麻痹。

8. 含强心苷类　包括夹竹桃、香加皮、蟾蜍等，所含强心苷能引起心脏毒性，导致传导阻滞、心律失常。

9. 含毒性蛋白类　包括苍耳子、相思子、蓖麻子、巴豆等，所含毒性蛋白主要有细胞毒性，过量使用可导致呼吸衰竭而死亡。

另外，还有含秋水仙碱类毒性中药，如山慈菇、野百合、秋水仙等；含水解型鞣质类毒性中药，如五倍子、诃子、石榴皮等；含斑蝥素类毒性中药，如斑蝥、红娘子、青娘子；含吡咯里西啶生物碱类毒性中药，如千里光、猪屎豆等。

我国已经将有毒中药纳入特殊管理，目前有28种毒性中药入选，对其生产、销售、使用进行严格管理，以防止中毒事件发生。

（三）中药中毒的原因

1. 药物因素　是引起中药中毒的主要原因。常见药物因素包括：品种混乱，如广豆根、山豆根、木通类、防己类药材来源混乱；未炮制或炮制不当，如乌头、半夏等；药物不纯或污染，如蜂蜜受雷公藤、闹羊花、钩吻、曼陀罗、博落回及毛茛科植物花粉或霉菌污染；剂型改变，如中药注射剂，很多是在新中国成立后至药品管理法颁布前这段时期研制出来的，缺乏科学的安全性评价，导致近年来我国连续发生中药注射剂中毒事件。另外，配伍不当、用法不当、药不对证也是药物因素中毒的根源。

2. 机体因素　包括年龄、体质差异等。如儿童是稚阳之体，不宜用鹿茸、人参等大补之药，否则可导致出血等中毒反应；老年人血管弹性欠佳，不宜用麻黄等升压之药，否则，容易造成血管破裂。另外，种族差异等也可导致中药中毒事件发生。

3. 其他因素　包括地理条件、气候寒暖、饮食起居、给药时间、给药环境等，这些因素会影响药物毒性成分在机体内吸收、代谢和排泄。

总之，药物的毒性是相对的，当药物治疗剂量与中毒剂量接近或相当，临床应用安全度小，容易引起中毒反应；被认为无毒的药物，虽然安全度较大，但是并非完全不会引起中毒反应，人参、艾叶等皆有中毒反应的报道。中毒反应的发生与诸多因素有关，毒性药物使用合理，可以减轻或消除毒性反应。

第五节　中药的配伍

配伍是根据临床症状、病因和病机，按照用药的法则，适当地选择两种以上的药物配合使用，以增强疗效、降低毒性、更好地发挥治疗的作用。配伍理论也是中药的基本理论之一，离不开中医的整体观念和辨证施治的理论指导。

药物通过配伍，一是效价在量上相加；二是通过药物之间的合作、协同作用，疗效增加。例如，黄连的复方比黄连的单方抗菌作用强，附子配干姜比单用附子作用好。

一、药物“七情”

前人把单味药的应用同药与药之间的配伍关系总结为 7 个方面，称为药物“七情”，即单行、相须、相使、相畏、相杀、相恶、相反。

1. 单行　指用单味药治病，无需与其他药物配伍。一般针对比较单一的病证，选用单味针对性较强的药物即可获得疗效。如独参汤，为补气固脱的有效良方；清金散，单用一味黄芩治肺热咳嗽轻证，还有许多行之有效的“单方”，如马齿苋治痢疾、鹤草芽驱绦虫等。

单行的特点是简便、廉验，便于推广和应用。但单味药也是一个小复方，具有多种功能和多种成分。如补益药中的黄芪，有补气升阳、托疮生肌、利水退肿等作用，药理研究发现其对神经系统有镇静作用，对心血管系统有降压作用，对内分泌系统有促进雌激素分泌的作用。再如，人参、鹿茸有双相调节作用，既可升高血压，又可降低血压。所以，单行是以其天然的、多种成分合奏而呈现药理作用的，决不是单一成分的作用。

2. 相须　指功效类似的药物配伍应用，产生协同作用，提高疗效。如人参配黄芪可以增强补气之功；石膏配知母明显增强清热泻火能力；大黄配芒硝则泻下通便作用更强；全蝎、蜈蚣同用，能明显增强止痉定搐的作用。还有金银花与连翘、麻黄与桂枝等都是相须配伍的药对。

3. 相使　指药物在性能、功效方面有某些共性，或者性能、功效虽不相同，但可相互补充而提高疗效，以其中一种药物为主，另一种药物为辅的配伍。如补气利水的黄芪与健脾利湿的茯苓配伍时，茯苓能提高黄芪补气利水的治疗效果；黄连配木香治疗湿热痢疾，以黄连清热止痢为主，木香行气导滞为辅，可增强黄连治疗湿热痢疾的效果。前人在实践中还发现有些药物合用，能产生与原有药物均不相同的功效，如桂枝配白芍能调和营卫、柴胡配黄芩能和解少阳、肉桂配黄连能交通心肾等。

4. 相畏　指两种药物配伍，一种药物的毒性或副作用，能被另一种药物减轻或消除。如生半夏、生南星畏生姜、白矾，常用其共同炮制，以解半夏、南星之毒；麻黄与石膏配伍，以石膏的寒凉之性抑制麻黄辛温发散，治疗肺热咳喘。

5. 相杀　指一种药物能减轻或消除另一种药物的毒性或副作用。如生姜能减轻或消除生半夏和生南星的毒性或副作用，所以说生姜杀半夏、南星毒。

由此可见，相畏、相杀实际上是同一配伍关系的两种提法。相畏是受制于他药，相杀是制约他药。其他还有黄连杀巴豆、防风杀附子等。

6. 相恶　指两种药物合用后，因相互抑制而功效减低，甚至丧失药效。如人参恶莱菔子，因莱菔子能削弱人参的补气作用。其他如生姜恶黄芩、天花粉恶干姜等。

7. 相反　指两种药物合用后，能产生新的毒性或副作用，或增强原有的毒性或副作用，属于配伍禁忌。如“十八反”“十九畏”中的乌头反半夏、甘草反甘遂等；朱砂与昆布等含碘药物同用，生成碘化汞。

七情中除单行无配伍关系外，相须和相使的配伍是因产生协同作用而提高疗效，属七情中的最佳配伍；相畏和相杀的配伍是通过相互作用，减轻或消除原有药物的毒性，目的也在于提高疗效；相恶的配伍可能会因互相拮抗而抵消原有功效，故在选药时应加以注意；相反的配伍是因相互作用产生毒性或副作用，属于配伍禁忌。

二、中药的配伍原则

中药配伍的基本原则概括如下：有些药物因产生协同作用而增进疗效，临床应充分利用；有些药物可能因互相拮抗而抵消、削弱其原有功效，配伍用药时应加以注意；有些药物由于相互作用而能减轻甚至消除原有的毒性或副作用，在使用烈性药物或毒性较大的药物时必须考虑选用该配伍；有些药物因相互作用而产生或增强毒性，属于配伍禁忌，原则上应避免使用该配伍。

第六节　中药的用药禁忌

一、配伍禁忌

在复方配伍中，有些药物应避免合用，称配伍禁忌。历代关于配伍禁忌的说法不很一致，到金元时期，概括为“十八反”和“十九畏”，并编成歌诀。

（一）十八反

歌诀：本草明言十八反，半蒌贝蔹及攻乌，藻戟遂芫俱战草，诸参辛芍叛藜芦。

意指：乌头反贝母、瓜蒌、半夏、白蔹、白及；甘草反甘遂、大戟、海藻、芫花；藜芦反人参、沙参、丹参、苦参、玄参、细辛、芍药。

（二）十九畏

歌诀：

硫黄原是火中精，朴硝一见便相争；
水银莫与砒霜见；狼毒最怕密陀僧；
巴豆性烈最为上，偏与牵牛不顺情；
丁香莫与郁金见；牙硝难合京三棱；
川乌草乌不顺犀；人参最怕五灵脂；
官桂善能调冷气，若逢石脂便相欺；
大凡修合看顺逆，炮爁炙煿莫相依。

意指：硫黄畏朴硝，水银畏砒霜，狼毒畏密陀僧，巴豆畏牵牛，丁香畏郁金，川乌、草乌畏犀角，牙硝畏三棱，官桂畏石脂，人参畏五灵脂。

注意：“十九畏”的概念与相畏是不同的，“十九畏”是配伍禁忌，而相畏是中药七情之一，内容如前述。

对于“十八反”和“十九畏”，有一部分与实际应用有些出入，历代医家也有所论及，近代也有许多动物实验的报道，但结果很不一致，总之，对于“十八反”和“十九畏”，仍需深入研究，揭示其本质，更好地为临床服务。

二、妊娠禁忌

有些药物具有损害胎元和致流产的副作用，为妊娠禁忌药。一般分为禁用、慎用两类。

（一）禁用药

是指毒性大、药性猛烈的药物。如剧烈泻下药巴豆；催吐药藜芦、瓜蒂、胆矾；破血通经药三棱、莪术、水蛭、虻虫、干漆；峻下逐水药大戟、甘遂、芫花、商陆、牵牛子；开窍药麝香、蟾酥；其他剧毒药水银、砒石、斑蝥、马钱子、川乌、草乌、生附子、雄黄、轻粉等。凡属禁用药绝对不能使用。

（二）慎用药

是指烈性药或有小毒的药物。如泻下药大黄、芒硝、芦荟、番泻叶；活血祛瘀药牛膝、川芎、桃仁、红花；行气药枳实、枳壳；利尿通淋药冬葵子；辛热药附子、干姜、肉桂；其他如半夏、天南星、礞石、常山等。凡属慎用药应根据孕妇病情，酌情使用，无特殊需要应尽量避免。

三、饮食禁忌

是指服药期间对某些食物的禁忌，简称食忌或忌口。古代文献中有常山忌葱；地黄、何首乌忌葱、蒜、萝卜；薄荷忌鳖肉；茯苓忌醋；土茯苓忌茶；鳖甲忌苋菜；蜜忌葱等记载。一般来说，在服药期间，忌食生冷、黏腻、不消化及刺激性食物；皮肤病忌食鱼、虾、蟹等腥膻发物、辛辣刺激物；寒病忌生冷；热病忌食辛辣、油腻等。

四、证候禁忌

证候禁忌是指治疗一些病证时，药物的选用会有禁忌。辨证论治是中药运用的重要基础理论之一，中医根据病证组方遣药，而选药的主要依据是药物的性味归经、升降沉浮等特性。由于药物的药性不同，其作用各有专长和一定的适应范围，因此，临床用药也就有所禁忌，即“证候禁忌”。

如麻黄性味辛温，功能发汗解表、散风寒，又能宣肺平喘。用于无汗或少汗、喘咳的外感风寒表实证，能够发汗解表、止咳平喘，达到祛除寒邪的治疗目的。而对表虚自汗或阴虚盗汗、肺肾虚喘等虚证，使用麻黄可加重汗出，病情会进一步加重而不是治愈，严重的可进一步耗伤元气，甚至危及生命。因此，这类证候禁止使用麻黄。

又如，黄精甘平，功能滋阴补肺、补脾益气，主要用于肺虚燥咳、脾胃虚弱及肾虚精亏的病证。但其性质滋腻，易助湿邪，因此，不宜用于脾虚有湿、咳嗽痰多以及中寒便溏等病证。

病位在表者宜发散而不宜收敛，表证须用紫苏、生姜等升浮药以发汗解表，不能用浮小麦、糯稻根等收敛止汗药。

一般来说，病位在里者宜用清热、泻下或温里、利水等沉降药物，忌用解表药物等。

例如，肝阳上亢的头痛，宜用牡蛎、石决明等潜降药，误用升散药物，反而造成肝阳更亢盛；脾阳下陷的泄泻，误用泄降药物，反而造成中气更为下陷，以至久泻不止。病势上逆者宜降不宜升，如胃气上逆的呕吐，当用姜半夏降逆止呕，不可用瓜蒂等涌吐药；病势下陷者宜升不宜降，如久泻脱肛，当用黄芪、党参、升麻、柴胡等益气升提，不可用大黄等通便药。

总之，药性平和的药物无证候禁忌，而药性峻烈的药物常有证候用药禁忌，具体内容详见各论中每味药物的“使用注意”部分。

第七节　中药的用药剂量与用法

一、中药的用药剂量

剂量即用药量，是指一味干燥后的生药在汤剂中的成人每日内服量。剂量是否得当，是确保用药安全的重要因素之一。清代名医徐大椿说：“用药如用兵。”不仅选药有讲究，在用量上也要注意，应掌握药物的准确用量。用量的多少应根据所用药物的性质、剂型、临床需要以及患者的体质状况、病情状况来确定。影响中药用量的因素如下。

（一）药物方面

1. 药材质量　珍贵、质优药材药力充足，用量无需过大；质次者药力不足，用量可稍大。

2. 药材质地　花、叶类质松、体轻的药材当轻用，一般 3～10g；金、石、贝类质坚、体重药物用量宜重，一般 10～30g；鲜品药材用量较大，一般 30～60g。毒性药材根据实际情况使用。

3. 药物性味　性平味淡、作用温和的药材可以重用；性味较浓、作用强烈的药材需要轻用。

4. 有毒与无毒　有毒药物剂量应严格控制在安全范围内，无毒药物用量可加大。

（二）应用方面

1. 配伍与否　一般单味药应用时，用量较大；入复方应用时，用量可略小；同一药在复方中做主药的用量宜重。

2. 剂型差异　药物入汤剂时用量一般较作丸、散剂时大。

3. 用药目的　临床上，由于用药目的不同，同一药物用量可以不同。如槟榔，当取其行气、利水、消积功效时，常用剂量为 6～15g；当用作杀虫（绦虫、姜片虫）时，则须用 60～120g。即使药物用作同一功效，也因目的不同而用量不同。如牵牛子用于泻下时，通便导滞用量宜轻；峻下逐水则用量宜重。

（三）患者方面

1. 性别　一般情况下，男女用药量差别不大，但女性在月经期、妊娠期，使用活血祛瘀通经药物用量不宜过大。

2. 年龄　患者年龄大小，对药物的耐受程度是不同的，故药物用量也应随之而变化。年老体虚人用量宜轻；小儿用药，5 岁以下为成人的 1/4；5 岁以上为成人的 1/2；10 岁以上接近成人量；青壮年、体实、病情急重者，用量酌增。

3. 体质强弱　身强体壮者用量可重；体质虚弱者用量宜轻，即使使用补益药物，用量也宜以小剂量开始，以免虚不受补。

4. 病程长短 新发病患者正气损伤较小，用药量可稍重；久病羸弱者用量宜轻。

5. 病势轻重 急病、重病者用量宜重；缓病轻病者用量宜轻。若病重药轻，则如杯水车薪，病势得不到控制；若病轻药重，则恐诛伐太过，导致正气受损，逆转病势。

6. 气候季节 中医学认为，人与自然息息相关，因此，药物剂量应随着季节变化而变化。如气候炎热，用辛温发散药时用量宜轻；气候寒冷，用温里药时用量宜重。

此外，患者的职业、生活习惯等差异以及居住、工作环境等，对药物用量都有影响。只有因时、因地、因人制宜，才能更好地把握用药剂量。

二、中药的计量单位

我国古代计量单位有重量（铢、两、钱、斤等）、度量（尺、寸等）和容量（斗、升、合等）多种，还有可与上述计量方法换算的“撮、枚”等粗略计量方法。明清以后，普遍采用十六进制单位，从 1979 年 1 月 1 日起，对中药生药的计量一律采用公制，重量用“克”“毫克”，容量用“升”“毫升”。

十六进制与公制计量单位的换算关系如下：

一市斤（16 两）=0.5 千克=500 克

为便于处方和配药，按如下近似值进行换算：

一两（十六进制）=30 克

一钱=3 克

一分=0.3 克

一厘=0.03 克

三、中药的用法

中药的用法内容非常广泛，本节主要讨论中药的煎法和服法。

（一）煎法

1. 煎药器具 以砂锅、砂罐为好，其次可用搪瓷器皿或不锈钢锅，忌用铁、铜、铝等金属器皿，以免发生化学变化。

2. 用水量 先将药物放入容器内，加水浸过药面约 2cm 为宜，浸泡 20～30 分钟后，再行煎煮。

3. 煎煮火候 煎煮一般的药宜先用武火后用文火，沸后用文火，以免药汁溢出或过快熬干。煎药应加盖，以防止挥发性成分的损失。

4. 煎煮次数 一般每剂药煎煮 2～3 次，过滤后服用即可。

5. 部分药物的特殊煎法

（1）先煎 矿石、贝壳及化石类药物，如石决明、牡蛎、生石膏、赭石等宜打碎先煎；某些有毒的药物如附子、乌头等宜先煎 1～2 小时以降低毒性。

（2）后下 含挥发油的药物（木香、薄荷等）、受热易破坏有效成分的药物（如大黄等）宜后下。

（3）久煎 补益滋腻药物、贝壳、甲壳、化石、多数矿物药宜久煎。

（4）急煎 解表药、清热药、芳香性药物宜急煎。

（5）另煎 需另炖或入丸散较贵重的药物，如羚羊角、人参、三七、川贝等宜另煎。

（6）包煎　粉末状药物、细小植物种子药（车前子、苏子）、有茸毛的药物（辛夷）、易使药液混浊的药物（赤石脂、灶心土、乳香、没药、五灵脂等），用纱布包好，放入锅内煎煮。

（7）溶化　不宜煎煮的药物如芒硝宜溶化。

（8）烊化　胶质、黏度大的药物如阿胶、龟胶、鹿角胶宜烊化。

（9）泡服　含挥发油、量小的药物如红花、肉桂等宜泡服。

（10）冲服　散、丹、小丸、药物自然汁如琥珀、紫雪丹、竹沥、姜汁等宜冲服。

（二）服法

汤剂以温服为好，通常每天服1剂，分2～3次服。发散风寒药宜热服；呕吐或药物中毒宜小量频服；滋补药宜饭前服；对胃肠有刺激的药宜饭后服；其他药一般饭后服；泻下药或驱虫药多空腹服；安神药宜睡前服。

药师考点

扫码“练一练”

一、A型题（最佳选择题）

1. 首创按药物自然属性分类的本草著作是

A.《本草经集注》　B.《本草纲目》　C.《新修本草》

D.《证类本草》　E.《中华本草》

二、B型题（配伍选择题）

A. 先煎　B. 烊化　C. 后下

D. 包煎　E. 另煎

2. 磁石、牡蛎入药宜

3. 薄荷、白豆蔻入药宜

三、X型题（多项选择题）

4. 下列不能与甘草共同使用的药物有

A. 甘遂　B. 大枣　C. 海藻　D. 芫花　E. 白及

扫码“学一学”

第十二章　解表药

学习目标

掌握　1. 解表药的概念、功效、适应证、分类、配伍应用和使用注意。

2. 麻黄、桂枝、紫苏、生姜、荆芥、防风、羌活、细辛、白芷、薄荷、牛蒡子、桑叶、菊花、柴胡、葛根、蝉蜕的分类归属、性味归经、功效应用、特殊用法用量、使用注意和不良反应。

熟悉　香薷、藁本、苍耳子、升麻、蔓荆子的分类归属、功效应用、特殊用法用量及使用注意。

了解　辛夷、西河柳、淡豆豉、浮萍、木贼的分类归属和功效特点。

凡以发散表邪、解除表证为主要作用，用于治疗表证的药物，称为解表药，又称发表药。

解表药多味辛，辛能发散，故有发汗解表功效，主要用于外感表证。本类药物中味辛性温者称为辛温解表药，具有发散风寒的作用，用于治疗恶寒重、发热轻、头身疼痛、无汗（或有汗）、脉浮紧的外感风寒表证；味辛性凉者称为辛凉解表药，具有发散风热的作用，用于治疗恶寒轻、发热重、口渴、脉浮数的外感风热表证。部分解表药除有解表功能外，还有宣肺平喘、透疹、利水消肿、消散疮疡、祛除湿邪等作用，还可用于咳喘、疹发不畅、水肿及疮疡初起兼有表证，肢体疼痛风湿在表者。

使用解表药时，除针对外感风寒、风热表邪的不同相应选择辛温解表、辛凉解表药物外，还必须根据患者的体质差异和四时气候变化，进行适当配伍。对虚人外感，正虚邪实者，应与相应的补益药配伍使用，以扶正祛邪；暑多夹湿，秋多兼燥，又当配伍祛湿、润燥等药。

使用发汗力强的解表药时以微汗出为宜，不可过量，以免汗出过多致耗气伤津，对自汗、盗汗以及久患疮疡、淋病、失血患者可慎用或禁用。本章药物多为辛散之品，入汤剂不宜久煎，以免有效成分挥发而降低药效。

第一节　辛温解表药

本类药物性味多辛温，以发散风寒为主要功效。主要用于外感风寒所致的恶寒发热、无汗或汗出不畅、头疼身痛、口不渴、舌苔薄白、脉浮紧等风寒表证。部分药物兼有宣肺平喘、利水、胜湿止痛等作用，还可用治咳喘、水肿、痹证等。

麻黄 Mahuang

《神农本草经》

【来源】 为麻黄科植物草麻黄 *Ephedra sinica* Stapf、中麻黄 *Ephedra intermedia* Schrenk et C. A. Mey. 或木贼麻黄 *Ephedra equisetina* Bge. 的干燥草质茎。主产于河北、山西、内蒙古、

甘肃等地。秋季采割绿色的草质茎，晒干。切段生用、蜜炙或捣绒用。处方别名有生麻黄、蜜麻黄、麻黄绒。

【性味归经】辛、微苦，温。归肺、膀胱经。

【功效应用】发汗散寒，宣肺平喘，利水消肿。

1. 发汗散寒　用于风寒感冒。本品长于开腠理、透毛窍，发汗解表力强，为发汗解表第一要药。见恶寒发热、头身疼痛、无汗、脉浮紧等表实证，常与桂枝相须配伍使用，如麻黄汤。

2. 宣肺平喘　用于胸闷喘咳。本品善散邪宣肺以平喘止咳，故邪壅于肺、肺气不宣之咳嗽气喘，无论寒、热、痰、饮，有无表证均可使用，风寒表证兼有咳嗽者尤宜。常配苦杏仁使用，如三拗汤、麻杏石甘汤。

3. 利水消肿　用于风水浮肿。本品既发汗解表，又宣肺通调水道以利水消肿，治风邪袭表、肺失宣降的水肿、小便不利、浮肿的风水证，常配甘草使用，如甘草麻黄汤。

此外，配其他相应药物还可用于风湿痹证、阴疽、痰核等。

【用法用量】煎服，2～10g。解表宜生用；平喘宜蜜炙用；少儿、年老体弱者宜用麻黄绒。

【使用注意】表虚自汗、阴虚盗汗及肾虚咳喘者忌用；高血压和失眠患者慎用。麻黄不可与下列西药同用。①强心类、降压类：合用会使强心药毒性增加，减弱降压药的作用。②生物碱类：如士的宁、阿托品、麻黄素等，极易导致毒性或副作用的协同增加。③解热镇痛药：如阿司匹林、对乙酰氨基酚等，可致发汗太过产生虚脱。

【配伍应用】

1. 麻黄配桂枝　麻黄辛温，功善宣肺发汗解表；桂枝辛甘温，功能发汗解表、助阳通脉。两药相合，发汗解表力强，治风寒表实无汗功著。

2. 麻黄配苦杏仁　麻黄辛温宣散，功善宣肺平喘、发表散寒；苦杏仁苦温润降，功善平喘止咳，略兼宣肺。两药相合，善宣肺降气而平喘止咳，治喘咳气逆功著，证属风寒束肺者尤宜。

3. 麻黄配石膏　麻黄辛温，功善宣肺平喘、发汗解表；石膏辛甘性寒，功能清热泻火、除烦解肌。两药相合，清肺平喘兼透表热，治肺热咳喘效佳。

【药理研究】本品有促进发汗、解热、镇痛、抗炎、抗菌、抗病毒、抗过敏、镇咳、祛痰、平喘、利尿、强心、升高血压及兴奋中枢等作用。

【临床报道】本品配附子（先煎）、细辛煎服，治心动过缓；与前胡加白糖少许水煎服，治小儿腹泻；麻黄素治糖尿病神经性水肿等，均有良效。

桂枝 Guizhi

《名医别录》

【来源】为樟科植物肉桂 *Cinnamomum cassia* Presl 的干燥嫩枝。主产于广东、广西及云南。春、夏二季采收，除去叶，晒干或切片晒干。切段生用或蜜炙用。处方别名有川桂枝、嫩桂枝、桂枝尖。

【性味归经】辛、甘，温。归心、肺、膀胱经。

【功效应用】发汗解肌，温通经脉，助阳化气，平冲降气。

1. 解肌发表 用于风寒感冒。本品治风寒感冒表实表虚皆宜，如表虚有汗，常配白芍，以调和营卫、发表解肌，如桂枝汤；若表实无汗，常与麻黄相须配伍使用，增强麻黄发汗解表之力，如麻黄汤。

2. 温通经脉 用于胸痹心痛，脘腹冷痛，血寒经闭，关节痹痛等寒邪阻滞病证。本品辛散温通，长于温散阻滞经脉的寒邪，并能通络止痛，常配其他温经散寒止痛药。

3. 助阳化气 用于阳虚水肿、痰饮证。本品既温运脾阳，又助膀胱气化，故脾阳虚不能运化水湿及膀胱气化失司之水肿、小便不利者尤宜，常配茯苓、猪苓等，如五苓散；治水湿内停的痰饮者，常配茯苓、白术等，如苓桂术甘汤。

4. 平降冲气 用于心悸，奔豚。本品能助心阳，通血脉，止悸动，平降冲气。治心动悸，脉结代者，常配甘草、人参等，如炙甘草汤；治奔豚者，常重用本品，如桂枝加桂汤。

【用法用量】 煎服，3～10g。

【使用注意】 温热病、阴虚火旺及血热妄行之出血证忌用。孕妇及月经过多者慎用。

【配伍应用】

桂枝配白芍 桂枝辛甘性温，功能发表助阳、温通经脉；白芍酸甘微寒，功能养血敛阴止汗。两药相合，收散并举，共奏调和营卫、散风敛营、解肌发表之功，治风寒表虚有汗每用。

【药理研究】 本品有促进发汗、解热、扩张皮肤血管、抗菌、抗病毒、镇静、抗惊厥、抗炎、抗过敏、增加冠脉血流量、强心、利尿、健胃、促进胃肠蠕动及抑制肿瘤等作用。

【临床报道】 本品与附子、甘草煎服，治低血压；与金银花、枳壳煎液，温洗，治神经性皮炎；与防风、枳壳煎沸熏洗，治脱屑型足癣；与枳壳、白醋，加水煎沸，熏洗治胼胝，均有效。

紫苏 Zisu

《名医别录》

【来源】 为唇形科植物紫苏 *Perilla frutescens*（L.）Britt. 的干燥叶（或带嫩枝）。我国南北均产。夏季枝叶茂盛时采收，除去杂质，晒干。切段生用。处方别名为苏叶。

【性味归经】 辛，温。归肺、脾经。

【功效应用】 解表散寒，行气和胃。

1. 解表散寒 用于风寒感冒。本品既散肺经风寒，又理脾胃气滞，治风寒感冒兼气滞腹胀、恶心呕吐等肠胃型感冒尤宜，常配香附、陈皮等，如香苏散；兼咳喘痰多者，常配苦杏仁、桔梗等，如杏苏散。

2. 行气和胃 用于脾胃气滞证。本品行气以宽中除胀，和胃止呕。治胸闷不舒、恶心呕吐者，常配藿香、陈皮等，如藿香正气散；治妊娠呕吐者，常配陈皮、砂仁，以增强止呕安胎之效。

此外，本品有解鱼蟹毒的功效，可用于食鱼蟹中毒引起的腹痛吐泻。

【用法用量】 5～10g，不宜久煎。

【临床报道】 本品外用，治子宫出血、寻常疣等疾病疗效较好。

【附药】

紫苏梗 为紫苏的干燥茎。辛、温。归肺、脾经。具有理气宽中、止痛、安胎之功效。适用于胸膈痞闷，胃脘疼痛，嗳气呕吐，胎动不安等。

生姜 Shengjiang

《名医别录》

【来源】 为姜科植物姜 *Zingiber officinale* Rosc. 的新鲜根茎。各地均产。秋、冬二季采挖，除去须根和泥沙。切片生用。处方别名为姜。

【性味归经】 辛，微温。归肺、脾、胃经。

【功效应用】 解表散寒，温中止呕，化痰止咳，解鱼蟹毒。

1. **解表散寒**　用于风寒感冒初期。本品发汗解表力弱，多用于轻证，可加红糖或配葱白煎服；重者，则作为辅药与其他辛温解表药配伍，如桂枝汤。

2. **温中止呕**　用于胃寒呕吐。本品善温胃散寒、和中降逆止呕，素有“呕家圣药”之称。胃寒呕吐者尤宜，常配半夏，如小半夏汤；治热证呕吐者，可配竹茹、黄连等。

3. **温肺止咳**　用于寒痰咳嗽。本品能温肺散寒、化痰止咳，常配苦杏仁、陈皮、半夏等，如杏苏二陈汤。

此外，本品有解鱼蟹毒的功效，可用于食鱼蟹中毒引起的腹痛吐泻；还可解半夏、天南星之毒。

【用法用量】 3～10g。煎服或捣汁服。

【使用注意】 阴虚内热及热盛者忌用。生姜不可与解热镇痛药（如阿司匹林、对乙酰氨基酚等）同用，可致发汗太过产生虚脱。

【临床报道】 本品内服治重症呕吐；外用治压疮、烧烫伤、脂溢性皮炎、白癜风等疾病均有效。

【附药】

1. **生姜皮**　为生姜的外皮。性味辛，凉。入脾、胃经。具有利水消肿之功效。用于水肿证。煎服 3～10g。

2. **生姜汁**　生姜洗净后捣烂，绞取其汁入药。性味辛，微温。入肺、脾、胃经。具化痰止呕功效。用于中风痰迷，口噤昏厥，呕吐不止等。冲服，3～10 滴。

3. **煨生姜**　生姜用纸包浸湿置火上煨熟入药。性味辛，温。入脾、胃经。具有温中止呕、止泻功效。适用于脾胃虚寒，腹痛、呕吐、泄泻等。煎服，3～10g。

香薷 Xiangru

《名医别录》

【来源】 为唇形科植物石香薷 *Mosla chinensis* Maxim. 或江香薷 *Mosla chinensis* ‘Jiangxiangru’ 的干燥地上部分。前者习称“青香薷”，后者习称“江香薷”。青香薷主产于广西、湖南、湖北等地；江香薷主产于江西宜分县。夏季茎叶茂盛、花盛时择晴天采割，除去杂质，阴干。生用。处方别名有陈香薷、香薷穗、西香薷、香茹。

【性味归经】 辛，微温。归肺、胃经。

【功效应用】 发汗解表，化湿和中。

发汗解表，化湿和中　用于暑湿感冒。本品外能发汗解表，内能化湿和中，故善治暑天夏月乘凉饮冷，外感风寒、内有湿浊之阴暑证，素有“夏月麻黄”之称。症见恶寒发热、头痛无汗、腹痛吐泻等，常配扁豆、厚朴，如香薷散。

【用法用量】 煎服，3～10g。发汗解表，用量不宜过大，不宜久煎，多热服。

【使用注意】 暑热证及表虚有汗者忌用。

【临床报道】 本品精油治疗牙髓病有良好效果。

荆芥 Jingjie

《神农本草经》

【来源】 为唇形科植物荆芥 *Schizonepeta tenuifolia* Briq. 的干燥地上部分。主产于江苏、浙江、河南等地。夏、秋二季花开到顶、穗绿时采割，除去杂质，晒干。切段生用、炒黄或炒炭用。处方别名有荆芥穗、荆芥炭、炒芥穗。

【性味归经】 辛，微温。归肺、肝经。

【功效应用】 解表散风，透疹，消疮；炒炭止血。

1. 解表散风 用于感冒头痛。本品为解表散风之通用药，故风寒、风热表证均可使用。治风寒者，常配防风、羌活等，如荆防败毒散；治风热者，常配金银花、连翘、薄荷等，如银翘散。

2. 透疹 用于麻疹透发不畅或风疹瘙痒。本品轻扬透散而宣散透疹、祛风止痒。治麻疹透发不畅，常配薄荷、蝉蜕、紫草等，如透疹汤；治风疹瘙痒，常配防风、苦参、赤芍等，如消风散。

3. 消疮 用于疮疡初起兼有表证。本品有消散疮疡之功。偏于风寒者，常配防风、羌活等，如荆防败毒散；偏于风热者，常配金银花、连翘等，如银翘败毒散。

4. 止血 用于衄血、吐血、便血、崩漏等。本品炒炭有止血之功，可用于各种出血证，应辨清寒热虚实证型，予以相应配伍。

【用法用量】 煎服，5～10g。不宜久煎。发表透疹消疮宜生用，止血宜炒炭，荆芥穗发汗力强。

【使用注意】 本品辛温发散，耗气伤阴，故体虚多汗、阴虚头痛者忌服。荆芥不可与下列西药同用。①荆芥炭与酶类西药：如多酶片、胃蛋白酶等，因炭类中药会吸附此类药物而降低疗效。②解热镇痛药：如阿司匹林、对乙酰氨基酚等，可致发汗太过产生虚脱。

【临床报道】 荆芥末冲热水泡足有发汗解表降温作用；煎水温洗治冻疮有效；与大黄煎服治不明原因水肿有效；煎服治产后血晕，预防破伤风；外用治手足癣等疾病有较好疗效。

防风 Fangfeng

《神农本草经》

【来源】 为伞形科植物防风 *Saposhnikovia divaricata*（Turcz.）Schischk. 的干燥根。主产于东北及内蒙古东部。春、秋二季采挖未抽花茎植株的根，除去须根和泥沙，晒干。切片生用或炒炭用。处方别名有屏风、水风、苏风、青防风等。

【性味归经】 辛、甘，微温。归膀胱、肝、脾经。

【功效应用】祛风解表，胜湿止痛，止痉。

1. **散风解表**　用于感冒头痛，风疹瘙痒。本品甘缓微温不峻，为治风通用药，治外感表证，不论寒热虚实，均可配伍应用。治外感风寒者，常配荆芥，如荆防败毒散；治外感风热者，可配连翘、黄芩、薄荷等；治风疹或皮疹瘙痒者，常配荆芥、苦参、当归等，如消风散。

2. **胜湿止痛**　用于风湿痹痛。本品既祛风散寒，又祛经络及筋骨风湿而止痛。治风湿寒痹，肢节疼痛、筋脉挛急者，常配羌活、秦艽等，如蠲痹汤。

3. **止痉**　用于破伤风。本品既散外风，又息内风以止痉。症见痉挛抽搐者，常配天南星、天麻、白附子等，如玉真散。

【用法用量】煎服，5～10g。

【使用注意】燥热、阴血亏虚、热病动风者慎用或忌用。防风炭不可与酶类西药同用，如多酶片、胃蛋白酶等，因炭类中药会吸附此类药物而降低疗效。

【临床报道】本品大剂量（30～40g）与泽泻汤或苓桂术甘汤同服，治耳鸣；本品煎汤送服蜈蚣散，治面神经麻痹；外用治念珠菌阴道炎、过敏性哮喘等疾病，均有良效。

羌活 Qianghuo

《神农本草经》

【来源】为伞形科植物羌活 *Notopterygium incisum* Ting ex H. T. Chang 或宽叶羌活 *Notopterygium franchetii* H. de Boiss. 的干燥根茎和根。主产于四川、青海、云南等地。春、秋二季采挖，除去须根及泥沙，晒干。切片，生用。处方别名有川羌活、西羌活、羌青等。

【性味归经】辛、苦，温。归膀胱、肾经。

【功效应用】解表散寒，祛风除湿，止痛。

1. **解表散寒**　用于风寒感冒。本品升浮发散之力强，又除湿止痛。治风寒感冒夹湿之肢体酸痛、头痛项强者尤宜，常配防风、细辛、川芎等，如九味羌活汤。

2. **祛风除湿**　用于风湿痹痛，肩背酸痛。本品祛风除湿、止痛作用较强。治上半身风寒湿痹、肩背肢节酸痛者尤宜，常配防风、姜黄、当归等，如蠲痹汤。

3. **止痛**　用于太阳头痛。本品善达巅顶以发散太阳经风寒湿邪。治风寒、风湿之太阳头风头痛，可配川芎、白芷、藁本等，如羌活芎藁汤。

【用法用量】煎服，3～10g。

【使用注意】本品辛温燥烈，伤阴耗血，故阴血亏虚者慎用。用量过多，易致呕吐，脾胃虚弱者不宜服。

【临床报道】本品配当归、赤芍等制水泛丸，治白癜风；配附子、延胡索等，治丛集性头痛；配白鲜皮水煎熏洗坐浴，治念珠菌阴道炎、外阴炎等，均有良效。

藁本 Gaoben

《神农本草经》

【来源】为伞形科植物藁本 *Ligusticum sinense* Oliv. 或辽藁本 *Ligusticum jeholense* Nakai et Kitag. 的干燥根茎和根。主产于陕西、甘肃、河南等地。秋季茎叶枯萎或次春出苗时采挖，除去泥沙，晒干或烘干。切片，生用。处方别名有西芎、地新、香藁本等。

【性味归经】辛，温。归膀胱经。

【功效应用】祛风，散寒，除湿，止痛。

1. **发表散寒** 用于风寒感冒，巅顶疼痛。本品辛散温通，善达巅顶，止痛。治太阳风寒循经上犯之头痛、鼻塞、巅顶痛甚者，常配羌活、苍术、川芎等，如神术散；治外感风寒夹湿之头身疼痛明显者，常配羌活、独活、防风等，如羌活胜湿汤。

2. **祛风除湿，止痛** 用于风湿痹痛。本品既发表散寒，又祛风除湿、通痹止痛。治风湿相搏之一身尽痛者，常配羌活、防风、苍术等，如除风湿羌活汤。

【用法用量】煎服，3～10g。

【使用注意】本品辛温香燥，故阴血亏虚、肝阳上亢、火热内盛之头痛者忌用。

【临床报道】本品制成注射液，局部注射治神经性皮炎；制成霜剂外用，治面部色斑等疾病，均有一定疗效。

白芷 Baizhi

《神农本草经》

【来源】为伞形科植物白芷 *Angelica dahurica*（Fisch. ex Hoffm.）Benth. et Hook. f. 或杭白芷 *Angelica dahuriea*（Fisch. ex Hoffm.）Benth. et Hook. f. var. *formosana*（Boiss.）Shan et Yuan 的干燥根。主产于河南长葛、禹州者称“禹白芷”，产于河北安国者称“祁白芷”。夏、秋间叶黄时采挖，除去须根和泥沙，晒干或低温干燥。切片，生用。处方别名有芳芷、泽芳、香白芷等。

【性味归经】辛，温。归胃、大肠、肺经。

【功效应用】解表散寒，祛风止痛，宣通鼻窍，燥湿止带，消肿排脓。

1. **解表散寒** 用于感冒头痛，鼻塞流涕。本品祛风解表散寒之力较温和，以止痛、通鼻窍见长。治外感风寒之头身疼痛、鼻塞流涕者，常配防风、羌活、川芎等，如九味羌活汤。

2. **祛风止痛** 用于阳明头痛，眉棱骨痛，牙痛。本品长于止痛，善入足阳明胃经。治阳明头痛、眉棱骨痛、头风痛，属外感风寒者，可单用，即都梁丸；或与防风、细辛、川芎等同用，如川芎茶调散；属外感风热者，可配薄荷、菊花、蔓荆子等；治风冷牙痛者，可配细辛、全蝎、川芎等，如一捻金散；治风热牙痛者，可配石膏、荆芥穗等，如风热散。

3. **宣通鼻窍** 用于鼻渊、鼻鼽。本品祛风、散寒、燥湿，可宣利肺气，升阳明清气，通鼻窍而止疼痛，故可用治鼻渊之鼻塞不通，浊涕不止，常配苍耳子、辛夷等，如苍耳子散。

4. **燥湿止带** 用于带下。本品善除阳明经湿邪而燥湿止带。治寒湿下注之白带过多者，可配鹿角霜、白术、山药等；治湿热下注之带下黄赤者，宜配车前子、黄柏等。

5. **消肿排脓** 用于疮痈肿毒。本品消肿排脓而疗疮。治疮疡初起之红肿热痛者，常配金银花、当归、穿山甲等，如仙方活命饮；治脓成难溃者，常配人参、黄芪、当归等，如托里消毒散、托里透脓散。

【用法用量】煎服，3～10g。

【使用注意】本品辛香温燥，阴虚血热者忌服。

【临床报道】本品外用治关节积水、带状疱疹、银屑病等疾病有效。

细辛 Xixin

《神农本草经》

【来源】为马兜铃科植物北细辛 *Asarum heterotropoides* Fr. Schmidt var. *mandshuricum*（Maxim.）kitag.、汉城细辛 *Asarum sieboldii* Miq. var. *seoulense* Nakai 或华细辛 *Asarum sieboldii* Miq. 的干燥根和根茎。前两种习称“辽细辛”，主产于东北地区；华细辛主产于陕西、河南、山东等地。夏季果熟期或初秋采挖，除去地上部分和泥沙，阴干。切段，生用。处方别名有小辛、独叶草、山人参等。

【性味归经】辛，温。归心、肺、肾经。

【功效应用】解表散寒，祛风止痛，通窍，温肺化饮。

1. 解表散寒　用于风寒感冒。本品善解表散寒，祛风止痛。治外感风寒之头身疼痛较甚者，常配羌活、防风、白芷等，如九味羌活汤；治阳虚外感之恶寒发热、无汗、脉反沉者，常配麻黄、附子，如麻黄附子细辛汤。

2. 祛风止痛　用于头痛、牙痛、风湿痹痛。本品善祛风散寒，止痛之力颇强。治少阴头痛、足寒气逆、脉象沉细者，常配独活、川芎等，如独活细辛汤；治外感风邪之偏正头痛者，常配川芎、白芷、羌活，如川芎茶调散；治风冷牙痛者，可单用或与白芷、荜茇煎汤含漱；治风湿痹痛、腰膝冷痛者，常配独活、桑寄生、防风等，如独活寄生汤。

3. 通窍　用于鼻渊、鼻塞流涕、鼻鼽。本品散风邪，化湿浊，通鼻窍，为治鼻渊之良药。治鼻渊等鼻科疾病之鼻塞、流涕、头痛者，常配白芷、苍耳子、辛夷等。

4. 温肺化饮　用于痰饮喘咳。本品温散肺寒，化痰饮，为治寒饮伏肺之要药。治外感风寒、水饮内停之恶寒发热、无汗、喘咳、痰多清稀者，常配麻黄、桂枝、干姜等，如小青龙汤；治寒痰停饮之咳嗽胸满、气逆喘急者，可配茯苓、干姜、五味子等，如苓甘五味姜辛汤。

【用法用量】煎服，1～3g；散剂每次服0.5～1g。外用适量，可研末吹鼻或外敷，亦可煎汤含漱。

【使用注意】阴虚阳亢头痛、肺燥伤阴干咳者忌用。用量过大或煎煮时间过短，易引起中毒。不宜与藜芦同用。

【药理研究】本品有解热、镇痛、镇静、抗炎、抑菌、抗组织胺、抗变态反应、松弛支气管平滑肌等作用。

【临床报道】本品水煎取液口含、漱口，治复发性口腔溃疡；配韭子开水浸泡频服，治阳痿；配川乌、急性子研极细末涂于齿根，用于牙科麻醉等，均有良效。

苍耳子 Cang'erzi

《神农本草经》

【来源】为菊科植物苍耳 *Xanthium sibiricum* Patr. 的干燥成熟带总苞的果实。全国各地均产。秋季果实成熟时采收，干燥，除去梗、叶等杂质。炒去硬刺用。处方别名有苍子、胡苍子等。

【性味归经】 辛、苦，温；有毒。归肺经。

【功效应用】 散风寒，通鼻窍，祛风湿。

1. 散风寒 用于风寒头痛。本品既外散风寒，又通鼻窍、止痛，治外感风寒之恶寒发热、头身疼痛、鼻塞流涕者，可配防风、白芷、羌活等。

2. 通鼻窍 用于鼻渊、鼻塞流涕、鼻鼽。本品善通鼻窍以除鼻塞、止前额及鼻内胀痛。治鼻渊头痛、不闻香臭、时流浊涕者，内服外用均可，为治鼻渊之良药。亦常用于其他鼻病，如伤风鼻塞、鼻窒、鼻鼽等。

3. 祛风湿 用于湿痹拘挛。本品祛风除湿，通络止痛。治风湿痹证之关节疼痛、四肢拘挛者，可单用或配羌活、威灵仙、木瓜等。

此外，本品祛风止痒。治风疹瘙痒者，配地肤子、白鲜皮、蒺藜等；治疥癣麻风者，本品研末，大风子油为丸。

【用法用量】 煎服，3～10g；或入丸、散。本品炒后碾去刺用，便于配方，利于有效成分煎出，并可降低毒性。外用适量。

【使用注意】 血虚头痛者不宜服用。过量服用易致中毒。

【临床报道】 本品120～150g，水煎内服，治急性细菌性痢疾；浓缩膏外用，治局部急性炎症等疾病均有良效。

第二节　辛凉解表药

本类药物性味多辛苦而偏寒凉，辛以发散，凉可祛热，故以发散风热为主要作用，发汗解表作用较发散风寒药缓和。主要适用于风热感冒以及温病初起邪在卫分，症见发热、微恶风寒、咽干口渴、头痛目赤、舌边尖红、苔薄黄、脉浮数等。部分发散风热药分别兼有清头目、利咽喉、透疹、止痒、止咳的作用。

薄荷 Bohe

《新修本草》

【来源】 为唇形科植物薄荷 *Mentha haplocalyx* Briq. 的干燥地上部分。主产于江苏、浙江、湖南等省。夏、秋二季茎叶茂盛或花开至三轮时选晴天采割，晒干或阴干。切段，生用。处方别名有苏薄荷、鸡苏、升阳菜、夜息香、卜荷等。

【性味归经】 辛，凉。归肺、肝经。

【功效应用】 疏散风热，清利头目，利咽，透疹，疏肝行气。

1. 疏散风热 用于风热感冒，风温初起。本品发散表邪之力较强，为疏散风热常用之品。治风热感冒或风温初起、邪在卫分之发热、微恶风寒、头痛者，常配金银花、连翘、牛蒡子等，如银翘散。

2. 清利头目，利咽 用于头痛、目赤、喉痹、口疮。本品功善疏散上焦风热，以清利头目与咽喉。治风热上攻之头痛、目赤者，宜配菊花、牛蒡子等，如薄荷汤；治风热壅盛之喉痹、口疮者，常配桔梗、生甘草、僵蚕，如六味汤。

3. 透疹 用于麻疹、风疹。本品有疏散风热、宣毒透疹、祛风止痒之功。治风热束表之麻疹不透者，常配蝉蜕、牛蒡子、柽柳等，如竹叶柳蒡汤；治风疹瘙痒者，可配荆芥、防风、僵蚕等。

4. 疏肝解郁 用于胸胁胀闷。本品兼入肝经，能疏肝解郁。治肝郁气滞之胸胁胀痛、月经不调者，常配柴胡、白芍、当归等，如逍遥散。

【用法用量】 煎服，3～6g，宜后下。发汗宜用叶，行气宜用梗。

【使用注意】 本品发汗耗气，故体虚多汗者不宜用。

【临床报道】 本品配桂圆干煎服，治慢性荨麻疹；外用治急性结膜炎、急性乳腺炎等；薄荷油制剂用于治疗胆囊炎、胆石症、肠易激综合征（IBS）等消化系统疾病均有疗效。

牛蒡子 Niubangzi

《名医别录》

【来源】 为菊科植物牛蒡 *Arctium lappa* L. 的干燥成熟果实。主产于东北及浙江省，四川、湖北、河北等地亦产。秋季果实成熟时采收果序，晒干，打下果实，除去杂质，再晒干。生用或炒用，用时捣碎。处方别名有大力子、鼠粘子、恶实等。

【性味归经】 辛、苦，寒。归肺、胃经。

【功效应用】 疏散风热，宣肺透疹，解毒利咽。

1. 疏散风热 用于风热感冒，咳嗽痰多。本品疏散风热之力虽不及薄荷，但长于宣肺祛痰，清利咽喉。治风热感冒之发热、咽喉肿痛者，常配金银花、连翘、桔梗等，如银翘散；治风热咳嗽、痰多不畅者，常配桑叶、桔梗、前胡等。

2. 宣肺利咽 用于咽喉肿痛，痄腮，丹毒，痈肿疮毒。本品既外散风热，又内解热毒，并清利咽喉。治咽喉肿痛者，无论外感风热或热毒壅盛均可。治瘟毒发颐之痄腮、丹毒者，常配黄芩、黄连、板蓝根等，如普济消毒饮。

3. 解毒透疹 用于麻疹，风疹。本品能疏散风热，透泄热毒而促疹透发。治麻疹不透或透而复隐者，常配薄荷、柽柳、竹叶等，如竹叶柳蒡汤；治风疹瘙痒者，常配荆芥、蝉蜕、苍术等，如消风散。

【用法用量】 煎服，6～12g。炒用寒性略减。

【使用注意】 本品性寒滑利，故气虚便溏者忌服。

【临床报道】 本品单用治鼻炎、鼻窦炎，生品煎水饮可治习惯性便秘；煎水内服加外搽可治痤疮；研末，开水冲服，可治偏头痛；配苎麻根、甘草，水煎服，用治鼾症等均有良效。

蝉蜕 Chantui

《名医别录》

【来源】 为蝉科昆虫黑蚱 *Cryptotympana pustulata* Fabricius 的若虫羽化时脱落的皮壳。主产于山东、河北、河南、江苏等省，全国大部分地区亦产。夏、秋二季收集，除去泥沙，晒干。生用。处方别名有蝉衣、枯蝉、虫退、蝉壳等。

【性味归经】 甘，寒。归肺、肝经。

【功效应用】 疏散风热，利咽，透疹，明目退翳，解痉。

1. 疏散风热，利咽 用于风热感冒，咽痛音哑。本品可善疏散清透，利咽开音。治风热感冒之发热恶风、头痛口渴者，常配薄荷、牛蒡子、前胡等；治风热火毒上攻之咽喉肿痛、声音嘶哑者，常配薄荷、牛蒡子、金银花等，如蝉薄饮。

2. **透疹** 用于麻疹不透，风疹瘙痒。本品疏散风热，透疹止痒。治风热外束之麻疹不透者，常配薄荷、紫草等，如透疹汤；治风疹瘙痒者，常配荆芥、防风、苦参等，如消风散。

3. **明目退翳** 用于目赤翳障。本品善疏散肝经风热而有明目退翳之功，故治风热上攻或肝火上炎之目赤肿痛、翳膜遮睛者，常配菊花、蒺藜、决明子等，如蝉花散。

4. **解痉** 用于惊风抽搐，破伤风。本品既能疏散肝经风热，又可凉肝息风止痉。治小儿急惊风，可配天竺黄、栀子、僵蚕等，如天竺黄散；治小儿慢惊风，常配全蝎、天南星等，如蝉蝎散；治破伤风之牙关紧闭、手足抽搐、角弓反张者，常配天麻、僵蚕、全蝎等，如五虎追风散。

【用法用量】煎服，3～6g；或入丸、散。一般病证用量宜小；解痉用量宜大。

【使用注意】孕妇慎用。

【配伍应用】

蝉蜕配胖大海 蝉蜕甘寒质轻，功能疏散风热、宣肺疗哑；胖大海甘寒，功能清宣肺气、利咽开音。两药相合，清宣肺气、利咽开音力强，善治风热或肺热之咽痛音哑。

【临床报道】本品内服，治疗破伤风、经行头痛、面神经麻痹、荨麻疹、小儿夜啼不安等病证有效。

桑叶 Sangye

《神农本草经》

【来源】为桑科植物桑 *Morus alba* L. 的干燥叶。我国各地大都有野生或栽培。初霜后采收，除去杂质，晒干。生用或蜜炙用。处方别名有冬桑叶、霜桑叶、双叶、铁扇子等。

【性味归经】甘、苦，寒。归肺、肝经。

【功效应用】疏散风热，清肺润燥，清肝明目。

1. **疏散风热** 用于风热感冒。本品虽疏散风热之力较缓，但又能清肺热、润肺燥。故用于风热感冒或温病初起兼有肺热燥咳者尤宜，常配菊花、连翘、桔梗等，如桑菊饮。

2. **清肺润燥** 用于肺热燥咳。本品既清肺热，又润肺燥。治肺热或燥热伤肺之咳嗽痰少、鼻咽干燥者，可配苦杏仁、沙参、贝母等，如桑杏汤。

3. **平肝明目** 用于头晕头痛，目赤昏花。本品有平抑肝阳、清肝明目之功。治肝阳上亢之头晕头痛者，常配菊花、石决明、白芍等；治风热上攻、肝火上炎之目赤、涩痛、多泪者，可配菊花、蝉蜕、夏枯草等；治肝肾精血不足而目失所养之眼目昏花、视物不清者，常配黑芝麻，如桑麻丸。

【用法用量】煎服，5～10g；或入丸、散。外用煎水洗眼。润肺止咳宜蜜炙用。

【使用注意】脾胃虚寒者慎服。

【配伍应用】

1. **桑叶配菊花** 桑叶苦甘寒，菊花甘苦微寒，二药均能疏散风热、平肝明目，合用后药力更强，善治风热感冒、温病初起、风热或肝热目赤、肝阳眩晕及肝肾亏虚目暗不明。

2. **桑叶配黑芝麻** 桑叶平肝益阴明目，黑芝麻补精血润肠。二药合用，补肝肾明目力强，治肝肾亏虚所致的视物昏花效佳，对兼肠燥便秘者尤宜。

【临床报道】 本品制成注射剂肌内注射，可治银屑病；制成眼药水滴眼，可治急性结膜炎；单用桑叶（米汁炙）煎服，可治产后盗汗、小儿睡觉头汗出等。

菊花 Juhua

《神农本草经》

【来源】 为菊科植物菊 *Chrysanthemum morifolium* Ramat. 的干燥头状花序。主产于浙江、安徽、河南等省。9~11月花盛开时分批采收，阴干或焙干，或熏、蒸后晒干。药材按产地和加工方法不同，分为"亳菊""滁菊""贡菊""杭菊""怀菊"。生用。处方别名有甘菊花、杭菊花、滁菊花、黄菊花、白菊花等。

【性味归经】 甘、苦，微寒。归肺、肝经。

【功效应用】 散风清热，平肝明目，清热解毒。

1. 散风清热　用于风热感冒。本品辛香轻散，苦寒清泄，有散风清热之功。治外感风热之头痛、发热、目赤肿痛者，常配桑叶、薄荷、连翘等，如桑菊饮。

2. 平肝明目　用于头痛眩晕，目赤肿痛，眼目昏花。本品既散风清热，又入肝经平抑肝阳、清肝明目。治肝阳上亢及肝风头痛、眩晕者，常配石决明、白芍等；治肝经风热或肝火上攻之目赤肿痛者，可配桑叶、决明子、夏枯草等；治肝肾不足之目暗昏花者，常配枸杞子、熟地黄等，如杞菊地黄丸。

3. 清热解毒　用于疮痈肿毒。本品有清热解毒之功。尤善治疔毒，常配金银花、生甘草，如甘菊散。

【用法用量】 煎服，5~10g；或入丸、散。散风清热多用黄菊花，平肝明目多用白菊花。

【使用注意】 脾胃虚寒者慎服。

【配伍应用】

菊花配枸杞子　菊花辛甘微寒，功效清肝明目、益阴平肝；枸杞子甘平，功效滋补肝肾明目。二药合用，补肝肾明目力强，肝肾亏虚之视物昏花用之效佳。

【临床报道】 本品配金银花（或配丹参、山楂），水煎代茶饮，治高脂血症、高血压病；配大青叶、蒲公英、夏枯草制成滴眼液，治急性结膜炎等均有效。

蔓荆子 Manjingzi

《神农本草经》

【来源】 为马鞭草科植物单叶蔓荆 *Vitex trifolia* L. var. *simplicifolia* Cham. 或蔓荆 *Vitex trifolia* L. 的干燥成熟果实。单叶蔓荆主产于山东、江西、浙江等省；蔓荆主产于广东、广西等地。秋季果实成熟时采收，除去杂质，晒干。生用或炒用。处方别名有万京子、荆子、万金子、蔓青子等。

【性味归经】 辛、苦，微寒。归膀胱、肝、胃经。

【功效应用】 疏散风热，清利头目。

1. 疏散风热　用于风热感冒头痛。本品虽疏散风热之力较弱，但偏于清利头目、疏散头面之邪。风热感冒而头昏头痛者尤宜，常配薄荷、菊花等；治风邪上攻之偏头痛者，常配川芎、白芷、细辛等。

2. **清利头目** 用于齿龈肿痛，目赤多泪，目暗不明，头晕目眩。本品既疏散风热，又清利头目。治风热上攻者，常配菊花、蝉蜕、蒺藜等；治中气不足、诸阳不升者，常配黄芪、人参、升麻等，如益气聪明汤。

【用法用量】煎服，5～10g；或浸酒，或入丸、散用。

【使用注意】本品辛苦微寒，故血虚有火之头痛目眩及胃虚者慎服。

【临床报道】以本品为末，酒调外敷，治初、中期急性乳腺炎；配苍耳子、辛夷等熏鼻、口服，治急性鼻窦炎；配生石膏、细辛煎汤漱口，治牙周炎等有效。

柴胡 Chaihu

《神农本草经》

【来源】为伞形科植物柴胡 *Bupleurum chinense* DC. 或狭叶柴胡 *Bupleurum scorzonerifolium* Willd. 的干燥根。按性状不同，分别习称“北柴胡”和“南柴胡”。北柴胡主产于河北、河南、辽宁等省；南柴胡主产于湖北、四川、安徽等省。春、秋二季采挖，除去茎叶和泥沙，干燥。切段，生用或醋炙用。处方别名有北柴胡、嫩柴胡、春柴胡、醋柴胡等。

【性味归经】辛、苦，微寒。归肝、胆、肺经。

【功效应用】疏散退热，疏肝解郁，升举阳气。

1. **疏散退热** 用于感冒发热，寒热往来。本品善祛邪解表退热和疏散少阳半表半里之邪。治外感发热者，常配葛根、黄芩等，如柴胡解肌汤；治少阳证之寒热往来者，为之要药，常配黄芩、半夏等，如小柴胡汤。

2. **疏肝解郁** 用于胸胁胀痛，月经不调。本品善疏散肝经之气机郁滞，为治肝气郁滞之要药。治肝郁气滞之胸胁胀痛者，常配香附、川芎等，如柴胡疏肝散；属肝郁血虚、脾失健运之月经不调者，常配当归、白芍等，如逍遥散。

3. **升举阳气** 用于子宫脱垂，脱肛。本品善升举清阳之气而举陷。治气虚子宫脱垂、脱肛、胃下垂者，常配升麻、黄芪等，如补中益气汤。

【用法用量】煎服，3～10g。解表退热宜生用，疏散肝郁宜醋炙用，调经多酒炙用，升阳可生用或酒炙用。

【使用注意】本品具有升发之性，故阴虚火旺、肝风内动、肝阳上亢、气机上逆及胶原病者忌用。有应用柴胡剂引起风湿病复发的病例报道。

【配伍应用】

柴胡配黄芩 柴胡苦辛微寒，善疏散退热；黄芩苦寒，善清热泻火。二药合用，清解半表半里之邪热效强，治少阳寒热往来效著。

【药理研究】本品有解热、镇静、镇痛、镇咳、抗炎、抗菌、抗病毒、保肝利胆、降血脂及抗消化道溃疡等作用。

【临床报道】本品配甘草，制成合剂内服，可治病毒性肝炎；柴胡皂苷与桃仁提取物合用，可治慢性肝炎；配全蝎研末内服，可治急性乳腺炎；制成注射剂肌内注射，可治流行性腮腺炎、高脂血症；湿敷治扁平疣等，有良效。

升麻 Shengma

《神农本草经》

【来源】 为毛茛科植物大三叶升麻 *Cimicifuga heracleifolia* Kom.、兴安升麻 *Cimicifuga dahurica*（Turcz.）Maxim. 或升麻 *Cimicifuga foetida* L. 的干燥根茎。主产于辽宁、吉林、黑龙江。秋季采挖，除去泥沙，晒至须根干时，燎去或除去须根，晒干。切片，生用或蜜炙用。处方别名有绿升麻、炙升麻、黑升麻、空升麻、周麻等。

【性味归经】 辛、微甘，微寒。归肺、脾、胃、大肠经。

【功效应用】 发表透疹，清热解毒，升举阳气。

1. **发表透疹**　用于风热头痛，麻疹不透。本品可升散发表，宣毒透疹。治风热头痛，常配生石膏、黄芩、白芷等；治麻疹不透，常配葛根、白芍等，如升麻葛根汤。

2. **清热解毒**　用于齿痛、口疮，咽喉肿痛，阳毒发斑。本品可用于治疗多种热毒证。治胃火上攻之齿痛、口疮者，常配黄连、石膏等，如清胃散；治风热上壅之咽喉肿痛者，常配桔梗、玄参等；治阳毒发斑者，可配大青叶、石膏等。

3. **升举阳气**　用于脱肛、子宫脱垂。本品善引清阳之气上升，为升阳举陷之要药。治脾虚下陷之脱肛、子宫脱垂、胃下垂者，常配柴胡、人参、黄芪等，如补中益气汤。

【用法用量】 煎服，3～10g。发表透疹、清热解毒宜生用，可用至15g；升阳举陷宜炙用。外用适量。

【使用注意】 本品善于升发，故热盛火炎、阴虚火旺、阴虚阳亢、气逆不降及麻疹已透者，均当忌用。

【临床报道】 本品配枳壳（或配牡蛎）水煎服，用治胃下垂、子宫脱垂等；重剂升麻煎浓汁湿敷治带状疱疹均有效。

葛根 Gegen

《神农本草经》

【来源】 为豆科植物野葛 *Pueraria lobata*（Willd.）Ohwi 的干燥根。习称野葛。主产于湖南、河南、广东等省。秋、冬二季采挖，趁鲜切成厚片或小块，干燥。生用或煨用。处方别名有野葛、甘葛、粉葛、葛麻茹、葛子根等。

【性味归经】 甘、辛，凉。归脾、胃、肺经。

【功效应用】 解肌退热，生津止渴，透疹，升阳止泻，通经活络，解酒毒。

1. **解肌退热**　用于外感发热头痛，项背强痛。本品善疏散肌腠经络之邪气而解肌发表退热，为治项背强痛之要药。属风寒表证者，常配桂枝、麻黄等，如葛根汤；属风热表证者，常配黄芩、石膏等。

2. **生津止渴**　用于口渴、消渴。本品生用具生津止渴之功。治热病表证口渴及消渴者，可单用或配麦冬、天花粉等，如玉泉丸。

3. **透疹**　用于麻疹不透。本品有透发麻疹之功。治麻疹初起、疹出不畅者，常配升麻、芍药等，如升麻葛根汤。

4. **升阳止泻**　用于热痢、泄泻。本品善鼓舞脾胃清阳之气上升而奏止泻之功。治热泻、热痢兼有表证者，多配黄连、黄芩等，如葛根芩连汤；治脾虚泄泻者，常配党参、白术等，如七味白术散。

此外，本品还能通经活络，解酒毒，用于眩晕头痛、中风偏瘫、胸痹心痛、酒毒伤中等。

【用法用量】煎服，10～15g；或入丸、散，或鲜品捣汁服。退热生津宜生用，止泻宜煨用。

【药理研究】本品有解热、扩张皮肤血管、镇静、抗过敏、扩张冠状动脉、改善心脏功能、改善脑循环、抗缺氧及降血压等作用。

【临床报道】本品制成片剂内服，治高血压病、突发性耳聋及冠心病心绞痛；煎水服可治高血压颈项强痛；配红花、地龙水煎服，治脑血栓形成等；葛根素用于治疗心律失常、高黏血症及视网膜动脉阻塞等，均有效。

其他解表药小结见表12－1。

表12－1　其他解表药

分类	药名	性味归经	功效	主治
辛温解表药	辛夷	辛，温 肺、胃	散风寒 通鼻窍	风寒头痛，鼻塞流涕，鼻鼽，鼻渊
	西河柳	甘、辛，平 心、肺、胃	发表透疹 祛风除湿	麻疹不透，风湿痹痛
辛凉解表药	淡豆豉	苦、辛，凉 肺、胃	解表除烦 宣发郁热	感冒，寒热头痛，烦躁胸闷，虚烦不眠
	浮萍	辛，寒 肺	宣散风热 透疹 利尿	麻疹不透，风疹瘙痒，水肿尿少
	木贼	甘、苦，平 肺、肝	疏散风热 明目退翳	风热目赤，迎风流泪，目生云翳

重点小结

解表药是以发散表邪、解除表证为主要作用的药物。根据其性能特点的不同，可分为辛温解表药和辛凉解表药两类。

1. 辛温解表药　性味多辛温，以发散风寒为主要功效，主治外感风寒表证。

麻黄与桂枝均能发散风寒，治风寒表证及风寒湿痹证。然麻黄发汗力强，唯以风寒表实无汗为用，又善宣肺平喘、利水退肿，治肺气不宣之喘咳、风水浮肿等。桂枝发汗力缓，又能助阳，风寒表实无汗及表虚有汗皆宜，又善温通血脉、温阳化气、温中散寒，治经寒血滞之月经不调、痛经、经闭、胸痹冷痛、阳虚水肿、痰饮眩悸及虚寒腹痛等。

紫苏与生姜既均能发汗解表而治风寒感冒，又均能解鱼蟹毒，治鱼蟹中毒之腹痛吐泻。然紫苏发汗力强，又兼理气，风寒感冒无汗或兼气滞者宜用；又能理气宽中、安胎，治脾胃气滞、胸闷不舒、胎动不安。生姜则发汗力弱，风寒感冒轻症多用；又能温中止呕、温肺止咳，治胃寒呕吐、风寒咳嗽，并能解半夏、天南星之毒。

荆芥与防风均能发汗解表，且药力较平和，既善治风寒表证，又治风热表证。然荆芥生用善发表散风，发汗力较强，又能透疹疗疮止痒，治麻疹不透、疮疡初起兼表证及风疹瘙痒；炒炭涩敛而止血，治吐衄下血及崩漏。防风为治风通用药，发汗力较弱，又能胜湿止痛、祛风解痉，治表证夹湿、风寒湿痹、头风头痛、破伤风、小儿惊风等。

细辛、白芷均善散风寒、通鼻窍、止疼痛，为治风寒感冒或鼻渊之鼻塞头痛之要药。然细辛散寒止痛力强，鼻塞头痛重症每用，又兼治阳虚外感、风寒湿痹痛、头风头痛、牙痛；还能温肺化饮，治寒饮咳喘等。白芷药力较强，又兼治眉棱骨痛、牙痛；还能燥湿止带、消肿排脓、止痒，治风寒湿痹痛、寒湿带下、疮疡肿毒及风湿瘙痒。

2. 辛凉解表药　性味多辛凉，以发散风热为主要功效，主治外感风热表证。

薄荷、牛蒡子与蝉蜕均能疏散风热、透疹止痒，治风热感冒、温病初起、麻疹不透及风疹瘙痒。然薄荷发汗力较强，上述诸证无汗者用之为宜。牛蒡子善清泄热邪，兼利二便，热毒较重或兼二便不利者用之为宜。蝉蜕善祛风解痉止痒，感冒和麻疹高热抽搐、风疹瘙痒者用之为宜。此外，薄荷又善清利头目、利咽，治风热上攻之头痛、目赤、咽喉肿痛；兼疏肝解郁，治肝郁气滞胸闷胁胀。牛蒡子又能宣肺利咽，治风热咳嗽、咳痰不畅及咽喉肿痛；兼解毒消肿，治热毒疮肿、痄腮。蝉蜕又能宣肺疗哑，治音哑咽痛；兼明目退翳，治风热上攻之目赤、翳障；并可祛风止痉，治小儿惊风夜啼及破伤风等。

桑叶与菊花均善疏散风热、平肝明目，治风热感冒或温病初起、肝阳眩晕、肝经风热或肝火之目赤肿痛及肝阴不足之视物昏花。然桑叶性寒，作用偏于肺，疏散力较菊花强；又能润肺止咳，治肺燥咳嗽；并可凉血止血，治血热吐衄咯血。菊花性微寒，作用偏于肝，平肝明目力较桑叶为胜，兼治肝风头痛；又善清热解毒，治痈肿疮毒。

柴胡、升麻与葛根虽均为解表升阳之品，但性能主治有别。柴胡主散少阳半表半里之邪，善疏散退热，主治少阳寒热往来及感冒高热；升麻主清散而解表，主治风热头痛而少用；葛根善发表解肌退热，主治外感表证项背强痛。虽均能升阳，但柴胡、升麻能升清阳而举陷，治气虚下陷、脏器脱垂诸证；葛根则鼓舞脾胃清阳上升而止泻痢，多用治泻痢。升麻、葛根均能透疹，治麻疹不透；柴胡又善疏肝解郁，治肝郁气滞、月经不调、胸胁疼痛；升麻又善清热解毒，治咽喉肿痛、口舌生疮、丹毒、温毒发斑及热毒疮肿；葛根又能生津止渴，治热病伤津及内热消渴。

药师考点

扫码“练一练”

一、A 型题（最佳选择题）

1. 解表宜生用，平喘宜蜜炙用的药物是

A. 桂枝　　B. 麻黄　　C. 紫苏叶
D. 陈皮　　E. 白果

2. 既走表发汗，又走里温经的药物是

A. 麻黄　　B. 炮姜　　C. 桂枝
D. 艾叶　　E. 香薷

3. 白芷的主治病证是

A. 太阳头痛　　B. 阳明头痛　　C. 少阳头痛
D. 少阴头痛　　E. 厥阴头痛

二、B 型题（配伍选择题）

A. 麻黄配桂枝　　B. 干姜配黄连　　C. 生姜配半夏

D. 甘草配甘遂　　E. 乌头配贝母

4. 属增效的配伍药组是

5. 属减毒的配伍药组是

三、C 型题（综合分析选择题）

患者，男，70 岁，现症恶寒重，发热轻，头身痛，无汗，舌淡苔白，脉浮紧。中医辨证给予麻黄为主药进行治疗。

6. 麻黄在此用法中的功效是

A. 发汗解表　　B. 宣肺平喘　　C. 利水消肿

D. 解表透疹　　E. 胜湿止痛

7. 在该病的治疗中，麻黄还可与下列哪味药物配伍使用以增强疗效

A. 西河柳　　B. 防风　　C. 桂枝

D. 生姜　　E. 藁本

8. 在该病的治疗中，麻黄应使用

A. 麻黄绒　　B. 生麻黄　　C. 蜜炙麻黄

D. 盐麻黄　　E. 煅麻黄

四、X 型题（多项选择题）

9. 荆芥的主治病证有

A. 风热表证　　B. 风寒表证　　C. 风疹瘙痒

D. 疮疡初起而兼表证者　　E. 崩漏便血

第十三章　清热药

扫码“学一学”

学习目标

掌握　1. 清热药的概念、性能特点、功效、适应证和使用注意。

2. 石膏、知母、生地黄、玄参、牡丹皮、黄芩、黄连、金银花、连翘、牛黄、青蒿的分类归属、性味归经、功效应用、特殊用法用量及使用注意。

熟悉　栀子、夏枯草、决明子、黄柏、贯众、大青叶（附：板蓝根）、地骨皮的分类归属、功效、主治病证及使用注意。

了解　1. 清热药的配伍应用及分类。

2. 天花粉、芦根、竹叶、赤芍、水牛角、龙胆、苦参、蒲公英、败酱草、重楼、白鲜皮、土茯苓、鱼腥草、射干、山豆根、白头翁、马齿苋、大血藤、紫花地丁、鸦胆子、秦皮、白薇、胡黄连、银柴胡的分类归属和功效。

凡以清法为主，具有清除里热的作用，用于治疗里热证的药物，称为清热药。

清热药性多寒凉，具有清热泻火、凉血解毒、燥湿、清虚热等功效。根据其药性的不同，清热药分为清热泻火药、清热凉血药、清热燥湿药、清热解毒药和清虚热药等五类。

里热证有实热、虚热之分，又有气分热和血分热之别，尚有湿热、热毒之异，因此，使用清热药时，首先要辨证准确；其次，兼有表邪者，应配伍解表药，以表里双解；见烦躁惊悸、出血、抽搐、神昏者，应相应配伍镇静安神、凉血止血、息风止痉、豁痰开窍药等。

清热药大多寒凉，易伤脾胃，故脾胃虚弱、食少便溏者慎用。真寒假热、阴盛格阳者忌用；苦燥伤阴，故阴虚者慎用，或配伍养阴生津之品。

使用本类药物，须中病即止，以防伤正气。

第一节　清热泻火药

以清气分热或脏腑热邪为主要作用，用以改善或消除实热证的药物，称为清热泻火药。主治温热病邪入气分证，症见高热、烦躁、口渴、汗出，甚至神昏、脉洪大；以及脏腑实热证，见肺热咳嗽、胃热口渴、心火烦躁、肝火目赤等。

本类药物性味多苦寒或甘寒，易伤阳气，体虚有里热证时，应注意顾护正气，当配伍补虚药；虚寒证忌服。

石膏 Shigao

《神农本草经》

【来源】为硫酸盐类矿物石膏族石膏，主要成分为含水硫酸钙（$CaSO_4 \cdot 2H_2O$）。采挖后，除去杂石及泥沙。打碎生用或煅用。处方别名有生石膏、煅石膏。

【性味归经】 甘、辛，大寒。归肺、胃经。

【功效应用】 生用：清热泻火，除烦止渴；煅用：收湿，生肌，敛疮，止血。

1. 清热泻火 用于温热病气分实热证。本品为清泻肺胃气分实热的要药。症见高热、烦渴、汗出、脉洪大者，常与知母相须配伍使用，如白虎汤。

2. 清肺胃热 用于肺热咳喘。本品有清泄肺热作用，治邪热壅肺的高热、咳喘，常配麻黄、杏仁、甘草，以清肺热而平喘，即麻杏石甘汤。用于胃火上炎之牙痛、头痛，配生地黄、牛膝、知母等，如玉女煎。

3. 收湿敛疮 本品煅后外用能收湿敛疮，治疮疡溃后不敛，湿疹瘙痒，水火烫伤，外伤出血。可单用或配黄柏、青黛等外用。

【用法用量】 生石膏煎服，15～60g，打碎先煎30分钟。煅石膏适量外用，研末撒敷患处。

【使用注意】 内服只用于实证，虚证禁用。煅石膏严禁内服；脾胃虚寒、阴虚、血虚发热者忌服。石膏毒性很小，但用量过大，服后会出现疲倦乏力、精神不振、胃口欠佳等情况。石膏不宜与下列西药同用。①四环素类抗生素：石膏会使该族抗生素溶解度降低而吸收率减少。②异烟肼：会使其疗效降低。③泼尼松：会降低其生物利用度。

【配伍应用】

石膏配知母 石膏生用辛甘大寒，功能清热泻火、除烦止渴；知母苦甘而寒，功能清热泻火、滋阴润燥。两药相合，清热泻火、滋阴生津力强，既治热病气分高热证，又治肺胃火热伤津证。

【临床报道】 本品研末内服，可治疗大骨节病；以生石膏配桐油外用，可治疗单纯性阑尾炎；重用生石膏（60～90g），治癌症多汗有良效。

知母 Zhimu

《神农本草经》

【来源】 为百合科植物知母 *Anemarrhena asphodeloides* Beg. 的干燥根茎。主产于河北、山西、陕西等地。春、秋二季采挖，除去须根和泥沙，晒干。生用或盐水炙用。处方别名有肥知母、盐知母。

【性味归经】 苦、甘，寒。归肺、胃、肾经。

【功效应用】 清热泻火，滋阴润燥。

1. 清热泻火 用于温热病气分实热证。症见高热、烦渴、汗出、脉洪大者，常与石膏相须使用，如白虎汤。

2. 滋阴润燥 用于肺热咳嗽或阴虚肺热、燥咳痰少，常配贝母，如二母丸。用于阴虚火旺、肺肾阴虚所致的骨蒸潮热、盗汗、心烦等，常与黄柏相须使用，加入养阴药中，如知柏地黄丸。用于阴虚消渴，症见口渴、多饮、多尿者，常与天花粉、五味子合用，如玉液汤。也可用于治疗肠燥便秘。

【用法用量】 煎服，6～12g。清热泻火宜生用；滋阴润燥宜盐水炙用。

【使用注意】 脾虚便溏者慎用。

【配伍应用】

1. 知母配黄柏 知母苦甘性寒，功能清热泻火、滋阴润燥；黄柏苦寒，功能清热泻火。两药相合，清热降火坚阴，用治阴虚火旺之证效佳。

2. 知母配川贝母　知母苦甘性寒，功能清热泻火、滋阴润燥；川贝母苦甘微寒，功能清热化痰、润肺止咳。两药相合，既滋阴润肺，又清热化痰，善治阴虚劳嗽、肺燥咳嗽。

【药理研究】 本品有解热、抗菌、抗炎、镇静、抗肿瘤、降血糖、抑制 $Na^{+}-k^{+}-ATP$ 酶、降低交感－肾上腺系统功能、抑制血小板聚集等作用。

栀子 Zhizi

《神农本草经》

【来源】 为茜草科植物栀子 *Gardenia jasminoides* Ellis 的干燥成熟果实。主产于长江以南各省，江西为正品。秋季采收。生用、炒用或炒炭用。处方别名有越桃、山栀子、黑山栀、焦山栀、小山栀。

【性味归经】 苦，寒。归心、肺、三焦经。

【功效应用】 泻火除烦，清热利湿，凉血解毒；外用消肿止痛。

1. 泻火除烦　用于热扰心神证。本品为治热病烦闷的要药。常与淡豆豉合用，以宣泄邪热、解郁除烦，如栀子豉汤。也可用于表里俱实的热证，症见高热烦躁、神昏谵语者，常与黄连、连翘等清热解毒药配伍，如清瘟败毒饮。

2. 清热利湿　用于湿热蕴结肝胆所致的湿热黄疸，常与茵陈、大黄等配伍，即茵陈蒿汤。也可用于湿热下注的淋证，常配伍生地黄、木通、车前子等。

3. 凉血解毒　用于血热妄行的各种出血证，常炒炭与白茅根、生地黄、黄芩等凉血止血药同用。又能消肿止痛，用于跌打损伤，可生用研末，酒调外敷。还能泻火解毒，用于热毒疮疡，常与金银花、蒲公英、连翘等清热解毒药同用。

【用法用量】 煎服，6～10g。泻火宜生用；止血宜炒焦用。

【使用注意】 脾虚便溏及虚寒者证不宜使用。

【配伍应用】

1. 栀子配淡豆豉　栀子苦寒，善清热泻火除烦；豆豉苦辛凉，善宣散郁热而除烦。两药相合，清散郁热除烦力增强，治疗温病初起胸中烦闷及虚烦不眠效佳。

2. 栀子配茵陈　栀子苦寒，功能泻火除烦、利湿退黄；茵陈苦微寒，功能清热利湿退黄。两药合用，清热利湿退黄力增强，治湿热黄疸效佳。

【药理研究】 本品有解热、抗菌、抗病毒、抗炎、镇静、抑制中枢、降血压、保肝利胆、促进胰腺分泌、利尿、减少胃液分泌、泻下、止血及防治动脉粥样硬化等作用。

【临床报道】 栀子和大蓟等份，研细末，30% 乙醇调成糊状，外敷治疗输液所致的血管痉挛疼痛，有疗效。

夏枯草 Xiakucao

《神农本草经》

【来源】 为唇形科植物夏枯草 *Prunella vulgaris* L. 的干燥果穗。主产于江苏、浙江、安徽、河南、湖北等地。夏季果穗呈棕红色时采收，晒干。生用。至夏则枯而命名。

【性味归经】 辛、苦，寒。归肝、胆经。

【功效应用】 清肝泻火，明目，散结消肿。

1. 清肝明目 用于肝火上炎，目赤肿痛，头痛眩晕，目珠夜痛。治肝火上炎，目赤肿痛，常与菊花、石决明等同用。本品清肝中略兼养肝，若目赤疼痛日久阴血受损而目珠夜痛，可与当归、枸杞子等养血柔肝药同用。

2. 散结消肿 用于痰火郁结之瘰疬瘿瘤、乳痈、乳癖、乳房胀痛、痄腮、癌肿初期，可单用熬膏，或配伍海藻、昆布、玄参等软坚散结药。

【用法用量】 煎服，9～15g。

【使用注意】 脾胃虚弱者慎用。

【临床报道】 以本品水煎服，治渗出性胸膜炎；配白花蛇舌草、白茅根等煎服，治疗慢性乙型肝炎等，有一定疗效。

决明子 Juemingzi

《神农本草经》

【来源】 为豆科植物钝叶决明 *Cassia obtusifolia* L. 或决明（小决明）*Cassia tora* L. 的干燥成熟种子。主产于安徽、广西、四川、浙江、广东等地。秋季采收，晒干。用时捣碎。生用或炒用。处方别名有草决明等。

【性味归经】 甘、苦、咸，微寒。归肝、大肠经。

【功效应用】 清热明目，润肠通便。

1. 清肝明目 用于肝经风热上攻或肝火上炎所致的目赤肿痛、羞明流泪、目暗不明，可单用略炒，水煎代茶；治肝火上攻或肝阳上亢之头痛眩晕，配菊花、钩藤、生牡蛎等。

2. 润肠通便 用于内热肠燥之便秘，常与瓜蒌仁、郁李仁等润肠药同用。

【用法用量】 煎服，9～15g。

【使用注意】 便溏者慎用。

【临床报道】 本品单用内服，治疗男性乳房发育；配山楂、丹参，治高脂血症、脂肪肝；配桑寄生，治疗高血压等，均有疗效。

第二节　清热凉血药

以清热凉血为主要作用，用于改善或消除营血分热证的药物，称为清热凉血药。主治温热病邪入营血，症见身热夜甚、烦躁不眠，甚至神昏谵语、斑疹隐隐、各种出血，舌质深绛，脉细数等。

本类药物多为甘苦咸寒之品，药性滋腻，故湿盛便溏者慎用。

地黄 Dihuang

《神农本草经》

【来源】 为玄参科植物地黄 *Rehmannia glutinosa* Libosch. 的新鲜或干燥块根。特产于河南，为“四大怀药”之一。秋季采挖。切片，鲜用或生用。处方别名有生地、鲜地黄、怀地黄、干地黄。

【性味归经】 甘、苦，寒。归心、肝、肾经。

【功效应用】清热凉血，养阴生津。

1. 清热凉血 本品为清热凉血的要药。用于热入营血，温毒发斑，吐血衄血，配水牛角、玄参，如清营汤。用于血热妄行之出血证，常与侧柏叶、荷叶、艾叶同用，如四生丸。

2. 养阴生津 用于热病伤阴及阴虚内热，常与麦冬、沙参等同用，如益胃汤；用治消渴证，常配葛根、天花粉等，如玉泉散。

【用法用量】10～15g，水煎服。鲜品清热凉血力强，用时加倍。

【使用注意】脾虚便溏者不宜用。

【药理研究】本品有镇静、抗菌、抗炎、促进免疫功能、降血糖、抑制钠泵、利尿、降低耗氧量、抗凝、止血、降血压、抑制心脏、抗皮肤真菌等作用。

【临床报道】以干生地煎液内服，治席汉综合征、原发性血小板减少性紫癜；配黄芩、苦参水煎服，治红斑狼疮性肢痛；以生地黄配黄酒煮成药液内服，治功能性子宫出血等，均有一定疗效。

玄参 Xuanshen

《神农本草经》

【来源】为玄参科植物玄参 *Scrophularia ningpoensis* Hemsl. 的干燥根。主产于浙江、江苏、四川、湖北等地。冬季茎叶枯时采挖，干燥。切片生用。处方别名有元参、黑参、乌玄参。

【性味归经】甘、苦、咸，微寒。归肺、胃、肾经。

【功效应用】清热凉血，滋阴降火，解毒散结。

1. 清热凉血 用于温热病热入营血证，常配生地黄、金银花等，如清营汤。若热入心包，症见神昏谵语，可与莲子心、竹叶等同用，如清宫汤。

2. 滋阴降火 用于肺热燥咳，可与贝母、百合等配伍，如百合固金汤；治阴虚发热、骨蒸劳热，常与地骨皮等同用；用于津伤便秘，常配生地黄、麦冬，即增液汤。

3. 解毒散结 用于痰核瘰疬，常配牡蛎、浙贝母，如消瘰丸。用于脱疽，常配当归、金银花等，如四妙勇安汤。治咽喉肿痛，常配连翘、板蓝根等。

【用法用量】煎服，9～15g。

【使用注意】脾虚便溏者不宜用。反藜芦。

牡丹皮 Mudanpi

《神农本草经》

【来源】为毛茛科植物牡丹 *Paeonia suffruticosa* Andr. 的干燥根皮。特产于安徽，还产于河南、四川、河北等地。秋季采挖，除去木心，晒干。生用或炒用。处方别名有丹皮、粉丹皮。

【性味归经】苦、辛，微寒。归心、肝、肾经。

【功效应用】清热凉血，活血化瘀。

1. 清热凉血 用于热病斑疹、吐血、衄血，常配水牛角、生地黄，如犀角地黄汤。本品能清透阴分伏热，用治热病伤阴，邪伏阴分，夜热早凉，热退无汗，常配青蒿、鳖甲等，如青蒿鳖甲汤。

2. 活血散瘀　本品具有凉血不留瘀、活血不动血的特点。用治血瘀经闭、痛经、癥瘕等，常配桂枝、桃仁，如桂枝茯苓丸。也可与乳香、没药等同用，治跌打损伤。用治肠痈初起，多配伍大黄、芒硝、桃仁等，即大黄牡丹皮汤。

【用法用量】煎服，6～12g。清热凉血生用；活血散瘀炒用；止血炒炭用。

【使用注意】孕妇及月经过多慎用。

赤芍 Chishao

《开宝本草》

【来源】为毛茛科植物芍药 *Paeonia lactiflora* Pall. 或川赤芍 *Paeonia veitchii* Lynch 的干燥根。全国大部分地区均产。春、秋二季采挖，晒干，切片。生用或炒用。

【性味归经】苦，微寒。归肝经。

【功效应用】清热凉血，散瘀止痛。

1. 清热凉血　用于热入营血，温毒发斑、血热吐衄，常配水牛角、牡丹皮、生地黄等；治血热吐衄，常与生地黄、大黄、白茅根等同用。

2. 散瘀止痛　用于肝郁胁痛，经闭痛经，癥瘕腹痛，跌打损伤。本品苦寒入肝经血分，有活血散瘀止痛之功，治肝郁血滞之胁痛，可配柴胡、牡丹皮等，如赤芍药散；治血滞经闭、痛经、癥瘕腹痛，可配当归、川芎、延胡索等，如少腹逐瘀汤；治跌打损伤，瘀肿疼痛，常配桃仁、红花、当归等。

此外，本品可入肝经而清肝火，用于目赤肿痛，痈肿疮疡，常配伍荆芥、薄荷等；取本品清热凉血、散瘀消肿之功，可用治热毒疮疡，多配伍天花粉、乳香等，如仙方活命饮。

【用法用量】煎服，6～12g；或入丸散。

【使用注意】本品苦而微寒，故闭经、痛经属寒者不宜用。不宜与藜芦同用。

第三节　清热燥湿药

以清除湿热为主要作用，用于改善或消除湿热病证的药物，称为清热燥湿药。主治湿热病证及脏腑火热证，由于湿热阻滞的部位不同，其表现各异，分述如下。

1. 暑湿和湿温证　湿热内阻，症见发热、身热不扬、胸脘痞闷、恶心呕吐、苔黄腻等。

2. 脾胃湿热证　湿热阻滞中焦，症见脘腹痞满、呕吐、下利等。

3. 肝胆湿热证　湿热蕴结肝胆，胆汁外溢，症见一身面目俱黄、小便短赤等。

4. 肠道湿热证　湿热阻于大肠，传导失司，症见高热腹痛、泻痢、便下脓血。

5. 湿热淋证　湿热下注于膀胱，症见尿频尿急、小便涩痛不畅等。

6. 湿热带下证　湿热下注于带脉，症见带下量多、色黄而臭。

7. 湿热疮疡证　湿热郁于肌表，症见湿疹、湿疮等。

本类药物苦寒伐胃，苦燥伤阴，寒凉伤阳，凡脾胃虚寒或阴津亏虚者当慎用，或酌情配伍健脾益胃、生津养阴药。

黄芩 Huangqin

《神农本草经》

【来源】为唇形科植物黄芩 *Scutellaria baicalensis* Georgi. 的干燥根。主产于河北、山西、河南、陕西、内蒙古等地。春、秋采挖，晒干。生用或炒用、酒炙用。处方别名有酒芩、条芩、子芩、枯芩、黄芩炭。

【性味归经】苦，寒。归肺、胆、脾、大肠、小肠经。

【功效应用】清热燥湿，泻火解毒，止血，安胎。

1. **清热燥湿**　善清上焦湿热。用于治疗湿温发热，常配滑石、通草等，如黄芩滑石汤；用于肝胆湿热，可助栀子、茵陈以增强清肝利胆之功；用于治疗肠胃湿热之痢疾，常与黄连配伍；若见下焦湿热，可配生地、木通等，如火府丹；用于治疗湿热疮疡，常与天花粉、白芷、连翘等配伍。

2. **泻火解毒**　入肺能清泻肺火，以清肺热为长。常用于肺热咳嗽，单用即效，如清金散；兼入少阳胆经，与柴胡同用，有和解少阳之功，如小柴胡汤；若用于治疗火毒炽盛所致的疮疡肿毒、咽喉肿痛等，可与金银花、连翘、牛蒡子等同用。

3. **止血**　用治血热吐衄，常配伍生地、三七、白茅根等凉血止血药。

4. **清热安胎**　用治内热胎动不安，配当归、白术等，如当归散。

【用法用量】煎服，3～10g。清热生用，安胎炒用，止血炒炭，清上焦热宜酒炒。

【使用注意】脾胃虚寒者不宜用。黄芩不宜与西药菌类制剂（如乳酶生、促菌生等）同用，因黄芩及其中成药具有较强的抗菌作用，服用后在抗菌的同时，还会抑制或降低菌类制剂的活性。

【药理研究】本品有解热、抗菌、抗病毒、抗炎、促进细胞免疫、抗过敏、降血脂、护肝、利胆、利尿、镇静、降血压、抗凝血、抗血栓形成、抗氧化及抗肿瘤等作用。

【临床报道】本品内服，治小儿呼吸道感染、高血压病；以本品提取物制成注射剂肌内注射，治急性胆道感染，均有一定疗效。

黄连 Huanglian

《神农本草经》

【来源】为毛茛科植物黄连 *Coptis chinensis* Franch.、三角叶黄连 *Coptis deltoidea* C. Y. Cheng et Hsiao 或云连 *Coptis teeta* Wall. 的干燥根茎。特产于四川。秋季采挖，干燥后生用或姜炙、酒炙、吴茱萸水炒用。处方别名有川连、雅连、味连、鸡爪连、姜连、萸连、酒连。

【性味归经】苦，寒。归心、脾、胃、肝、胆、大肠经。

【功效应用】清热燥湿，泻火解毒。

1. **清热燥湿**　善清肠胃湿热止痢，为治痢圣药。治泻痢腹痛，里急后重，常配木香，即香连丸。用治泻痢身热，常配葛根、黄芩等，如葛根芩连汤。

2. **泻火解毒**　善清心胃实火，又清肝热。用治热病高热，常与黄芩、黄柏、栀子同用，如黄连解毒汤；用治心烦失眠，配白芍、阿胶，如黄连阿胶汤；用治心肾不交，常配肉桂，即交泰丸；用治胃热呕吐，常配半夏、竹茹等，如黄连橘皮竹茹汤；用治肝胃失和、呕吐泛酸，常与吴茱萸同用，即左金丸；又治胃热消渴及胃火牙痛。

本品既能清热泻火，又可解毒，单用或配伍，内服或外用，可治疗热毒内蕴之疮痈肿毒、耳内疖肿等。

【用法用量】煎服，2～5g。外用适量。

【使用注意】脾胃虚弱、津伤阴亏者忌用。黄连不宜与下列西药同用：生物碱类西药，如士的宁、阿托品、麻黄素等；四环素类抗生素，合用极易导致毒性或副作用的协同增加。

【配伍应用】

1. 黄连配木香 黄连苦寒，功能清热燥湿、泻火解毒；木香辛苦性温，功能理肠胃气滞而止痛。两药相合，既能清热燥湿解毒，又可理气止痛，常用于治疗湿热泻痢腹痛、里急后重。

2. 黄连配吴茱萸 黄连苦寒，功能清热燥湿泻火；吴茱萸辛苦而热，功能燥湿疏肝下气。两药相合既能清热泻火燥湿，又可疏肝和胃制酸，多用于治疗肝火犯胃、湿热中阻之呕吐反酸。

【药理研究】本品有解热、抗菌、抗病毒、抗原虫、抗炎、抗过敏、促进免疫功能、抗肿瘤、抗心律失常和抗心肌缺血、降血压、抑制胃肠平滑肌、抗溃疡、利胆、降血糖、抑制血小板聚集及抑制中枢等作用。

【临床报道】本品制成栓剂、干浸膏、煎剂等内服，治细菌性痢疾；黄连素片口服，治心律失常、糖尿病等，均有一定疗效。

黄柏 Huangbo

《神农本草经》

【来源】为芸香科植物黄皮树 *Phellodendron chinense* Schneid. 除去栓皮的干燥树皮。称“川黄柏”。主产于四川、贵州。清明前后采收，晒干。生用、盐水炙、炒炭用。处方别名有川黄柏、盐黄柏、檗皮。

【性味归经】苦，寒。归肾、膀胱经。

【功效应用】清热燥湿，泻火除蒸，解毒疗疮。

1. 清热燥湿 本品善清下焦湿热，用治湿热痢疾，常配黄连、白头翁，如白头翁汤；用治湿热黄疸，常配栀子、甘草，如栀子柏皮汤；用治湿热带下，常配车前子等，如易黄汤；用治湿热所致的足膝肿痛，多与牛膝、苍术配伍，即三妙丸。

2. 泻火解毒 用治疮疡肿毒，常配黄连、栀子等内服，也可将本品研细末，加猪胆汁调敷外用；用治湿疹湿疮，多配苦参、荆芥煎服，或煎汁外用熏洗。

3. 退虚热 长于清肾中虚火以退虚热，用于治疗肾阴虚、虚火亢盛所致的骨蒸潮热、遗精盗汗等，常与知母等滋肾阴药同用，如知柏地黄丸。

【用法用量】煎服，3～12g。

【使用注意】脾胃虚弱者慎用。黄柏不宜与下列西药同用：生物碱类西药，如士的宁、阿托品、麻黄素等；四环素类抗生素，合用极易导致毒性或副作用的协同增加。

【配伍应用】

黄柏配苍术 黄柏苦寒，功能清热燥湿，作用偏于下焦；苍术辛苦性温，功能燥湿健脾，兼祛风湿。两药相合，既清热又燥湿，且走下焦，用于治疗湿热诸证，特别是下焦湿热证有效。

【临床报道】以0.2%黄柏碱注射液肌内注射，治肺结核；本品制成栓剂，外用治滴虫阴道炎，有良好效果。

第四节　清热解毒药

以清热解毒为主要作用，用于改善或消除热毒病证的药物，称为清热解毒药。主治热毒证，常用于治疗痈肿疔毒（以红肿热痛为特征）、痄腮、温病发斑、咽喉肿痛、热毒泻痢等病证，以及虫蛇咬伤、癌肿等见热毒证候者。

本类药物味苦性寒，容易损伤脾胃，不宜久服，应中病即止。

金银花 Jinyinhua

《名医别录》

【来源】为忍冬科植物忍冬 *Lonicera japonica* Thunb. 的干燥花蕾或带初开的花。主产于河南、山东、江西、浙江等地。夏初花含苞未放时采摘，阴干。生用或制成露剂或炒炭。处方别名有银花、双花、银花炭等。

【性味归经】甘，寒。归肺、心、胃经。

【功效应用】清热解毒，疏散风热。

1. 清热解毒　本品为治疮痈要药。用于治疗热毒所致的疮痈疖肿，可单用煎服或以鲜品捣烂外敷。也可配蒲公英、野菊花等药，如五味消毒饮；用于治疗痄腮肿痛，常配连翘、板蓝根；用于治疗热毒痢疾，可单用生品浓煎频服或配黄连、白头翁等药。

2. 疏散风热　用于外感风热或温病初起，常与连翘等药同用，如银翘散。

此外，本品可制成金银花露，有清热解暑作用，用于暑热烦渴及小儿痱子等证。

【用法用量】煎服，6～15g。

【使用注意】脾胃气虚或疮痈脓疡清稀者慎用。不宜与菌类制剂如乳酶生、促菌生等西药同用，因金银花及其中成药具有较强抗菌作用，服用后在抗菌的同时，还能抑制或降低西药菌类制剂的活性。

【药理研究】本品有抗菌、抗病毒、抗内毒素、抗炎、解热、降血脂、利胆、保肝、兴奋子宫、抗早孕、抗人类免疫缺陷病毒和抗肿瘤等作用。

【临床报道】金银花露内服，治肿瘤化疗口干证；制成注射剂静脉注射，治高脂血症，有良好效果。

【附药】

忍冬藤　为忍冬的茎叶，又名金银花藤。性味归经与金银花相似，解毒力不如金银花。但可通经络，用于风湿热痹，症见关节红肿热痛、屈伸不利等。现代应用本品治疗传染性肝炎、细菌性痢疾和慢性支气管炎等。煎服，9～30g。

连翘 Lianqiao

《神农本草经》

【来源】为木犀科植物连翘 *Forsythia suspensa*（Thunb.）Vahl 的干燥果实。主产于山

西、河南等地。秋季果实初熟尚带绿色时采收，为“青翘”；果实熟透时采收，为“老翘”。处方别名有青翘、黄翘、连翘心。

【性味归经】 苦，微寒。归肺、心、小肠经。

【功效应用】 清热解毒，消肿散结，疏散风热。

1. **清热解毒，消痈散结** 本品长于解疮毒、消痈肿，被誉为“疮家圣药”。用于治疗疮疡肿毒，常与金银花等解毒药同用；治疗瘰疬、痰核，常与消痰散结药同用。

2. **疏散风热** 用于温病初起卫分证，常与金银花、薄荷、牛蒡子等同用，如银翘散；治热入营分，常与黄连、生地黄等配伍，如清营汤。

此外，本品还能清心利尿，治热淋涩痛。

【用法用量】 煎服，6～15g。不宜与菌类制剂如乳酶生、促菌生等西药同用，因连翘及其中成药具有较强的抗菌作用，服用后在抗菌的同时，还能抑制或降低西药菌类制剂的活性。

【使用注意】 脾胃气虚或疮痈脓疡清稀者慎用。

大青叶 Daqingye

《名医别录》

【来源】 为十字花科植物菘蓝 *Isatis indigotica* Fort. 的干燥叶。主产于河北、陕西等地。夏秋季采收。鲜用或晒干生用。处方别名有大青。

【性味归经】 苦，寒。归心、胃经。

【功效应用】 清热解毒，凉血消斑。

1. **清热解毒** 长于清气血之火热毒，治疗气血两燔证。用治疮痈丹毒，可以鲜品捣烂外敷，或与蒲公英、野菊花等配伍煎服；治口舌生疮，可与大黄、黄连、栀子等同用；用治热毒炽盛之咽喉肿痛，可用鲜品捣汁内服；用治外感风热初起所致的咽喉肿痛，也可与金银花、连翘等配伍，以清热解毒，疏散风热。

2. **凉血消斑** 用于热入营血之高热斑疹，常与栀子、紫草等药物配伍。

【用法用量】 煎服，9～15g。

【使用注意】 脾胃虚寒者忌用。

【药理研究】 本品有抗菌、抗病毒、抗炎、解热、促进免疫功能、抑制血小板聚集、扩张血管及抑制心肌收缩等作用。

【临床报道】 以本品制成的靛玉红片剂内服，治慢性粒细胞性白血病有效。

【附药】

板蓝根 为菘蓝的根。苦，寒。归心、胃经。功能清热解毒、凉血利咽。长于解头面部局部热毒。清热解毒之功类似大青叶，更以解毒散结为长。用于温热病发热、头痛、喉痛或发斑疹以及痄腮、痈肿疮毒等。现代以本品煎剂内服，治传染性肝炎、白喉；用50%板蓝根注射液肌内注射，治扁平疣、小儿水痘等，有一定疗效。

贯众 Guanzhong

《神农本草经》

【来源】 为鳞毛蕨科植物粗茎鳞毛蕨 *Dryopteris crassirhizoma* Nakai 的干燥根茎及叶柄残

基。主产于东北地区。秋季采挖，晒干。生用或炒炭用。处方别名有绵马贯众。

【性味归经】苦，微寒；有小毒。归肝、胃经。

【功效应用】清热解毒，凉血止血，杀虫。

1. **清热解毒**　用治风热感冒、斑疹、痄腮，可单用或配板蓝根、金银花等。

2. **凉血止血**　用治血热吐衄便血，常与侧柏叶、白茅根等同用；治崩漏下血，常配五灵脂、乌贼骨等。

3. **杀虫**　用治多种肠道寄生虫病。如治蛲虫病，可单用煎汁，睡前熏洗肛周。

【用法用量】煎服，5～10g。清热解毒、杀虫宜生用；止血宜炒炭用。

【使用注意】不宜过量。脾胃虚寒者及孕妇慎用。服用本品时忌油腻。

【临床报道】本品研末内服，可治肠癌下血。单味煎服，可预防流行性感冒、流行性脑膜炎、乙型脑炎、流行性腮腺炎、麻疹等。用复方贯众注射液（贯众、土茯苓、丹皮、野菊花）静脉滴注治疗乙型肝炎，疗效肯定。

牛黄 Niuhuang

《神农本草经》

【来源】为牛科动物牛 *Bos taurus domesticus* Gmelin 干燥的胆结石。主产于北京、天津、内蒙古等地。牛黄分为胆黄和管黄两种，以胆黄质量为佳。宰牛时，如发现胆囊、胆管或肝管中有牛黄，即滤去胆汁，将牛黄取出，除去外部薄膜，阴干，研极细粉末。处方别名有西黄、犀黄、西牛黄、丑宝、京牛黄、真牛黄。

【性味归经】甘，凉。归心、肝经。

【功效应用】清心，豁痰，开窍，凉肝，息风，解毒。

1. **清热解毒**　用治口舌生疮、咽喉肿痛、牙痛、痈疽疔毒。本品性凉，为清热解毒之良药，用治火毒郁结之口舌生疮、咽喉肿痛、牙痛，常与黄芩、雄黄、大黄等同用，如牛黄解毒丸；用治乳岩、痰核、流注、瘰疬、恶疮等证，每与麝香、乳香、没药同用，如犀黄丸。

2. **化痰开窍**　用治热病神昏。本品性凉，其气芳香，入心经，能清心、祛痰、开窍醒神，故可用治温热病热入心包及痰热阻闭心窍所致的中风、惊风、癫痫等症，常与麝香、冰片、朱砂等配伍，如安宫牛黄丸。

3. **息风止痉**　用治小儿急惊风，痰热癫痫。本品入心、肝二经，有清心、凉肝、息风止痉之功。常用治小儿急惊风之壮热、神昏、惊厥抽搐等症，每与朱砂、全蝎、钩藤等清热息风止痉药配伍，如牛黄散。

【用法用量】入丸散，0.15～0.35g。外用适量，研末敷患处。

【使用注意】本品性凉，非实热证不宜用。孕妇慎用。

【配伍应用】

牛黄配珍珠　牛黄苦凉，功能清热解毒、化痰开窍、息风止痉；珍珠咸寒，功能镇心定惊、清肝除翳、收敛生肌。两药相合，治咽喉肿烂、口舌生疮，发挥清热解毒生肌之功；治痰热神昏、中风痰迷，发挥清心凉肝、化痰开窍之功。

【药理研究】本品有抗病毒、抗炎、抗惊厥、镇静、镇痛、强心、抗实验性心律失常、降血压、解毒、调节胆汁排泄及保肝等作用。

【临床报道】用牛黄解毒丸加生理盐水外搽，治疗带状疱疹30例，一般6～8天痊愈；

用安宫牛黄丸，治疗黄疸性肝炎，效果良好。另有用牛黄等治疗乙型脑炎、冠心病、中风、急性胰腺炎、上呼吸道感染等。

蒲公英 Pugongying

《新修本草》

【来源】为菊科植物蒲公英 *Taraxacum mongolicum* Hand. – Mazz.、碱地蒲公英 *Taraxacum borealisinense* Kitag. 的干燥全草。全国均产。春至秋季花初开时采收，晒干。生用或鲜用。处方别名有黄花地丁。

【性味归经】苦、甘，寒。归肝、胃经。

【功效应用】清热解毒，消肿散结，利尿通淋。

1. 清热解毒，消痈散结　用治疮痈、内痈。本品为治乳痈之要药，可用鲜品捣烂外敷，或与瓜蒌、连翘等同用；治热毒疮疡痈肿，常与金银花、紫花地丁等同用，如五味消毒饮；治肠痈腹痛，常配大黄、牡丹皮等。

2. 利湿通淋　用治热淋涩痛，常配金钱草、车前子等；治湿热黄疸，常与茵陈、栀子、大黄等同用。

此外，本品还可用于治疗咽喉肿痛、肺痈、瘰疬或目赤肿痛。

【用法用量】煎服，10～15g。外用适量。

【使用注意】大量使用可致缓泻，故脾虚便溏者慎用。

【临床报道】本品水煎内服并熏洗，治甲亢眼突；制成片剂，治上呼吸道感染等，均有一定疗效。

白头翁 Baitouweng

《神农本草经》

【来源】为毛茛科植物白头翁 *Pulsatilla chinensis*（Bge.）Regel 的干燥根。主产于东北、华北、华东等地。春秋采挖，晒干。切薄片生用。

【性味归经】苦，寒。归胃、大肠经。

【功效应用】清热解毒，凉血止痢。

本品为治热毒血痢的要药。常与黄连、黄柏、秦皮配伍，即白头翁汤；也用治产后下痢，常与阿胶、黄柏、甘草同用；若赤痢日久不愈，伴腹中冷痛，可与干姜、赤石脂同用。

本品与秦皮煎汤外洗，可治阴痒带下。

【用法用量】煎服，9～15g。外用适量。

【使用注意】虚寒泻痢者忌用。

【临床报道】以本品配黄芪，制成糖浆剂内服，治消化性溃疡；或用鲜品捣汁外用，治神经性皮炎，有一定疗效。

第五节　清虚热药

以清虚热为主要作用，用于改善或消除虚热证候的药物，称为清虚热药。主治阴虚内热证，症见午后潮热或骨蒸潮热、五心烦热、颧红盗汗、遗精、舌红少苔、脉细数等。

阴虚易生内热，故常配补阴药，标本兼治。温热病后期，若余热未清，又当配伍清热凉血药。

青蒿 Qinghao

《神农本草经》

【来源】 为菊科植物黄花蒿 *Artemisia annua* L. 的干燥地上部分。全国均产。秋季采割，阴干。切段生用。

【性味归经】 苦、辛，寒。归肝、胆经。

【功效应用】 清虚热，除骨蒸，解暑热，截疟，退黄。

1. 清虚热，凉血　本品为清热凉血退蒸之要药。治热病伤阴发热，常与鳖甲配伍，标本兼治，如青蒿鳖甲汤；治阴虚内热虚劳骨蒸，可单用，也可配伍知母、鳖甲等，如清骨散。

2. 解暑，截疟　本品善解暑热，为治暑热外感之要药，常与藿香、荷叶清热解暑药同用；治疟疾，可单用鲜品绞汁服用，或与草果等截疟药同用。

3. 退黄　治疗湿热黄疸，常与茵陈、大黄、栀子等配伍。

【用法用量】 煎服，6～12g，后下；或鲜品绞汁。

【使用注意】 脾胃虚弱、便溏者忌用。

【配伍应用】

1. 青蒿配白薇　青蒿苦寒辛香，功效退虚热、凉血热、透邪热；白薇苦咸而寒，功效退虚热、凉血热、透邪热兼益阴。两药相合，既善退虚热、凉血热，又兼透散，既治阴虚发热、小儿疳热（兼表邪尤宜），又治营血分有热及阴分伏热等证。

2. 青蒿配鳖甲　青蒿苦寒辛香，功效退虚热、凉血热；鳖甲咸寒质重，功效滋阴退热、潜阳。两药相合，既善清退虚热，又可滋阴凉血，治阴虚发热每用。

【药理研究】 本品有抗菌、抗病毒、抗疟原虫、抗炎、调节免疫功能、解热、镇痛、抗肿瘤、祛痰、镇咳平喘等作用。

【临床报道】 青蒿素口服，治红斑狼疮和血吸虫病；青蒿油外搽，治神经性皮炎、皮肤真菌病等，均有一定效。

地骨皮 Digupi

《神农本草经》

【来源】 为茄科植物宁夏枸杞 *Lycium barbarum* L. 或枸杞 *Lycium chinense* Mill. 的干燥根皮。主产于宁夏、甘肃或河南、山西等地。春初或秋后采挖，剥去根皮，晒干。切段生用。

【性味归经】 甘，寒。归肺、肝、肾经。

【功效应用】 凉血除蒸，清肺降火。

1. 清虚热　用治阴虚发热，常与银柴胡、知母等配伍，如清骨散。

2. 清热凉血　用治血热妄行之出血诸证，可单用煎服，或配其他止血药。

3. 清肺降火　善清肺热，用治火热郁肺、气逆不降之咳喘，常与桑白皮、甘草等同用，如泻白散。

另外，本品还能泄热生津止烦渴，治内热消渴；泄肾经浮火，治虚火牙痛。

【用法用量】 煎服，9～15g。

【使用注意】 脾虚便溏或外感风寒发热者不宜用。

【配伍应用】

地骨皮配桑白皮 地骨皮甘寒，功效清泄肺火，并兼益阴；桑白皮甘寒清热，泻肺平喘，并兼利尿。两药相合，既可清肺火，又能利尿导热邪从小便出，且润肺而不苦泄伤阴，故治肺热咳嗽每用。

【临床报道】 以本品水煎代茶饮，治糖尿病、原发性高血压等有一定疗效。

其他清热药小结见表 13－1。

表 13－1 其他清热药

分类	药名	性味归经	功效	主治
清热泻火药	芦根	甘，寒 肺、胃	清热泻火 生津止渴 除烦止呕 利尿	热病烦渴，舌燥少津；胃热呕哕；肺热或外感风热咳嗽，肺痈吐脓；小便短赤，热淋涩痛
	淡竹叶	甘、淡，寒 心、胃、小肠	清热泻火 除烦止渴 利尿通淋	热病烦渴，心火上炎之口舌生疮；热淋
清热凉血药	紫草	甘、咸，寒 心、肝	清热凉血 活血解毒 透疹消斑	温病血热毒盛之斑疹紫黑，麻疹；疮疡，湿疹，水火烫伤
	水牛角	苦，寒 心、肝	清热凉血 解毒 定惊	高热神昏，血热斑疹吐衄，惊风，癫狂
清热燥湿药	龙胆	苦，寒 肝、胆	清热燥湿 泻肝胆火	湿热下注之阴痒、带下、湿热黄疸；肝火上炎头痛目赤、耳聋；高热抽搐，小儿急惊，带状疱疹
	苦参	苦，寒 心、肝、胃、大肠、膀胱	清热燥湿 杀虫止痒 利尿	湿疮，湿疹，阴痒，带下；湿热黄疸、泻痢、便血；湿热淋证；皮肤瘙痒，疥癣麻风；外治滴虫性阴道炎
	白鲜皮	苦，寒 脾、胃、膀胱	清热解毒 祛风燥湿	湿热疮疹，湿疹、风疹，疥癣瘙痒；湿热黄疸，风湿热痹
清热解毒药	紫花地丁	苦、辛，寒 心、肝	清热解毒 凉血消肿	疔疮肿毒，痈疽发背，丹毒，乳痈，肠痈；目赤肿痛；毒蛇咬伤
	重楼	苦，微寒；有小毒 肝	清热解毒 消肿止痛 凉肝定惊	痈肿疮毒，咽喉肿痛，毒蛇咬伤；小儿惊风抽搐；跌打肿痛，外伤出血
	鱼腥草	辛，微寒 肺	清热解毒 排脓消痈 利尿通淋	肺痈吐脓，肺热咳嗽痰稠；热毒疮疡，湿热泻痢；热淋涩痛
	大血藤	苦，平 大肠、肝	清热解毒 活血止痛 祛风通络	肠痈腹痛，痈肿疮毒；跌打损伤，痛经，经闭，产后瘀阻；风湿痹痛
	败酱草	辛、苦，微寒 胃、大肠、肝	清热解毒 消痈排脓 祛瘀止痛	肠痈，肺痈，痈肿疮毒；血滞胸痛腹痛，产后瘀阻腹痛
	土茯苓	甘、淡，平 肝、胃	解毒 除湿 通利关节	梅毒，或患梅毒服汞剂而致肢体拘挛；淋浊，带下，脚气，湿疹，湿疮

续表

分类	药名	性味归经	功效	主治
清热解毒药	马齿苋	酸，寒 肝、大肠	清热解毒 凉血止血 止痢	热毒血痢，热毒疮疡；血热崩漏、便血，痔血，湿疹丹毒，蛇虫咬伤
	鸦胆子	苦，寒；有小毒 大肠、肝	清热解毒 止痢截疟 腐蚀赘疣	热毒血痢，休息痢；疟疾；外治赘疣，鸡眼
	秦皮	苦、涩，寒 肝、胆、大肠	清热燥湿 收涩止痢 止带 明目	湿热泻痢；赤白带下；目赤肿痛，目生翳膜
	射干	苦，寒 肺	清热解毒 祛痰利咽	咽喉肿痛；痰多咳喘
	山豆根	苦，寒；有毒 肺、胃	清热解毒 消肿利咽	火毒蕴结之咽喉肿痛，乳蛾喉痹；牙龈肿痛，痈肿疮毒
清虚热药	银柴胡	甘，微寒 肝、胃	退虚热 清疳热	阴虚发热，骨蒸劳热；小儿疳热
	胡黄连	苦，寒 肝、胃、大肠	退虚热 除疳热 清湿热	骨蒸潮热；小儿疳热；湿热泻痢，黄疸；疮肿，痔肿便血
	白薇	苦、咸，寒 胃、肝、肾	凉血清热 利尿通淋 解毒疗疮	阴虚发热，骨蒸潮热，产后虚热，阴虚外感；温病热入营血，热淋，血淋；痈肿疮毒

重点小结

清热药是指具有清解里热功效，用于治疗里热证的药物。根据其性能特点的不同，可分为清热泻火药、清热凉血药、清热燥湿药、清热解毒药和清虚热药五类。重点介绍前四者。

1. 清热泻火药　性味多属苦寒或甘寒，以清热泻火为主要功效。适用于气分实热证以及脏腑实热证。

石膏与知母均能清热泻火、除烦止渴，治气分实热证，两药相须为用。然石膏重在清解，善清肺胃实热，治肺热咳嗽、胃火牙痛。内服生用清热泻火，煅后外用清热敛疮。知母苦甘性寒、质地柔润，既清实热，又清虚热，治肺燥咳嗽、内热消渴，又滋肾阴，治内热骨蒸。

2. 清热凉血药　性味多苦寒或咸寒，均有清热凉血之功效，治营分、血分热证。

生地黄与玄参均能清热凉血，滋阴生津，治温热病热入营血及久病伤阴之骨蒸潮热、内热消渴、阴虚肠燥便秘。生地黄长于滋阴凉血，又可止血治血热妄行之出血。玄参长于清降火热，又可泻火解毒散结，治咽喉肿痛、痈肿疮疡及瘰疬痰核。

牡丹皮与赤芍均清热凉血、活血化瘀，治热入营血、血瘀经闭和痛经、肠痈腹痛等。牡丹皮善透阴分中伏热而退虚热，治热病后期之无汗骨蒸。赤芍善清泻肝火与散瘀止痛，治肝火目赤及血瘀诸痛证。

3. 清热燥湿药 性味多苦寒，均有清热燥湿之功效，用治湿热证。

黄芩、黄连与黄柏能清热燥湿、泻火解毒。黄芩善清上焦湿热兼泻肺火，为治湿温、暑温及肺热咳嗽之要药，还能泻火止血、清热安胎。黄连善清心火及中焦湿热，为治湿热痢疾、胃热呕吐之要药，治火热炽盛、高热烦躁之良品，且善泻火解毒疗疮，治痈疽疔毒诸证。黄柏则善清下焦湿热，为治湿热下注之良药，且善泻相火、清虚热，治阴虚火旺、骨蒸潮热。

4. 清热解毒药 性味多苦寒，能清解火热之毒。对治热毒炽盛病证疗效更为显著。

金银花与连翘均能清热解毒、疏散风热，用治疮痈初起兼表证，外感风热或温热病。金银花清透解毒力强，又可凉血止痢以治血痢。连翘长于消痈散结，为疮家要药，又治瘰疬痰核。

扫码“练一练”

药师考点

一、A 型题（最佳选择题）

1. 善清心、肺、三焦之火，导湿热之邪从小便而出的药物是

A. 黄柏　B. 玄参　C. 知母　D. 栀子　E. 牡丹皮

2. 黄连配吴茱萸可治

A. 下焦湿热证　B. 湿热黄疸证　C. 湿热泻痢腹痛、里急后重　D. 小儿惊风　E. 肝火犯胃之呕吐泛酸

3. 生用走气分泻火，炒黑入血分止血的药是

A. 蒲黄　B. 栀子　C. 芦根　D. 知母　E. 小蓟

4. 善治阴虚劳嗽，肺燥咳嗽的药对是

A. 石膏、知母　B. 知母、川贝母　C. 知母、黄柏　D. 桑叶、菊花　E. 天花粉、栀子

二、B 型题（配伍选择题）

A. 蒲公英　B. 鱼腥草　C. 败酱草　D. 龙胆　E. 苦参

5. 治乳痈宜选用

6. 治肺痈宜选用

7. 治肠痈宜选用

A. 牛黄　B. 大青叶　C. 白薇　D. 土茯苓　E. 败酱草

8. 治阴虚发热的药是
9. 治痰热中风的药是

三、C 型题（综合分析选择题）

患者，女，46 岁，近日生气后症见胸胁胀满而痛，纳呆，嗳气，时觉口中泛酸。予黄连配吴茱萸治疗。

10. 黄连配吴茱萸的功效是
A. 清热燥湿解毒，理气止痛　B. 燥湿疏肝下气　C. 清热燥湿
D. 清热凉血，解毒散结　E. 泻火化痰，消散痞结

11. 黄连的功效是
A. 清热燥湿，泻火解毒　B. 清热燥湿，退虚热　C. 清热燥湿，泻肝胆火
D. 清热燥湿，利尿　E. 清热燥湿，杀虫止痒

四、X 题型（多项选择题）

12. 石膏配伍知母的意义在于
A. 既滋阴润肺，又清热化痰　B. 治肺胃火热伤津证　C. 治热病气分实热证
D. 治阴虚劳嗽，肺燥咳嗽　E. 清热泻火，滋阴生津力增强

13. 能清心火的药有
A. 连翘　B. 栀子　C. 夏枯草
D. 竹叶　E. 黄连

14. 黄芩的功效是
A. 清心除烦　B. 清热燥湿　C. 泻火解毒
D. 止血　E. 安胎

扫码“学一学”

第十四章　泻下药

学习目标

掌握　1. 泻下药的概念、功效、适应证、分类、配伍应用和使用注意。
2. 大黄、芒硝、火麻仁、甘遂、巴豆的分类归属、性味归经、功效应用、特殊用法用量、使用注意和不良反应。

熟悉　芫花、京大戟的分类归属、功效应用、特殊用法用量及使用注意。

了解　芦荟、番泻叶、郁李仁、牵牛子、千金子的分类归属和功效特点。

凡以下法为主，具有泻下通便作用，用于治疗里实积滞证的药物，称为泻下药。

泻下药主归大肠经，具有泻下通便之功效，能引起腹泻，或滑利大肠以促进排便。通过泻下大便，排除胃肠积滞、燥屎、水饮及有害物质（毒、瘀、虫等）。根据泻下作用强弱及主治病证不同，泻下药分为攻下药、润下药、峻下逐水药三类。

里实积滞证易壅塞气机，故用于治疗气机阻滞而致的腹胀腹痛等症时，常配伍行气药以加强通腑消胀通便作用；治里实兼有表邪者，当先解表而后攻里，必要时攻下药与解表药同用，表里双解，以免表邪内陷；治里实而正虚者，应与补虚药同用，攻补兼施，攻下而不伤正。

泻下作用峻猛的攻下药、峻下逐水药，有的还有毒性，易伤正气及脾胃，故年老体弱、脾胃虚弱者当慎用；妇女胎前产后及月经期应忌用；使用作用较强的泻下药时，当中病即止，慎勿过剂，以免损伤胃气。对有毒的泻下药，需严格炮制法度、控制剂量，避免中毒，确保用药安全而有效。

第一节　攻下药

以泻下通便为主要作用，并具有清热泻火之功，用于改善或消除大便秘结、燥屎坚结及实热积滞等里实证的药物，称为攻下药。主治大便秘结不通等各种胃肠积滞证，以胀、满、痛、不通或通而不爽为共同症状。因引起积滞的病因不同，兼症各异。

攻下药还可用于外感热病所致的高热神昏、谵语发狂；或火热上炎之头痛、目赤、咽痛、牙龈肿痛、吐血、衄血等，无论有无便秘皆可使用本类药，以清除实热或导热下行。此即上病治下，“釜底抽薪”之法。此外，对肠道寄生虫，本类药与驱虫药同用，可促使虫体排出。对痢疾初起，下痢后重或饮食积滞，泻而不爽，也可适当配伍本类药，以通因通用，清除积滞，消除病因。

本类药物大多性寒味苦；使用时应根据不同的病因配伍相应的清热药、消食药等。用治冷积便秘时，必须配伍温里药。

大黄 Dahuang

《神农本草经》

【来源】 为蓼科植物掌叶大黄 *Rheum palmatum* L.、唐古特大黄 *Rheum tanguticum* Maxim. ex Balf. 或药用大黄 *Rheum officinale* Baill. 的干燥根及根茎。掌叶大黄和唐古特大黄药材称为“北大黄”，主产于青海、甘肃等地；药用大黄药材称为“南大黄”，主产于四川。秋末茎叶枯萎时或次春发芽前采挖，刮去外皮，切块干燥。生用、酒炒、酒蒸或炒炭用。处方别名有生大黄、熟大黄、酒大黄、大黄炭、川军、酒军、锦纹、将军。

【性味归经】 苦，寒。归脾、胃、大肠、肝、心包经。

【功效应用】 泻下攻积，清热泻火，凉血解毒，逐瘀通经，利湿退黄。

1. 泻下攻积　用治便秘及其他胃肠积滞证。本品性寒味苦，既通泻大肠，又清泻热邪，为治大便秘结等胃肠积滞证的要药，尤宜于热结便秘，见高热、神昏等，与芒硝、枳实、厚朴等配伍，以增强攻下泄热作用，如大承气汤；与辛热的巴豆、干姜配伍取其攻下之功而去其寒性，治寒积便秘；还可随证配伍治热结便秘而兼津伤、气血虚者。本品通因通用，还治湿热痢疾初起、食积泻痢。

2. 泻火解毒　用治温热病高热神昏或脏腑火热上炎及多种热毒证。本品清热泻火、解毒之功较好，可配伍泻火、解毒药，治温热病热邪亢盛之高热、神昏、烦躁以及目赤、咽痛、口疮、牙龈肿痛等上部火热诸证，以上病下治，“釜底抽薪”。治热毒疮痈及烧烫伤，无论内外痈、内服外用均可。

3. 凉血止血　用治血热出血证。本品凉血止血，治血热妄行之吐血、衄血、咯血，与清热泻火、凉血止血药配伍；治上消化道出血，可单味使用大黄粉内服。

4. 活血祛瘀　用治瘀血证。本品通利血脉，有较好的活血祛瘀通经作用，为治瘀血证之常用药。治腹内瘀血之癥积，妇女闭经、月经不调及产后瘀滞腹痛、恶露不尽，跌打损伤，瘀肿疼痛等。

5. 清热利湿　用治湿热黄疸、淋证。本品泻下通便，能导湿热之邪外出而促进黄疸消退，治湿热黄疸、湿热淋证。

此外，本品常用于治疗急腹症，如急性单纯性肠梗阻、急性胆囊炎、急性阑尾炎、急性胰腺炎等。

【用法用量】 煎服，3～15g。生大黄泻下力较强，欲攻下者宜生用；入汤剂应后下，或开水泡服，久煎则泻下力减弱。酒大黄泻下力较弱，善清上焦血分热毒，用于目赤肿痛，齿龈肿痛。大黄炭则多用于出血证。外用适量，研末敷于患处。

【使用注意】 脾胃虚寒、气血亏虚、无瘀血、无积滞、阴疽或痈肿溃后脓清者慎用。不宜与口服的红霉素、士的宁、利福平等同用；与淀粉酶、蛋白酶、胰酶、乳酶生等含酶制剂联用会影响药效。妇女孕期、经期、哺乳期应慎用。

【配伍应用】

大黄配芒硝　大黄苦寒，功能泻下攻积、清热泻火、解毒；芒硝咸寒，功能泻下、软坚、清热。两药相合，攻润相济，既善泻下攻积，又善润软燥屎，还善清热泻火，治实热积滞、大便燥结、坚硬难下效佳。

【药理研究】 本品有泻下、利尿、抗炎、抗菌、抗病毒、解热、调节免疫功能、抗肿瘤、降血脂、利胆、保肝、促进胰腺分泌、抑制胰酶活性、抗胃及十二指肠溃疡、止血、改善肾功能等作用。

【临床报道】 本品水煎内服，治急性胰腺炎；制成片剂内服，治高脂血症、肥胖症等；生品研末冲服，治肠梗阻。

芒硝 Mangxiao

《名医别录》

【来源】 为硫酸盐类矿物芒硝族芒硝经加工精制而成的结晶体，主含含水硫酸钠（$Na_2SO_4 \cdot 10H_2O$）。主产于海边碱土地区、矿泉、盐场附近及潮湿的山洞中。处方别名有朴硝、玄明粉、风化硝。

【性味归经】 咸、苦，寒。归胃、大肠经。

【功效应用】 泻下通便，润燥软坚，清火消肿。

1. 泻下，软坚 用于实热积滞、大便燥结。本品有良好的泻热通便、润下软坚、荡涤胃肠作用。治大便燥结、腹满胀痛等症，常与大黄相须为用，如大承气汤、调胃承气汤。用治停饮积聚、心下至少腹硬满而痛，常配大黄、甘遂，以增强泻热逐水之效，如大陷胸汤。

2. 清热泻火 用治口疮、咽痛、目赤及疮痈肿痛。用治咽喉肿痛、口疮等，外用有清热解毒消肿的作用，可与冰片、硼砂等解毒疗疮药研末吹患处，如冰硼散，亦可置西瓜中制成西瓜霜；用治目赤肿痛，可用玄明粉化水滴眼；用治乳痈初起、肠痈、丹毒、皮肤疮痈，痔疮肿痛等，可用本品配冰片外敷。

此外，本品外敷尚可回乳。

【用法用量】 6～12g，冲入药汁内或开水溶化后服。外用适量。

【使用注意】 脾胃虚寒者忌服。不宜与硫黄、三棱同用。孕妇慎服。

【药理研究】 本品有泻下、抗菌、利胆等作用。

【临床报道】 本品外用，用治急性乳腺炎、慢性湿疹、疥疮、痔疮等，有一定疗效。

第二节　润下药

以润肠、缓泻通便为主要作用，常用于治疗肠燥便秘的药物，称为润下药。主治年老津枯、产后血虚、热病伤津及失血等所致的肠燥便秘证。症见大便干结、排便困难等。

本类药大多为植物的种子或种仁，富含油脂，能润燥滑肠，药力较缓，故多与滋阴、补血、理气药配伍以增效。

火麻仁 Huomaren

《神农本草经》

【来源】 为桑科植物大麻 *Cannabis sativa* L. 的干燥成熟果实。主产于东北及山东、河北、江苏等地。秋季采收，晒干。生用或炒用。用时打碎。处方别名有麻子仁、大麻仁。

【性味归经】 甘，平。归脾、胃、大肠经。

【功效应用】 润肠通便。

用于血虚津亏，肠燥便秘。本品能润肠通便，略兼滋养之力。治老人、产妇及体弱津液不足之肠燥便秘，可单用煮粥服，亦可与当归、熟地黄、苦杏仁等同用，以增强补血润肠之效，如益血润肠丸；治肠胃燥热、脾约便秘之证，可与大黄、厚朴等同用，以加强通便作用，如麻子仁丸。

【用法用量】 煎服，10～15g。

【使用注意】 本品虽无毒，但超大量食入，也可引起中毒，表现为恶心、呕吐、腹泻、四肢麻木、失去定向力、抽搐、精神错乱、昏迷及瞳孔散大等。

【临床报道】 本品馏油外用治神经性皮炎、慢性湿疹等疾病有一定疗效。

第三节　峻下逐水药

泻下作用峻猛，以攻逐水饮为主要作用，用于改善或消除水饮内停实证的药物，称为峻下逐水药。部分药物还兼利尿功效，主治水肿、鼓胀、胸胁停饮及痰饮喘满等实证。部分药物兼治风痰癫痫、疮毒及虫积等。

本类药物性味多苦寒，有毒。作用峻猛，副作用大，易伤正气，故不可久用，中病即止。用药后需与补气养胃扶正之品配用，以固护正气。体虚及孕妇忌用。使用本类药还要注意其炮制、剂量、用法及配伍禁忌内容（十八反、十九畏）等，以确保用药安全有效。

甘遂 Gansui

《神农本草经》

【来源】 为大戟科植物甘遂 *Euphorbia kansui* T. N. Liou ex T. P. Wang 的干燥块根。主产于陕西、山西、河南等地。春季开花或秋末茎叶枯萎后采挖，晒干。内服醋炙后用。处方别名有生甘遂、制甘遂。

【性味归经】 苦，寒；有毒。归肺、肾、大肠经。

【功效应用】 泻水逐饮，消肿散结。

1. 泻水逐饮　用于水肿、鼓胀、胸胁停饮等证。本品泻水逐饮力峻，服药后可连续泻下，使体内潴留水饮排出体外。可单用研末服，或与牵牛子等逐水退肿药同用，如二气汤；或与大戟、芫花为末，枣汤送服，如十枣汤。治水饮与热邪结聚所致的结胸证，可与大黄、芒硝攻下药同用，如大陷胸汤。尚能逐痰涎，治风痰癫痫。

2. 消肿散结　用于痈肿疮毒。本品有消肿散结作用，可用甘遂末水调外敷，亦可配伍使用。

【用法用量】 0.5～1.5g，内服醋炙后多入丸散用。外用适量，生用。

【使用注意】 本品峻泻有毒，故虚寒阴水者忌服，体弱者慎服，不可连续或过量服用。对消化道有较强的刺激性，服后易出现恶心呕吐、腹痛等副作用，用枣汤送服或研末装胶囊吞服，可减轻反应。不宜与甘草同用。孕妇禁服。

【临床报道】 本品研水服，用治肠梗阻；与大枣同用，用治肝硬化腹水；50%甘遂注射剂用于引产，均有疗效。

芫花 Yuanhua

《神农本草经》

【来源】为瑞香科植物芫花 *Daphne genkwa* Sieb. et Zucc. 的干燥花蕾。主产于河南、安徽、江苏、四川、山东等地。春季花未开放时采收，除去杂质，干燥。生用或炙用。处方别名有陈芫花。

【性味归经】苦、辛，温；有毒。归肺、脾、肾经。

【功效应用】内服泻水逐饮，外用杀虫疗疮。

1. **泻水逐饮** 用于水肿、悬饮、鼓胀。本品有泻水逐饮的作用，尤用于胸胁之水饮，常配大戟、甘遂、大枣等，如十枣汤。用于咳嗽痰喘。本品有泻肺祛痰止咳的作用，常与大枣同煮，单食大枣。

2. **杀虫疗疮** 用于头疮、白秃、顽癣，与雄黄共研细末，猪脂调膏外敷。

此外，近年来用治慢性气管炎属于寒湿型者，有良好效果。

【用法用量】煎服，1.5～3g，醋炒或醋煮晒干用。醋芫花研末吞服，每次0.6～0.9g，一日1次。外用适量，研末调敷。

【使用注意】本品峻泻有毒，故体虚或有严重心脏病、溃疡、消化道出血者禁服。不宜连续或过量服用。不宜与甘草同用。孕妇禁服。

【临床报道】芫花根皮制成药酒，外用治风湿性关节炎；从芫花中提取芫花萜，羊膜腔给药用于引产。

京大戟 Jingdaji

《神农本草经》

【来源】为大戟科植物大戟 *Euphorbia pekinensis* Rupr. 的干燥根。主产于四川、江苏、江西、广西等地。秋冬二季采挖，晒干。生用或醋煮后用。处方别名有大戟、红芽大戟。

【性味归经】苦，寒；有毒。归肺、脾、肾经。

【功效应用】泻水逐饮，消肿散结。

1. **泻水逐饮** 用于水肿胀满、痰饮结聚。本品有泻水逐饮作用，似甘遂而力稍逊。常配甘遂、芫花等以增强泻下逐水作用，如十枣汤；用于胁肋隐痛、痰唾黏稠、癫痫等，配甘遂、白芥子等，如控涎丹。

2. **消肿散结** 用于痈肿疮毒。可用鲜品捣烂外敷；痰火凝结之瘰疬痰核，可用本品与鸡蛋同煮，食鸡蛋。

【用法用量】1.5～3g。入丸散服，每次1g；内服醋煮或醋炒后用。研粉吞服0.3～1g。外用适量，研末调敷，生用。

【使用注意】本品峻泻有毒，故虚寒者忌服，体弱者禁服，不可连续或过量服用。对消化道有较强的刺激性，服后易出现恶心呕吐、腹痛等副作用，用枣汤送服或研末装胶囊吞服，可减轻反应。不宜与甘草同用。孕妇禁服。

【临床报道】本品研成细末装入胶囊（每粒0.3g），成人每次服0.6～0.9g，用治急慢性肾炎水肿及肝硬化腹水等疾病。

【附药】

红大戟 为茜草科多年生草本红大戟 Knoxia valerianoides Thorel et Pitard 的根。性味苦

寒，功用与京大戟相似，但京大戟偏于泻下逐水，红大戟偏于消肿散结。煎服，1.5～3g。研末服，每次1g。外用适量。体虚及孕妇禁服。反甘草。

巴豆霜 Badoushuang

《神农本草经》

【来源】 为大戟科植物巴豆 *Croton tiglium* L. 的干燥净仁的炮制加工品。主产于四川、广西、云南等地。秋季果实成熟时采收，堆置2～3天，摊开，干燥。去皮取净仁，照制霜法制巴豆霜；或取仁研细后，测定脂肪油含量，加淀粉，使脂肪油含量符合规定（应为18.0%～20.0%），混匀，即巴豆霜，处方别名有巴霜、焦巴豆。

【性味归经】 辛，热；有大毒。归胃、大肠经。

【功效应用】 峻下冷积，逐水退肿，祛痰利咽，外用蚀疮去腐。

1. 峻下冷积　用治寒积便秘，腹满胀痛，小儿痰食积滞。本品辛热，可峻下寒积，有“斩关夺门”之功，可治腹满胀痛，大便不通，气急口噤，属寒邪食积阻滞肠道且气血未衰者。

2. 逐水退肿　用治大腹水肿。本品具峻下逐水作用，对大腹水肿、鼓胀且二便不通有良效。

3. 祛痰利咽　用治寒实结胸，喉痹痰阻。本品善祛痰利咽以利呼吸，对喉痹痰阻及寒痰结胸之喘满亦常用。治喉痹痰阻，呼吸急促，甚至窒息欲死者，可用巴豆霜吹入喉部，引起呕吐，以引吐痰涎；治寒痰结胸及肺痈脓痰不出，与桔梗、贝母同用。

4. 蚀疮去腐　用治疮痈脓成难溃，疥癣恶疮，疣痣。本品外用可疗疮毒，蚀腐肉，用治痈肿脓成未溃及疥癣恶疮，常用巴豆仁研粉或加雄黄等外敷。

【用法用量】 0.1～0.3g，多入丸散服。外用适量，研末敷。

【使用注意】 本品辛热峻下有大毒，故体弱者禁服。服巴豆时，不宜食热粥、饮热水等热物，以免加剧泻下。服巴豆后如泻下不止，用黄连、黄柏煎汤冷服，或食冷粥以缓解。不宜与牵牛子同用。孕妇禁服。

【临床报道】 本品用于治疗急性肠梗阻、急慢性化脓性骨髓炎、胆道蛔虫病等疾病有一定疗效。

其他泻下药小结见表14－1。

表14－1　其他泻下药

分类	药名	性味归经	功效	主治
攻下药	番泻叶	甘、苦，寒 大肠	泻热行滞 通便利水	热结便秘；食积胀满；水肿胀满
	芦荟	苦，寒 肝、胃、大肠	泻下，清肝 杀虫	热结便秘，肝经实火，肝热惊风；小儿疳积，虫积腹痛
润下药	郁李仁	辛、苦、甘，平 脾、大肠、小肠	润肠通便 下气利水	肠燥便秘；水肿腹满，脚气浮肿，小便不利
峻下逐水药	牵牛子	苦，寒；有毒 肺、肾、大肠	泻水通便 消痰涤饮 杀虫攻积	水肿，鼓胀，痰饮喘满；大便秘结，虫积腹痛
	千金子	辛，温；有毒 肝、肾、大肠	泻水逐饮 破血消癥 外用疗癣蚀疣	水肿，鼓胀；癥瘕，经闭；顽癣、赘疣，蛇伤

重点小结

泻下药具有通利大便、排除胃肠积滞及其他有毒物质的作用，主要用于治疗大便秘结、肠道积滞、实热内结及水肿停饮等里实证。根据泻下药作用强弱的不同，可分为攻下药、润下药和峻下逐水药三类。

1. **攻下药** 具有苦寒沉降之性，有较强的泻下通便作用，主要用于大便秘结、胃肠积滞、实热内结及水肿停饮等里实证。

大黄与芒硝均具有泻热通便之功，能峻下热结、泻火消肿，治实热积滞，大便燥结之阳明腑实证，常相须为用。然大黄泻下力强，为治积滞便秘之要药，尤宜于热结便秘；又清热泻火，凉血解毒，活血祛瘀，清泄湿热，可广泛用于血热毒盛、瘀血证及湿热诸证。芒硝长于软坚泻下，为治疗里热燥结之要药；外用能清热消肿，用于咽痛、口疮、目赤及疮痈肿毒。

2. **润下药** 多为植物种仁，富含油脂，泻下之力较缓，适用于津枯、阴伤、血少之肠燥便秘。

火麻仁与郁李仁均善于润肠通便，凡年老、体弱、久病及妇女经期、胎前产后血虚津枯肠燥便秘均适用。然火麻仁甘润兼能补虚，津血不足肠燥便秘用之效佳。郁李仁质润苦降，能下气利尿，长于治气滞津少肠燥便秘，又治水肿、脚气，兼便秘者尤佳。

3. **峻下逐水药** 大多苦寒有毒，药力峻猛，有峻下逐水的作用，能引起剧烈腹泻，适用于水肿、鼓胀、胸胁停饮等正气半衰、邪盛证急之证。

甘遂与巴豆均能峻下逐水，用于胸腹积水。然甘遂味苦性寒，泻水逐饮力强，又能荡涤痰涎，消肿散结，用于痰热蒙蔽清窍之癫痫发狂，疮痈肿毒。巴豆性热，毒大力峻，长于通寒积、逐水饮，用于寒积便秘、腹水鼓胀；并能祛痰利咽，外用蚀疮，用于喉痹痰阻、痈肿未溃、疥癣恶疮。

扫码“练一练”

药师考点

一、A 型题（最佳选择题）

1. 功善泻水逐饮、消肿散结的药物
   A. 大黄　B. 芒硝　C. 甘遂
   D. 巴豆　E. 牵牛子
2. 治肠痈腹痛、多种瘀血证，可选用
   A. 大黄　B. 芒硝　C. 甘遂
   D. 巴豆　E. 火麻仁

二、B 型题（配伍选择题）

A. 泻水逐饮，消肿散结　B. 泻下，清热，软坚
C. 泻下，清肝，杀虫　D. 泻水通便，消痰涤饮，杀虫攻积
E. 泻下攻积，清热泻火，解毒，活血止血

3. 牵牛子的功效是

4. 芦荟的功效是

三、C 型题（综合分析选择题）

患者，男，24 岁，平日恣食生冷，近日受寒，症见脘腹冷痛，大便秘结，腹满胀痛，予附子、巴豆同用。

5. 巴豆在此处发挥的功效是

A. 润肠通便　B. 泻下冷积　C. 泻下攻积

D. 泻水逐饮　E. 泻下

6. 巴豆还可用于治疗

A. 脚气浮肿　B. 小儿疳积　C. 水火烫伤

D. 小儿痰食积滞　E. 痔疮肿痛

7. 巴豆的用量是

A. 0.1～0.3g　B. 0.1～0.4g　C. 0.2～0.3g

D. 0.2～0.4g　E. 0.01～0.03g

四、X 型题（多项选择题）

8. 京大戟可用于

A. 疮痈肿痛　B. 风湿痹痛　C. 风痰癫痫

D. 身面浮肿、大腹水肿　E. 肠痈腹痛

扫码“学一学”

第十五章　祛风湿药

学习目标

掌握　1. 祛风湿药的概念、性能特点、适应证、分类和使用注意。

2. 独活、威灵仙、徐长卿、木瓜、秦艽、防己、五加皮、桑寄生的分类归属、性味归经、功效、应用、特殊用法用量及使用注意。

熟悉　川乌、蕲蛇、桑枝、豨莶草的分类归属、功效、主治病证、特殊用法用量及使用注意。

了解　海风藤、乌梢蛇、伸筋草、青风藤、络石藤、臭梧桐、丝瓜络、路路通、穿山龙、香加皮、鹿衔草、千年健的功效、特殊用法及使用注意。

凡能祛除风寒湿邪，主要用于治疗风湿痹证的药物，称为祛风湿药。

祛风湿药多辛苦，性温或凉，能祛除留着于肌肉、经络、筋骨的风湿之邪，有的还兼有散寒、舒筋、通络、止痛、活血或补肝肾、强筋骨等作用。主要用于风湿痹证之肢体疼痛，关节不利、肿大，筋脉拘挛等症。痹证有行痹、痛痹、着痹、热痹及风湿久痹的不同，根据祛风湿药治疗痹证类型的不同，将其分为祛风湿散寒药、祛风湿清热药、祛风湿强筋骨药三类。

在使用本类药物时应根据证候，配合祛风、散寒、化湿、清热等相关药物。风湿痹证，多兼血滞，宜配活血化瘀药以活血通络；久痹气血虚弱，宜配补气养血药；筋骨软弱者，宜配补肝肾药。

痹证多属慢性疾病，为服用方便，可制成酒剂、丸剂、散剂。酒还能增强祛风湿药的功效。也可制成外敷剂型，直接用于患处。祛风湿药多辛温性燥，易伤阴耗血，阴血亏虚者慎用。

第一节　祛风湿散寒药

本类药物性味多辛苦温，有较好的祛风、除湿、散寒、止痛、通经络作用，主要适用于风寒湿痹证。配伍后亦可用于风湿热痹证。

独活 Duhuo

《神农本草经》

【来源】 为伞形科植物重齿毛当归 *Angelica pubescens* Maxim. f. *biserrata* Shan et Yuan 的干燥根。主产于四川、湖北、安徽等地。春初或秋末采挖。切片，生用。处方别名有川独活、大活。

【性味归经】 辛、苦，微温。归肾、膀胱经。

【功效应用】 祛风除湿，通痹止痛。

祛风湿，止痛　用于风湿痹证。本品辛散苦燥，气香温通，功善祛风湿，止痹痛，为治风湿痹痛主药，无论新久，均可应用。尤善治少阴伏风头痛及腰以下痹证，常与桑寄生、秦艽等同用，如独活寄生汤。

【用法用量】煎服，3～10g。

【使用注意】本品辛温苦燥，易伤气耗血，故素体阴虚血燥或气血亏虚，以及无风寒湿邪者慎服，肝风内动者忌服。

【配伍应用】

羌活配独活　羌活性温，功效散寒祛风、胜湿止痛、发表，善散肌表游风及寒湿，治上半身风寒湿痹；独活微温，功效祛风湿、止痛、发表，善散在里伏风及寒湿，治腰以下风寒湿痹。两药相合，走里达表，散风寒湿力强，治风湿痹痛无论上下均可。

【临床报道】独活加红糖，水煎服，治慢性气管炎；独活30g，朱砂、琥珀各6g，共研为末，治失眠，均有一定疗效。

威灵仙 Weilingxian

《新修本草》

【来源】为毛茛科植物威灵仙 *Clematis chinensis* Osbeck.、棉团铁线莲 *Clematis hexapetala* Pall. 或东北铁线莲 *Clematis manshurica* Rupr. 的干燥根及根茎。前一种主产于江苏、安徽、浙江等地，应用较广；后两种部分地区应用。秋季采挖，晒干。切段，生用。处方别名有铁脚威灵仙、灵仙。

【性味归经】辛、咸，温。归膀胱经。

【功效应用】祛风湿，通经络。

祛风湿，通经络　用于风湿痹痛。本品辛散善走，性温通利，善于祛风湿、通经络而止痛，为治风湿痹痛之要药。凡风湿痹痛，肢体麻木，筋脉拘挛，屈伸不利，无论上下皆可应用。可单用为末服或配伍其他祛风湿药。

也可用于骨鲠咽喉。本品味咸，能软坚消骨鲠，可单用或与砂糖、醋煎后慢慢咽下。

【用法用量】煎服，6～10g。

【使用注意】本品辛散走窜，气血虚弱者慎服。

【临床报道】威灵仙研细，陈醋调成膏状，敷于足跟，治疗足跟痛；威灵仙60g，煎服，治疗胆石症；威灵仙60g，金钱草15g，浓煎成400ml，五味子12g，微炒研细粉，分成4份，以汤剂送服，治疗病毒性肝炎，均有一定疗效。

川乌 Chuanwu

《神农本草经》

【来源】为毛茛科植物乌头 *Aconitum carmichaelii* Debx. 的干燥母根。主产于四川、云南、陕西、湖南等地。6月下旬至8月上旬采挖，晒干。生用或制后用。

【性味归经】辛、苦，热；有大毒。归心、肝、肾、脾经。

【功效应用】祛风除湿，温经止痛。

1. 祛风湿　用于风寒湿痹痛。本品辛热升散，善于逐风寒湿邪，止痛作用明显，用治寒邪偏胜之风湿痹痛。用治寒邪偏胜之风湿痹痛，常与麻黄、芍药、甘草等配伍。

2. **温经止痛** 用于心腹冷痛，寒疝疼痛。用治心痛彻背、背痛彻心者常配赤石脂、干姜、蜀椒等；用治寒疝，绕脐腹痛，手足厥冷者，多与蜂蜜同煎，如大乌头煎。也可用于麻醉止痛。

【用法用量】 煎服，1.5 ~ 3g。宜先煎、久煎。一般炮制后用。外用适量。

【使用注意】 本品性热有毒，故孕妇禁用；不宜与贝母类、半夏、白及、白蔹、天花粉、瓜蒌类同用；内服一般炮制用，生品内服宜慎；酒浸、酒煎服易致中毒，应慎用。川乌不宜与士的宁、阿托品、麻黄素等生物碱类西药同用，会导致毒性或副作用增加。

【临床报道】 川乌、草乌、樟脑各 90g，研细末，老陈醋调敷患处，治疗肩关节周围炎；用生川乌、生草乌各 35g，水煎，外洗，治疗疥疮；以川乌研末，醋调贴患处，治疗跟骨骨刺，均有一定疗效。

蕲蛇 Qishe

《雷公炮炙论》

【来源】 为蝰科动物五步蛇 *Agkistrodon acutus*（Güenther）的干燥体。主产于湖北、江西、浙江等地。多于夏、秋二季捕捉。去头、鳞，切段生用、酒炙，或黄酒润透，去鳞、骨用。处方别名有白花蛇、大白花蛇。

【性味归经】 甘、咸，温；有毒。归肝经。

【功效应用】 祛风通络，止痉。

1. **祛风通络** 本品具走窜之性，能内走脏腑，外达肌表而透骨搜风，为祛风通络之要药。用治风湿顽痹，常与防风、羌活、当归等配伍；用治麻风疥癣，手足麻木，每与乌梢蛇、雄黄等同用；用治中风半身不遂，口眼㖞斜，肢体麻木，每与全蝎、当归等配伍。

2. **止痉** 用于小儿惊风，破伤风。本品善定搐止痉，既能祛外风，又能息内风，为治抽搐痉挛之常用药，常与蜈蚣等同用。

【用法用量】 煎服，3 ~ 9g；研末吞服，一次 1 ~ 1.5g，一日 2 ~ 3 次；或浸酒、熬膏；或入丸、散。

【使用注意】 阴虚内热者忌服。

【临床报道】 蕲蛇、全蝎、蜈蚣各等份，研末，口服，治疗坐骨神经痛，有良效。

木瓜 Mugua

《名医别录》

【来源】 为蔷薇科植物贴梗海棠 *Chaenomeles speciosa*（Sweet）Nakai 的干燥近成熟果实。习称“皱皮木瓜”。主产于安徽、四川、湖北、浙江等地，安徽宣城产者称“宣木瓜”，质量较好。夏、秋二季果实绿黄时采收，晒干。切片，生用。处方别名有宣木瓜、陈木瓜。

【性味归经】 酸，温。归肝、脾经。

【功效应用】 舒筋活络，化湿和胃。

1. **舒筋活络** 用于风湿痹证，脚气肿痛等。本品味酸入肝，可益筋和血，又善舒筋活络，且能去湿除痹，为治湿痹、筋脉拘挛之要药，亦常用于治疗腰膝关节酸重疼痛。治疗风湿痹证，多与羌活、独活、附子配伍；若治寒湿脚气，常与苏叶、吴茱萸等同用，如鸡鸣散；若治湿热脚气，常与黄柏、萆薢同用。

2. **化湿和胃**　用于吐泻转筋。本品味酸入肝舒筋活络，温香入脾化湿和胃，治湿浊中焦之腹痛吐泻转筋，偏寒者，常配吴茱萸、茴香、紫苏等，如木瓜汤；偏热者，多配蚕沙、薏苡仁、黄连等，如蚕矢汤。

此外，本品尚有消食作用，可用治疗消化不良。

【用法用量】煎服，6～9g。

【使用注意】内有郁热，小便短赤者忌服。本品酸温，阴虚腰膝酸痛及胃酸过多者忌服。

【临床报道】口服木瓜片，治疗急性细菌性痢疾；用木瓜提取浸膏制成肝灵冲剂，治疗急性病毒性肝炎；用木瓜、甘草各30g，水煎洗足治疗足癣；另用木瓜等治疗破伤风、粘连性肠梗阻、小儿泌尿系感染等，均有良效。

徐长卿 Xuchangqing

《神农本草经》

【来源】为萝藦科植物徐长卿 *Cynanchum paniculatum*（Bge.）Kitag. 的干燥根和根茎。主产于江苏、河北、湖南及东北等地。秋季采挖，除去杂质，阴干。处方别名有寮刁竹。

【性味归经】辛，温。归肝、胃经。

【功效应用】祛风，化湿，止痛，止痒。

1. **祛风止痛**　用于风湿痹痛及其他疼痛证。本品既善祛风止痛，又善活血通络。治风湿痹痛，可单用本品，加瘦猪肉、酒同煎服；还可用治脘腹痛、牙痛等。近年来也有用于手术后疼痛、癌肿疼痛。

2. **活血通络**　用于跌打损伤。本品能活血止痛，治跌打损伤之瘀血肿痛，轻者单用，重者配伍红花、乳香等。

3. **止痒**　用于风疹、湿疹、顽癣。本品可祛风止痒，内服或煎汤外洗均可。

【用法用量】煎服，3～12g，后下。

【临床报道】徐长卿20g煎水，外搽或局部敷，治疗湿疹；徐长卿研末，每次服1g，兑蜂蜜送服，治疗支气管哮喘；单味徐长卿研末或装胶囊，或制成丸剂治疗神经衰弱，均有一定疗效。

第二节　祛风湿清热药

本类药物性味多苦辛寒，具有良好的祛风湿、清热通络之功，主要用于风湿热痹证。配伍后亦可用于风寒湿痹证。

秦艽 Qinjiao

《神农本草经》

【来源】为龙胆科植物秦艽 *Gentiana macrophylla* Pall.、麻花秦艽 *Gentiana straminea* Maxim.、

粗茎秦艽 *Gentiana crassicaulis* Duthie ex Burk. 或小秦艽 *Gentiana dahurica* Fisch. 的干燥根。主产于陕西、甘肃、内蒙古、四川等地。前三种按性状不同分别习称“秦艽”和“麻花艽”，后一种习称“小秦艽”。春、秋二季采挖。切片，生用。处方别名有西秦艽、左秦艽、大艽。

【性味归经】 辛、苦，平。归胃、肝、胆经。

【功效应用】 祛风湿，通络止痛，退虚热，清湿热。

1. 祛风湿，通络止痛 用于风湿痹证，本品质偏润而不燥，为风药中之润剂，对于风湿痹痛，无论寒热新久均可配伍应用，对热痹尤为适宜，可配防己、牡丹皮、络石藤、忍冬藤等；用治中风不遂，常与升麻、葛根、防风、芍药等配伍。

2. 退虚热 用于日晡潮热，疳积发热。本品为治虚热之要药。治骨蒸潮热，常与青蒿、地骨皮、知母等同用。

3. 清湿热 用于湿热黄疸。本品苦以降泄，能清肝胆湿热而退黄，可与茵陈、栀子、大黄等配伍。

【用法用量】 煎服，3～10g。

【药理研究】 本品有抗炎、镇痛、镇静、解热、抗菌、抗过敏、降血压、升高血糖、利尿等作用。

【临床报道】 用秦艽注射液2ml肌内注射，治疗风湿性和类风湿关节炎，有显著的镇痛、消肿、退热和恢复关节功能的作用；将秦艽、防己各等份研末，术前半小时服0.6g，术后每6小时服1次，共3天，预防牙拔除并发症，有显著的镇痛和消肿效果。

防己 Fangji

《神农本草经》

【来源】 为防己科植物粉防己 *Stephania tetrandra* S. Moore 的干燥根。主产于广东、广西、云南等地。秋季采挖。切厚片，生用。处方别名有汉防己、粉防己。

【性味归经】 苦，寒。归膀胱、肺经。

【功效应用】 祛风湿，止痛，利水消肿。

1. 祛风湿，止痛 用于风湿痹证。本品既能祛风止痛，又能清热。用治风湿痹证湿热偏盛，肢体酸重，关节红肿疼痛及湿热身痛者，尤为适宜，常配滑石、薏苡仁、蚕沙、栀子等，如宣痹汤。

2. 利水消肿 用于水肿脚气，小便不利。本品苦寒降利，能清热利水，善下行而泄下焦膀胱湿热，尤宜于下肢水肿，小便不利者。风水脉浮，身重汗出恶风者，常与黄芪、白术、甘草等配伍，如防己黄芪汤；若一身悉肿，小便短少，宜与茯苓、黄芪、桂枝等同用，如防己茯苓汤；若湿热腹胀水肿，多与椒目、葶苈子、大黄合用，如己椒苈黄丸；治脚气肿痛，配木瓜、牛膝、桂枝、枳壳煎服。

此外，本品还可用治湿疹疮毒。

【用法用量】 煎服，5～10g。

【使用注意】 本品大苦大寒易伤胃气，胃纳不佳及阴虚体弱者慎服。

【药理研究】 本品有抗炎、镇痛、解热、抗菌、抗过敏、免疫抑制、抑制血小板聚集、降血压、抑制心脏和抗心律失常、扩张冠状动脉、抗心肌缺氧、抗肿瘤、抗硅沉着病、抗过氧化及松弛横纹肌等作用。

【临床报道】 静脉注射汉防己甲素，治疗心绞痛有良效；单纯用汉防己甲素治疗慢性肝病纤维化，与30例单纯保肝对照组相比有非常显著差异（$P < 0.001$），但对慢性肝炎疗效最好，早期肝硬化次之，晚期肝硬化疗效不显著。

桑枝 Sangzhi

《本草图经》

【来源】 为桑科植物桑 *Morus alba* L. 的干燥嫩枝。全国各地均产。春末夏初采收，晒干。生用或炒用。

【性味归经】 微苦，平。归肝经。

【功效应用】 祛风湿，利关节。

用于风湿痹证。本品性平，祛风湿而善达四肢经络，通利关节，无论痹证新久、寒热均可应用，尤宜于风湿热痹，肩臂、关节酸痛麻木者。单用力弱，多随寒热新久之不同，配伍其他药物。偏寒者，配桂枝、威灵仙等；偏热者，配络石藤、忍冬藤等；偏气血虚者，配黄芪、鸡血藤、当归等。

此外，本品尚能利水，治水肿；祛风止痒，治白癜风、皮疹瘙痒。

【用法用量】 煎服，9～15g。

豨莶草 Xixiancao

《新修本草》

【来源】 为菊科植物豨莶 *Siegesbeckia orientalis* L.、腺梗豨莶 *Siegesbeckia pubescens* Makino 或毛梗豨莶 *Siegesbeckia glabrescens* Makino 的干燥地上部分。我国大部分地区有产，以湖南、湖北、江苏等地产量较大。夏、秋二季花开前及花期均可采割，晒干，切段。生用或黄酒蒸制用。

【性味归经】 苦、辛，寒。归肝、肾经。

【功效应用】 祛风湿，利关节，解毒。

1. 祛风湿，通经络　用于风湿痹痛，肢体麻木，半身不遂。本品善祛筋骨间风湿而通经络。生用性寒，善清湿热，治湿热痹痛，常与臭梧桐同用；制用寒性大减，多用治风寒湿痹或中风半身不遂或足弱无力，可单用酒蒸为丸，温酒吞服。

2. 解毒　用于疮疡肿毒，湿疹瘙痒。本品清热解毒以消肿，祛风除湿以止痒，内服外用均可。

【用法用量】 煎服，9～12g；或入丸散。外用适量。治风寒湿痹宜制用，治疮疡、湿疹宜生用。

【使用注意】 生用或大剂量用易致呕吐，故内服不宜过量。

【配伍应用】

豨莶草配臭梧桐　豨莶草性寒，功能祛风湿、通经络、降血压；臭梧桐性凉，功能祛风、除湿、活络、降血压。两药合用，既祛风湿、通经络，治风湿痹痛筋脉拘麻，又降血压，治高血压。风湿痹痛肢麻又兼高血压者用之最宜。

【临床报道】 大量豨莶草配伍酸枣仁汤，治疗更年期综合征有效；豨莶草50g水煎服，治疗鼻衄，疗效确切，同时缓解便秘溲赤等症状；鲜豨莶草500g捣汁，加50%医用酒精湿敷，治疗斑秃有效。

第三节　祛风湿强筋骨药

本类药物除祛风湿外，兼有一定的补肝肾、强筋骨的作用，主要用于痹证日久、肝肾虚损、腰膝酸软、足弱无力等，亦可用于肾虚腰痛、骨痿、软弱无力者。

五加皮 Wujiapi

《神农本草经》

【来源】 为五加科植物细柱五加 *Acanthopanax gracilistylus* W. W. Smith 的干燥根皮。主产于湖北、河南、安徽等地。夏、秋采挖。切厚片，生用。处方别名有南五加皮。

【性味归经】 辛、苦，温。归肝、肾经。

【功效应用】 祛风湿，补肝肾，强筋骨，利水消肿。

1. 祛风湿　用于风湿痹证。本品善祛风湿，兼有补益之功，故尤宜于老人及久病体虚者，可单用浸酒服或配当归、牛膝、地榆等。

2. 补肝肾，强筋骨　用于筋骨痿软，小儿行迟。本品能补肝肾，强筋骨，治肝肾不足、腰膝痿软者，常与杜仲、牛膝等配伍；治小儿行迟，常配龟甲、牛膝等。

3. 利水消肿　用于水肿、脚气。本品能温肾而除湿利水，治水肿、小便不利，每与茯苓皮、大腹皮、生姜皮、地骨皮配伍，如五皮散。治脚气浮肿，常配土茯苓、大腹皮等。

【用法用量】 煎服，5～10g；或浸酒；或入丸散。

【药理研究】 本品有抗炎、调节免疫功能、镇痛、镇静、抗疲劳、抗应激及降低血糖等作用。

桑寄生 Sangjisheng

《神农本草经》

【来源】 为桑寄生科植物桑寄生 *Taxillus chinensis*（DC.）Danser 的干燥带叶茎枝。主产于广东、广西、云南等地。冬季至次春采割。生用。处方别名有寄生。

【性味归经】 苦、甘，平。归肝、肾经。

【功效应用】 祛风湿，补肝肾，强筋骨，安胎。

1. 祛风湿　用于风湿痹痛，腰膝酸软。本品既能祛风湿，又能养血、益肝肾，故强筋骨力强，为治上证的常用药。常配伍独活、杜仲等，如独活寄生汤。

2. 补肝肾，强筋骨　用于筋骨痿软，小儿行迟。本品能补肝肾，强筋骨，用治肝肾不足、腰膝痿软者，常与杜仲、牛膝等配伍；治小儿行迟，常配龟甲、牛膝等。

3. 安胎　用于肝肾亏虚，冲任不固所致的胎漏、胎动不安。本品能补肝肾而固冲任、安胎，常与阿胶、川续断、菟丝子配伍，如寿胎丸。

【用法用量】 煎服，9～15g；或入丸散，或浸酒。

【配伍应用】

桑寄生配独活　桑寄生性平，既能祛风湿，又能强筋骨；独活性温，功能散风寒湿止痛。两药相合，既祛风寒湿，又能强腰膝，治风湿痹痛、腰膝酸软。

【临床报道】 桑寄生有良好的降血压作用，为现代治疗高血压之常品。用治高血压，以本品60g，决明子50g，日1剂，水煎服，有较好疗效。

其他祛风湿药小结见表15－1。

表15－1　其他祛风湿药

分类	药名	性味归经	功效	主治
祛风湿散寒药	海风藤	辛、苦，微温 肝	祛风湿 通经络 止痹痛	风寒湿痹，筋脉拘挛；瘀血肿痛
	乌梢蛇	甘，平 肝	祛风，通络 止痉	风湿痹痛，筋脉拘挛；中风半身不遂，口眼㖞斜，肢体麻木；破伤风，顽癣，皮肤瘙痒
	伸筋草	微苦、辛，温 肝、脾、肾	祛风除湿 舒筋活络	风湿痹痛，关节酸痛，屈伸不利
祛风湿清热药	青风藤	苦、辛，平 肝、脾	祛风湿，通经络 利小便	风湿痹痛，关节肿胀，拘挛麻木
	络石藤	苦，微寒 心、肝、肾	祛风通络 凉血消肿	风湿痹痛，筋脉拘挛；喉痹，痈肿，跌扑损伤
	臭梧桐	辛、苦、甘，凉 肝	祛风湿，通经络 平肝降血压	风湿痹痛，肢体麻木；半身不遂，湿疹瘙痒；头痛眩晕，高血压
	丝瓜络	甘，平 肺、胃、肝	祛风通络 活血，下乳	风湿痹痛，拘挛麻木；胸痹疼痛；胸胁胀痛；乳痈肿痛，疮肿
	路路通	苦，平 肝、肾	祛风活络，利水通经	风湿痹痛，肢麻拘挛，水肿，小便不利；经闭，乳房胀痛，乳汁不下
	穿山龙	甘、苦，温 肝、肾、肺	祛风除湿 活血通络 化痰止咳	风湿痹痛，跌打伤肿；咳嗽痰多
祛风湿强筋骨药	香加皮	辛、苦，温；有毒 肝、肾、心	祛风湿，强筋骨 利水消肿	风寒湿痹，腰膝酸软；水肿（尤其是心衰性水肿），小便不利
	鹿衔草	甘、苦，温 肝、肾	祛风湿，强筋骨 调经止血 补肺止咳	风湿痹痛，腰膝酸软；崩漏经多，白带不止；肺虚久咳，肺痨咯血；劳伤吐血，外伤出血
	千年健	苦、辛，温 肝、肾	祛风湿 强筋骨	风湿痹痛，腰膝冷痛，下肢拘挛麻木

重点小结

祛风湿药是指以祛风湿、解除痹证为主要作用的药物。根据其性能特点的不同，可分为祛风湿散寒药、祛风湿清热药、祛风湿强筋骨药三类。

1. 祛风湿散寒药 性味多辛苦温，以祛风湿、散寒止痛为主要功效。适用于风寒湿痹证。

独活与羌活均能祛风湿，止痛，发表，治风湿痹证及风寒夹湿表证。独活偏入肾经，尤长于治疗下半身风湿腰腿痛，搜肾经伏风治少阴头痛。羌活偏入膀胱经，尤长于治上半身风湿肩背痛及太阳经头痛。

威灵仙、川乌与徐长卿均能祛风湿，止痹痛，治风寒湿痹证，兼解表散寒。威灵仙善走窜通经络，为治风湿痹痛之要药，又治诸骨鲠喉。川乌散寒止痛力猛，尤长于治疗寒邪偏盛之风湿痛痹及诸寒疼痛，还可用于麻醉止痛。徐长卿又活血通络，多治风湿痹痛及寒凝、气滞血瘀所致的各种痛证，又止痒，解蛇毒。

2. 祛风湿清热药 性味多辛苦寒，均能祛风湿，通络止痛，清热消肿，治风湿热痹证。

秦艽、防己与豨莶草均能祛风湿，治湿热痹证。秦艽为“风药中之润剂”，风湿痹证无论寒热新久均可使用，又退虚热，清湿热。防己长于治关节红肿热痛之湿热偏盛之痹证，又善于泄下焦湿热而治水肿，小便不利；豨莶草又通经络，制后寒性减弱，治风寒湿痹及中风半身不遂，生用清热解毒，降血压。

3. 祛风湿强筋骨药 性味多甘苦寒，能祛风湿，补肝肾，强筋骨，长于治风湿久痹。

五加皮与桑寄生均能祛风湿，补肝肾，强筋骨，治风湿久痹。五加皮又利水，治水肿，小便不利。桑寄生又养血安胎，治崩漏经多，胎动不安。

药师考点

扫码“练一练”

一、A 型题（最佳选择题）

1. 下列为痹证通用药，但以风湿热痹最宜者是

A. 木瓜　　B. 独活　　C. 防己

D. 秦艽　　E. 威灵仙

二、B 型题（配伍选择题）

A. 强筋骨，安胎　　B. 利水　　C. 止痒，解蛇毒

D. 消痰水，治骨鲠　　E. 生津开胃

2. 威灵仙的功效是

3. 徐长卿的功效是

三、C 型题（综合分析选择题）

患者，男，56 岁。现症见头晕，头痛，四肢麻木，足弱无力，舌红少苔，脉细数，西医诊断为高血压病。中医临床予有豨莶草等药物的方剂治疗。

4. 豨莶草的功效是

A. 祛风湿，降血压　　B. 祛风湿，凉血　　C. 祛风湿，补肝肾

D. 祛风湿，定惊　　E. 祛风湿，利水

5. 豨莶草在临床使用时常与下列哪味药配伍

A. 五加皮　　B. 臭梧桐　　C. 千年健

D. 鹿衔草　　E. 香加皮

四、X 型题（多项选择题）

6. 雷公藤的使用注意有

A. 内服宜慎　　B. 孕妇忌服　　C. 白细胞减少者慎用

D. 外敷不可超过半小时　　E. 心、肝、肾器质性病变者慎服

7. 宜用五加皮治疗的病证是

A. 风湿痹痛　　B. 水肿　　C. 皮肤瘙痒

D. 小儿行迟　　E. 小儿惊风

扫码“学一学”

第十六章 芳香化湿药

学习目标

掌握 1. 芳香化湿药的概念、功效、适应证、配伍应用和使用注意。

2. 广藿香、苍术、砂仁、厚朴的性味归经、功效应用、特殊用法用量、使用注意和不良反应。

熟悉 佩兰、白豆蔻的功效应用、特殊用法用量及使用注意。

了解 草豆蔻、草果的功效特点。

凡气味芳香，药性温燥，以化湿运脾为主要作用，用于治疗湿阻中焦证的药物，称为芳香化湿药，又称化湿药。

芳香化湿药多辛香温燥，主归脾、胃经，有化湿健脾或燥湿运脾、和中开胃等功效。此外，部分药物还兼有解暑、行气、止呕、止泻等功效。

湿证有寒湿、湿热之分，因此，使用芳香化湿药时，首先要辨证准确，根据不同的湿证进行适当的配伍，寒湿者应配温里散寒药，湿热者应配清热燥湿药；又因湿阻常导致气滞，故常配行气药；脾虚生湿者，应配补气健脾药。

本类药多辛香温燥，易耗气伤阴，故阴虚血燥气虚者慎用；又因其气芳香，大多含挥发油，故入汤剂不宜久煎，以免降低药效。

广藿香 Guanghuoxiang

《名医别录》

【来源】为唇形科多年生草本植物广藿香 *Pogostemon cablin*（Blanco）Benth. 的干燥地上部分。主产于广东、海南。夏秋季枝叶茂盛时采割，阴干。切段，生用或鲜用。处方别名有藿香、鲜藿香。

【性味归经】辛，微温。归脾、胃、肺经。

【功效应用】芳香化湿，发表解暑，和中止呕。

1. 芳香化湿 用于湿阻中焦证。本品芳香辛散而不峻，微温化湿而不燥，为芳香化湿之要药，广泛用治各种湿阻之证。用于治疗湿浊中阻、中气不运所致的脘腹痞满、少食欲呕、神疲体倦、大便溏薄等，常与佩兰配伍。

2. 发表解暑 用于暑湿证初起。本品既能化湿而解暑，又兼发表。治暑月外感风寒、内伤生冷之恶寒发热、头痛脘闷、呕恶吐泻，常配紫苏、厚朴、半夏等，如藿香正气散；治湿温时疫、邪在气分，证属湿热并重者，常配黄芩、滑石、茵陈等，如甘露消毒丹。

3. 和中止呕 用于呕吐。本品辛香温化，既善化湿，又能和中止呕，用治湿浊中阻之呕吐，最为适宜，各种寒热虚实之呕吐均可配伍应用。也可用于鼻渊头痛。

【用法用量】煎服，3～10g，鲜品加倍，不宜久煎；或入丸散，或泡茶饮。

【使用注意】本品芳香温散，有伤阴助火之弊，故阴虚火旺者忌用。

【配伍应用】

广藿香配佩兰　广藿香微温，功效化湿和中、解暑、止呕，兼发表；佩兰性平，功效化湿解暑。两药相合，尤善化湿和中、解暑、发表。凡湿浊中阻，无论兼寒兼热，也无论有无表证，均可投用。

【药理研究】本品有促进胃液分泌、助消化、抗菌、抗螺旋体及抗病毒作用。广藿香酮有防腐和广谱抗菌作用。

【临床报道】本品配伍葫芦茶、矮地茶制成胶囊剂，外用治念珠菌阴道炎有效。

佩兰 Peilan

《神农本草经》

【来源】为菊科植物佩兰 *Eupatorium fortunei* Turcz. 的干燥地上部分。主产于江苏、浙江、河北等地。夏、秋二季分两次采割。切段生用，或鲜用。处方别名有香佩兰、兰草、香草、燕草、薰草、千金草。

【性味归经】辛，平。归脾、胃、肺经。

【功效应用】芳香化湿，醒脾开胃，发表解暑。

1. **芳香化湿**　用于湿阻中焦证。本品气味芳香，其化湿和中之功与藿香相似，治湿阻中焦之证，常相须为用，并配苍术、厚朴等，以增强芳香化湿之功。

2. **醒脾开胃**　用于湿热困脾证。本品性平，芳香化湿浊，醒脾开胃，去陈腐，用治脾经湿热，口中甜腻、多涎、口臭等湿热困脾证，可单用煎汤服，或配伍黄芩、白芍、甘草等药。

3. **发表解暑**　用于暑湿、湿温。本品化湿又能解暑，治暑湿证常与藿香、荷叶、青蒿等同用；治湿温初起，可与滑石、薏苡仁、藿香等同用。

【用法用量】煎服，3～10g；鲜品加倍。外用适量，装香囊佩戴。

【使用注意】本品芳香、辛散，故阴虚血燥、气虚者慎服。

苍术 Cangzhu

《神农本草经》

【来源】为菊科多年生草本植物茅苍术 *Atractylodes lancea*（Thunb.）DC. 或北苍术 *Atractylodes chinensis*（DC.）Koidz. 的干燥根茎。前者主产于江苏、湖北、河南等地，后者主产于内蒙古、山西、辽宁等地。春、秋二季采挖，晒干。切厚片，生用或麸炒用。处方别名有制苍术、茅苍术、炒苍术、焦苍术。

【性味归经】辛、苦，温。归脾、胃、肝经。

【功效应用】燥湿健脾，祛风湿，散寒解表，明目。

1. **燥湿健脾**　用于湿阻中焦证。本品有较强的燥湿健脾之功，治寒湿阻滞中焦、脾失健运之脘腹痞闷、呕恶食少、吐泻乏力及舌苔白腻等症最为适宜，并常与厚朴、陈皮等配伍，如平胃散。

2. **祛风湿**　用于风湿痹痛。本品功能祛散风湿。多用治风寒湿痹，湿胜者尤宜，常配羌活、独活、威灵仙等；若治湿热痹痛，当与黄柏同用，即二妙散。

3. **散寒解表** 用于风寒表证夹湿之证。本品长于胜湿，又兼发汗解表。治风寒表证夹湿者，常与防风、羌活、独活等配伍。

4. **明目** 用治夜盲症及眼目昏涩（如角膜软化症），可单用，或与羊肝、猪肝蒸煮同食。

【用法用量】 煎服，3～9g。

【使用注意】 本品辛苦温燥，故阴虚内热、气虚多汗者忌服。

【临床报道】 本品煎服，用治胃下垂、痛风；本品挥发油制成软胶囊口服，治佝偻病；苍术注射液肌内注射，治窦性心动过速等疾病，有一定疗效。

厚朴 Houpo

《神农本草经》

【来源】 为木兰科植物厚朴 *Magnolia officinalis* Rehd. et Wils. 或凹叶厚朴 *Magnolia officinalis* Rehd. et Wils. var. *biloba* Rehd. et Wils. 的干燥干皮、根皮及枝皮。主产于四川、湖北、安徽等地。4～6 月剥取，干燥。生用或姜汁炙用。处方别名有制厚朴、川朴。

【性味归经】 苦、辛，温。归脾、胃、肺、大肠经。

【功效应用】 燥湿消痰，下气除满平喘。

1. **燥湿** 用于湿阻中焦证。本品功善燥湿、行气，为消除胀满之要药。治湿阻中焦、脾胃气滞之脘痞腹满、不思饮食、呕恶吞酸、倦怠便溏等，常与苍术、陈皮等同用，如平胃散。

2. **下气除满** 用于肠胃积滞。本品能下气宽中、消积导滞，为治食滞胀满常用药。治肠胃积滞见大便秘结者，常与枳实、大黄配用，如厚朴三物汤。

3. **消痰平喘** 用于痰饮咳喘。本品既能燥湿化痰，又能下气平喘。每配止咳化痰平喘药同用；治新感风寒而发者，可与桂枝、苦杏仁等配用，如桂枝加厚朴杏子汤。

【用法用量】 煎服，3～10g；或入丸散。

【使用注意】 本品苦降下气，辛温燥烈，故体虚及孕妇慎服。

【配伍应用】

厚朴配枳实 厚朴性温，功效燥湿、行气、消积；枳实微寒，功效破气消积、化痰除痞。两药相合，燥湿、消积、行气之力增强，主治湿浊中阻，或食积停滞或脾胃气滞所致的脘腹胀满，以及痰浊阻肺之喘咳、胸满、腹胀。

【药理研究】 本品有抗溃疡、调节胃肠运动、保肝、抗菌、中枢抑制、肌肉松弛、降血压、抑制血小板聚集、抗肿瘤等作用。

砂仁 Sharen

《药性论》

【来源】 为姜科植物阳春砂 *Amomum villosum* Lour.、绿壳砂 *Amomum villosum* Lour. var. *xanthioides* T. L. Wu et Senjen 或海南砂 *Amomum longiligulare* T. L. Wu 的干燥成熟果实。阳春砂主产于我国广东、广西等地，绿壳砂主产于越南、泰国、印度尼西亚等地，海南砂主产于我国广东、海南及湛江地区，以阳春砂质量为优。均于夏秋间果实成熟时采收，晒干或低温干燥。用时打碎，生用。处方别名有阳春砂、盐春仁、缩砂仁。

【性味归经】辛，温。归脾、胃、肾经。

【功效应用】化湿开胃，温脾止泻，理气安胎。

1. 化湿开胃　用于湿阻中焦，脾胃气滞证。本品有良好的化湿醒脾、行气温中之效。用治湿阻或气滞所致的脾胃不和诸证，属寒湿气滞者尤宜，常配厚朴、陈皮、枳实等；若证兼脾气虚弱，又常配木香、人参、白术等，如香砂六君子汤。

2. 温脾止泻　用于脾胃虚寒吐泻。本品能开胃止呕，温脾止泻。治脾胃虚寒之呕吐、泄泻，可单用研末吞服，或与干姜、附子、白术等配用，以增强药力。

3. 理气安胎　用于妊娠气滞恶阻及胎动不安。本品能行气安胎。用治妊娠气滞恶阻之呕逆、不能食者，可单用本品炒熟研末服，或配生姜、陈皮、竹茹等；用治妊娠气滞之胎动不安，可配苏梗、陈皮、香附等。

【用法用量】煎服，3～6g，打碎后下；或入丸散。

【使用注意】本品辛香温燥，故阴虚火旺者慎服。

【配伍应用】

砂仁配木香　砂仁性温，功效化湿行气温中；木香性温，功效理气调中止痛。两药相合，化湿、理气、调中止痛力胜，凡湿滞、食积，或夹寒所致的脘腹胀痛即可投用。兼脾虚者，又当配伍健脾之品。

【附药】

砂仁壳　为砂仁之果壳。性味功效与砂仁相似，而温性略减，药力薄弱，适用于脾胃气滞，脘腹胀痛，呕恶食少等。用量同砂仁。

豆蔻 Doukou

《名医别录》

【来源】为姜科植物白豆蔻 *Amomum kravanh* Pierre ex Gagnep. 或爪哇白豆蔻 *Amomum compactum* Soland ex Maton 的干燥成熟果实。主产于泰国、柬埔寨、越南，我国云南、广东、广西等地亦有栽培；按产地不同分为“原豆蔻”和“印尼白蔻”。于秋季果实由绿色转成黄绿色时采收。晒干生用，用时捣碎。处方别名有豆蔻、白蔻、白叩、圆豆蔻、白蔻仁。

【性味归经】辛，温。归肺、脾、胃经。

【功效应用】化湿行气，开胃消食，温中止呕。

1. 化湿行气，开胃消食　用于湿浊中阻及脾胃气滞证。本品可化湿行气，又开胃消食，常与藿香、陈皮等同用。与黄芪、白术、人参等同用，还可用于脾虚湿阻气滞之胸腹虚胀、食少无力，如白豆蔻丸。配伍其他药也可用治湿温病。

2. 温中止呕　用于脾胃虚寒呕吐。本品能行气宽中，温胃止呕。尤以胃寒湿阻气滞呕吐最为适宜，可单用为末服，或配藿香、半夏等药，如白豆蔻汤；与砂仁、甘草等药研细末服，可用治小儿胃寒，吐乳不食。

【用法用量】煎服，3～6g，后下。

【使用注意】本品辛香温燥，故火升作呕者忌服。

【临床报道】本品与香附、香橼、人参等配伍，可治急慢性胃炎、消化性溃疡、胃神经官能症，如养胃宁胶囊。

【附药】

豆蔻壳 本品为豆蔻的果壳。性味功效与豆蔻相似，但温性不强，力亦较弱。适用于湿阻气滞所致的脘腹痞闷、食欲不振、呕吐等。

其他芳香化湿药小结见表16－1。

表16－1 其他芳香化湿药

分类	药名	性味归经	功效	主治
芳香化湿药	草豆蔻	辛，温 脾、胃	燥湿行气 温中止呕	寒湿中阻气滞证（尤宜于脾胃寒湿偏重，气机不畅者），寒湿呕吐
	草果	辛，温 脾、胃	燥湿温中 除痰截疟	寒湿中阻证（尤宜于寒湿偏盛或中焦寒痰凝结者），疟疾

重点小结

芳香化湿药多辛香温燥，善于化湿而健运脾胃，主治湿阻中焦、脾胃运化失常所致的病证。

藿香与佩兰均辛香入脾胃而善化湿解暑，治湿阻中焦、湿温初起及暑湿证等，常相须为用。然藿香微温，化湿力较强，且兼发表，又善治夏月感寒饮冷之阴寒闭暑证及表证夹湿；还能止呕，治寒湿等所致的恶心呕吐。佩兰性平偏凉，药力平和，善治脾经湿热之口中甜腻、多涎或口苦等证。

苍术与厚朴均能燥湿，为苦温燥湿的代表性药物。苍术为燥湿健脾之要药，又祛风湿、散风寒，用于着痹及风寒夹湿之表证；尚能明目，用于夜盲症及眼目昏涩。厚朴燥湿行气，为消胀除满之要药；又能降气平喘，消痰平喘，用于痰饮喘咳。

砂仁与白豆蔻均能化湿行气、温中止呕，用治湿阻中焦、脾胃气滞及胃寒呕吐等证。砂仁唯入中焦脾胃而力稍强，兼止泻、安胎，又善治湿滞或虚寒泄泻，以及妊娠气滞恶阻、胎动不安等证。白豆蔻则既入中焦脾胃，又入上焦肺经，药力虽较缓，但可治湿温初起或邪在中焦等证。

药师考点

扫码“练一练”

一、A型题（最佳选择题）

1. 具燥湿健脾、祛风湿功效的药物是

A. 苍术　B. 独活　C. 厚朴

D. 薏苡仁　E. 广藿香

2. 既化湿行气，又温中止呕的药物是

A. 草豆蔻　B. 厚朴　C. 白豆蔻

D. 广藿香　E. 肉豆蔻

二、B型题（配伍选择题）

A. 广藿香　B. 佩兰　C. 白豆蔻

D. 厚朴　　　　　　E. 苍术

3. 功效燥湿，下气除满，平喘的药物是

4. 功效化湿，止呕，解暑的药物是

三、X 型题（多项选择题）

5. 厚朴的主治病证有

A. 湿阻中焦证　　B. 食积脘腹胀满　　C. 妊娠恶阻、胎动不安

D. 风寒湿痹证　　E. 咳嗽气喘痰多

扫码“学一学”

第十七章　利水渗湿药

学习目标

掌握　1. 利水渗湿药的概念、功效、适应证、分类、配伍应用和使用注意。

2. 茯苓、薏苡仁、泽泻、车前子、滑石、木通、茵陈、金钱草的分类归属、性味归经、功效应用、特殊用法用量、使用注意和不良反应。

熟悉　猪苓、萆薢、通草、海金沙、萹蓄、瞿麦、石韦的分类归属、功效应用、特殊用法用量及使用注意。

了解　地肤子、灯心草、广金钱草、连钱草的分类归属和功效特点。

凡以通利水道、渗利水湿为主要作用，用于治疗水湿内停病证的药物，称为利水渗湿药。

利水渗湿药味多甘淡，多入肾、膀胱、小肠经。有利水渗湿、利尿通淋、利湿退黄等功效。据其药性主治的不同，利水渗湿药可分为利水消肿药、利尿通淋药、利湿退黄药三类。

应用利水渗湿药，须视不同病证，选择相应药物，并酌情配伍。水肿骤起兼有表证者，应配宣肺解表药；水肿日久，脾肾阳虚者，应配温补脾肾药；湿热合邪者，应配清热燥湿药；热伤血络而尿血者，应配凉血止血药；寒湿并重者，应配温里散寒药。此外，水湿为阴邪，易阻遏气机，多与行气药同用以增效。

利水渗湿药易耗伤津液，故阴亏津少、肾虚遗精、遗尿者慎用或忌用；有较强通利作用的药物，孕妇慎用或忌用。

第一节　利水消肿药

以利水消肿为主要作用，用于改善或消除水湿内停、泄泻、痰饮等证的药物，称为利水消肿药。主治水湿内停之水肿、小便不利，以及泄泻、痰饮等证。

茯苓 Fuling

《神农本草经》

【来源】为多孔菌科真菌茯苓 *Poria cocos*（Schw.）Wolf 的干燥菌核，寄生于松树根。内部色白者称“白茯苓”，色淡红者称“赤茯苓”，外皮称“茯苓皮”，抱有松根者称“茯神”，均供药用。主产于云南、湖北、安徽、四川等地。7～9 月采挖，阴干。生用。处方别名有白茯苓、云苓、赤茯苓、茯苓皮。

【性味归经】甘、淡，平。归心、肺、脾、肾经。

【功效应用】利水渗湿，健脾，宁心。

1. **利水渗湿**　用于水肿，小便不利。本品有良好的利水消肿作用，可用治寒热虚实各种水肿。治水肿、小便不利，多与猪苓、白术、泽泻等配伍，如五苓散；治脾肾阳虚，常配附子、白术、生姜等，如真武汤；治水热互结，热伤阴津，症见小便不利、水肿，可与滑石、猪苓、泽泻等同用，如猪苓汤。

2. **健脾**　用于脾虚诸证。本品有健脾之功，治脾胃虚弱、食少纳呆、体倦乏力、便溏等，多配人参、白术、甘草，即四君子汤；治脾虚泄泻，多与人参、白术、山药等配伍，如参苓白术散。

3. **宁心安神**　用于心悸、失眠。本品能益心脾而宁心安神。治心脾两虚、气血不足之心悸怔忡、健忘失眠，常与黄芪、当归、远志等同用，如归脾汤；治水气凌心之心悸，常与桂枝、白术、生姜等同用，如茯苓甘草汤。

【用法用量】煎服，10～15g。

【使用注意】本品甘淡渗利，故阴虚而无湿热、虚寒滑精、气虚下陷者慎服。

【配伍应用】

茯苓配猪苓　茯苓甘淡性平，功能利水渗湿、健脾；猪苓甘淡性平，功专利水渗湿。两药合用，利水渗湿力强，善治水湿内盛或兼脾虚。

【药理研究】本品有利尿、保肝、增强机体免疫功能、调节胃肠功能、镇静、抗肿瘤、抗菌等作用。

【临床报道】本品煎服治精神分裂症；本品烘干研细末内服治斑秃；用羧甲基茯苓多糖静脉注射减轻肺癌化疗、放疗的副作用，有一定疗效。

【附药】

1. **茯苓皮**　为茯苓菌核的黑色外皮。性味同茯苓，功效利水消肿。多用于水肿、小便不利。10～15g，煎服。

2. **赤茯苓**　为茯苓菌核近外皮部的淡红色部分。性味功用基本同茯苓，善泻热行水，多用于膀胱湿热之小便不利、淋浊、泻痢。10～15g，煎服。

3. **白茯苓**　为茯苓菌核切去赤茯苓后的白色部分，亦称茯苓。功效渗湿健脾。

4. **茯神**　为茯苓菌核生长中天然抱有松根者。有宁心安神之功，用于心悸、失眠、健忘等。10～15g，煎服。

猪苓 Zhuling

《神农本草经》

【来源】为多孔菌科真菌猪苓 *Polyporus umbellatus*（Pers.）Fries 的干燥菌核。主产于陕西、河北、四川、云南等地。春、秋二季采挖，除去泥沙，干燥。切片入药，生用。处方别名有粉猪苓。

【性味归经】甘、淡，平。归肾、膀胱经。

【功效应用】利水渗湿。

本品具有较强的利水渗湿作用，凡水湿停滞者均可选用。用治水肿、小便不利，常配茯苓、桂枝、白术等，如五苓散；用治湿注带下，常配茯苓、车前子、黄柏等；用治中暑伤湿所致的水湿泄泻，常配茯苓、白术、厚朴等，如胃苓汤；用治热淋，常配木通、滑石、生地黄等，如十味导赤汤。

【用法用量】煎服，6～12g。

【使用注意】本品甘淡渗利，有伤阴之虑，故水肿兼阴虚者不宜单用。

【临床报道】猪苓多糖注射液肌内注射，用治病毒性肝炎、银屑病等有疗效；猪苓多糖肌内注射或口服，配合化疗、放疗治疗肝癌、鼻咽癌、肺癌、急性白血病等癌症，能减轻化疗、放疗的副作用。

薏苡仁 Yiyiren

《神农本草经》

【来源】为禾本科多年生草本植物薏米 *Coix lacryma - jobi* L. var. *mayuen* （Roman.）Stapf 的干燥成熟种仁。主产于福建、河北、辽宁等地。秋季采收。生用或炒用。处方别名有苡仁、薏米、炒苡仁、米仁。

【性味归经】甘、淡，凉。归脾、胃、肺经。

【功效应用】利水渗湿，健脾止泻，除痹，排脓，解毒散结。

1. 利水渗湿 用于水肿、小便不利。本品甘补淡渗，功似茯苓，有利水渗湿作用，对脾虚湿滞者尤为适用。治水湿内停所致的水肿、小便不利，常与茯苓、泽泻、猪苓等同用。

2. 健脾止泻 用于脾虚泄泻。本品有健脾止泻作用。用治食少泄泻，常配伍党参、白术、山药等，如参苓白术散。

3. 除痹 用于湿痹筋脉拘挛。本品有渗湿除痹作用，且性寒，用治湿热痹痛为宜。治湿滞经络之风湿痹痛，筋脉拘挛，常配伍桂枝、苍术、当归等，如薏苡仁汤；治风湿热痹，常配伍防己、滑石、栀子等，如宣痹汤。

4. 清热排脓 用于肺痈、肠痈。本品上清肺金之热，下利肠胃之湿，有清热排脓的作用。治肺痈胸痛、咳吐脓痰，常配苇茎、冬瓜仁、桃仁等，如苇茎汤；治肠痈，可配附子、败酱草等，如薏苡附子败酱散。也可用于赘疣、癌肿。

【用法用量】煎服，9～30g。清利湿热、除痹排脓宜生用；健脾止泻宜炒用。本品作用较弱，用量宜大。亦可作粥食用，为食疗佳品。

【使用注意】本品力缓，宜多服久服。脾虚无湿，大便燥结及孕妇慎服。

【临床报道】本品内服，用治扁平疣、消化道肿瘤、坐骨结节滑囊炎；以本品为主制成复方降脂通脉饮，治疗高脂血症等；薏苡仁提取物用于治疗肺癌等肿瘤，均有一定疗效。

泽泻 Zexie

《神农本草经》

【来源】为泽泻科植物东方泽泻 *Alisma orientale*（Sam.）Juzep. 或泽泻 *Alisma plantago - aquatica* Linn. 的块茎。主产于福建、四川、江西等地。冬季采挖，干燥。切片，生用、麸炒或盐水炒用。处方别名有盐泽泻。

【性味归经】甘、淡，寒。归肾、膀胱经。

【功效应用】利水渗湿，泄热，化浊降脂。

1. 利水渗湿 用于水肿，小便不利。本品有利水渗湿作用。治水湿内停所致的水肿、小便不利，常与茯苓、猪苓、白术等同用，即四苓散；治水湿痰饮所致的眩晕，常配白术，即泽泻汤；治湿盛腹泻，多与茯苓、白术等同用。

2. 泄热　用于湿热带下、淋浊。本品有泄热作用，能泄肾与膀胱之热，下焦湿热者尤为适宜。治下焦湿热之黄白带下、小便淋浊，常配龙胆草、车前子、木通等，如龙胆泻肝汤。

此外，在滋阴药中常加入本品，以泻相火而保真阴。常与熟地黄、山茱萸、山药等同用，用治肾阴不足，相火偏亢之遗精盗汗、耳鸣腰酸，如六味地黄丸。也可用于高脂血症。

【用法用量】煎服，6～10g。

【使用注意】肾虚精滑无湿热者禁服。

【药理研究】本品有利尿、降血脂、抗动脉粥样硬化、抗脂肪肝、减肥、抗血小板聚集、抗血栓、抗炎等作用。

【临床报道】本品配白术内服，治耳源性眩晕；与茯苓、石菖蒲同用，治中耳积液；配葛根、刺五加制成片剂内服，治糖尿病；与生首乌、丹参等同用，治脂肪肝等疾病，均有一定疗效。

第二节　利尿通淋药

以利尿通淋为主要作用，用于改善或消除淋证的药物，称为利尿通淋药。主治湿热下注膀胱与肾所致的小便短赤、淋沥涩痛，热淋、血淋、石淋及膏淋等证。

本类药物性味多苦寒，或甘淡寒，为清利之品，故阴虚及无湿热者慎用。

车前子 Cheqianzi

《神农本草经》

【来源】为车前子科植物车前 *Plantago asiatica* L. 或平车前 *Plantago depressa* Willd. 的种子。主产于黑龙江、辽宁、吉林、河北等地，夏秋二季种子成熟时采收。生用或盐水炙用。处方别名有炒车前、车前仁。

【性味归经】甘，寒。归肝、肾、肺、小肠经。

【功效应用】利尿通淋，渗湿止泻，清肝明目，清肺化痰。

1. 利尿通淋　用于热淋，小便不利。本品善清热利尿通淋。治湿热下注，热结膀胱所致的小便淋沥涩痛尤为适宜，常配伍木通、滑石、萹蓄，如八正散。

2. 渗湿止泻　用于暑湿泄泻。本品能利水湿，分清浊而止泻。治湿盛于大肠而小便不利之水泻，可单用本品研末，米饮送服；或与白术、茯苓等同用。

3. 清肝明目　用于目赤肿痛，目暗昏花。本品有清肝明目之效。治肝经风热所致的目赤肿痛，可与菊花、决明子、夏枯草等同用；治肝肾不足，视物昏花，常配伍熟地黄、菟丝子等。

4. 清肺化痰　用于热痰咳嗽。本品有清肺化痰止咳之功。治肺热咳嗽痰多，多与瓜蒌、贝母、黄芩等清肺化痰止咳药同用。

【用法用量】煎服，9～15g，宜包煎。

【使用注意】本品甘寒滑利，故气虚下陷、肾虚遗精及内无湿热者禁服。

【药理研究】本品有利尿、排石、保肝、降胆固醇、祛痰、镇咳、预防肾结石形成、缓泻、抗炎等作用。

【临床报道】本品研细末治胃溃疡、胃炎、上消化道出血等疾病，有良效。

滑石 Huashi

《神农本草经》

【来源】为硅酸盐类矿物滑石族滑石，主含含水硅酸镁［$Mg_3(Si_4O_{10})(OH)_2$］。主产于山东、江西、辽宁等地。全年可采。研粉或水飞用。处方别名有滑石粉、飞滑石。

【性味归经】甘、淡，寒。归膀胱、肺、胃经。

【功效应用】利尿通淋、清热解暑；外用收湿敛疮。

1. **利尿通淋** 用于热淋、石淋。本品功善利尿通淋，为治湿热淋证之常用药。治湿热下注、热结膀胱所致的小便淋沥涩痛，常配伍车前子、木通、瞿麦等，如八正散；治石淋，常配海金沙、金钱草、木通等，如二金排石汤。

2. **清热解暑** 用于暑湿、湿温。本品有清暑利湿作用，为治暑湿之常用药。治暑热烦渴，小便不利，常与甘草同用，即六一散；治湿温初起，症见头痛恶寒、身重疼痛、胸闷，常配伍薏苡仁、苦杏仁、白豆蔻等，如三仁汤。

3. **外用收湿敛疮** 用于皮肤湿疮、湿疹、痱子。本品有清热收湿作用，可单用或与枯矾、黄柏等为末，撒布患处；或与薄荷、甘草等配制成痱子粉外用。

【用法用量】煎服，10～20g，粉末宜包煎，块宜先煎。外用适量，研细粉外敷。

【使用注意】本品寒滑清利，故脾气虚、精滑及热病伤津者忌服。不宜与四环素类抗生素同用。

【配伍应用】

滑石配生甘草 滑石甘淡性寒，功效清暑利尿；生甘草甘平偏凉，能清热、益气和中。两药合用，既清利暑热，又利水而不伤津，主治暑湿身热烦渴。

【临床报道】本品配冰片等外用，治复发性口疮、腋臭等；以本品为主配制成九华膏外涂，治Ⅰ～Ⅲ度烧伤，均有疗效。

木通 Mutong

《神农本草经》

【来源】为木通科植物木通 *Akebia quinata*（Thunb.）Decne.、三叶木通 *Akebia trifoliata*（Thunb.）Koidz. 或白木通 *Akebia trifoliata*（Thunb.）Koidz. var. *australis*（Diels）Rehd. 的干燥藤茎。木通主产于陕西、山东、江苏等地；三叶木通主产于河北、山西、山东等地；白木通主产于西南地区。秋季采收，截取茎部，除去细枝，阴干，洗净润透，切片，晒干。生用。处方别名有川木通。

【性味归经】苦，寒。归心、小肠、膀胱经。

【功效应用】利尿通淋，清心除烦，通经下乳。

1. **利尿通淋** 用于淋证、水肿、小便不利。本品能利水消肿，使湿热之邪下行，从小便排出。善治湿热蕴结于膀胱所致的小便短赤、淋沥涩痛。

2. **清心除烦** 用于口舌生疮，心烦尿赤。本品能上清心火，下泄小肠之热。常用治心火上炎，口舌生疮，或心火下移小肠而致的心烦尿赤等症。

3. **通经下乳** 用于产后乳汁不通、乳少。本品能活血通经、通乳，配伍活血化瘀、通经下乳之品，治瘀血阻滞之经闭，乳汁瘀积、乳脉不通之乳少、乳汁不下等。

本品还能清湿热、利血脉、通关节，用治湿热痹痛。

【用法用量】煎服，3～6g。

【使用注意】本品苦寒泄降通经，故气虚津亏、滑精遗尿、小便过多者慎用。孕妇忌服。

【附药】

川木通　本品为毛茛科植物小木通 Clematis armandii Franch. 或绣球藤 Clematis Montana Buch. －Ham. 的干燥藤茎。性味苦寒。归心、小肠、膀胱经。功效利尿通淋，清心除烦，通经下乳。适用于淋证，水肿，心烦尿赤，口舌生疮，经闭乳少，湿热痹痛。煎服3～6g。

通草 Tongcao

《本草拾遗》

【来源】为五加科植物通脱木 *Tetrapanax papyrifer*（Hook.）K. Koch 的干燥茎髓。主产于四川、广西等。秋季割取茎，截成段，趁鲜时取出髓部，理直，晒干，切厚片。生用。处方别名有通丝、白通草、通脱木。

【性味归经】甘、淡，微寒。归肺、胃经。

【功效应用】清热利尿，通气下乳。

1. 清热利尿　用于湿热淋证、水肿。本品气寒味淡，引热下降而利小便，既通淋，又消肿。尤宜于热淋之小便不利，淋沥涩痛，常配冬葵子、滑石、石韦等；治石淋，可配金钱草、海金沙等；治血淋，可配石韦、白茅根、蒲黄等；治水湿停蓄之水肿尿少，可配猪苓、地龙、麝香等，共研为末，米汤送服，如通草散。

2. 通气下乳　用于产后乳汁不下。本品通气上达而下乳汁，治产后乳汁不畅或不下，可配伍甘草、猪蹄等，如通乳汤。

【用法用量】煎服，3～5g。

【使用注意】本品甘淡渗利，故气阴两虚者及孕妇慎服。

萆薢 Bixie

《神农本草经》

【来源】为薯蓣科植物绵萆薢 *Dioscorea septemloba* Thunb. 和福州薯蓣 *Dioscorea futschauensis* Uline ex R. Kunth 或粉背薯蓣 *Dioscorea hypoglauca* Palibin 的干燥根茎。前两种称“绵萆薢”，主产于浙江、福建；后一种称“粉萆薢”，主产于浙江、安徽、江西等。秋、冬二季采挖。除去须根，洗净，切片，晒干。生用。处方别名有粉萆薢。

【性味归经】苦，平。归肾、胃经。

【功效应用】利湿去浊，祛风除痹。

1. 利湿去浊　用于膏淋，白浊，白带过多。本品善利湿而分清去浊，为治膏淋要药。治膏淋，小便混浊，白如米泔，可配乌药、益智仁、石菖蒲等，如萆解分清饮；治妇女白带属湿盛者，可配猪苓、白术、泽泻等。

2. 祛风除痹　用于风湿痹痛，关节不利，腰膝酸痛。本品能祛风除湿，通络止痛。治痹痛偏于寒湿者，可配附子、牛膝等，如萆薢丸；治痹痛属湿热者，可配黄柏、忍冬藤、防已等。

【用法用量】煎服，9～15g。

【使用注意】本品味苦泄降，肾虚阴亏者慎服。

瞿麦 Qumai

《神农本草经》

【来源】为石竹科植物瞿麦 *Dianthus superbus* L. 或石竹 *Dianthus chinensis* L. 的干燥地上部分。主产于河北、河南、辽宁等。夏、秋二季花果期采割，除去杂质，干燥，切段。生用。处方别名有巨麦、巨句麦。

【性味归经】苦，寒。归心、小肠经。

【功效应用】利尿通淋，破血通经。

1. 利尿通淋　用于淋证。本品苦寒泄降，能清心与小肠火，导热下行，有利尿通淋之功，为治淋常用药。尤以热淋之淋沥涩痛最为适宜，常配萹蓄、木通、车前子等，如八正散；治小便淋沥有血，可配栀子、甘草等；治石淋之小便不通，可配石韦、滑石、冬葵子等。

2. 破血通经　用于闭经瘀阻，月经不调。本品能活血通经。尤宜治血热瘀阻之经闭或月经不调，常配桃仁、红花、丹参等。

【用法用量】煎服，9～15g。

【使用注意】脾、肾气虚者慎用。孕妇慎用。

萹蓄 Bianxu

《神农本草经》

【来源】为蓼科植物萹蓄 *Polygonum aviculare* L. 的干燥地上部分。全国大部分地区均产。夏季叶茂盛时采收，除去根及杂质，切断，晒干。生用。处方别名有扁许、扁竹草、扁节草。

【性味归经】苦，微寒。归膀胱经。

【功效应用】利尿通淋，杀虫止痒。

1. 利尿通淋　用于淋证。本品有清利下焦湿热作用，多用治热淋涩痛、小便短赤与石淋，常配木通、瞿麦、车前子等；治血淋，可配二蓟、白茅根等。

2. 杀虫止痒　用于虫积腹痛，湿疹，阴痒带下。本品又善“杀三虫”，治蛔虫病、蛲虫病、钩虫病，用时宜煎汤空腹服。治小儿蛲虫病，下部痒，可单味水煎，空腹饮之，还可用本品煎汤熏洗肛门；治皮肤湿疹、湿疮、阴痒带下等证，可单味煎水外洗，亦可配地肤子、蛇床子、荆芥等煎水外洗。

【用法用量】煎服，9～15g。外用适量，煎洗患处。

【使用注意】本品苦寒泄降，有缓通大便作用，故脾虚便溏者慎服。

海金沙 Haijinsha

《嘉祐本草》

【来源】为海金沙科植物海金沙 *Lygodium japonicum*（Thunb.）Sw. 的干燥成熟孢子。

主产于江苏、浙江、湖南。秋季孢子未脱落时采割藤叶，晒干，搓揉或打下孢子，除去藤叶。生用。处方别名有海金砂、海金砂粉。

【性味归经】 甘、咸，寒。归膀胱、小肠经。

【功效应用】 清热利湿，通淋止痛。

用于淋证、尿道涩痛。本品善清小肠、膀胱湿热，尤善止尿道疼痛，为治诸淋涩痛之要药。治热淋急病，以本品为末，甘草汤送服；治血淋，可以本品为末，新汲水或砂糖水送服；治石淋，可配鸡内金、金钱草等；治膏淋，可配滑石、麦冬、甘草等，如海金沙散。

【用法用量】 煎服，6～15g，包煎。

【使用注意】 本品甘淡渗利，故肾阴亏虚者慎用。

【附药】

海金沙藤　为海金沙的全草。性味甘寒。归膀胱、小肠、肝经。功效利尿通淋，清热解毒。适用于石淋，水肿，小便不利，黄疸，乳痈，热疖等。煎服9～15g。外用适量。

石韦 Shiwei

《神农本草经》

【来源】 为水龙骨科植物庐山石韦 *Pyrrosia sheareri*（Bak.）Ching、石韦 *Pyrrosia lingua*（Thunb.）Farwell 或有柄石韦 *Pyrrosia petiolosa*（Christ）Ching 的干燥叶。全国大部分地区均产。全年均可采收，除去根茎及根，晒干或阴干，切段。生用。处方别名有石苇、大石韦、独叶茶、石皮、石剑。

【性味归经】 甘、苦，微寒。归肺、膀胱经。

【功效应用】 利尿通淋，清肺止咳，凉血止血。

1. 利尿通淋　用于淋证。本品清利膀胱而通淋，兼可止血，尤宜于血淋。对膀胱湿热见小便淋沥涩痛诸淋也常用。治血淋，常配当归、蒲黄、芍药等；治热淋，可配滑石为末服；治石淋，可配滑石，为末，用米饮或蜜冲服。

2. 清肺止咳　用于肺热咳喘。本品能清肺热，止咳喘。治肺热咳喘气急，可配鱼腥草、黄芩、芦根等。

3. 凉血止血　用于血热出血证。本品既止血又凉血，故对血热妄行之吐血、衄血、尿血、崩漏尤为适合，可单用或配侧柏叶、栀子、丹参等。

【用法用量】 煎服，6～12g。

【使用注意】 本品苦寒清泄，故阴虚及无湿热者禁用。

第三节　利湿退黄药

以清热利湿、利胆退黄为主要作用，用于改善或消除湿热黄疸证的药物，称为利湿退黄药。主治湿热黄疸证，症见目黄、身黄、小便黄等。部分药物还可用于治疗湿疮痈肿等证。

本类药物性味多苦寒，脾胃虚弱者慎用。另外，使用时应根据阳黄、阴黄之湿热、寒湿偏重不同，选择适当配伍治疗。

茵陈 Yinchen

《神农本草经》

【来源】为菊科植物滨蒿 *Artemisia scoparia* Waldst. et Kit. 或茵陈蒿 *Artemisia capillaris* Thunb. 的干燥地上部分。主产于陕西、山西、河北等地。春季幼苗高 6 ~ 10cm 时采收或秋季花蕾长成至花初开时采割。春季采收者习称“绵茵陈”，秋季采割者称“花茵陈”。除去杂质及老茎，晒干。生用。处方别名有茵陈蒿、绵茵陈。

【性味归经】苦，辛，微寒。归脾、胃、肝、胆经。

【功效应用】清利湿热，利胆退黄。

1. 利胆退黄　用于黄疸。本品为治黄疸之要药。治湿热黄疸，症见身目发黄、黄色鲜明、小便短赤之阳黄，常与栀子、大黄等泻火解毒药配伍以清利湿热，利胆退黄，即茵陈蒿汤；用于寒湿黄疸，证属脾胃寒湿内阻，症见黄色晦暗，手足不温，则配伍附子、干姜等，如茵陈四逆汤。

2. 清利湿热　用于湿疮瘙痒，湿温暑湿。治湿温病邪在气分，多与黄芩、滑石等清热燥湿及清利湿热药配伍，如甘露消毒丹；用于湿疮湿疹瘙痒，常与黄柏、苦参等清热燥湿、杀虫止痒药合用，也可煎汤外用熏洗。

【用法用量】煎服，6 ~ 15g。外用适量，煎汤熏洗。

【使用注意】本品微寒苦泄，故脾胃虚寒者慎服；蓄血发黄者及血虚萎黄者慎用。

【药理研究】本品有利尿、利胆、保肝、降血脂、解热、抗炎、抗菌、抗病毒、抗钩端螺旋体、杀蛔虫、抗肿瘤等作用。

【临床报道】本品单用水煎代茶，用治高脂血症有效；与土茯苓、桃仁同用，可治前列腺炎等疾病。

金钱草 Jinqiancao

《本草纲目拾遗》

【来源】为报春花科植物过路黄 *Lysimachia christinae* Hance 的干燥全草。江南各省均有分布。夏、秋二季采收，除去杂质，晒干。切段，生用。处方别名有大金钱草、过路黄。

【性味归经】甘、咸，微寒。归肝、胆、肾、膀胱经。

【功效应用】除湿退黄，利尿通淋，解毒消肿。

1. 除湿退黄　用于湿热黄疸。本品既善清肝胆火，又能除下焦湿热，有清热利湿之效，常与茵陈蒿、栀子、虎杖等同用。

2. 利尿通淋　用于石淋、热淋。本品有较强的利尿通淋及排石作用，为治石淋要药，可单用大剂量煎汤代茶饮，或配伍海金沙、鸡内金、滑石等，如二金排石汤；用治热淋，症见小便不利、淋沥涩痛者，常与车前子、萹蓄、瞿麦等药同用。

3. 解毒消肿　用于痈、恶疮肿毒、蛇虫咬伤。本品有解毒消肿作用，可单用鲜品捣烂取汁服，并以渣外敷，或配伍金银花、蒲公英、白花蛇舌草等清热解毒药。

此外，本品鲜品捣汁涂患处，用治烧、烫伤。现代还常用本品治疗胆结石。

【用法用量】煎服，15 ~ 60g，鲜用加倍。外用适量，捣敷。治热毒痈疮或毒蛇咬伤，可取鲜品捣汁服，以渣外敷。

【使用注意】本品微寒，故脾胃虚寒者慎服。外用鲜品熏洗，有引起接触性皮炎的报道。

【临床报道】以本品为主救治雷公藤中毒；本品配薏苡仁、怀山药等水煎服，治乳糜尿等，均有一定疗效。

其他利水渗湿药小结见表17－1。

表17－1　其他利水渗湿药

分类	药名	性味归经	功效	主治
利尿通淋药	灯心草	甘、淡，微寒 心、肺、小肠	利尿通淋 清心降火	淋证，水肿；心烦尿赤，口舌生疮
	地肤子	辛、苦，寒 肾、膀胱	清热利湿 祛风止痒	热淋，湿热带下；湿疹，湿疮，风疹瘙痒
利湿退黄药	广金钱草	甘、淡，凉 肝、肾、膀胱	利尿通淋 利湿退黄	热淋，石淋，砂淋；湿热黄疸，水肿
	连钱草	辛、微苦，微寒 肝、肾、膀胱	利湿通淋 清热解毒 散瘀消肿	热淋，石淋，湿热黄疸；疮痈肿毒；跌打损伤

重点小结

利水渗湿药是以通利水道、渗利水湿为主要作用，用于治疗水湿内停病证的药物。根据其性能特点的不同，可分为利水消肿药、利尿通淋药、利湿退黄药三类。

1. 利水消肿药　性味多甘淡平，能通调水道、利水消肿，主治水湿内停之水肿、小便不利以及泄泻、痰饮等证。

茯苓与猪苓均能利水渗湿，治疗水湿内停所致的水肿、小便不利。茯苓为利水渗湿要药；又能健脾、安神，为治疗脾虚诸证以及心悸失眠所常用。猪苓功专利水，其利水作用强于茯苓，以治疗水湿滞留实证为宜。

泽泻与薏苡仁均能利水渗湿、清热，治疗水湿内停所致的水肿、小便不利。泽泻善清膀胱之湿热，泄肾经之虚火，用于淋证及肾阴不足，相火偏亢之遗精。薏苡仁能健脾止泻，利水而不伤正气，补脾而不滋腻，可治疗脾虚湿盛之水肿腹胀以及脾虚泄泻；还能清热排脓、除痹，治疗肺痈、肠痈以及湿热痹证、脚气浮肿等。

2. 利尿通淋药　性味多苦寒，能够清利湿热、利尿通淋，主要用于治疗热淋、血淋、石淋以及膏淋小便混浊等证。

车前子与滑石均能利尿通淋，用于淋证。车前子偏治热淋；又有渗湿止泻、清肝明目、清肺祛痰之功效，分别用于湿盛水泻、肝热目赤肿痛、肺热咳嗽等。滑石偏治石淋；又清热解暑，用于暑湿、湿温；外用收湿敛疮，用于湿疮、湿疹、痱子等。

木通与通草均能清热利尿通淋，下乳，用治湿热下注，热结膀胱所致湿热淋及产后乳少。木通苦寒，上清心火，下泄小肠热，善治心火上炎而下移小肠之口舌生疮，心烦尿赤，并可通利血脉而通经、通痹，以治血热瘀阻之经闭及湿热痹证。通草气味俱薄，为滑利通导之品，药力较缓，以湿热不甚者宜之。

3. 利湿退黄药 性味多苦寒，能清利湿热，利胆退黄，主要用于治疗湿热黄疸，亦可用治湿疮、湿疹、湿温等湿邪病证。

茵陈与金钱草均有清热、利湿及利胆退黄的作用，主要用于湿热黄疸。茵陈为治疗黄疸要药，无论阳黄、阴黄皆宜，且外用可治湿疮、湿疹。金钱草既可除湿退黄而治肝胆湿热之证，又可利尿通淋、排除结石，为治石淋要药，且能解毒消肿，治痈疮肿毒、毒蛇咬伤。

扫码“练一练”

药师考点

一、A 型题（最佳选择题）

1. 具利水通淋、解暑作用的药物是

A. 木通　B. 滑石　C. 通草
D. 茵陈　E. 猪苓

2. 通草的适应证是

A. 产后乳汁不足证　B. 风寒湿痹证　C. 湿阻中焦证
D. 寒湿泄泻证　E. 湿痰咳嗽证

二、B 型题（配伍选择题）

A. 肺热咳嗽、目赤　B. 热疮肿毒、毒蛇咬伤
C. 口舌生疮、心烦尿频　D. 暑热烦渴
E. 脾虚泄泻

3. 薏苡仁可用于
4. 木通可用于
5. 车前子可用于

三、C 型题（综合分析选择题）

患者，男，26 岁，现症见小便淋沥不尽，少腹拘急而痛，伴发热，口渴，舌红苔黄腻，脉滑数。

6. 该患最好用下列哪味药进行治疗

A. 薏苡仁　B. 茯苓　C. 滑石
D. 海金沙　E. 萆薢

7. 治疗时常用药物配伍是

A. 萹蓄配瞿麦　B. 茯苓配薏苡仁　C. 滑石配甘草
D. 海金沙配金钱草　E. 茯苓配猪苓

8. 滑石细粉应用时应

A. 先煎　B. 后下　C. 包煎
D. 另煎　E. 烊化

四、X 型题（多项选择题）

9. 利水渗湿药的适应证有

A. 淋证　B. 痰饮证　C. 水肿证
D. 小便不利　E. 黄疸

第十八章　温里药

扫码"学一学"

学习目标

掌握　1. 温里药的概念、功效、适应证、配伍应用和使用注意。

2. 附子、干姜、肉桂、吴茱萸的性味归经、功效应用、特殊用法用量、使用注意和不良反应。

熟悉　花椒、小茴香的功效应用、特殊用法用量及使用注意。

了解　丁香、荜茇、高良姜的功效特点。

凡以温散里寒为主要功效，常用于治疗里寒证的药物，称为温里药。由于本类药物主要用于寒证，又常称祛寒药。

温里药药性温热，多具有辛味，部分药物兼有甘味或苦味，部分药物尚具有毒性。具有温里、散寒、助阳等功效。温里药用于治疗里寒证。里寒证分为寒邪内侵的里寒实证和脏腑阳虚生寒的虚寒证。二者均可见寒邪致病的特点，如腹中冷痛、泄泻、四肢厥冷、苔白脉迟等。常见的里寒证有外寒直中脾胃，或脾胃虚寒证，症见脘腹冷痛、呕吐泄泻、食欲不振、舌淡苔白等；寒滞肝经证，症见少腹冷痛、寒疝腹痛或厥阴头痛等；肾阳亏虚证，症见阳痿宫冷、腰膝冷痛、夜尿频多、滑精遗尿等；心肾阳虚证，症见心悸怔忡、畏寒肢冷、小便不利、肢体浮肿等；肺寒痰饮证，症见痰鸣咳喘、痰白清稀、舌淡苔白滑等；亡阳证，症见畏寒蜷卧、汗出神疲、四肢厥逆、脉微欲绝等。

临床使用时，外寒内侵而有表证者，配解表药；寒凝气滞者，配行气药；寒湿内蕴者，配化湿健脾药；脾肾阳虚者，配温补脾肾药；亡阳气脱者，配大补元气药。

本类药物性多辛热燥烈，易助火伤阴，故实热证、阴虚火旺、津血亏虚者忌用，孕妇慎用。部分有毒药物，应注意炮制、剂量及用法，避免中毒，以保证用药安全。

附子 Fuzi

《神农本草经》

【来源】为毛茛科植物乌头 *Aconitum carmichaelii* Debx. 的子根的加工品。主产于四川、湖北、湖南等地。6 月下旬到 8 月上旬采挖，除去母根、须根及泥沙，习称"泥附子"。经盐卤浸泡，炮制为盐附子、黑顺片、白附片用。处方别名有制附片、炮附片、黑顺片、白附片等。

【性味归经】辛、甘，大热；有毒。归心、肾、脾经。

【功效应用】回阳救逆，补火助阳，散寒止痛。

1. 回阳救逆　用于亡阳证。本品为回阳救逆之要药。治久病伤阳、寒邪内犯或大汗、大吐、大泻之亡阳证，症见大汗淋漓、肢冷脉微者，常配干姜、甘草等，即四逆汤；治亡阳兼气脱者，常配人参，即参附汤。

2. 补火助阳 用于阳虚诸证。本品有峻补元阳、益火消阴之功，上助心阳、中温脾阳、下补肾阳。治肾阳虚衰、阳痿宫寒者，常配肉桂、鹿角胶、杜仲等，如右归丸；治脘腹冷痛、虚寒吐泻者，常配党参、白术、干姜等，如附子理中汤；治阴寒水肿者，常配茯苓、白术等，如真武汤；治心阳不足、胸痹心痛者，常配人参、桂枝、三七等；治阳虚外感者，常配细辛、麻黄，即麻黄附子细辛汤。

3. 散寒止痛 用于寒湿痹痛。本品为散阴寒、除风湿、止疼痛之猛药。治风湿痹痛之周身骨节疼痛者，常配桂枝、白术、甘草，如甘草附子汤。

【用法用量】 3～15g。先煎 30～60 分钟，或久煎，以减弱其毒性。

【使用注意】 不宜与半夏、瓜蒌、瓜蒌子、瓜蒌皮、天花粉、川贝母、浙贝母、平贝母、伊贝母、湖北贝母、白蔹、白及同用。本品辛热有毒，故孕妇慎用。

【配伍应用】

附子配干姜 附子辛热，功善回阳救逆、温助脾阳；干姜辛热，重在温中，兼能回阳。两药相合，回阳救逆及温中之力大增，治亡阳证及中焦寒证效佳。

【药理研究】 本品有强心、抗心律失常、扩张血管、调节血压、提高耐缺氧能力、抗心肌缺血、抗休克、抗寒冷、促进下丘脑－垂体－肾上腺轴功能、增强免疫功能、抗炎、镇静、镇痛及局部麻醉等作用。

【临床报道】 本品治心源性休克、心力衰竭等危症，以及各种阳虚证如阳痿、不孕、慢性肾炎、风湿关节疼痛；配生地黄、淫羊藿、补骨脂等制成温阳片内服，治支气管哮喘；用附子注射液静脉滴注，治窦性心动过缓、传导阻滞等，均有一定疗效。

肉桂 Rougui

《神农本草经》

【来源】 为樟科植物肉桂 *Cinnamomum cassia* Presl 的干燥树皮。主产于广东、广西、海南等地。多于秋季剥取，阴干。生用。处方别名有紫桂、企边桂、桂心、玉桂、官桂、安桂等。

【性味归经】 辛、甘，大热。归肾、脾、心、肝经。

【功效应用】 补火助阳，引火归元，散寒止痛，温通经脉。

1. 补火助阳 用于阳虚诸证。本品善补火助阳、益阳消阴。治肾阳不足、命门火衰之阳痿宫冷、腰膝冷痛、肾虚作喘者，常配鹿角胶、附子等，如右归丸；治脾肾阳虚之肢冷神疲、食少便溏者，常配附子、人参、白术等，即桂附理中丸；治心阳不足之心悸气短、胸闷不舒者，常配人参、黄芪等。

2. 引火归元 用于下元虚冷、虚阳上浮之上热下寒证。本品善温补命门之火而益阳消阴、引火归元，为之要药。症见面赤、虚喘、汗出、心悸者，常配山茱萸、五味子、牡蛎等。

3. 散寒止痛 用于寒凝诸痛证。本品善温通经脉而达散寒止痛之功。治寒邪内侵或脾胃虚寒之脘腹冷痛、吐泻者，可单用或配干姜、高良姜、荜茇等；治胸阳不振、寒邪内侵之胸痹心痛者，常配附子、干姜、川椒等，如桂附丸；治寒疝腹痛者，常配小茴香、沉香、乌药等，如暖肝煎；治风寒湿痹痛重兼肝肾亏虚者，常配独活、桑寄生、杜仲等，如独活寄生汤。

4. 温通经脉　用于寒凝血瘀证。本品能温通血脉，促进血行，消散瘀滞，为治寒凝血瘀之要药。治月经不调、痛经或闭经者，常配川芎、当归、赤芍等，如少腹逐瘀汤；治阳虚寒凝、血滞痰阻之阴疽、流注等，常配鹿角胶、白芥子、麻黄等，如阳和汤。

此外，在补气血方中加入少量肉桂，能获鼓舞气血生长之效，如十全大补汤。

【用法用量】1～5g。

【使用注意】本品辛热助火动血，故里有实热、血热妄行、有出血倾向者慎用。阴虚火旺者不宜单用。不宜与赤石脂同用。孕妇慎用。

【配伍应用】

肉桂配附子　肉桂辛甘而热，功能补火助阳、散寒通脉；附子辛热，功能补火助阳、散寒止痛。两药相合，补火助阳、散寒止痛力强，治肾阳虚衰、脾肾阳衰及里寒重症可用。

【药理研究】本品有强心、扩张血管、抗血栓形成、抗缺氧、抗氧化、改善性功能、保护肾上腺皮质功能、抗溃疡、利胆、镇痛、镇静、解热、抗炎、抑菌等作用。

【临床报道】本品研细末，外用或穴位贴敷，治神经性皮炎、小儿流涎、冻疮等疾病有效。

干姜 Ganjiang

《神农本草经》

【来源】为姜科植物姜 *Zingiber officinale* Rosc. 的干燥根茎。主产于四川、广东、广西等地。冬季采挖，除去须根和泥沙，晒干或低温干燥。趁鲜切片晒干或低温干燥者称为“干姜片”。生用。处方别名有均姜、白姜等。

【性味归经】辛，热。归脾、胃、肾、心、肺经。

【功效应用】温中散寒，回阳通脉，温肺化饮。

1. 温中散寒　用于脾胃寒证。本品功善温中散寒、健运脾阳，为温中散寒之要药。治外寒内侵实寒证之腹痛、呕吐者，单用或配高良姜，即二姜丸；治虚寒证之脘腹冷痛、食欲不振或呕吐泄泻者，常配人参、白术等，如理中丸。

2. 回阳通脉　用于亡阳证。本品入心经，回阳通脉。治心肾阳虚、阴寒内盛之亡阳厥逆、肢冷脉微者，常配附子、炙甘草，即四逆汤。

3. 温肺化饮　用于寒饮喘咳。本品既温肺散寒以化饮，又温脾运水以助化痰。治寒饮喘咳之形寒背冷、痰多清稀者，常配细辛、五味子、麻黄等，如小青龙汤。

【用法用量】煎服，3～10g。

【使用注意】本品辛热，故阴虚内热、血热妄行者忌用。

【药理研究】本品有扩张血管、强心、升血压、抗缺氧、增强肠道运动、促进消化、抗溃疡、保护胃黏膜、利胆、镇吐、镇痛、镇静、解热、抗炎、提高免疫功能、抑制血小板聚集、抗血栓形成、抗过敏、抗菌及镇咳祛痰等作用。

【临床报道】干姜粉（高压灭菌）用新鲜蛋清调敷，治手足皲裂、压疮等有疗效；另有报道本品能预防晕车晕船。

吴茱萸 Wuzhuyu

《神农本草经》

【来源】为芸香科植物吴茱萸 *Euodia rutaecarpa*（Juss.）Benth.、石虎 *Euodia rutaecarpa*（Juss.）Benth. var. *offcinalis*（Dode）Huang 或疏毛吴茱萸 *Euodia rutaecarpa*（Juss.）Benth. var. *bodinieri*（Dode）Huang 的干燥近成熟果实。主产于贵州、广西、湖南等地。8～11 月果实尚未开裂时，剪下果枝，晒干或低温干燥，除去枝、叶、果梗等杂质。生用或制用。处方别名有吴萸、吴于、吴芋等。

【性味归经】辛、苦，热；有小毒。归肝、脾、胃、肾经。

【功效应用】散寒止痛，降逆止呕，助阳止泻。

1. 散寒止痛 用于寒滞肝脉诸痛证。本品既善散寒止痛，又疏肝行气。治中寒肝逆之厥阴头痛、吐涎沫者，常配人参、生姜、大枣，如吴茱萸汤；治寒滞肝脉之寒疝腹痛者，常配小茴香、炒川楝子、木香等；治冲任虚寒、瘀血阻滞之痛经者，常配桂枝、当归、川芎等，即温经汤。

2. 降逆止呕 用于呕吐吞酸。本品善疏肝下气而止呕制酸，故为治呕吐吞酸之要药。治胃寒呕吐者，常配生姜、半夏；治肝郁化火、肝胃不和之呕吐、胁痛口苦者，常配黄连，即左金丸。

3. 助阳止泻 用于虚寒泄泻。本品燥湿助阳而止泻，用治脾肾阳虚之五更泄泻者，多配补骨脂、肉豆蔻、五味子等，即四神丸。

此外，本品既燥湿散寒，又止痛止痒，用治寒湿脚气肿痛者，常配木瓜、苏叶、槟榔等，即鸡鸣散。

【用法用量】2～5g。外用适量，研末调敷。

【使用注意】本品辛热燥烈，易耗气动火，故阴虚有热者忌用。有小毒，较大量服用可引起腹痛、腹泻，乃至视力障碍及错觉等，故不宜过量或久服。

【临床报道】本品配胆南星，研成细末，用陈米醋调成糊状，敷贴足心（涌泉穴），治口疮、小儿多涎和高血压等有疗效。

小茴香 Xiaohuixiang

《新修本草》

【来源】为伞形科植物茴香 *Foeniculum vulgare* Mill. 的干燥成熟果实。全国各地均有栽培。秋季果实初熟时采割植株，晒干，打下果实，除去杂质。生用或盐水炙用。处方别名有谷茴、小香、西小香等。

【性味归经】辛，温。归肝、肾、脾、胃经。

【功效应用】散寒止痛，理气和胃。

1. 散寒止痛 用于寒疝腹痛，睾丸偏坠胀痛，少腹冷痛，痛经。本品能温肾暖肝，散寒止痛。治寒疝腹痛者，常配乌药、青皮、高良姜等，如天台乌药散；治肝气郁滞之睾丸偏坠胀痛者，单用炒热布裹温熨腹部，或配橘核、山楂等，如香橘散；治肝经受寒之少腹冷痛或冲任虚寒之痛经者，可配当归、川芎、肉桂等。

2. 理气和胃 用于中焦寒凝气滞证。本品温中散寒止痛，并善理脾胃之气而开胃、止呕。

治胃寒气滞之脘腹胀痛者，可配高良姜、香附、乌药等；治脾胃虚寒之脘腹胀痛、食少吐泻，可配白术、陈皮、生姜等。盐小茴香暖肾散寒止痛。用于寒疝腹痛，睾丸偏坠，经寒腹痛。

【用法用量】 3～6g。外用适量。

【使用注意】 本品辛香温散，故热证及阴虚火旺者忌用。

【临床报道】 本品配丹参、木香等水煎服，治小儿脐周腹痛，有良效。

花椒 Huajiao

《神农本草经》

【来源】 为芸香科植物青椒 *Zanthoxylum schinifolium* Sieb. et Zucc. 或花椒 *Zanthoxylum bungeanum* Maxim. 的干燥成熟果皮。我国大部分地区有分布，但以四川产者为佳。秋季采收成熟果实，晒干，除去种子和杂质。生用或炒用。处方别名有蜀椒、川椒、点椒、南椒等。

【性味归经】 辛，温。归脾、胃、肾经。

【功效应用】 温中止痛，杀虫止痒。

1. **温中止痛**　用于中寒脘腹冷痛，呕吐泄泻。本品善温中燥湿、散寒止痛、止呕止泻。治外寒内侵之胃寒腹痛、呕吐者，常配生姜、白豆蔻等；治脾胃虚寒之脘腹冷痛、呕吐、不思饮食者，常配干姜、人参等，如大建中汤。

2. **杀虫止痒**　用于虫积腹痛，湿疹，阴痒。本品有驱蛔杀虫止痒之功。治虫积腹痛之手足厥逆、烦闷吐蛔者，常配乌梅、干姜、黄柏等，如乌梅丸；治湿疹瘙痒者，单用或配苦参、蛇床子、地肤子、黄柏等，煎汤外洗。

【用法用量】 煎服，3～6g。外用适量，煎汤熏洗。

【使用注意】 本品辛热香燥，故阴虚火旺者忌用。

【临床报道】 花椒油素口服，治高脂血症；配硫黄研末，涂搽患处，治股癣、体癣等，均有良效。

其他温里药小结见表 18－1。

表 18－1　其他温里药

分类	药名	性味归经	功效	主治
温里药	高良姜	辛，热 脾、胃	温胃止呕 散寒止痛	脘腹冷痛，胃寒呕吐，嗳气吞酸
	荜茇	辛，热 胃、大肠	温中散寒 下气止痛	脘腹冷痛，呕吐，泄泻，寒凝气滞，胸痹心痛，头痛，牙痛
	丁香	辛，温 脾、胃、肺、肾	温中降逆 温肾助阳	中寒呃逆、呕吐、泄泻；肾阳虚之阳痿、宫寒

重点小结

温里药是指具有温里散寒功效，以治疗里寒证为主要作用的药物。性味多辛而温热，辛散温通偏走脏腑而温里散寒。

附子与肉桂既善补火助阳，治肾阳虚衰或脾肾阳虚所致诸证；又善散寒止痛，治寒邪直中、寒湿痹痛、胸痹冷痛等证。然附子有毒力强，又善回阳救逆，治亡阳欲脱以及阳虚自汗、阳虚外感等。肉桂则无毒力缓，但长于引火归元、益阳消阴，治下元虚冷、虚阳上浮所致诸证；又入血分，善温经通脉，治经寒血滞痛经、经闭及寒疝腹痛、阴疽流注等。

附子与干姜均善回阳、散寒止痛，治亡阳欲脱、脾肾阳虚或外寒直中、寒湿痹痛等。然附子有毒力强，为回阳救逆第一要药，故为治亡阳证之首选；又善补火助阳，治命门火衰之阳痿、宫冷、遗尿、尿频及阳虚水肿、外感、自汗、胸痹痛等。干姜则无毒力弱兼通脉，治亡阳证须配附子方效；又长于温脾阳，善治脾阳不足之脘腹冷痛吐泻；还能温肺化饮，治寒饮咳喘。

药师考点

扫码“练一练”

一、A 型题（最佳选择题）

1. 附子与干姜均有的功效是

A. 补火　B. 回阳　C. 温肺
D. 止呕　E. 降逆

二、B 型题（配伍选择题）

A. 干姜　B. 肉桂　C. 附子
D. 小茴香　E. 吴茱萸

2. 既散寒止痛，又理气和胃的药物是
3. 既散寒止痛，又温经通脉的药物是
4. 既散寒止痛，又降逆止呕的药物是

三、C 型题（综合分析选择题）

患者，男，58 岁，平素畏寒肢冷，近日出现恶寒发热，鼻流清涕，舌淡苔白，脉浮弱。

5. 临床治疗应选用下列哪组配伍

A. 麻黄配桂枝　B. 附子配麻黄、细辛　C. 附子配干姜
D. 附子配桂枝　E. 附子配肉桂

6. 附子应用时应

A. 先煎　B. 后下　C. 包煎
D. 另煎　E. 烊化

7. 回阳救逆时附子常配伍

A. 吴茱萸　B. 高良姜　C. 干姜
D. 肉桂　E. 丁香

四、X 型题（多项选择题）

8. 温里药的主要适应证有

A. 风寒表证　B. 风寒湿痹　C. 中焦寒证
D. 脾肾阳虚　E. 经寒痛经

9. 附子的性能特点有

A. 辛热有毒　B. 上助心阳　C. 中温脾阳
D. 下壮肾阳　E. 善散寒湿

第十九章　理气药

扫码"学一学"

学习目标

掌握　1. 理气药的概念、适应证和使用注意。

2. 陈皮、枳实、香附、木香、薤白的性味归经、功效、应用、特殊用法用量及使用注意。

熟悉　沉香、川楝子、乌药的功效、主治病证、特殊用法用量及使用注意。

了解　青皮、佛手、荔枝核、柿蒂、香橼、橘红、化橘红、甘松、枳壳、玫瑰花、梅花的功能特点。

凡以调理气机为主，用于治疗气滞或气逆证的药物，称为理气药。

理气药性多辛、苦，性温而气芳香。辛能行散，苦能泄降，芳香能走窜，性温能通行。因此，理气药具有调气健脾、行气止痛、疏肝解郁、理气宽胸、降逆等功效。

理气药能疏理调畅气机，可用于改善和消除气机不畅导致的气滞或气逆证。因气机阻滞脏腑的部位及病情轻重的不同，其临床症状表现各异。如脾胃气滞，症见脘腹胀痛、食欲不振、嗳气吞酸、恶心呕吐、便秘或溏泻等；肝郁气滞，症见胁肋胀痛、乳房胀痛、疝气痛、月经不调、急躁易怒或抑郁不乐等；肺气壅滞，症见胸闷作痛、咳嗽气喘等。

使用本类药应针对病情，选择相应的药物，并行适当的配伍。脾胃气滞因饮食积滞者，配伍消食药；湿热阻滞者，配伍清热除湿药；寒湿困脾者，配伍苦温燥湿药；脾胃气虚者，配伍补中益气药。肝郁气滞因肝经受寒者，配伍温经散寒药；兼瘀血阻滞者，配伍活血祛瘀药；肝血不足者，配伍养血柔肝药。肺气壅滞因痰饮阻肺者，配伍化痰止咳平喘药；外邪客肺者，配宣肺解表药。

本类药物性多辛温香燥，易耗气伤阴，故气虚、阴亏者慎用。破气药孕妇慎用。理气药多含芳香挥发性成分，入汤剂不宜久煎。

陈皮 Chenpi

《神农本草经》

【来源】 为芸香科植物橘 *Citrus reticulata* Blanco 及其栽培变种的干燥成熟果皮。主产于广东、福建、四川等地。秋季果实成熟时采收，晒干或低温干燥。切丝，生用。处方别名有橘皮、新会皮、广陈皮。

【性味归经】 苦、辛，温。肺经、归脾。

【功效应用】 理气健脾，燥湿化痰。

1. 理气健脾　用于脾胃气滞证。本品有行气止痛、健脾和中之功，为理气健脾之良药。尤适用于寒湿中阻、脾气壅滞之脘腹胀痛、呕恶腹泻者，多配伍苍术、厚朴等，如平胃散；治脾虚气滞，症见腹痛喜按、食后腹胀、纳呆便溏者，常配伍党参、白术、茯苓等，如异功散。

2. 燥湿化痰 用于痰湿壅滞证。本品能燥湿化痰，理肺气之壅滞。治痰湿壅滞、肺失宣降之胸膈满闷、咳嗽气促、呕吐痰涎、量多色白，多与半夏、茯苓等同用，如二陈汤；治寒痰咳嗽、痰多清稀者，多配干姜、细辛、五味子，如小青龙汤。

【用法用量】煎服，3～10g。

【使用注意】吐血者慎用。阴虚燥咳者不宜用。

【配伍应用】

陈皮配半夏 陈皮辛苦温，功效理气健脾、燥湿化痰；半夏辛温，功效燥湿化痰。两药相合，燥湿化痰力增强，凡痰湿滞中停肺均可选用。

【药理研究】本品有抑制胃肠道平滑肌、促进胃液分泌、抗胃溃疡、保肝、利胆、祛痰、平喘、抗炎、抗菌、抗病毒、升高血压等作用。

【临床报道】现代以陈皮提取物制成注射剂，静脉滴注，用治休克；本品配赤芍、瓜蒌煎服，用治急性乳腺炎等，均有一定疗效。

【附药】

1. 橘核 为橘的种子。性味苦，平。归肝、肾经。功效理气、散结、止痛。常用治疝气痛，睾丸肿胀作痛，乳痈，乳癖。煎服，3～9g。

2. 橘络 俗称筋络，性味苦，平。归肝、肺经。功效行气通络、化痰止咳。常用治痰滞经络之咳嗽、胸痛及手指麻木。煎服，3～5g。

3. 橘叶 性味辛、苦，平。归肝经。功效疏肝解郁，散结消肿。常用治胁肋疼痛、乳痈、乳房胀痛等。煎服，6～10g。

4. 橘红 为橘及其栽培变种的干燥外果皮。性味归经同橘皮，功效理气宽中，燥湿化痰，常用治风寒咳嗽，喉痒痰多；食积伤酒，呕恶痞闷。煎服，3～9g。

5. 化橘红 为柚的未成熟或近成熟的干燥外层果皮。性味归经同橘皮，功效理气宽中、燥湿化痰。常用治咳嗽痰多及食积不化等证无热象者。煎服，3～6g。

枳实 Zhishi

《神农本草经》

【来源】为芸香料植物酸橙 *Citrus aurantium* L. 及其栽培变种或甜橙 *Citrus sinensis* Osbeck的干燥幼果。主产于四川、江西、福建、浙江、江苏、湖南等省。5～6月份采收。切片，生用或麸炒用。处方别名有生枳实、江枳实、炒枳实、枳实炭。

【性味归经】苦、辛、酸，微寒。归脾、胃经。

【功效应用】破气消积，化痰除痞。

1. 破气消积 用于食积证。治食积不化，脘腹痞满胀痛、嗳腐气臭者，常与山楂、神曲、麦芽等同用；用治胃肠热结气滞，脘腹痞满证，症见腹胀、便秘，可与大黄、芒硝、厚朴等同用，如大承气汤；用治湿热痢疾，症见里急后重，多与黄芩、黄连同用，如枳实导滞丸。

2. 化痰除痞 用于痰浊阻滞，胸脘痞满证。本品善行气化痰以通痞塞。用治胸阳不振，痰阻胸痹，多与薤白、桂枝、瓜蒌等配伍，如枳实薤白桂枝汤；治痰热结胸证，可与黄连、瓜蒌、半夏同用，即小陷胸加枳实汤；用治脾虚痰滞，寒热互结，心下痞满，症见食欲不振，多配伍半夏曲、黄连、人参等，如枳实消痞丸。

此外，本品尚可用治胃扩张、胃下垂、脱肛、子宫脱垂等脏器下垂之证，多与黄芪、人参、柴胡等补气升阳药同用，以增强补中益气升提之作用。

【用法用量】 煎服，3～10g。炒后性平和。

【使用注意】 孕妇慎用。

【配伍应用】

枳实配白术　枳实苦辛微寒，善破气除痞、化痰消积；白术苦甘而温，善补气健脾、燥湿利水。两药相合，既补气健脾，又行气消积祛湿，治脾虚气滞夹积夹湿有功。

【药理研究】 本品有调节胃肠蠕动、抗胃溃疡、抗炎、利胆、镇静、镇痛、抗过敏、升高血压、强心、增加心脑肾血液量、降低血管阻力、利尿及兴奋子宫等作用。

【临床报道】 现代用枳实注射液静脉注射，治疗各种原因引起的休克。

【附药】

枳壳　为酸橙、香橼等近成熟的果实（去瓤）。性味归经及功效与枳实相同，但作用较缓和。长于行气宽中除胀。用治气机不畅，脘腹痞闷胀满，胸胁胀痛或嗳气。生用或麸炒用。

木香 Muxiang

《神农本草经》

【来源】 为菊科植物木香 *Aucklandia lappa* Decne. 的干燥根。主产于我国云南和广西（云木香）、四川及西藏（川木香），以及印度和缅甸（广木香）。秋、冬二季采挖，晒干或烘干。生用或煨用。处方别名有广木香、云木香、川木香、煨木香、炙木香、炒木香。

【性味归经】 辛、苦，温。归脾、胃、大肠、三焦、胆经。

【功效应用】 行气止痛，健脾消食。

用于脾胃气滞诸证。本品善通行脾胃之滞气，有良好的行气止痛作用。治脾胃气滞，脘腹胀痛，呕逆犯哕等，可与砂仁、藿香等行气调中药同用，如木香调气散；治脾虚气滞，症见食少便溏者，可与党参、白术、陈皮等同用，如香砂六君子汤；是治疗泻痢里急后重之要药，治大肠气滞，泻下后重，常与黄连同用，如香连丸；治肝胆气滞证及湿热郁蒸、气机阻滞所致的胁肋胀满疼痛或黄疸，常配郁金、柴胡等疏肝理气药，或配茵陈蒿、大黄等清热利胆退黄药同用。煨木香实肠止泻。用于泄泻腹痛。

【用法用量】 煎服，3～6g。生用行气力强，煨熟用以止泻。

【使用注意】 本品辛温香燥，阴虚火旺者慎用。

【药理研究】 本品有调整胃肠运动、促进消化液分泌、抗消化性溃疡、促进胆囊收缩、松弛支气管平滑肌、镇痛、抗菌、降血压、抗血小板聚集等作用。

香附 Xiangfu

《名医别录》

【来源】 为莎草科植物莎草 *Cyperus rotundus* L. 的干燥根茎。全国大部分地区均产，其中产于山东者称“东香附”。秋季采挖，晒干。生用或醋炙。处方别名有生香附、制香附。

【性味归经】辛、微苦、微甘，平。归肝、脾、三焦经。

【功效应用】疏肝理气，调经止痛。

1. **疏肝理气** 用于肝郁气滞诸痛症。本品长于疏肝解郁，并有良好的止痛作用。用于肝郁气滞之证，无论寒热虚实均可使用。治胁肋胀痛者，常与柴胡、白芍等同用，如柴胡疏肝散；治寒凝气滞、肝气犯胃之脘腹胀痛者，多与高良姜配伍，如良附丸；治寒疝腹痛者，可与乌药、小茴香等配伍。

2. **调经止痛** 用于月经不调诸症。本品善疏肝理气，调经止痛。《本草纲目》称香附“乃气病之总司，女科之主帅也”。用治肝气郁结所致的月经不调、经行腹痛、乳房胀痛或经闭等证，常与当归、柴胡、川芎等配伍。

【用法用量】煎服，6～10g。醋炙止痛力强。

【使用注意】阴虚血热者忌服。

【配伍应用】

香附配高良姜 香附辛平，功善疏肝理气止痛；高良姜辛热，功善散寒止痛、温中止呕。两药相合，既温中散寒，又疏肝理气，且善止痛，治寒凝气滞、肝气犯胃之胃脘胀痛效佳。

【药理研究】本品有抑制子宫、胃肠及气管平滑肌，促进胆汁分泌，解热，镇痛，抗炎，降血压，强心及抑菌等作用。

沉香 Chenxiang

《名医别录》

【来源】为瑞香科植物白木香 *Aquilaria Sinensis*（Lour.）Gilg 含有树脂的木材。沉香主产于东南亚、印度等地，白木香主产于我国海南、广东、云南、台湾等地。全年均可采收。生用。处方别名有沉水香。

【性味归经】辛、苦，微温。归脾、胃、肾经。

【功效应用】行气止痛，温中止呕，纳气平喘。

1. **行气止痛** 用于胸腹胀痛。本品气芳香走窜，味辛行散，性温祛寒，善散胸腹阴寒，行气以止痛。常与乌药、木香、槟榔等同用，治寒凝气滞之胸腹胀痛，如沉香四磨汤。

2. **温中止呕** 用于胃寒呕吐。本品辛温散寒，味苦质重性降，善温胃降气而止呕。可与陈皮、荜澄茄、胡椒等同用，治寒邪犯胃，呕吐清水，如沉香丸。

3. **纳气平喘** 用于虚喘证。本品既能温肾纳气，又能降逆平喘。常与肉桂、附子、补骨脂等同用，用治下元虚冷、肾不纳气之虚喘证，如黑锡丹；若治上盛下虚之痰饮喘嗽，常与苏子、半夏、厚朴等配伍。

【用法用量】煎服，1～5g，后下。

【使用注意】本品辛温助热，故气虚下陷、阴虚火旺者忌用。

【临床研究】以三末饮（琥珀 1.5～4g，沉香、肉桂各 1～2g，）研末，另以车前子 20g，泽泻 15g，水煎，取药液调服上末，治疗产后尿潴留有效；以沉香 6g 煎煮浓缩内服，接服煮沸过的蜂蜜、猪油，治疗肠梗阻 20 例，均获满意疗效。

川楝子 Chuanlianzi

《神农本草经》

【来源】 为楝科植物川楝 *Melia toosendan* Sieb. et Zucc. 的干燥成熟果实。主产于四川。冬季采收，晒干。用时捣破，生用或麸炒用。处方别名有苦楝子、金铃子、炙川楝子。

【性味归经】 苦，寒；有小毒。归肝、小肠、膀胱经。

【功效应用】 行气止痛，疏肝泄热，杀虫疗癣。

1. **行气止痛，疏肝泄热**　用于肝郁化火，胁肋胀痛之证。每与延胡索同用，如金铃子散。症见寒疝腹痛者，可以本品炒用，并配小茴香、吴茱萸、木香等，以散寒行气止痛，如导气汤。

2. **杀虫疗癣**　用于虫积腹痛。尤其适用于蛔虫引起之腹痛，常与槟榔、使君子等同用。此外，以本品焙黄研末，制为软膏涂敷，可用治头癣。

【用法用量】 煎服，5～10g。外用适量，研末调涂。炒用寒性减低。

【使用注意】 脾胃虚寒者不宜用。本品有毒，不宜过量或持续服用。

【配伍应用】

川楝子配延胡索　川楝子性寒，能理气止痛；延胡索性温，能活血行气止痛。两药相合，行气活血止痛力强，善治血瘀气滞诸痛。

乌药 Wuyao

《本草拾遗》

【来源】 为樟科植物乌药 *Lindera aggregata*（Sims）Kosterm. 的干燥块根。主产于浙江、安徽、江西、陕西等地。全年均可采挖。趁鲜切片，晒干。处方别名有台乌药、天台乌药。

【性味归经】 辛，温。归肺、脾、肾、膀胱经。

【功效应用】 行气止痛，温肾散寒。

1. **行气止痛**　用于寒凝气滞所致的脘腹胀痛，常配香附、木香以行气散寒止痛；用于经行腹痛，可与当归、木香、香附同用，如乌药汤；用于寒疝腹痛，可与小茴香、木香、青皮等同用，如天台乌药散。

2. **温肾散寒**　用于肾阳不足、膀胱虚寒之尿频、遗尿。常与益智仁、山药同用以温肾散寒，缩尿止遗，如缩泉丸。

【用法用量】 煎服，6～10g。

【使用注意】 本品辛温香燥，能耗气伤阴，故气阴不足或有内热者慎服。

薤白 Xiebai

《神农本草经》

【来源】 为百合科植物小根蒜 *Allium macrostemon* Bge. 或薤 *Allium chinensis* G. Don 的干燥鳞茎。主产于浙江、江苏。夏、秋二季采挖，晒干。生用。

【性味归经】 辛、苦，温。归心、肺、胃、大肠经。

【功效应用】通阳散结，行气导滞。

1. **通阳散结**　用于胸痹证。本品善于宣通胸中阳气、温散阴寒痰浊凝滞，疏通胸中气机，具有行气宽胸之功，为治胸痹之要药。治寒痰阻滞、胸阳不振之胸闷胸痛，常与瓜蒌、半夏、枳实、桂枝等配伍，如瓜蒌薤白白酒汤、瓜蒌薤白半夏汤、枳实薤白桂枝汤等；治痰瘀胸痹，则可与瓜蒌、丹参、川芎等活血祛瘀、宽胸散结药同用。

2. **行气导滞**　用于肠胃气滞。本品有行气导滞作用。治肠胃气滞、腹胀腹泻，常与木香、砂仁等药同用；用于泻痢后重，症见湿热壅滞肠胃、泻痢后重者，可与黄柏、秦皮等同用。

【用法用量】煎服，5～10g。

【使用注意】本品辛散苦泄温通，并有蒜味，故气虚无滞、阴虚发热及不耐蒜味者不宜用。

【配伍应用】

薤白配瓜蒌　薤白辛苦而温，善通阳散结、下气导滞；瓜蒌甘微苦寒，善清热化痰、宽胸散结，兼润肠通便。两药相合，既化痰散结，又宽胸通阳，故可治痰浊闭阻、胸阳不振之胸痹证。

其他理气药小结见表19－1。

表19－1　其他理气药

分类	药名	性味归经	功效	主治
理气药	青皮	苦、辛，温 肝、胆、胃	疏肝破气 消积化滞	肝气郁滞证；食积气滞脘腹胀痛；癥瘕积聚，久疟痞块
	佛手	辛、苦、酸，温 肝、脾、胃、肺	疏肝行气 和中化痰	肝郁气滞之胸闷胁痛；脾胃气滞证；咳嗽痰多
	香橼	辛、苦、酸，温 肝、脾、肺	疏肝理气 宽中化痰	肝郁气滞证；脾胃气滞证；咳嗽痰多
	荔枝核	甘、微苦，温 肝、肾	行气散结 祛寒止痛	寒疝腹痛，睾丸肿痛；痛经，产后腹痛；肝胃不和胃脘痛
	柿蒂	苦、涩，平 胃	降逆止呃	胃失和降之呃逆证
	甘松	辛、甘，温 脾、胃	行气止痛 开郁醒脾 外用祛湿消肿	思虑伤脾或寒郁气滞引起的胸闷；外用治牙痛，脚气
	玫瑰花	甘、微苦，温 肝、脾	行气解郁 活血止痛	肝胃气滞；肝郁血瘀；外伤肿痛
	梅花	微酸，平 肝、胃、肺	疏肝解郁 和中化痰	肝胃气滞；梅核气；瘰疬疮毒

重点小结

以疏理气机为主要作用，用于治疗气滞或气逆证的药物，称为理气药，又称行气药。

陈皮与青皮均能行气，治气滞脘腹胀痛。陈皮力缓不峻，主理脾肺气滞，又燥湿化痰，治咳嗽痰多。青皮力猛，主疏肝破气，治肝经有形之气结而致乳房胀痛或结块、疝气肿痛、癥瘕积聚及久疟痞块；又消积化滞，治食积腹痛。

橘红与化橘红均能理气宽中、燥湿化痰，治咳嗽痰多及食积不化。橘红温燥性胜于陈皮，并兼发表散寒，外感风寒咳嗽痰多用之为宜。化橘红又兼消食，咳嗽痰多兼食积用之为宜。

枳实与枳壳同出一物而性微寒，功效相似。枳实力猛，善破气消积、化痰除痞，治食积便秘腹胀、泻痢后重、痰滞胸痹等。枳壳力缓而长于理气宽中除胀，多用于胸胁脘腹胀满及食积、便秘轻症。此外，二者与补气升阳药同用，均可治气陷脏器脱垂等证。

木香、香附与乌药均善行气止痛，治气滞胀痛。木香尤善行脾胃气滞，兼健脾，多用于脾胃气滞之脘腹胀痛、湿热泻痢里急后重、泻下不爽，以及脾失运化、肝失疏泄之脘腹胀痛、胁痛、黄疸等。香附尤善疏肝理气、调经止痛，治肝郁气滞之脘腹胀痛、寒滞肝脉之疝气痛、肝郁月经不调及乳房胀痛等。乌药既行气止痛，又温肾散寒，治寒凝气滞胸胁脘腹诸痛、寒疝腹痛、寒凝痛经，以及肾阳虚遗尿、尿频等。

扫码“练一练”

药师考点

一、A 型题（最佳选择题）

1. 主治寒疝腹痛、睾丸肿痛的药是

A. 荔枝核　　B. 木香　　C. 沉香

D. 佛手　　E. 川楝子

2. 可用于虚喘的理气药是

A. 陈皮　　B. 香橼　　C. 沉香

D. 佛手　　E. 枳实

二、B 型题（配伍选择题）

A. 木香　　B. 佛手　　C. 橘红

D. 枳实　　E. 化橘红

3. 能破气消积、化痰除痞的药是

4. 能调中、止痛的药是

5. 能行气、燥湿、发表的药是

6. 能行气、燥湿、消食的药是

三、C 型题（综合分析选择题）

患者，男，66 岁，体型较胖，近日常觉左胸部闷痛，四肢欠温，舌淡苔白腻，脉滑。

7. 该病最好选择下列何药

A. 薤白　　B. 桂枝　　C. 陈皮

D. 梅花　　E. 沉香

8. 该药还可用于下列何种病证

A. 泻痢里急后重　　B. 痛经　　C. 胸胁胀痛

D. 食少吐泻　　E. 子宫脱垂

四、X 型题（多项选择题）

9. 枳实的主治病证有

A. 食积腹痛便秘　　B. 痰滞胸痹证　　C. 泻痢里急后重

D. 胃下垂、子宫脱垂　　E. 痰湿阻滞之胸脘痞满

扫码“学一学”

第二十章　消食导滞药

学习目标

掌握　1. 消食导滞药的概念、功效、适应证、配伍应用和使用注意。

2. 山楂、麦芽、鸡内金、莱菔子的性味归经、功效应用、特殊用法用量、使用注意和不良反应。

熟悉　神曲的功效应用、特殊用法用量。

了解　谷芽的功效特点。

凡具有消宿食导积滞的作用，用于治疗饮食积滞之证的药物，称为消食导滞药，又称消导药或助消化药。

消食导滞药大都性味甘平或甘温，归脾、胃经。功效消食化积，有的药物还有健脾开胃作用。主要适用于饮食积滞所致的脘腹胀满、嗳气吞酸、恶心呕吐、不思饮食、泄泻或便秘，以及脾胃虚弱、纳差、消化不良等症。

使用本类药物，要根据病情的不同配伍其他药物。脾胃虚弱者，可配伍健胃补脾药；脾胃有寒者，可配伍温中暖胃药；湿浊内阻者，可配伍芳香化湿药；气滞者，可配伍理气药；便秘者，可配伍通便药；积滞化热者，则当配伍苦寒清热药。

部分消食导滞药有耗气之弊，气虚及无食积、痰滞者慎用。

山楂 Shanzha

《新修本草》

【来源】 为蔷薇科植物山里红 *Crataegus pinnatifida* Bge. var. *major* N. E. Br. 或山楂 *Crataegus pinnatifida* Bge. 的干燥成熟果实。主产于河南、山东、河北等地，以山东产量大质佳。秋季果实或熟时采收，生用或炒用。处方别名有生山楂、炒山楂、焦山楂、山楂炭等。

【性味归经】 酸、甘，微温。归脾、胃、肝经。

【功效应用】 消食健胃，行气散瘀，化浊降脂。

1. 消食健胃　用于食滞不化，肉积不消，泻痢腹痛。本品健胃消食化积，行滞止泻止痛，可消一切饮食积滞，尤善消油腻肉食积滞。治饮食积滞之嗳气、腹痛便溏者，可单用或配莱菔子、神曲；治伤食腹痛之泄泻者，单品研细粉加糖冲服或配黄连、木香等。

2. 行气散瘀　用于瘀血痛经、经闭、产后瘀阻腹痛。本品有活血化瘀止痛之功。治血瘀阻滞之胸腹刺痛、胸痹心痛，常配川芎、桃仁、红花等；治妇女产后瘀阻腹痛、恶露不尽或痛经、经闭，可单品加红糖水煎服或配当归、香附、红花等。

此外，本品尚有化浊降脂作用，现代单用本品制剂治疗冠心病、高血压病和高脂血症等。还常配橘核、荔枝核等治疝气肿痛。

【用法用量】 煎服，9～12g。消食散瘀多用生山楂；健胃消食多用炒山楂；止泻止痢多用焦山楂。

【使用注意】 脾胃虚弱而无积滞或胃酸过多者慎用。山楂不可与下列西药同用。①磺胺类药物：因山楂的酸性妨碍该类药物乙酰化的形成，从而失去抗菌作用。②碱性较强的西药：如氨茶碱、复方氢氧化铝片、乳酸钠、碳酸氢钠等，发生中和反应后降解或失去疗效。

【药理研究】 本品有助消化、降血脂、抗动脉粥样硬化、抗心绞痛、强心、降血压、抗心律失常、增加冠脉血流量、扩张血管、收缩子宫、抗菌、调节体液与细胞免疫功能、抗癌等作用。

【临床报道】 本品提取物制成片剂或胶囊剂内服，治高脂血症、高血压病；从山楂叶提取总黄酮制成片剂，治冠心病心绞痛；山楂核提取物制成贴膏外用，治下肢软组织损伤等疾病，均有良效。

神曲 Shenqu

《药性论》

【来源】 为面粉和其他药物混合后经发酵而成的加工品。全国各地均生产。生用或炒用。处方别名有六神曲、生神曲、炒神曲、焦神曲等。

【性味归经】 甘、辛，温。归脾、胃经。

【功效应用】 消食和胃。

用于食积不化，脘腹胀满，不思饮食及肠鸣泄泻。本品能健脾开胃，行气消食，常与焦麦芽、焦山楂同用，习称焦三仙。治食积不化之脘腹胀满、泄泻者，常配麦芽、山楂、莱菔子等，如保和丸；治脾胃虚弱、食滞中阻者，可配党参、白术、木香等，如健脾丸。

此外，丸剂中有金石、介类药时，常以本品糊丸，以赋形、助消化。

【用法用量】 煎服，6～15g。消食宜炒焦用。

【临床报道】 本品制成煎液口服，治小儿单纯性消化不良；多味中药组成漳州神曲煎服，治泄泻等，均有良效。

麦芽 Maiya

《药性论》

【来源】 为禾本科植物大麦 *Hordeum vulgare* L. 的成熟果实经发芽干燥的炮制加工品。全国各地均生产。将麦粒用水浸泡后，保持适宜温、湿度，待幼芽长至约 5mm 时，晒干或低温干燥。处方别名有生麦芽、炒麦芽、焦麦芽等。

【性味归经】 甘，平。归脾、胃经。

【功效应用】 行气消食，健脾开胃，回乳消胀。

1. 消食和中　用于食积不化，消化不良。本品可促进食物的消化，尤能消米面薯芋类食积。治食积不化之脘闷腹胀、呕吐泄泻者，可单用或配山楂、神曲等；治脾胃虚弱、食欲不振者，可配白术、党参等。

2. 回乳　用于妇女断乳或乳汁郁积之乳房胀痛，可用大剂量炒麦芽煎服。

也可用于肝气郁滞或肝胃不和之胁痛、脘腹痛，常配川楝子、柴胡等。

【用法用量】 煎服，10～15g，大剂量 30～120g。消积宜炒焦用，回乳宜炒用 60g，疏肝宜生用。

【使用注意】 哺乳期妇女不宜服用。

【药理研究】 本品有助消化、抑制催乳素分泌及降血糖等作用。

【临床报道】 大剂量生麦芽（100～200g/d）煎剂内服，治乳溢症；以5%酒精浸泡麦芽，取浸液外搽患处，治浅部真菌感染等，均有良效。

莱菔子 Laifuzi

《日华子本草》

【来源】 为十字花科植物萝卜 *Raphanus sativus* L. 的干燥成熟种子。全国各地均有栽培。夏季果实成熟时采割植株，晒干，搓出种子，除去杂质，再晒干。生用或炒用，用时捣碎。处方别名有萝卜子、炒莱菔子等。

【性味归经】 辛、甘，平。归肺、脾、胃经。

【功效应用】 消食除胀，降气化痰。

1. 消食除胀　用于食积气滞证。本品助胃消食，行气消食除胀。治食积气滞之脘腹胀满、疼痛、嗳气吞酸、大便秘结或积滞泻痢者，常配山楂、神曲、陈皮等；治食积气滞兼脾虚者，配白术。

2. 降气化痰　用于痰壅咳喘，胸闷食少。本品既消食化积，又降气化痰以止咳平喘。治痰壅咳喘、胸闷兼食积不化者，常配芥子、紫苏子等。

此外，本品生用捣烂，热酒调敷，可治跌打损伤、瘀血肿痛。

【用法用量】 煎服，5～12g。消食宜炒用，化痰宜生用。

【使用注意】 本品辛散耗气，故气虚及无食积、痰滞者慎用。不宜与人参同用，以免降低人参补气之力。

【药理研究】 本品有助消化、镇咳、祛痰、抗菌、降血压及抗炎等作用。

【临床报道】 炒品内服，可治腹胀、老年性和习惯性便秘；打碎水煎，可回乳；内服炒莱菔子或敷贴神阙穴，治排尿功能障碍；本品提取物制成片剂或胶囊内服，治高脂血症、高血压病；配大黄、木香煎服或胃管注入，治肠梗阻等，均有效。

鸡内金 Jineijin

《神农本草经》

【来源】 为雉科动物家鸡 *Gallus gallus domesticus* Brisson 的干燥沙囊内壁。全国各地均产。杀鸡后，取出鸡肫，立即剥下内壁，洗净，干燥。生用或炒用。处方别名有鸡肫皮、炙内金等。

【性味归经】 甘，平。归脾、胃、小肠、膀胱经。

【功效应用】 健胃消食，涩精止遗，通淋化石。

1. 健胃消食　用于积滞证。本品健脾消食作用较强，肉食积、乳积、谷积及其他积滞皆宜，食积兼有脾虚者尤宜。轻者，单用炒品研末冲服；治食积不化、脘腹胀满者，常配山楂、麦芽等；治小儿脾虚疳积，可配白术、山药、茯苓等。

2. 涩精止遗　用于遗精，遗尿。本品有固精止遗之功。治肾虚遗精者，可单用炒焦研末后黄酒冲服或配芡实、菟丝子、莲子等；治肾虚遗尿者，常配桑螵蛸、覆盆子等。

3. 通淋化石 用于石淋涩痛，胆胀胁痛。本品有通淋化坚消石之功。治砂石淋证之小便涩痛者，常配海金沙、车前子、金钱草等；治肝胆结石之胁肋胀痛者，常配金钱草、郁金、茵陈等。

【用法用量】煎服，3～10g。研末服效佳，每次1.5～3g。

【使用注意】本品消食力强，故脾虚无积滞者慎服。

【临床报道】生品浸泡液外用，治扁平疣、寻常疣；鸡内金粉治放化疗后口腔溃疡；以本品代替羊肠线穴位埋藏，治脊髓前角灰质炎后遗症等，均有良效。

其他消食导滞药小结见表20－1。

表20－1 其他消食导滞药

分类	药名	性味归经	功效	主治
消食导滞药	谷芽	甘，温 脾、胃	消食和中 健脾开胃	食积不消，腹胀口臭，脾胃虚弱，不饥食少；炒谷芽偏于消食，用于不饥食少；焦谷芽善化积滞，用于积滞不消

重点小结

消食导滞药是指具有消宿食导积滞作用，以治疗饮食积滞之证的药物。

山楂与莱菔子均有良好的消食化积作用，善治饮食积滞及脾虚食少、消化不良等证。然山楂尤善消化油腻肉积，肉食积滞者宜用；莱菔子又善行气消胀，食积气滞脘腹胀满较重者宜投。此外，山楂又善活血散瘀，治泻痢腹痛、疝气痛、瘀血经闭、痛经及产后瘀阻腹痛；莱菔子则能降气化痰，治咳喘痰多或兼胸闷食少等。

神曲与麦芽均能消食化积、开胃和中，治饮食积滞或脾虚食少、消化不良等。然神曲消食力最强，凡食积较重或兼寒者宜用；麦芽能促进淀粉类食物消化，尤宜高淀粉之食积证。此外，神曲又常与金石介类药同入丸剂，一则赋形，二则助消化；麦芽大量用又能回乳，用于断乳及乳房胀痛；生用又能疏肝，治肝郁气滞及肝胃不和。

药师考点

扫码“练一练”

一、A型题（最佳选择题）

1. 莱菔子的功效是

A. 消食，活血　B. 消食，固精　C. 消食，回乳
D. 消食，化痰　E. 消食，疏肝

二、B型题（配伍选择题）

A. 回乳消胀　B. 降气化痰　C. 固精止遗
D. 活血散瘀　E. 化坚消石

2. 山楂的功效是

3. 麦芽的功效是

三、X 型题（多项选择题）

4. 鸡内金的功效有

A. 化痰止咳　　B. 运脾消食　　C. 涩精止遗

D. 化坚消石　　E. 破气散结

第二十一章　驱虫药

扫码“学一学”

学习目标

掌握　1. 驱虫药的概念、功效、适应证、配伍应用和使用注意。

2. 使君子、苦楝皮、槟榔的性味归经、功效应用、特殊用法用量、使用注意和不良反应。

熟悉　雷丸、榧子的功效特点。

以驱除或杀灭人体寄生虫为主要功效，用于治疗虫证的药物，称为驱虫药。

本类药物对人体寄生虫，特别是寄生于肠道的蠕虫类寄生虫有毒杀、麻痹作用，主要是直接麻痹虫体，使虫体无力黏附而排出体外。本类药物主要用于肠道寄生虫病，如蛔虫病、蛲虫病、绦虫病、钩虫病、姜片虫病等。

临床应用时，必须根据寄生虫的种类及患者体质的强弱而选用适当的驱虫药，并须视具体证情而配用相应的药物。有积滞者，可配伍消食导滞药；便秘者，当配伍泻下药，有助于虫体排出；脾胃虚弱、运化失常者，可配伍健运脾胃药；体虚者，应攻补兼施，或先补后攻。一般而言，只要患者体质允许，临床使用驱虫药时应配伍泻下药以促进虫体排出。

本类药物一般在空腹时服，在使用有毒驱虫药时须注意剂量，以免中毒或损伤正气；发热或腹痛较剧时，暂时不宜使用驱虫药；孕妇、年老体弱者慎用。

使君子 Shijunzi

《开宝本草》

【来源】 为使君子科植物使君子 *Quisqualis indica* L. 的干燥成熟果实。主产于广东、广西、云南等地。秋季果皮变紫黑色时采收，除去杂质，干燥。用时捣碎，去壳取种仁，生用或炒香用。

【性味归经】 甘，温。归脾、胃经。

【功效应用】 杀虫消积。

用于蛔虫病、蛲虫病、小儿疳积。本品有杀虫消积作用，还有缓泻之性，蛔虫病尤宜；本品味甘气香而不苦，故小儿尤宜，为驱蛔之要药。治蛔虫病轻者，可单用炒香嚼服；治蛔虫病重者，须配苦楝皮、槟榔等，如使君子散；治蛲虫病者，可配百部、槟榔、大黄等；治小儿疳积、腹痛有虫之面色萎黄、形瘦腹大者，常配槟榔、神曲、麦芽等，如肥儿丸。

【用法用量】 9～12g，捣碎入煎剂。取仁炒香嚼服或入丸散，6～9g。小儿每岁每日1～1.5粒，总量不超过20粒。空腹服用，作1～2次分服。

【使用注意】 本品大量服用可致呃逆、眩晕、呕吐等不良反应，故不宜超量服。若与热茶同服，亦可引起呃逆，故服药时忌饮茶。一般停药后即可缓解。

【临床报道】 本品配明矾、冰片共研细末，将药粉吹入耳内，治化脓性中耳炎等，有良效。

苦楝皮 Kulianpi

《名医别录》

【来源】为楝科植物川楝 *Melia toosendan* Sied. et Zucc. 或楝 *Melia azedarach* L. 的干燥树皮或根皮。前者全国大部分地区均产，后者主产于四川、湖北、贵州等地。春、秋二季剥取，晒干，或除去粗皮，晒干。鲜用或切片生用。

【性味归经】苦，寒；有毒。归肝、脾、胃经。

【功效应用】杀虫，疗癣。

1. 杀虫 用于蛔虫病、蛲虫病。本品以杀虫为主要功效，疗效可靠，可用于蛔虫病、蛲虫病，为治蛔虫病首选药。治蛔虫病、钩虫病者，可单用煎服或配槟榔；治蛲虫病者，可配百部、乌梅煎浓液灌肠。

2. 疗癣 用于疥癣湿疹。本品外用清热燥湿，杀虫疗癣止痒。治疥疮、头癣、湿疮、湿疹瘙痒者，单取本品为末，用醋或猪脂调涂患处，亦可配黄柏、苦参等合用外洗。

此外，本品煎汤外洗可治脓疱疮，煎浓汁含漱治龋齿疼痛。

【用法用量】煎服，3～6g。有效成分难溶于水，需文火久煎。外用适量，煎水洗或研末用猪脂调敷患处。

【使用注意】本品苦寒有毒，能伤胃损肝，故脾胃虚寒及肝病患者忌服。不宜持续或过量服用。孕妇忌服。

【临床报道】本品煎汤外洗或以本品提取物制成栓剂，睡前塞入阴道，治滴虫阴道炎有良效。

槟榔 Binlang

《名医别录》

【来源】为槟榔科植物槟榔 *Areca catechu* L. 的干燥成熟种子。主产于海南、福建、云南等地。春末至秋初采收成熟果实，用水煮后，干燥，除去果皮，取出种子，干燥。浸透切片或捣碎用。

【性味归经】苦、辛，温。归胃、大肠经。

【功效应用】杀虫，消积，行气，利水，截疟。

1. 杀虫 用于多种肠道寄生虫病。本品对绦虫、蛔虫、姜片虫等多种肠道寄生虫有驱杀作用，并借其行气缓下之功驱除虫体。治绦虫病疗效较佳，对祛杀猪带绦虫尤为有效，常配南瓜子；治蛔虫证腹痛者，可配使君子、苦楝皮。

2. 消积，行气 用于食积气滞，泻痢后重。本品善行胃肠之气，兼缓泻通便而消胃肠积滞。治食积气滞之泻痢、里急后重者，常配木香、青皮、大黄等，如木香槟榔丸；治湿热泻痢者，可配木香、黄连、芍药等，如芍药汤。

3. 利水 用于水肿，脚气肿痛。本品有下气行水之功。治水肿实证、二便不利者，常配商陆、茯苓皮、泽泻等，如疏凿饮子；治寒湿脚气肿痛者，常配吴茱萸、木瓜、橘皮等，如鸡鸣散。

4. **截疟**　用于疟疾。本品有截疟之功，治疟疾寒热久发不止，与常山、草果、厚朴等同用，如截疟七宝饮。

【用法用量】煎服，3～10g。单用驱绦虫、姜片虫30～60g。焦槟榔善消积导滞。

【使用注意】本品行气、缓通大便，故脾虚便溏及气虚下陷者忌用。孕妇慎用。

【配伍应用】

槟榔配常山　槟榔性温，功效杀虫、行气利水、缓通大便；常山性寒有毒，功善涌吐祛痰截疟。两药相合，寒热并施，相反相成，既有较强的祛痰截疟之功，又可减少常山涌吐之副作用，故善治疟疾久发不止。

【临床报道】单用本品煎服，治姜片虫病、鞭毛虫病；与海藻同用，治乳糜尿等，均有效。

其他驱虫药小结见表21－1。

表21－1　其他驱虫药

分类	药名	性味归经	功效	主治
驱虫药	雷丸	微苦，寒 胃、大肠	杀虫消积	绦虫病，钩虫病，蛔虫病，虫积腹痛，小儿疳积
	榧子	甘，平 肺、胃、大肠	杀虫消积 润肠通便 润肺止咳	钩虫病，蛔虫病，绦虫病，虫积腹痛，小儿疳积，肠燥便秘，肺燥咳嗽

重点小结

驱虫药是以驱除或杀灭人体寄生虫为主要功效，用于治疗虫证的药物。

使君子与苦楝皮均能驱杀蛔虫、蛲虫，治蛔虫病、蛲虫病常用。然使君子味甘气香性温，又能健脾消积，为儿科驱蛔消疳之良药，兼治小儿疳积、乳食停滞；唯服时不能过量或与热茶同服，否则引起呃逆不止等副作用。苦楝皮苦寒有毒，驱蛔效力大而可靠，又驱钩虫，治钩虫病；还能清湿热，治疥癣；唯有毒性寒，不能过量服，脾胃虚寒及肝病患者忌服。

药师考点

一、A型题（最佳选择题）

1. 使君子的功效是

A. 杀虫疗癣　　B. 杀虫利水　　C. 杀虫止血
D. 杀虫祛痰　　E. 杀虫消积

2. 肝病患者忌服的药物是

A. 贯众　　B. 雷丸　　C. 南瓜子
D. 使君子　　E. 苦楝皮

扫码“练一练”

二、B 型题（配伍选择题）

A. 1 ~ 3g　　B. 3 ~ 6g　　C. 6 ~ 15g

D. 15 ~ 30g　　E. 30 ~ 60g

3. 槟榔驱绦虫的成人一日用量是

4. 苦楝皮驱蛔虫的成人一日用量是

三、X 型题（多项选择题）

5. 槟榔的功效有

A. 杀虫　　B. 消积　　C. 行气

D. 利水　　E. 截疟

第二十二章　止血药

扫码“学一学”

学习目标

掌握　1. 止血药的概念、功效、适应证、分类、配伍应用和使用注意。

2. 大蓟、小蓟、地榆、白茅根、三七、茜草、蒲黄、白及、艾叶的分类归属、性味归经、功效应用、特殊用法用量、使用注意和不良反应。

熟悉　侧柏叶、槐花、仙鹤草、炮姜的分类归属、功效应用、特殊用法用量及使用注意。

了解　棕榈炭、紫珠叶、藕节、血余炭、鸡冠花的分类归属和功效特点。

凡以制止体内外出血为主要作用，用于治疗出血证的药物，称为止血药。由于出血部位不同，主要表现为咯血、衄血、吐血、便血、尿血、崩漏、外伤出血等。

止血药主归肝、心二经。引起出血的原因很多，如血热、气虚、瘀血等，根据其性能功效的不同，分为凉血止血药、化瘀止血药、收敛止血药、温经止血药四类。

使用止血药物时，必须根据出血的不同原因和病情，选择药性相宜的止血药，并进行必要的配伍。血热妄行而出血者，应选择凉血止血药，并配伍清热泻火、清热凉血之品；瘀血内阻、血不循经而出血者，应选化瘀止血药，并配伍行气活血药；虚寒性出血者，应选温经止血药、收敛止血药，并配伍益气健脾温阳之品。出血过多、气随血脱者，法当峻补元气、益气固脱以救其急。

使用止血药时还应注意止血而不留瘀，尤其是收敛止血药、凉血止血药，易恋邪、凉遏而留瘀，出血兼有瘀血者不宜单独使用，可适当配伍活血之品。止血药炒炭可以增强止血效果，但也有部分药物以生品止血效果更佳。

第一节　凉血止血药

本类药物药性均寒凉入血分，能清血分之热而止血，适用于血热妄行之出血证。常配伍清热凉血药、化瘀止血药。急性出血较甚者，亦可配伍收敛止血药以加强止血之效。

大蓟 Daji

《名医别录》

【来源】 为菊科植物蓟 *Cirsium japonicum* Fisch. ex DC. 的干燥地上部分。全国大部分地区均产。夏、秋二季花开时采割地上部分，除去杂质，晒干。生用或炒炭用。处方别名有刺蓟、鸡项草等。

【性味归经】 甘、苦，凉。归心、肝经。

【功效应用】 凉血止血，散瘀解毒消痈。

1. 凉血止血　用于血热出血证。本品善清血分热邪。治衄血、吐血、尿血、便血、崩漏者，可单用鲜品捣汁服或配小蓟、侧柏叶等；治外伤出血者，可单品研末外敷。

2. 散瘀解毒消痈　用于痈肿疮毒。本品散瘀解毒而消痈肿。可单用鲜品，既可外敷又可内服，亦可配其他清热解毒药。

【用法用量】煎服，9～15g，鲜品可用30～60g。外用鲜品适量，捣敷患处。

【使用注意】大蓟炭不可与酶类西药同用，如多酶片、胃蛋白酶等，因炭类中药会吸附此类药物而降低疗效。

【配伍应用】

大蓟配小蓟　两药均性凉而凉血止血、散瘀解毒消痈，同用则药力更强，治血热出血诸证及热毒疮肿。

【临床报道】本品水煎液外洗，治带状疱疹有效。

小蓟 Xiaoji

《名医别录》

【来源】为菊科植物刺儿菜 *Cirsium setosum*（Willd.）MB. 的干燥地上部分。全国大部分地区均产。夏、秋二季花开时采割，除去杂质，晒干。生用或炒炭用。处方别名有千针草、刺儿菜、青青菜、小蓟草等。

【性味归经】甘、苦，凉。归心、肝经。

【功效应用】凉血止血，散瘀解毒消痈。

1. 凉血止血　用于血热出血证。本品功似大蓟而力稍弱。治衄血、吐血、尿血、便血、崩漏者，常配大蓟；兼能利尿，治尿血、血淋者尤宜，可配生地黄、蒲黄等，如小蓟饮子。

2. 散瘀解毒消痈　用于痈肿疮毒。本品散瘀消痈之功略逊于大蓟。可单品内服或鲜品捣烂涂于患处。

【用法用量】煎服，5～12g，鲜品30～60g。外用适量，捣敷患处。

【使用注意】脾胃虚寒、便溏泄泻者慎用。小蓟炭不可与酶类西药同用，如多酶片、胃蛋白酶等，因炭类中药会吸附此类药物而降低疗效。

【临床报道】本品单用煎服，治传染性肝炎；鲜小蓟茎叶绞汁外涂治寻常疣；小蓟、蓖麻籽剥皮捣泥或鲜小蓟、鲜苎麻根捣烂，外敷治关节炎，均有效。

地榆 Diyu

《神农本草经》

【来源】为蔷薇科植物地榆 *Sanguisorba officinalis* L. 或长叶地榆 *Sanguisorba officinalis* L. var. *longifolia*（Bert.）Yü et Li 的干燥根。前者产于我国南北各地；后者习称“绵地榆”，主要产于安徽、浙江、江苏等地。春季发芽时或秋季植株枯萎后采挖，除去须根，洗净，干燥，或趁鲜切片，干燥。生用或炒炭用。处方别名有赤地榆、山红枣根、生地榆、地榆炭等。

【性味归经】苦、酸、涩，微寒。归肝、大肠经。

【功效应用】凉血止血，解毒敛疮。

1. 凉血止血 用于血热出血证。本品性沉降而走下焦，下焦血热出血证尤宜。治便血、痔血者，常配槐花；治崩漏者，常配生地黄、黄芩、蒲黄等；治血痢者，则配黄连、木香等。

2. 解毒敛疮 用于水火烫伤、疮疡痈肿等。本品泻火解毒敛疮，为治烧烫伤之要药，可单品研末麻油调敷或配大黄粉，或配黄连、冰片；治湿疹及皮肤溃烂者，可单品浓煎，纱布浸药外敷，或配煅石膏、枯矾研末，撒于患处，或和凡士林调膏外涂；治疮疡肿毒者，可单品煎汁温洗或湿敷，或与清热解毒药同用。

【用法用量】 煎服，9～15g。外用适量，研末涂敷患处。

【使用注意】 虚寒性便血、下痢、崩漏及出血有瘀者慎用。对于大面积烧伤，不宜外涂，以防其所含鞣质被大量吸收而引起中毒性肝炎。地榆不可与下列西药同用。①消化酶类，如蛋白酶合剂、淀粉酶、多酶片等，地榆中所含鞣质可使其发生化学反应而变性，不易吸收并引起消化不良等。②维生素 B_1，合用后会在体内产生永久性结合物并排出体外而丧失疗效。③索米痛片、克感敏片等，同服后可产生沉淀而不易吸收。④四环素类抗生素及红霉素、利福平、灰黄霉素、制霉菌素、林可霉素、克林霉素、新霉素、氨苄西林等，同服后生成鞣酸盐沉淀物而不易被吸收。⑤麻黄碱、小檗碱、士的宁、奎宁、利血平及阿托品类，同服后生成鞣酸盐沉淀物而不易被吸收。⑥含金属离子的西药，如钙剂、铁剂、氯化钴等，同服后在回盲部结合生成沉淀而不易被吸收。⑦地榆炭不可与酶类西药同用，如多酶片、胃蛋白酶等，因炭类中药会吸附此类药物而降低疗效。⑧四环素、利福平、氨丙嗪、异烟肼、依托红霉素等，合用后会加重肝毒性。

【配伍应用】

地榆配槐角 地榆微寒，善清下焦血分之热而凉血止血；槐角微寒，善清大肠之火而凉血止血。两药相合，可治血热出血诸证，尤宜痔疮出血及便血。

【临床报道】 本品配白花蛇舌草煎服，治小儿肠伤寒；配紫草、蜈蚣研细粉，用凡士林适量调匀，外用治带状疱疹；配乌贼骨、延胡索、黄芩，治慢性胃炎属胃热型者；生地榆液湿敷治急性湿疹；地榆炭调麻油治烧伤等，均有良效。

槐花 Huaihua

《日华子本草》

【来源】 为豆科植物槐 *Sophora japonica* L. 的干燥花及花蕾。全国各地区产，以黄土高原和华北平原为多。夏季花开放或花蕾形成时采收，及时干燥，除去枝、梗及杂质。前者习称“槐花”，后者习称“槐米”。生用或炒炭用。处方别名有槐米、槐蕊、炒槐花、槐花炭等。

【性味归经】 苦，微寒。归肝、大肠经。

【功效应用】 凉血止血，清肝泻火。

1. 凉血止血 用于血热出血证。本品善清泄大肠之火热而凉血止血，故善治下部出血，如痔血、便血，常与地榆相须为用；治吐血、衄血者，常配仙鹤草、白茅根等。

2. 清肝泻火 用于肝热目赤，头痛眩晕。本品有清泻肝火明目之功。可单用煎汤代茶，或配夏枯草、菊花等。

【用法用量】 煎服，5～10g。止血宜炒炭用，泻火宜生用。

【使用注意】脾胃虚寒者慎用。槐花炭不可与酶类西药同用，如多酶片、胃蛋白酶等，因炭类中药会吸附此类药物而降低疗效。

【临床报道】本品炒黄研成细粉内服，治银屑病；配蚤休、甘草，研末内服，配合局部热敷，治急性乳腺炎等，均有效。

侧柏叶 Cebaiye

《名医别录》

【来源】为柏科植物侧柏 *Platycladus orientalis*（L.）Franco 的干燥枝梢和叶。全国各地均产。多在夏、秋二季采收，除去粗梗及杂质，阴干。生用或炒炭用。处方别名有柏叶、丛柏叶、侧柏等。

【性味归经】苦、涩，寒。归肺、肝、脾经。

【功效应用】凉血止血，化痰止咳，生发乌发。

1. 凉血止血　用于血热出血证。本品善清血热，兼能收敛止血，为治各种出血病证之要药，血热者尤宜。治吐血、衄血者，常配荷叶、生地黄、艾叶，如四生丸。

2. 化痰止咳　用于肺热咳嗽。本品善清肺热，化痰止咳。治肺热咳喘之痰稠难咳者，可单用或配黄芩、瓜蒌等。

3. 生发乌发　用于血热脱发，须发早白。本品寒凉入血而祛风，故有生发乌发之功。治头发不生者，以本品为末，和麻油涂之；治脱发者，以生柏叶、附子研末，猪脂为丸，入汤中洗头。

【用法用量】煎服，6～12g。外用适量，煎汤外洗或研末调敷。止血多炒炭用，化痰止咳宜生用。

【使用注意】侧柏叶炒炭不可与酶类西药同用，如多酶片、胃蛋白酶等，因炭类中药会吸附此类药物而降低疗效。

【临床报道】本品浸膏片及注射液治浸润型肺结核，有一定疗效；单用本品（以鲜品为佳）煎服，治小儿百日咳有良效。

白茅根 Baimaogen

《神农本草经》

【来源】为禾本科植物白茅 *Imperata cylindrica* Beauv. var. *major*（Nees）C. E. Hubb. 的干燥根茎。全国各地均产，但以华北地区较多。春、秋二季采挖，洗净，晒干，除去须根和膜质叶鞘，捆成小把。生用或炒炭用。处方别名有鲜茅根、茅根、干茅根、茅草根等。

【性味归经】甘，寒。归肺、胃、膀胱经。

【功效应用】凉血止血，清热利尿。

1. 凉血止血　用于血热出血证。本品清血分之热而凉血止血，兼能利尿。尿血者尤宜，可单用或配大蓟、小蓟等，如十灰散；治吐血、衄血者，以本品煎汁或鲜品捣汁服用。

2. 清热利尿　用于水肿尿少，热淋涩痛及湿热黄疸。本品能清热利尿而具利水消肿、利尿通淋、利湿退黄之效。治水肿尿少者，配车前子等；治热淋涩痛者，配木通、滑石等；治湿热黄疸者，配茵陈等。

此外，本品还可清肺胃热，治热病烦渴、胃热呕吐、肺热咳嗽等。

【用法用量】 煎服，9～30g，鲜品可用30～60g。止血宜炒炭用。

【使用注意】 本品性寒，故脾胃虚寒及血分无热者忌服。白茅根不可与下列西药同用。①白茅根炭不可与酶类西药同用，如多酶片、胃蛋白酶等，因炭类中药会吸附此类药物而降低疗效。②氯化钾注射液，因白茅根含钾较高，极易导致毒性或副作用的协同增加。

【临床报道】 本品单用水煎，治肝炎症情较轻者；配茵陈、茯苓、黄芪、甘草煎服，治乙型肝炎表面抗原阳性有效；鲜茅根捣烂取汁加冰糖水炖服或配清热利尿之品，治急性肾炎，有较好效果。

第二节　化瘀止血药

本类药物既能止血，又能化瘀，能消散瘀血而止血，适用于因瘀血内阻而血不循经之出血证。配伍后也可用于其他内外出血证，有止血而不留瘀的优点。因能化除瘀血，大多还可用于跌打损伤、经闭、心腹疼痛等瘀滞病证。

三七 Sanqi

《本草纲目》

【来源】 为五加科植物三七 *Panax notoginseng*（Burk.）F. H. Chen 的干燥根和根茎。主产于云南、广西等地。秋季花开前采挖，洗净，分开主根、支根及根茎，干燥。支根习称“筋条”，根茎习称“剪口”。研末，生用。处方别名有田七、参三七、金不换等。

【性味归经】 甘、微苦，温。归肝、胃经。

【功效应用】 散瘀止血，消肿定痛。

1. **散瘀止血**　用于各种内外出血证，有瘀者尤宜。本品既止血，又散瘀，有止血而不留瘀、化瘀而不伤正之特点，常治咯血、吐血、衄血、便血、崩漏及外伤出血等，单味研末内服或外用即可奏效，亦可配花蕊石、血余炭等。

2. **消肿定痛**　用于胸腹刺痛，跌仆肿痛。本品能活血化瘀而消肿定痛，为伤科之要药。可单品内服或外敷，或配活血行气药。

【用法用量】 煎服3～9g；研末吞服，每次1～3g；外用适量，研末外掺或调敷。

【使用注意】 血热及阴虚有火者不宜单用。本品性温能活血，故孕妇慎用。三七不可与下列药物同用。①酸性较强的药物，其所含皂苷极易水解而失效。②金属离子盐类药物，同服后可形成沉淀而难以吸收。

【药理研究】 本品有止血、抗血栓、扩张血管、降血压、抗心肌缺血、抗脑缺血、抗心律失常、抗炎、镇痛、镇静、增强肾上腺皮质功能、调节糖代谢、保肝、抗衰老、抗辐射、抗菌及抗肿瘤等作用。

【临床报道】 三七粉内服，治冠心病心绞痛、高脂血症、高血压病、脑卒中后遗症、牙周病、寻常疣等；粗粉水煎液治脑震荡引起的呕吐；三七粉外用治压疮等；三七叶皂苷口服治偏头痛等，均有良效。

茜草 Qiancao

《神农本草经》

【来源】 为茜草科植物茜草 *Rubia cordifolia* L. 的干燥根和根茎。主产于安徽、江苏、山东等地。春、秋二季采挖，除去泥沙，干燥。生用或炒用。处方别名有茜草根、茜草炭、生茜草。

【性味归经】 苦，寒。归肝经。

【功效应用】 凉血，祛瘀，止血，通经。

1. 凉血，祛瘀，止血　用于血热夹瘀的出血证。本品既凉血止血，又活血散瘀。治吐血、衄血者，常配大蓟、侧柏叶等，如十灰散；治血热崩漏者，常配生地黄、侧柏叶等；治尿血者，常配小蓟、白茅根等。

2. 通经　用于瘀阻经闭，跌仆肿痛，关节痹痛。本品能消瘀滞，通血脉，利关节。治血瘀经闭者，常配桃仁、红花、当归等；治跌仆肿痛及关节痹痛者，可单味泡酒服，或配其他活血疗伤药及祛风通络药。

【用法用量】 煎服，6～10g。止血宜炒炭用，活血祛瘀则生用或酒炒用。

【使用注意】 本品苦寒降泄，故脾胃虚寒及无瘀滞者慎服。茜草炭不可与酶类西药同用，如多酶片、胃蛋白酶等，因炭类中药会吸附此类药物而降低疗效。

【临床报道】 本品单用煎服，治念珠菌病；泡酒饮，治末梢神经炎；配生地黄、玄参、牡丹皮等，治过敏性紫癜，均有效。用茜草双酯口服，对化疗后白细胞减少有防治作用。

蒲黄 Puhuang

《神农本草经》

【来源】 为香蒲科植物水烛香蒲 *Typha angustifolia* L.、东方香蒲 *Typha orientalis* Presl 或同属植物的干燥花粉。主产于浙江、江苏、安徽等地。夏季采收蒲棒上部的黄色雄花序，晒干后碾轧，筛取花粉。剪取雄花后，晒干，成为带有雄花的花粉，即为草蒲黄。生用或炒用。处方别名有生蒲黄、炒蒲黄、蒲黄炭等。

【性味归经】 甘，平。归肝、心包经。

【功效应用】 止血，化瘀，通淋。

1. 止血　用于各种内外出血证。本品既止血，又化瘀，属实夹瘀者尤宜。治吐血、衄血、咯血、尿血、崩漏者，可单品冲服，或配其他止血药；治外伤出血者，可单品外敷。

2. 化瘀　用于瘀血痛证。本品能行血通经，化瘀止痛，为妇科常用药。治胸腹刺痛、产后瘀阻腹痛、经闭痛经者，常配五灵脂，如失笑散；治跌仆肿痛者，单品温酒服。

3. 通淋　用于血淋涩痛。本品既止血，又利尿通淋。常配生地黄、冬葵子，如蒲黄散。

【用法用量】 煎服，5～10g，包煎。外用适量，敷患处。止血宜炒炭用，化瘀宜生用。

【使用注意】 生蒲黄有收缩子宫作用，故孕妇慎用。蒲黄炭不可与酶类西药同用，如多酶片、胃蛋白酶等，因炭类中药会吸附此类药物而降低疗效。

【配伍应用】

蒲黄配五灵脂　蒲黄性平，生用活血化瘀而止血，炒用收涩止血略兼化瘀；五灵脂性温，生用活血止痛，炒用功偏化瘀止血。两药相合，无论生用、炒用，均能活血止痛、化瘀止血，善治血瘀胸胁心腹诸痛及血瘀出血。

【药理研究】本品有促进血凝、止血、抗血小板聚集、扩张血管、降血压、降血脂、抗心肌缺血、抗动脉粥样硬化、改善微循环、增加冠脉流量、兴奋子宫、抗炎、抗过敏、利胆、解痉及镇痛等作用。

【临床报道】生蒲黄提取浸膏粉制成的胶囊剂口服，治冠心病心绞痛；生蒲黄外用，治外伤性头部血肿；黄柏、大黄煎液温敷后撒敷生蒲黄，治压疮等疾病，均有良效。

第三节　收敛止血药

本类药物多味涩，或为炭类，或质黏，故能收敛止血。无论虚寒性出血或热性出血均可用之，然其性收涩，有留瘀恋邪之弊，当以出血无瘀者为宜。

白及 Baiji

《神农本草经》

【来源】为兰科植物白及 *Bletilla striata*（Thunb.）Reichb. f. 的干燥块茎。主产于贵州、四川、湖南等地。夏、秋二季采挖，除去须根，洗净，置沸水中煮或蒸至无白心，晒至半干，除去外皮，晒干。生用。处方别名有白芨、白及粉、白根等。

【性味归经】苦、甘、涩，微寒。归肺、肝、胃经。

【功效应用】收敛止血，消肿生肌。

1. 收敛止血　用于内外出血证。本品质黏而涩，止血作用佳，为收敛止血之要药，善治肺、胃出血。治诸内出血者，可单品研末，糯米汤调服；治咯血、吐血、便血者，常配乌贼骨，如乌及散；治外伤出血者，可研末外掺或水调外敷。

2. 消肿生肌　用于疮疡肿毒，皮肤皲裂。本品善消肿生肌。治疮疡痈肿初起者，常配金银花、皂角刺、天花粉等；治痈肿已溃，久不收口者，常研末外用；治烫伤、手足皲裂、肛裂者，可研末麻油调涂。

【用法用量】煎服，6～15g。研末吞服，每次3～6g。外用适量。

【使用注意】本品性涩质黏，故外感咯血、肺痈初起及肺胃出血而实热火毒盛者慎用。不宜与川乌、制川乌、草乌、制草乌、附子同用。

【配伍应用】

1. 白及配三七　白及微寒黏涩，功善收敛止血、消肿生肌；三七性温，功善化瘀止血、消肿定痛，且不伤正。两药相合，行止并施，止血力增强而不留瘀，可治各种出血，内服外用皆宜。

2. 白及配海螵蛸　白及微寒黏涩，功效收敛止血、生肌；海螵蛸微温燥涩，功效收敛止血、制酸止痛、敛疮。两药相合，不但止血力增强，且可促进溃疡愈合，治胃十二指肠溃疡之吐血、便血效佳。

【临床报道】白及粉内服，治肺结核、百日咳、消化道出血、胃溃疡；配苦参、地榆、防风水煎保留灌肠，治慢性结肠炎；白及粉外用，治手足皲裂、伤口感染、体癣及口腔黏膜溃疡等均有效。

仙鹤草 Xianhecao

《本草图经》

【来源】为蔷薇科植物龙芽草 *Agrimonia pilosa* Ledeb. 的干燥地上部分。主产于浙江、江苏、湖南等地。夏、秋二季茎叶茂盛时采割，除去杂质，干燥。切段，生用。处方别名有龙芽草、黄龙尾、子母草等。

【性味归经】苦、涩，平。归心、肝经。

【功效应用】收敛止血，截疟，止痢，解毒，补虚。

1. **收敛止血** 用于出血证。本品药性平和，凡出血病证，无论寒热虚实，皆可应用。治血热妄行之咯血、吐血、崩漏下血者，可配鲜生地、牡丹皮等；治虚寒性出血者，可配党参、熟地黄、炮姜等。

2. **截疟** 用于疟疾。本品有解毒截疟之功，治疟疾寒热者，可单品研末，于疟发前2小时吞服，或水煎服。

3. **止痢** 用于血痢。本品能涩肠止泻止痢，兼能止血。单品水煎，或配其他凉血止痢之品。

4. **补虚** 用于脱力劳伤。本品有补虚、强壮之功。治劳力过度之神疲乏力、面色萎黄而纳食正常者，常与大枣同煮，食枣饮汁；治气血亏虚之神疲乏力、头晕目眩者，可配党参、熟地黄、龙眼肉等。

此外，本品尚有解毒杀虫之功，治痈肿疮毒、阴痒带下。

【用法用量】煎服，6～12g。外用适量。

【使用注意】本品具有涩敛之性，故泻痢兼表证发热者不宜服。

【临床报道】本品单用煎服，治糖尿病有效；以仙鹤草为主组成复方对胃癌、肠癌、肝癌、子宫癌、骨癌早期都有一定的镇痛和改善症状作用。

第四节　温经止血药

本类药物药性温热，能温内脏，益脾阳，固冲脉而统摄血液，达到温经止血之效。适用于脾不统血、冲脉失固之虚寒性出血证，如便血、崩漏、紫癜等，出血日久，色暗淡者，常与益气健脾药，或益肾暖宫补摄之品同用。因此类药药性温热，热盛火旺之出血证忌用。

艾叶 Aiye

《名医别录》

【来源】为菊科植物艾 *Artemisia argyi* Levl. et Vant. 的干燥叶。全国大部分地区均产。夏季花未开时采摘，除去杂质，晒干。生用或炒炭用。处方别名有陈艾叶、蕲艾叶、艾叶炭等。

【性味归经】辛、苦，温；有小毒。归肝、脾、肾经。

【功效应用】温经止血，散寒止痛，调经，安胎，外用祛湿止痒。

1. **温经止血** 用于出血证。本品暖气血而温经脉，为温经止血之要药，适用于虚寒性出血病证，崩漏者尤宜。治下元虚冷、冲任不固之月经过多、崩漏下血者，可单用或配阿胶、芍药、干地黄等，如胶艾汤；治血热妄行之吐血、衄血、咯血者，常配生地黄、生荷叶、生柏叶等，如四生丸。

2. 散寒止痛，调经，安胎　用于少腹冷痛，经寒不调，宫冷不孕。本品能温经脉，逐寒湿，止冷痛，尤善调经，为治妇科下焦虚寒或寒客胞宫之要药。治少腹冷痛者，单品炒热熨敷脐腹；治经寒不调、宫冷不孕者，常配香附、川芎、白芍等，如艾附暖宫丸；治胎动不安或胎漏下血者，常配阿胶、芍药、当归等。

3. 祛湿止痒　用于皮肤瘙痒。本品煎汤外洗，可治湿疹、疥癣、皮肤瘙痒，若配地肤子、白鲜皮，效果更佳。

此外，将本品捣绒，制成艾条、艾炷等，用之熏灸体表穴位，能使热气内注筋骨，温煦气血，透达经络，为温灸的主要药料。

【用法用量】煎服，3～9g。外用适量，供灸治或熏洗用。温经止血宜炒炭用，散寒止痛宜生用。

【使用注意】本品辛香温燥，故不可过量或持续服用，阴虚血热者忌服。艾叶炭不可与酶类西药同用，如多酶片、胃蛋白酶等，因炭类中药会吸附此类药物而降低疗效。

【配伍应用】

艾叶配阿胶　艾叶性温，功善散寒暖宫、温经止血，并能调经安胎；阿胶性平，功效养血止血。两药相合，既养血止血，又散寒暖宫调经，治崩漏下血属血虚有寒之证。

【临床报道】本品水煎液外用，防治产褥感染、妊娠皮肤瘙痒症；鲜品捣碎取汁外用，治寻常疣、口腔念珠菌感染；配虎杖制成冲剂，治慢性肝炎；配千里光煎浓液外洗，治外阴或阴囊瘙痒症；艾叶油口服治支气管哮喘等，均有良效。

炮姜 Paojiang

《珍珠囊》

【来源】为姜科植物姜 *Zingiber officinale* Rosc. 的干燥根茎炮制品。主产于四川、贵州等地。取干姜用砂烫至鼓起，表面棕褐色。处方别名有黑姜、姜炭、炮姜炭、黑姜炭等。

【性味归经】辛，热。归脾、胃、肾经。

【功效应用】温经止血，温中止痛。

1. 温经止血　用于阳虚失血，吐衄崩漏。本品温经止血，对脾阳虚，脾不统血者，为首选要药。治虚寒性吐血、便血者，常配人参、黄芪、附子；治冲任虚寒之崩漏下血者，可配乌梅、棕榈，如如圣散。

2. 温中止痛　用于脾胃虚寒，腹痛吐泻。本品可温中止痛、止泻，多单用或配附子等；治产后血虚寒凝之小腹疼痛，则配当归、川芎等，如生化汤。

【用法用量】煎服，3～9g；或入丸、散。外用适量。

【使用注意】本品苦辛温燥，故血热及阴虚火旺之出血者忌服。孕妇慎服。炮姜炭不可与酶类西药同用，如多酶片、胃蛋白酶等，因炭类中药会吸附此类药物而降低疗效。

【临床报道】参苓白术散加炮姜，治化疗诱发的腹泻，有良效。

其他止血药小结见表 22－1。

表 22－1　其他止血药

分类	药名	性味归经	功效	主治
收敛止血	紫珠叶	苦、涩，凉 肝、肺、胃	凉血收敛止血 散瘀解毒消肿	衄血，咯血，吐血，便血，崩漏，外伤出血，热毒疮疡，水火烫伤
	棕榈炭	苦、涩，平 肺、肝、大肠	收敛止血	吐血，咯血，衄血，尿血，便血，崩漏
	血余炭	苦，平 肝、胃	收敛止血 化瘀 利尿	吐血，咯血，衄血，尿血，便血，崩漏，外伤出血，小便不利，血淋
	藕节	甘、涩，平 肝、肺、胃	收敛止血 化瘀	吐血，咯血，衄血，尿血，崩漏，外伤出血
	鸡冠花	甘、涩，凉 肝、大肠	收敛止血 止带，止痢	吐血，崩漏，便血，痔血，赤白带下，久痢不止

重点小结

止血药是以制止体内外出血为主要作用，常用于治疗出血证的药物。根据其性能特点的不同，可分为凉血止血药、化瘀止血药、收敛止血药、温经止血药四类。

1. 凉血止血药　药性均寒凉，或苦寒，或甘寒，入血分，能清血分之热而止血，适用于血热妄行之出血证。

大蓟与小蓟均能凉血止血、散瘀解毒消痈，治血热妄行之诸出血证及热毒疮痈。然大蓟凉血止血力较强，多用于吐血、咯血及崩漏等；小蓟则药力较弱，又能利尿，多用于尿血、血淋。

地榆与槐花均能凉血止血，治血热妄行诸出血证，尤宜大肠火盛之便血、痔血，并常同用。然地榆善清下焦血分之热，且兼收敛，又治妇女血热崩漏、经多；还能解毒敛疮，治热毒血痢、水火烫伤、疮痈肿毒及湿疹等。槐花又善清肝，治肝热目赤。

2. 化瘀止血药　既能止血，又能化瘀，能消散瘀血而止血，适用于因瘀血内阻而血不循经之出血证。

三七、蒲黄与茜草均善化瘀止血，既治瘀血阻滞、血不归经之诸出血证，又治瘀血经闭、痛经、产后瘀阻、心腹瘀痛及跌打肿痛。然三七化瘀止血力强，有化瘀而不伤正之长，出血或瘀血兼体虚有寒者用之为宜。蒲黄生用炒用均止血，生用活血化瘀止血，并兼利尿，尤善治尿血、血淋；炒炭则收敛止血，略兼化瘀，出血无瘀或瘀滞不明显者宜之。茜草化瘀止血多炒炭用，瘀阻出血兼热者用之为宜；生用则凉血活血通经，瘀血夹热者宜用，又治关节痹痛。

3. 收敛止血药　多味涩，或为炭类，或质黏，故能收敛止血，无论虚寒性出血或热性出血均可用之。

白及与仙鹤草均能收敛止血，均善治各种出血而无瘀滞者。然白及微寒黏涩，药力颇强；又能消肿生肌，兼益肺，尤宜肺胃出血；兼治痈肿、肺痈、烫伤、手足皲裂及肛裂。仙鹤草性平，作用广泛，出血无论寒热虚实皆宜；又能截疟、止痢、解毒、杀虫，治久泻久痢、疟疾、疮肿、阴痒带下等。

4. 温经止血药　药性温热，能温内脏，益脾阳，固冲脉而统摄血液，达到温经止血之效，适用于脾不统血、冲脉失固之虚寒性出血证。

炮姜与艾叶均善温经止血，治虚寒出血诸证。然炮姜善温脾阳、散中寒，成炭者专于温经止血，治脾阳虚失于统摄之吐血、便血、崩漏宜用；未成炭者，长于散寒温中止痛，治虚寒腹痛、泄泻及产后血虚寒凝之小腹痛宜投。艾叶善温暖中下二焦，治虚寒出血多炒炭用；且暖宫，最宜治虚寒崩漏；还能散寒止痛，治经寒痛经、月经不调、宫冷不孕、带下及脘腹冷痛等；此外，煎汤外洗治湿疹瘙痒，用于温灸能温煦气血、透达经络。

扫码“练一练”

药师考点

一、A 型题（最佳选择题）

1. 蒲黄不具有的药理作用是

A. 止血　　B. 降血压　　C. 兴奋子宫
D. 抗心律失常　　E. 抗心肌缺血

2. 既凉血止血，又清泻肝火的药物是

A. 槐花　　B. 大蓟　　C. 地榆
D. 白茅根　　E. 侧柏叶

二、B 型题（配伍选择题）

A. 凉血止血　　B. 收敛止血　　C. 活血止血
D. 温经止血　　E. 补血止血

3. 大蓟的功效是
4. 炮姜的功效是
5. 白茅根的功效是

三、C 型题（综合分析选择题）

患者，女，38 岁，胃溃疡病史 2 年，近日因饮食不慎，症见大便色黑，易便出，脘腹疼痛，处方中予白及配伍海螵蛸。

6. 白及的功效是

A. 消肿生肌　　B. 解毒敛疮　　C. 清热生津
D. 活血定痛　　E. 散寒止痛

7. 治疗各种出血，内服外用均可时，白及常配伍

A. 蒲黄　　B. 茜草　　C. 紫珠
D. 三七　　E. 藕节

四、X 型题（多项选择题）

8. 茜草的功效有

A. 凉血止血　　B. 清热生津　　C. 利尿通淋
D. 活血祛瘀　　E. 消肿生肌

扫码“学一学”

第二十三章　活血化瘀药

学习目标

掌握　1. 活血化瘀药的概念、功效、适应证、配伍应用和使用注意。

2. 川芎、延胡索、郁金、莪术、牛膝、丹参、益母草、虎杖、红花、桃仁的性味归经、功效应用、特殊用法用量、使用注意和不良反应。

熟悉　水蛭、乳香、没药、三棱、姜黄、土鳖虫、鸡血藤、五灵脂的功效应用、特殊用法用量及使用注意。

了解　苏木、西红花、血竭、北刘寄奴、穿山甲、王不留行、月季花、干漆、自然铜的功效特点。

凡以通畅血行、消散瘀血为主要作用，用于治疗瘀血证的药物，称为活血化瘀药，或活血祛瘀药。简称活血药，或化瘀药。其作用较峻猛者，又称破血逐瘀药。

活血化瘀药味多辛、苦而性温，善于走散通行，具有促进血行、消散瘀血作用，适用于各种血行失畅、瘀血阻滞之证。如内科之头、胸、腹、四肢诸痛，痛如针刺，痛处固定者，体内癥瘕积聚，中风半身不遂，肢体麻木，关节痹痛日久，血证之出血色紫暗夹有血块，妇产科痛经、闭经、产后恶露不尽、腹痛，外伤科之跌仆损伤肿痛，痈肿疮疡等。

活血化瘀药的使用，应针对病情，根据药物寒温、猛缓之性和功效特点，加以选择，并做适当的配伍。寒凝血瘀者，当配伍温里药；热灼营血而致血瘀者，当配伍清热凉血药；痹证、疮痈，则应与祛风湿药或清热解毒药同用；癥瘕痞块，应与软坚散结之品配伍；瘀血而兼正虚，又当配伍相应的补虚药，以消补兼施。由于人体气血之间的密切关系，故本类药物更常与行气药同用，以增强活血化瘀的功效。

本类药物易耗血动血，不宜用于月经过多、血虚经闭者。有催产下胎作用和活血作用强烈的药物，孕妇禁用。破血逐瘀之品易伤正气，体虚而兼瘀者应慎用。

川芎 Chuanxiong

《神农本草经》

【来源】 为伞形科植物川芎 *Ligusticum chuanxiong* Hort. 的干燥根茎。主产于四川、贵州、云南，以四川产者质优。夏季采挖，除去泥沙，晒后烘干，再去须根。切片或酒炒用。处方别名有杭芎、炙川芎等。

【性味归经】 辛，温。归肝、胆、心包经。

【功效应用】 活血行气，祛风止痛。

1. 活血行气　用于血瘀气滞痛证。本品辛散温通，既活血化瘀，又行气止痛，为“血中之气药”。治心脉瘀阻之胸痹心痛者，常配丹参、桂枝、檀香等；治肝郁气滞之胁痛者，常配柴胡、白芍、香附，如柴胡疏肝散；治肝血瘀阻之癥瘕腹痛、胸胁刺痛、月经不调、经闭痛经者，多配桃仁、红花等，如血府逐瘀汤；治跌仆肿痛者，可配乳香、没药、三七等。

2. 祛风止痛 用于头痛，风湿痹痛。本品辛温升散，为治头痛之要药。治血瘀头痛者，可配桃仁、红花等，如血府逐瘀汤；治外感风寒头痛者，常配白芷、细辛等，如川芎茶调散；治风湿痹证之肢体疼痛麻木者，常配独活、防风等。

【用法用量】 煎服，3～10g。研末服，每次1～1.5g。

【使用注意】 阴虚火旺、气虚多汗、气逆呕吐、月经过多、出血性疾病及肝阳上亢所致头痛，均不宜用。

【药理研究】 本品有抑制血管平滑肌收缩、扩张冠状动脉、增加冠脉血流量、降低外周血管阻力、改善微循环、抑制血小板聚集、抗血栓形成、促进骨髓造血、镇痛、镇静、解痉、调节免疫功能、抗放射及抗肿瘤等作用。

【临床报道】 川芎嗪注射液静脉滴注，治冠心病心绞痛、脑血栓形成、脑栓塞、缺血性中风、慢性肺源性心脏病、偏头痛；川芎红花注射液静脉滴注，治慢性肾炎氮质血症等，均有良效。

延胡索 Yanhusuo

《雷公炮炙论》

【来源】 为罂粟科植物延胡索 *Corydalis yanhusuo* W. T. Wang 的干燥块茎。主产于浙江、江苏、湖北等地。夏初茎叶枯萎时采挖，除去须根，洗净，置沸水中煮至恰无白心时，取出，晒干。切厚片或捣碎，生用或醋炙用。处方别名有延胡、元胡、玄胡、醋元胡、酒元胡、制元胡等。

【性味归经】 辛、苦，温。归肝、脾经。

【功效应用】 活血，行气，止痛。

用于血瘀气滞诸痛证。本品为活血行气止痛之良药，为常用的止痛药，无论何种痛证，均可配伍应用。治心血瘀阻之胸痹心痛者，常配丹参、桂枝、薤白等；治热证胃痛者，常配川楝子，如金铃子散；治寒证胃痛者，可配桂枝（或肉桂）、高良姜，如安中散；治肝郁气滞之胸胁痛者，可伍柴胡、郁金；治肝郁化火之胸胁痛者，常配川楝子、山栀；治气滞血瘀之经闭痛经、产后瘀阻者，常配当归、红花、香附等；治跌仆肿痛者，常配乳香、没药。

【用法用量】 煎服，3～10g。研末服，每次1.5～3g。醋炙可增强止痛作用。

【使用注意】 孕妇慎用。

【药理研究】 本品有镇痛、镇静、催眠、抗惊厥、扩张冠状动脉、增加冠脉血流量、抗心肌缺血、抗心律失常、抑制血小板聚集、抗血栓及抗溃疡等作用。

【临床报道】 延胡索醇浸膏片（可达灵），治冠心病心绞痛；延胡索粉口服，治各种心律失常等，均有良效。

郁金 Yujin

《药性论》

【来源】 为姜科植物温郁金 *Curcuma wenyujin* Y. H. Chen et C. Ling、姜黄 *Curcuma. longa* L.、广西莪术 *Curcuma. kwangsiensis* S. G. Lee et C. F. Liang 或蓬莪术 *Curcuma. phaeocaulis* Val. 的干燥块

根。温郁金主产于浙江，以温州地区最有名，为道地药材；黄郁金（姜黄）及绿丝郁金（蓬莪术）主产于四川；广西莪术主产于广西。冬季茎叶枯萎后采挖，除去泥沙和细根，蒸或煮至透心，干燥。切片或打碎，生用，或矾水炙用。

【性味归经】 辛、苦，寒。归肝、心、肺经。

【功效应用】 活血止痛，行气解郁，清心凉血，利胆退黄。

1. 活血止痛 用于气滞血瘀之胸、胁、腹痛。本品为活血行气凉血之要药。治肝郁气滞之胸胁刺痛者，可配柴胡、白芍、香附等；治心血瘀阻之胸痹心痛者，可配瓜蒌、薤白、丹参等；治肝郁有热、气滞血瘀之经闭痛经、乳房胀痛者，常配柴胡、栀子、当归、川芎等，如宣郁通经汤。

2. 行气解郁 用于热病神昏，癫痫发狂。本品解郁开窍，清心热，治痰浊蒙蔽心窍、热陷心包之神昏者，可配石菖蒲、栀子，如菖蒲郁金汤；治癫痫发狂者，可配白矾，如白金丸。

3. 清心凉血 用于血热吐衄。本品凉血降气止血。治气火上逆之吐血、衄血、倒经者，可配生地黄、牡丹皮、栀子等，如生地黄汤；治热结下焦而伤及血络之尿血、血淋者，可配生地黄、小蓟等，如郁金散。

4. 利胆退黄 用于湿热黄疸、胆石症。本品清利肝胆湿热。治湿热黄疸者，常配茵陈、栀子；治胆石症，可配金钱草。

【用法用量】 煎服，3～10g；研末服，2～5g。

【使用注意】 不宜与丁香、母丁香同用。

【配伍应用】

1. 郁金配石菖蒲 郁金辛苦而寒，功效解郁开窍、清心凉血；石菖蒲辛苦而温，功效开窍醒神、化湿豁痰。两药相合，既化湿豁痰，又清心开窍，治痰火或湿热蒙蔽清窍之神昏、癫狂、癫痫。

2. 郁金配白矾 郁金辛苦而寒，解郁清心而开窍；白矾性寒，清热消痰。两药相合，具有较强的祛除心经热痰之力，治痰热蒙蔽心窍之癫痫发狂及痰厥等证。

【临床报道】 川郁金粉（或片）内服，治各种心律失常；白金丸（郁金、明矾）口服，治高脂血症；金蒲丹（郁金、石菖蒲等）制成片剂并配小剂量抗精神病西药，治精神分裂症，均有良效。

姜黄 Jianghuang

《新修本草》

【来源】 为姜科植物姜黄 *Curcuma longa* L. 的干燥根茎。主产于四川、福建等地。冬季茎叶枯萎时采挖，洗净，煮或蒸至透心，晒干，除去须根。切厚片，生用。处方别名有片姜黄、宝鼎香等。

【性味归经】 辛、苦，温。归脾、肝经。

【功效应用】 破血行气，通经止痛。

1. 破血行气 用于气滞血瘀所致的心、胸、胁、腹诸痛。本品能活血行气而止痛。治胸痹心痛者，可配当归、木香、乌药等；治肝胃气滞寒凝之胸胁刺痛者，可配枳壳、桂心、炙甘草，如推气散；治气滞血瘀之痛经经闭、产后腹痛者，常配当归、川芎、红花，如姜黄散；治跌仆肿痛者，可配苏木、乳香、没药，如姜黄汤。

2. 通经止痛　用于风湿肩臂疼痛。本品外散风寒湿邪，内行气血，通经止痛，尤长于行肢臂而除痹痛，常配羌活、防风、当归等，如五痹汤。

【用法用量】 煎服，3～10g。外用适量。

【使用注意】 孕妇慎用。

【临床报道】 姜黄浸膏片内服，治高脂血症；姜白软膏（姜黄、白芍等）贴敷患处，治软组织损伤；配郁金、茵陈等内服，治慢性胆囊炎；配黄芪、姜黄等内服，治慢性乙肝等，均有良效。此外，姜黄合剂（姜黄、柴胡、槟榔）口服，用作胆系造影，便捷、廉价、效果好。

乳香 Ruxiang

《名医别录》

【来源】 为橄榄科植物乳香树 *Boswellia carterii* Birdw. 及其同属植物 *Boswellia bhawdajiana* Birdw. 树皮渗出的树脂。主产于索马里、埃塞俄比亚等地。春、夏二季采收。多炒用。处方别名有明乳香、制乳香、炒乳香、生乳香等。

【性味归经】 辛、苦，温。归心、肝、脾经。

【功效应用】 活血定痛，消肿生肌。

1. 活血定痛　用于血瘀诸痛证。本品既善活血止痛，又兼行气。治跌打损伤瘀滞肿痛者，常配没药、血竭等，如七厘散；治心腹瘀痛、癥瘕、痛经、经闭、产后瘀阻腹痛者，常配当归、丹参、没药，如活络效灵丹；治风湿痹痛之筋脉拘挛者，常配羌活、秦艽等，如蠲痹汤；治胃脘疼痛者，可配没药、延胡索、香附等，如手拈散；治胸痹心痛者，可配丹参、川芎等。

2. 消肿生肌　用于痈肿疮疡。本品既活血消痈止痛，又祛腐消肿生肌，为外伤科之要药。治疮疡肿毒初起之红肿热痛者，常配金银花、白芷、没药等，如仙方活命饮；治疮疡破溃、久不收口者，常配没药研末外用，如海浮散。

【用法用量】 煎服，3～5g，宜炒去油用。外用适量，生用或炒用，研末调敷。

【使用注意】 无血滞者忌用。疮疡溃后勿服，脓多勿敷。本品气浊味苦，入煎剂常致汤液浑浊，多服易致恶心呕吐，故内服不宜多用。孕妇及胃弱者慎用。

【临床报道】 本品配没药、冰片共研细末，用蜂蜜调成糊状涂于烫伤创面，治Ⅰ～Ⅱ度烧烫伤有良效。

没药 Moyao

《开宝本草》

【来源】 为橄榄科植物地丁树 *Commiphora myrrha* Engl. 或哈地丁树 *Commiphora molmol* Engl. 的干燥树脂。主产于索马里、埃塞俄比亚及印度等地。11 月至次年 2 月，采集由树皮裂缝处渗出于空气中变成红棕色坚块的油胶树脂。拣去杂质，打成碎块生用，内服多制用；清炒或醋炙。处方别名有末药、明没药、克香等。

【性味归经】 辛、苦，平。归心、肝、脾经。

【功效应用】 散瘀定痛，消肿生肌。

没药的功效主治与乳香相似。常与乳香相须为用，治跌打损伤、痈肿疮疡、疮疡溃后久不收口以及一切瘀滞痛证。区别在于乳香偏于行气、伸筋，治痹证多用；没药偏于散血化瘀，治血瘀气滞较重之胃痛多用。

【用法用量】 同乳香。

【使用注意】 同乳香。

【临床报道】 本品制成胶囊口服，治高脂血症；配金银花制成煎液外用，治急性荨麻疹、接触性皮炎、足癣等，均有良效。

五灵脂 Wulingzhi

《开宝本草》

【来源】 为鼯鼠科动物复齿鼯鼠 *Trogopterus xanthipes* Milne－Edwards 的粪便。主产于河北、山西、甘肃。全年均可采收，除去杂质，晒干。许多粪粒凝结成块状者称“灵脂块”，又称“糖灵脂”，质佳；粪粒松散呈米粒状者，称“灵脂米”，质量较次。生用或醋炙、酒炙用。处方别名有五灵米、灵脂块、灵脂等。

【性味归经】 苦、咸、甘，温。归肝经。

【功效应用】 活血止痛，化瘀止血，解蛇虫毒。

1. 活血止痛　用于瘀血阻滞诸痛证。本品为治瘀滞疼痛之要药。治血滞痛经、经闭、产后瘀阻腹痛者，常配当归、益母草等；治胸胁脘腹刺痛者，常配延胡索、香附、没药等。

2. 化瘀止血　用于瘀滞崩漏。本品炒用行中有止，善化瘀畅血而止血。治瘀血内阻、血不归经之崩漏经多者，可单品炒后研末，温酒送服，如五灵脂散，或配神曲，如五灵脂丸。

此外，本品尚能解蛇虫毒，可用于蛇虫咬伤。

【用法用量】 煎服，3～10g，宜包煎；或入丸、散。外用适量。活血止痛宜生用，化瘀止血宜炒用。

【使用注意】 血虚无瘀者慎用。不宜与人参同用。孕妇慎用。

【临床报道】 本品配冰片、炒蒲黄等（五灵止痛散）口服或舌下含服，治急性痛证，止痛效果快而持久。

丹参 Danshen

《神农本草经》

【来源】 为唇形科植物丹参 *Salvia miltiorrhiza* Bge. 的干燥根和根茎。主产于四川、安徽、江苏等地。春、秋二季采挖，除去泥沙，干燥。生用或酒炙用。处方别名有紫丹参、赤丹参、炒丹参等。

【性味归经】 苦，微寒。归心、肝经。

【功效应用】 活血祛瘀，通经止痛，清心除烦，凉血消痈。

1. 活血祛瘀　用于胸痹心痛，脘腹胁痛，癥瘕积聚，热痹疼痛。本品善通行血脉，祛瘀止痛，广泛应用于各种瘀血病证。治血脉瘀阻之胸痹心痛、脘腹胁痛者，可配砂仁、檀香，如丹参饮；治癥瘕积聚者，可配三棱、莪术、鳖甲等；治热痹疼痛者，可配防风、秦芤等。

2. 通经止痛　用于月经不调，痛经经闭，产后瘀滞腹痛。本品祛瘀生新而不伤正，善调经水，为妇科调经常用药。可单用研末酒调服，如丹参散，或配川芎、当归、益母草等，如宁坤至宝丹。

3. 清心除烦　用于热病烦躁神昏，心悸失眠。本品既清热凉血，又除烦安神，既能活血又能养血以安神定志。治热病烦躁神昏，可配生地黄、玄参、黄连、竹叶等；治心悸失眠，常配生地黄、酸枣仁、柏子仁等，如天王补心丹。

4. 凉血消痈　用于疮疡肿痛。本品既凉血活血，又清热消痈。治热毒瘀阻之疮疡肿痛者，常配清热解毒药；治乳痈初起，可配金银花、连翘等，如消乳汤。

【用法用量】 煎服，10～15g。活血化瘀宜酒炙用。

【使用注意】 不宜与藜芦同用。孕妇及月经过多者慎用。

【药理研究】 本品有扩张冠状动脉、增加血流量、抗心肌缺血、改善微循环、降低心肌耗氧量、改善心功能、增强心肌收缩力、降血压、降血脂、降血糖、抗凝血、抗血栓、保肝、抗过敏、调节免疫功能、抗炎、镇静、抗菌等作用。

【临床报道】 本品注射液肌内注射或静脉滴注，治慢性肾功能不全、糖尿病、青光眼、急慢性肝炎、肝纤维化、子宫内膜异位症等疾病，均有良效。

红花 Honghua

《新修本草》

【来源】 为菊科植物红花 *Carthamus tinctorius* L. 的干燥花。全国各地多有栽培，主产于河南、湖北、四川等地。夏季花由黄变红时采摘，阴干或晒干。生用。处方别名有杜红花、炒红花、醋红花等。

【性味归经】 辛，温。归心、肝经。

【功效应用】 活血通经，散瘀止痛。

用于经闭，痛经，产后瘀阻腹痛，癥瘕积聚，心腹瘀痛，跌仆损伤及斑疹色暗等。本品善活血通经止痛、祛瘀化滞。治经闭、痛经者，常配桃仁、当归、川芎等，如桃红四物汤；治癥积者，常配三棱、莪术等；治心脉瘀阻、胸痹心痛者，常配桂枝、瓜蒌、丹参等；治跌打损伤、瘀滞肿痛者，配乳香、没药等，或用红花酊、红花油涂搽；治斑疹色暗者，常配当归、紫草、大青叶等。

【用法用量】 煎服，3～10g。小剂量活血通经，大剂量破血催产。外用适量。

【使用注意】 孕妇及月经过多者忌用。

【配伍应用】

红花配桃仁　红花辛散温通，功效活血祛瘀、通经止痛；桃仁甘润苦降性平，功效活血祛瘀、润肠通便。两药相合，相得益彰，活血祛瘀力增强，凡瘀血证即可投用。

【药理研究】 本品有兴奋子宫、扩张血管、改善微循环、降低冠脉阻力、增加冠脉血流量、抗心肌缺血、抗凝血、抗血栓形成、降血脂及抗炎等作用。

【临床报道】 本品注射液静脉滴注或肌内注射，治脑梗死、冠心病心绞痛、肺心病、高脂血症、脂肪肝、神经性皮炎、多形红斑、突发性聋；配苦参、炙甘草制成浸膏片，治期前收缩等疾病，均有一定效果。

桃仁 Taoren

《神农本草经》

【来源】 为蔷薇科植物桃 *Prunus persica*（L.）Batsch 或山桃 *Prunus davidiana*（Carr.）Franch. 的干燥成熟种子。桃全国各地均产，多为栽培；山桃主产于辽宁、河北、河南等地，野生。果实成熟后采收，除去果肉和核壳，取出种子，晒干。生用或炒用。处方别名有炒桃仁、桃仁泥、光桃仁等。

【性味归经】 苦、甘，平。归心、肝、大肠经。

【功效应用】 活血祛瘀，润肠通便，止咳平喘。

1. 活血祛瘀 用于瘀血阻滞病证。本品善泄血滞，祛瘀力强，又称破血药，为治多种瘀血阻滞病证之常用药。治血瘀经闭痛经者，常配红花、当归、川芎等，如桃红四物汤；治产后瘀阻腹痛者，常配炮姜、川芎等，如生化汤；治癥瘕痞块者，常配三棱、莪术等；治跌仆损伤、瘀肿疼痛者，常配当归、红花、大黄等，如复元活血汤；治热壅血滞之肺痈、肠痈者，常配清热解毒消痈药。

2. 润肠通便 用于肠燥便秘。本品富含油脂，能润燥滑肠，常与苦杏仁、柏子仁等同用，如五仁丸。

3. 止咳平喘 用于咳嗽气喘。本品能降肺气，有止咳平喘之功，既可单品煮粥食用，又常配苦杏仁，如双仁丸。

【用法用量】 煎服，5～10g，宜捣碎入煎；桃仁霜入汤剂宜包煎。

【使用注意】 便溏者慎用。不可过量，过量可致中毒，出现头痛、目眩、心悸，甚至呼吸衰竭而死亡。孕妇忌服。桃仁不可与下列西药同用。①长期与镇咳类西药同用，如喷托维林等，会使呼吸功能受抑制。②有中枢抑制作用的西药，如硫喷妥钠、可待因、巴比妥盐类、地西泮等，极易导致毒性和副作用的协同增加。

【药理研究】 本品有兴奋子宫、抗凝血、抗血栓、抗炎、抗过敏、镇痛、镇咳及润肠缓泻等作用。

【临床报道】 苦扁桃仁苷注射液静脉滴注，治血吸虫性肝硬化，有显著疗效。

益母草 Yimucao

《神农本草经》

【来源】 为唇形科植物益母草 *Leonurus japonicus Houtt.* 的新鲜或干燥地上部分。我国大部分地区均产。鲜品春季幼苗期至初夏花前期采割；干品夏季茎叶茂盛、花未开或初开时采割，晒干，或切段晒干。生用或熬膏用。处方别名有益母艾、坤草等。

【性味归经】 苦、辛，微寒。归肝、心包、膀胱经。

【功效应用】 活血调经，利水消肿，清热解毒。

1. 活血调经 用于妇人血瘀经产诸证。本品祛瘀生新，为妇科经产之要药。治血滞经闭、痛经、经行不畅、产后腹痛、恶露不尽者，可单品熬膏服，如益母草膏，亦常配当归、川芎、赤芍等；治跌打损伤者，常配乳香、没药等，内服、外敷均可。

2. 利水消肿 用于水肿，小便不利。本品有利水消肿、活血化瘀之功。对水瘀互结之水肿尤宜，可单用，亦可配白茅根、泽兰等。

3. **清热解毒**　用于疮疡肿毒。本品既活血散瘀以止痛，又清热解毒以消肿。可单用外洗或外敷，亦可配黄柏、蒲公英、苦参等煎汤内服。

【用法用量】煎服，9～30g，鲜品12～40g；或熬膏、入丸剂。外用适量，捣敷或煎水外洗。

【使用注意】无瘀滞及阴虚血少者忌用。孕妇慎服。

【药理研究】本品有兴奋子宫作用，能使子宫收缩频率、幅度及紧张度增加；还有增加冠脉流量、减慢心率、改善微循环、抗血小板聚集、抗血栓形成、增强细胞免疫功能、降血压、利尿及抑制真菌等作用。

【临床报道】益母草膏内服，治高血压病；益母草注射液静脉滴注，治急性脑梗死、冠心病、高脂血症；配黄芪煎服，治肺心病等，均有良效。

牛膝 Niuxi

《神农本草经》

【来源】为苋科植物牛膝 *Achyranthes bidentata* Bl. 的干燥根。主产于河南。冬季茎叶枯萎时采挖，晒干。生用或酒炙用。处方别名有怀牛膝、淮牛膝等。

【性味归经】苦、甘、酸，平。归肝、肾经。

【功效应用】逐瘀通经，补肝肾，强筋骨，利尿通淋，引血下行。

1. **逐瘀通经**　用于瘀阻经闭、痛经、月经不调、产后腹痛及跌打伤痛等。本品善活血通经，祛瘀止痛。治妇科经产诸疾，常配桃仁、红花、当归等；亦能祛瘀疗伤，治跌打损伤者，多配续断等。

2. **补肝肾，强筋骨**　用于腰膝酸痛，筋骨无力。本品既活血祛瘀，又补益肝肾，强筋健骨，兼祛除风湿。治肝肾亏虚之腰痛膝软者，常配杜仲、续断；治痹痛日久之腰膝酸痛者，常配独活、桑寄生等；治湿热下注之足膝痿软者，则配苍术、黄柏，如三妙丸。

3. **利尿通淋**　用于淋证，水肿，小便不利。本品既利水通淋，又活血祛瘀。治热淋、血淋、砂淋者，配冬葵子、瞿麦、滑石等；治水肿、小便不利者，配地黄、泽泻等。

4. **引血下行**　用于上部火热证。本品能引火（血）下行，以降上炎之火。治肝阳上亢之头痛眩晕目赤者，常配赭石、牡蛎等，如镇肝熄风汤；治胃火上炎之牙痛、口疮者，可配熟地黄、石膏、知母等，如玉女煎；治气火上逆、迫血妄行之吐血、衄血者，则多配栀子、赭石等。

【用法用量】煎服，5～12g。补肝肾、强筋骨宜酒炙用，余皆宜生用。

【使用注意】梦遗滑精者、孕妇及月经过多者慎服。

【临床报道】本品配芹菜种子，治乳糜尿；配赭石、仙鹤草，治急性鼻衄，均有良效。

【附药】

川牛膝　为苋科川牛膝的根。主产于四川、贵州、云南等地。苦、甘、酸，平。归肝、肾经。功效与怀牛膝基本相同。怀牛膝偏于补肝肾、强筋骨，川牛膝偏于活血化瘀。用量用法同怀牛膝。

鸡血藤 Jixueteng

《本草纲目拾遗》

【来源】为豆科植物密花豆 *Spatholobus suberectus* Dunn 的干燥藤茎。主产于广西、云南等地。秋、冬二季采收，除去枝叶，切片，晒干。生用或熬膏用。

【性味归经】苦、甘，温。归肝、肾经。

【功效应用】活血补血，调经止痛，舒筋活络。

1. 活血补血，调经止痛 用于月经不调，痛经，闭经。本品行血散瘀，调经止痛，又兼补血，凡妇人血瘀及血虚之月经不调病证均可应用。属血瘀者，可配当归、川芎、香附等；属血虚者，则配当归、熟地黄、白芍等。

2. 舒筋活络 用于风湿痹痛，麻木瘫痪。本品行血养血，舒筋活络。如治风湿痹痛、肢体麻木者，可配独活、威灵仙、桑寄生等；治中风手足麻木、肢体瘫痪者，常配黄芪、丹参、地龙等；治血虚不养筋之肢体麻木及血虚萎黄者，多配黄芪、当归等。

【用法用量】煎服，9～15g，大剂量可用至30g；或浸酒服，或熬膏服。

【临床报道】本品制成糖浆或丸剂内服，治肿瘤化疗及其他原因造成的白细胞减少症、白血病；用鸡血藤为主制成糖浆口服，治血虚闭经；配麦芽、山楂、通草制成冲剂口服，治乳腺增生；配土大黄、仙鹤草等内服，治血小板减少性出血症；用藤川合剂（鸡血藤、川芎）内服，治冠心病等，均有效。

土鳖虫 Tubiechong

《神农本草经》

【来源】为鳖蠊科昆虫地鳖 *Eupolyphaga sinensis* Walker 或冀地鳖 *Steleophaga plancyi* (Boleny) 的雌虫干燥体。主产于两湖、江苏、河南，江苏的产品最佳。捕捉后，置沸水中烫死，晒干或烘干。处方别名有地鳖虫、土元、䗪虫等。

【性味归经】咸，寒；有小毒。归肝经。

【功效应用】破血逐瘀，续筋接骨。

1. 破血逐瘀 用于血瘀经闭，产后瘀阻腹痛，癥瘕痞块等。本品能破血逐瘀，通经，消癥散结。治经闭及产后瘀滞腹痛者，常配大黄、桃仁等，如下瘀血汤；治癥积痞块者，常配柴胡、桃仁、鳖甲等，如鳖甲煎丸。

2. 续筋接骨 用于跌打损伤，筋伤骨折，瘀肿疼痛。本品能活血消肿止痛，续筋接骨疗伤，为伤科常用药，常配自然铜、骨碎补、乳香等，如接骨紫金丹，亦可单品研末调敷或研末黄酒冲服。

【用法用量】煎服，3～10g。研末服，每次1～1.5g。黄酒送服，外用适量。

【使用注意】孕妇忌服。

【临床报道】本品配水蛭等量研末装胶囊口服，治高血压病等，有良效。此外，还可用于治冠心病、骨折、急性腰扭伤、坐骨神经痛、劳伤性胸痛以及晚期肿瘤等。

莪术 Ezhu

《药性论》

【来源】 为姜科植物蓬莪术 *Curcuma phaeocaulis* Val.、广西莪术 *Curcuma. kwangsiensis* S. G. Lee et C. F. Liang 或温郁金 *Curcuma wenyujin* Y. H. Chen et C. Ling 的干燥根茎。蓬莪术主产于四川、广东、广西；广西莪术又称桂莪术，主产于广西；温郁金又称温莪术，主产于浙江温州。冬季茎叶枯萎后采挖，洗净，蒸或煮至透心，晒干或低温干燥后除去须根和杂质。切片，生用或醋炙用。处方别名有炒莪术、醋莪术等。

【性味归经】 辛、苦，温。归肝、脾经。

【功效应用】 行气破血，消积止痛。

1. 行气破血　用于气滞血瘀之癥瘕痞块、经闭及胸痹心痛等。本品既破血逐瘀，又行气止痛，多用于气滞血瘀日久之重症，常与三棱相须而用。治妇科经闭、痛经者，常配当归、红花等；治胁下痞块疟母者，常配柴胡、鳖甲等；治胸痹心痛者，常配川芎、丹参等。

2. 消积止痛　用于食积脘腹胀痛。本品能破气消食积。治食积腹痛者，常配青皮、槟榔等，如莪术丸。

此外，本品尚有化瘀消肿止痛之功，还可用于跌打损伤、瘀肿疼痛等。

【用法用量】 煎服，6～9g。醋炙增强祛瘀止痛作用。

【使用注意】 孕妇及月经过多者忌用。

【配伍应用】

莪术配三棱　二者均能破血行气、消积止痛，配伍使用后药力更著，凡血瘀及食积重症均可投用。

【药理研究】 本品有抑制血小板聚集、抗血栓形成、抗炎、保肝、增强免疫功能、抗癌、升白细胞、抗早孕及抗菌等作用。

【临床报道】 莪术注射液以局部病灶静脉注射为主，治宫颈癌；复方莪术注射液（莪术、红花）静脉滴注，治冠心病心绞痛、缺血性脑血管病，均有良效。

三棱 Sanleng

《本草拾遗》

【来源】 为黑三棱科植物黑三棱 *Sparganium stoloniferum* Buch. – Ham 的干燥块茎。主产于江苏、河南、山东等地。冬季至次年春季采挖，洗净，削去外皮，晒干。切片，生用或醋炙用。处方别名有荆三棱、光三棱、京三棱等。

【性味归经】 辛、苦，平。归肝、脾经。

【功效应用】 破血行气，消积止痛。

所治病证与莪术基本相同，常相须为用。然三棱偏于破血，莪术偏于破气。

【用法用量】 煎服，5～10g。醋炙增强祛瘀止痛作用。

【使用注意】 不宜与芒硝、玄明粉同用。孕妇及月经过多者忌用。

【临床报道】 复方棱莪注射液静脉注射，治冠心病；配莪术、丹参等煎汤内服，治中风不遂；化瘀尿石汤（三棱、莪术等）内服，治上尿路结石等，均有良效。此外，本品还可用于治恶性肿瘤、盆腔炎、异位妊娠等。

水蛭 Shuizhi

《神农本草经》

【来源】 为水蛭科蚂蟥 *Whitmania pigra* Whitman、水蛭 *Hirudo nipponica* Whitman 或柳叶蚂蟥 *Whitmania acranulata* Whitman 的干燥全体。全国大部分地区均产。夏、秋二季捕捉，用沸水烫死，切断晒干或低温干燥。生用或用滑石粉烫后用。处方别名有炒水蛭、炙水蛭等。

【性味归经】 咸、苦，平；有小毒。归肝经。

【功效应用】 破血通经，逐瘀消癥。

用于癥瘕积聚，血瘀经闭，跌打损伤等。本品善破血逐瘀而通经脉、消癥积，瘀血重症多用。治癥瘕、经闭者，常配三棱、桃仁、红花等；治跌打损伤者，常配苏木、自然铜等，如接骨火龙丹。

【用法用量】 煎服，1～3g。烘干研末吞服，每次 0.3～0.5g。以入丸、散或研末服为宜，或以鲜活者放置于瘀肿局部吸血消瘀。

【使用注意】 孕妇及月经过多者忌服。

【临床报道】 水蛭粉或口服液内服，治高脂血症、脑出血、颅内血肿、脑梗死、肺源性心脏病等；以水蛭煎汤服，治血小板增多症；以水蛭提取物制成片剂，治冠心病心绞痛等，均有良效。

虎杖 Huzhang

《名医别录》

【来源】 为蓼科植物虎杖 *Polygonum cuspidatum* Sieb. et Zucc. 的干燥根茎和根。全国大部分地区均产，主产于江苏、江西、山东等地。春、秋二季采挖，除去须根，洗净，趁鲜切短段或厚片，晒干。生用或鲜用。处方别名有苦杖、大虫杖、斑杖、酸杖等。

【性味归经】 微苦，微寒。归肝、胆、肺经。

【功效应用】 利湿退黄，清热解毒，散瘀止痛，止咳化痰。

1. 利湿退黄 用于湿热黄疸，淋浊，带下。本品有清热利湿之功。治湿热黄疸者，可单用或配茵陈、黄柏、栀子；治湿热蕴结膀胱之小便涩痛、淋浊带下者，单用或配利尿通淋药。

2. 清热解毒 用于水火烫伤，痈肿疮毒，毒蛇咬伤。本品有凉血清热解毒之功。治水火烫伤而致肤腠灼痛或溃后流黄水者，单用或配地榆、冰片调敷患处；治湿毒蕴结肌肤之痈肿疮毒者，以虎杖根烧灰贴或煎汤洗患处；治毒蛇咬伤者，可取鲜品捣烂敷患处或煎浓汤内服。

3. 散瘀止痛 用于经闭，癥瘕，跌打损伤。本品有活血散瘀止痛之功。治经闭、痛经者，常配桃仁、延胡索、红花等；治癥瘕者，常配土瓜根、牛膝；治跌打损伤疼痛者，可配当归、乳香、没药等。

4. 止咳化痰 用于肺热咳嗽。本品既苦降泄热，又化痰止咳。可单用或配枇杷叶、黄芩等。

【用法用量】 煎服，9～15g。外用适量，制成煎液或油膏涂敷。

【使用注意】 脾虚便溏者忌服。孕妇慎服。虎杖不可与下列西药同用。①碱性较强的药物：虎杖所含的蒽醌类化学成分在碱性溶液中易氧化失效。②磺胺类：可与虎杖所含鞣质类成分结合而影响磺胺排泄，容易引发中毒性肝炎。

【临床报道】本品研粉内服，治上消化道出血；配金银花、丹参水煎服，治银屑病；配柴胡，治胆石症；制成合剂口服，治高脂血症；本品煎液外洗或坐浴，治念珠菌阴道炎等，均有一定疗效。

其他活血化瘀药小结见表23－1。

表23－1　其他活血化瘀药

分类	药名	性味归经	功效	主治
活血化瘀药	西红花	甘，平 心、肝	活血化瘀 凉血解毒 解郁安神	经闭癥瘕，产后瘀阻，跌打损伤，温毒发斑，忧郁痞闷，惊悸发狂
	王不留行	苦，平 肝、胃	活血通经 下乳消肿 利尿通淋	经闭，痛经，乳汁不下，乳痈肿痛，淋证涩痛
	月季花	甘，温 肝	活血调经 疏肝解郁	气滞血瘀，月经不调，痛经，闭经，胸胁胀痛
	自然铜	辛，平 肝	散瘀止痛 续筋接骨	跌打损伤，筋骨折伤，瘀肿疼痛
	苏木	甘、咸，平 心、肝、脾	活血祛瘀 消肿止痛	跌打损伤，骨折筋伤，瘀滞肿痛，经闭痛经，产后瘀阻，胸腹刺痛，痈疽肿痛
	血竭	甘、咸，平 心、肝	活血定痛 化瘀止血 生肌敛疮	跌打损伤，心腹瘀痛，外伤出血，疮疡不敛
	北刘寄奴	苦，寒 脾、胃、肝、胆	活血祛瘀 通经止痛 凉血止血 清热利湿	跌打损伤，外伤出血，瘀血经闭，月经不调，产后瘀痛，癥瘕积聚，血痢，血淋，湿热黄疸，水肿腹胀，白带过多
	穿山甲	咸，微寒 肝、胃	活血消癥 通经下乳 消肿排脓 搜风通络	经闭癥瘕，跌打肿痛，乳汁不通，痈肿疮毒，瘰疬痰核，风湿痹痛，中风瘫痪，麻木拘挛
	干漆	辛，温；有毒 肝、脾	破瘀通经 消积杀虫	瘀血经闭，癥瘕积聚，虫积腹痛

重点小结

活血化瘀药是通畅血行，以消散瘀血为主要作用，用于治疗瘀血证的药物。

丹参与川芎均善活血行瘀止痛，治妇科月经不调、经闭、痛经、癥瘕、产后瘀阻腹痛，内科胸痹、心痛、脘腹痛，外科痈肿疮毒，伤科跌打损伤等血瘀证。然丹参除化瘀止痛外，又善凉血，故宜于血瘀血热之妇、内、外、伤科诸证，并治风湿热痹，还能清心，治外感或内伤之血热心烦不眠。川芎除活血化瘀外，又能行气散风寒，故宜于血瘀有寒或兼气滞之妇、内、外、伤科诸证，并治肝郁气滞胁痛、各种头痛、风寒湿痹等。

姜黄与郁金均能活血破瘀、行气止痛，治肝郁气滞、瘀血内阻之胸腹胁肋刺痛、血滞癥瘕、经闭、痛经及月经不调等。然姜黄治寒凝血瘀气滞之证为好，又能通经、散风寒湿，善走肢臂，治上肢肩臂之风寒湿痹、跌打损伤之瘀血肿痛；外用治痈肿疮毒。郁金治血瘀气滞有热之证为佳，又能凉血清心、解郁安神、利胆退黄，多用治热病神昏、痰热癫痫、血热夹瘀出血、湿热黄疸等。

乳香与没药均善活血止痛、消肿生肌，常相须为用，治瘀血阻滞心腹诸痛、跌打肿痛、血滞经闭、癥瘕、痈疽疮肿等。然乳香长于活血伸筋；没药长于破血散瘀。

桃仁与红花均善活血化瘀，常相须为用，治妇科血滞经闭、痛经、癥瘕积聚、产后瘀阻腹痛，内科胸痛、心痛以及伤科跌打瘀痛。然桃仁破瘀生新为长，又能润肠通便，治肠痈、肠燥便秘；还能止咳平喘，治咳嗽气喘、肺痈。红花又能化斑消肿，治痈肿疮毒、脱疽、斑疹等。

莪术与三棱均善破血行气、消积止痛，治血瘀气滞之癥瘕积聚、经闭、痛经、产后瘀阻、跌打瘀肿及食积胀痛等，均多用醋炒，以增强止痛之力。然莪术偏于破气；三棱长于破血。

扫码“练一练”

药师考点

一、A型题（最佳选择题）

1. 川芎不宜治

   A. 风寒头痛　B. 瘀血头痛　C. 风湿头痛

   D. 风热头痛　E. 肝阳头痛

2. 益母草的主治病证不包括

   A. 水肿　B. 热痹肿痛　C. 疮痈肿毒

   D. 跌打瘀痛　E. 月经不调

二、B型题（配伍选择题）

A. 活血行气，祛风止痛　B. 活血行气，凉血清心

C. 散瘀止痛，止咳化痰　D. 逐瘀通经，引血下行

E. 行血补血，舒筋活络

3. 虎杖的功效是

4. 鸡血藤的功效是

三、C型题（综合分析选择题）

患者，女，40岁，每于经期出现经行腹痛，月经色暗，量少，常夹有血块，同时伴有大便秘结。舌暗苔白，脉涩。

5. 临床选药时下列何药为最佳选择
   A. 桃仁　B. 益母草　C. 丹参
   D. 牛膝　E. 姜黄
6. 临床上，上药还常与下列哪味药配伍使用
   A. 乳香　B. 红花　C. 牛膝
   D. 益母草　E. 丹参

四、X型题（多项选择题）

7. 既活血，又行气的药物有
   A. 水蛭　B. 郁金　C. 莪术
   D. 益母草　E. 延胡索
8. 丹参的功效有
   A. 活血通经　B. 凉血消痈　C. 祛瘀止痛
   D. 清心除烦　E. 疏肝解郁

扫码“学一学”

第二十四章　化痰止咳平喘药

学习目标

掌握　1. 化痰止咳平喘药的概念、功效、适应证、分类、配伍应用和使用注意。

2. 半夏、芥子、贝母、瓜蒌、竹茹、桔梗、苦杏仁、紫苏子、百部、旋覆花、桑白皮、葶苈子的分类归属、性味归经、功效应用、特殊用法用量、使用注意和不良反应。

熟悉　白附子、昆布、前胡、白前、白果、紫菀、款冬花、枇杷叶的分类归属、功效应用、特殊用法用量及使用注意。

了解　天南星、海藻、天竺黄、竹沥、瓦楞子、海蛤壳、礞石、胖大海、洋金花的分类归属和功效特点。

凡以祛痰或消痰为主要功效，主要用于治疗痰证的药物，称化痰药；以制止或减轻咳嗽和喘息为主要功效，主要用于治疗咳喘病证的药物，称止咳平喘药。因痰、咳、喘三者在病证上常相互兼夹，而化痰药多兼止咳平喘之功，止咳平喘药亦多有化痰之效，故将这两类药合并于一章介绍。

本章药物药味多辛、苦或甘，药性寒凉或温热。辛可宣通肺气，苦能降泄肺气，燥湿化痰，甘能润燥，凉可清热，温以散寒。主归肺、脾二经，具有宣降肺气、化痰止咳平喘等作用，主要用于痰多咳嗽气喘病证。亦可用于瘿瘤瘰疬、阴疽流注、癫痫惊厥、眩晕、中风等病证。根据药性及功用主治之不同，可分为温化寒痰药、清化热痰药、止咳平喘药三类。

化痰药常与止咳平喘药同用，并根据痰、咳、喘的不同病机而配伍，以治病求本，标本兼顾。外感而致者，配解表药；火热而致者，配清热药；里寒者，配温里药；虚劳者，配补虚药。此外，眩晕、癫痫、惊厥、昏迷，当配平肝息风、开窍、安神药；瘿瘤、瘰疬，配软坚散结之品；阴疽流注，配温阳通滞散结之品。

使用本类药物时须注意，温燥之性的温化寒痰药，不宜用于热痰、燥痰证；药性寒凉的清化热痰药，不宜用于寒痰与湿痰证。凡痰中带血等有出血倾向者，慎用温燥之性强烈的化痰药，以免加重出血。麻疹初起有表邪之咳嗽，一般以清宣疏解为主，不宜单用止咳药，尤不宜用温燥或有收敛之性的化痰止咳药，以免助热敛邪而影响麻疹的透发。

第一节　温化寒痰药

温化寒痰药药性多温燥，有温肺祛寒、燥湿化痰之功，部分药物兼有软坚散结、消肿止痛作用。主要用于治疗寒痰、湿痰犯肺引起的咳嗽气喘、痰白清稀、量多易咳、舌苔白腻以及寒痰、湿痰所致的眩晕、肢体麻木、癫痫惊厥、中风痰迷、瘿瘤瘰疬、阴疽流注等。使用时常与温散寒邪、燥湿健脾的药物配伍。

半夏 Banxia

《神农本草经》

【来源】为天南星科植物半夏 *Pinellia ternata*（Thunb.）Breit. 的干燥块茎。全国大部分地区均产，主产于四川、湖北、江苏等地。夏、秋二季采挖，洗净，除去外皮和须根，晒干。生用或炮制后用。处方别名有法半夏、姜半夏、清半夏、半夏曲、制半夏、生半夏等。

【性味归经】辛，温；有毒。归脾、胃、肺经。

【功效应用】燥湿化痰，降逆止呕，消痞散结；外用消肿止痛。

1. 燥湿化痰　用于湿痰，寒痰，咳喘痰多，痰饮眩悸，风痰眩晕，痰厥头痛。本品善燥湿浊而化痰，为治湿痰之要药。治痰湿阻肺之咳嗽气逆、痰多质稀者，常配陈皮、茯苓等，如二陈汤；兼表寒之痰多清稀者，可配麻黄、细辛、干姜等，如小青龙汤；治风痰眩晕者，则配天麻、白术等，如半夏白术天麻汤。

2. 降逆止呕　用于呕吐反胃。本品为止呕之要药。治痰饮或胃寒呕吐者尤宜，常配生姜，如小半夏汤；治胃热呕吐者，则配黄连、竹茹等。

3. 消痞散结　用于胸脘痞闷，梅核气。本品有辛开散结，化痰消痞之功。治寒气痰浊结聚之胸痹者，常配瓜蒌、薤白等，如瓜蒌薤白半夏汤；治痰热结胸者，常配瓜蒌、黄连，如小陷胸汤；治心下痞满者，常配干姜、黄连、黄芩，如半夏泻心汤；治气滞痰凝之梅核气者，常配厚朴、苏叶、茯苓等，如半夏厚朴汤。

4. 消肿止痛　用于瘿瘤，痰核，痈疽肿毒及毒蛇咬伤。本品内服能消痰散结，外用能消肿止痛。治瘿瘤痰核者，常配昆布、海藻、贝母等；治痈疽发背、无名肿毒初起或毒蛇咬伤者，可生品研末调敷或鲜品捣敷。

【用法用量】煎服，3～9g，内服一般炮制后使用。不同制品功用有别，姜半夏长于降逆止呕；法半夏长于燥湿和胃；清半夏长于化湿痰；半夏曲长于化痰消食；竹沥半夏长于清热化痰。生半夏外用。外用适量，磨汁涂或研末以酒调敷患处。

【使用注意】阴虚燥咳、出血证忌用。热痰、燥痰慎用。生品一般不作内服。不宜与川乌、制川乌、草乌、制草乌、附子同用。

【药理研究】本品有镇咳、镇吐、调节胃肠功能、利胆、抗癌、抗早孕等作用。

【临床报道】小半夏加茯苓汤，治病毒性心肌炎；姜半夏配附片、白术等水煎服，治尿毒症；生品外用，治急性乳腺炎、寻常疣等；掌叶半夏提取物制成片剂口服，并以其栓剂贴敷宫颈，治子宫癌等，均有效。

白附子 Baifuzi

《中药志》

【来源】为天南星科植物独角莲 *Typhonium giganteum* Engl. 的干燥块茎。主产于河南、甘肃、湖北等地。秋季采挖，除去须根和外皮，晒干；或用白矾、生姜制后切片。处方别名有独角莲、鸡心白附等。

【性味归经】辛，温；有毒。归胃、肝经。

【功效应用】祛风痰，定惊搐，解毒散结，止痛。

1. 祛风痰，定惊搐　用于中风痰壅，口眼㖞斜，惊风癫痫，破伤风。本品善祛风痰而解痉止痛。治中风口眼㖞斜者，常配全蝎、僵蚕；治风痰壅盛之惊风、癫痫者，常配半夏、天南星；治破伤风，常配防风、天麻、天南星等。

2. 解毒散结 用于瘰疬痰核，毒蛇咬伤。本品有解毒散结止痛之功。治瘰疬痰核者，可鲜品捣烂外敷；治毒蛇咬伤者，可磨汁内服并外敷，亦可配其他解毒药。

3. 止痛 用于痰厥头痛，眩晕。本品既祛风痰，又止痛，其性上行，尤善治头面部诸疾。治痰厥头痛、眩晕，常配半夏、天南星；治偏正头痛，可配白芷。

【用法用量】煎服，3～6g；研末服，0.5～1g。内服宜制用。外用适量，生品捣烂、熬膏或研末以酒调敷患处。

【使用注意】本品辛温燥烈，故阴虚血虚动风或热盛动风者不宜用。生品内服宜慎。孕妇慎用。

【临床报道】本品配猫眼草、蟾蜍皮等制成膏药外敷，治肺结核，有良效。

芥子 Jiezi

《名医别录》

【来源】为十字花科植物白芥 *Sinapis alba* L. 或芥 *Brassica juncea*（L.）Czern. et Coss. 的干燥成熟种子。前者习称“白芥子”，后者习称“黄芥子”。主产于安徽、河南、四川等地。夏末秋初果实成熟时采割植株，晒干，打下种子，除去杂质。生用或炒用。处方别名有炒芥子等。

【性味归经】辛，温。归肺经。

【功效应用】温肺豁痰利气，散结通络止痛。

1. 温肺豁痰利气 用于寒痰咳嗽，悬饮等。本品能散肺寒，利气机，通经络，化寒痰，逐水饮。治寒痰壅肺之咳喘胸闷痰多者，常配紫苏子、莱菔子，即三子养亲汤；治悬饮咳喘胸满胁痛者，常配甘遂、大戟等，如控涎丹。

2. 散结通络止痛 用于阴疽流注，肢体麻木，关节肿痛等。本品能祛经络之痰，又能消肿散结，通络止痛。治阴疽流注者，常配鹿角胶、肉桂、熟地黄等，如阳和汤；治痰湿阻滞经络之肢体麻木或关节肿痛者，常配马钱子、没药等。

【用法用量】煎服，3～9g。外用适量，研末醋调。

【使用注意】久咳肺虚、阴虚火旺、消化道溃疡、出血者忌用。用量不宜过大，过量易致胃肠炎，引起腹痛、腹泻。外敷对皮肤黏膜有刺激性，易引起发疱，故皮肤过敏者忌用。

【临床报道】本品研末调糊外用，治面瘫、颈部淋巴结结核、白癜风、癣、疥疮等，有良效。

旋覆花 Xuanfuhua

《神农本草经》

【来源】为菊科植物旋覆花 *Inula japonica* Thunb. 或欧亚旋覆花 *Inula britannica* L. 的干燥头状花序。主产于河南、河北、江苏等地。夏、秋二季花开放时采收，除去杂质，阴干或晒干。生用或蜜炙用。处方别名有夏菊、金沸花、金钱花、复花等。

【性味归经】苦、辛、咸，微温。归肺、脾、胃、大肠经。

【功效应用】降气，消痰，行水，止呕。

1. 降气，消痰，行水　用于咳喘痰多，痰饮蓄结，胸膈痞闷。本品降气化痰而平喘咳，消痰行水而除痞满。治寒痰咳喘者，常配紫苏子、半夏；属痰热者，则配桑白皮、瓜蒌；治顽痰胶结之胸中满闷者，则配浮海石、蛤壳等。

2. 止呕　用于噫气，呕吐。本品善降胃气而止呕噫。治痰浊中阻、胃气上逆之噫气呕吐者，常配赭石、半夏、生姜等，如旋覆代赭汤。

【用法用量】 3～9g，包煎。

【使用注意】 阴虚劳嗽、津伤燥咳者忌用。

【配伍应用】

旋覆花配赭石　旋覆花苦降微温，功善降逆止呕、降气化痰；赭石质重性寒，功善镇潜平肝降逆。两药配伍，寒温并用，降肺胃之逆气力增强，治气逆呕恶、喘息效佳。

【临床报道】 旋覆代赭汤内服，治癔症、眩晕呕吐等疾病，有良效。

白前 Baiqian

《名医别录》

【来源】 为萝藦科植物柳叶白前 *Cynanchum stauntonii*（Decne.）Schltr. ex Levl. 或芫花叶白前 *Cynanchum glaucescens*（Decne.）Hand. －Mazz. 的干燥根茎和根。主产于浙江、安徽、江苏等地。秋季采挖，洗净，晒干。生用或蜜炙用。处方别名有石蓝、嗽药等。

【性味归经】 辛、苦，微温。归肺经。

【功效应用】 降气，消痰，止咳。

用于肺气壅实，咳嗽痰多，胸满喘急。本品善消痰、降肺气以平咳喘，为肺家要药，无论寒热皆可应用。治外感风寒咳嗽、咳痰不爽者，常配荆芥、桔梗等，如止嗽散；治咳喘浮肿、喉中痰鸣、不能平卧者，则配紫菀、半夏、大戟等，如白前汤；治内伤肺热咳喘者，常配桑白皮、葶苈子等，如白前丸；治久咳肺气阴两虚者，常配黄芪、沙参等。

【用法用量】 煎服，3～10g。

【使用注意】 肺虚干咳者慎服。本品对胃黏膜有刺激性，胃病及有出血倾向者忌服。

【临床报道】 本品配青黛、白果、桑白皮等，治小儿肺炎，有良效。

第二节　清化热痰药

清化热痰药药性多苦寒或甘寒质润，有清热化痰、润燥化痰之功。部分药物味咸，兼能软坚散结。主要用于治疗热痰壅肺引起的咳嗽气喘、痰黄质稠，以及燥痰犯肺引起的痰少质黏，咳吐不爽等；亦可用于痰火郁结所致的瘿瘤、瘰疬等。临床使用时常与清热泻火、养阴润肺药配伍。

前胡 Qianhu

《名医别录》

【来源】 为伞形科植物白花前胡 *Peucedanum praeruptorum* Dunn 的干燥根。主产于浙江、河南、湖南等地。冬季至次春茎叶枯萎或未抽花茎时采挖，除去须根，洗净，晒干或低温干燥。切片，生用或蜜炙用。处方别名有信前胡等。

【**性味归经**】苦、辛，微寒。归肺经。

【**功效应用**】降气化痰，散风清热。

1. **降气化痰** 用于痰热咳喘。本品辛散苦降，性寒清热，宜用于痰热壅肺、肺失宣降之咳喘胸满、咳痰黄稠量多者，常配苦杏仁、桑白皮、贝母等，如前胡散。

2. **散风清热** 用于风热咳嗽。本品疏散风热，宣发肺气，化痰止咳。治外感风热之身热头痛、咳嗽痰多者，常配桑叶、牛蒡子、桔梗等。

【**用法用量**】煎服，3～10g；或入丸、散。

【**使用注意**】阴虚咳嗽、寒饮喘咳者慎服。

【**临床报道**】前胡粉口服，治细菌性痢疾、肠炎；配麻黄煎汁频服，治小儿腹泻；水煎服，治慢性阻塞性肺疾病合并继发性肺动脉高压等，均有良效。

桔梗 Jiegeng

《神农本草经》

【**来源**】为桔梗科植物桔梗 *Platycodon grandiflorum*（Jacq.）A. DC. 的干燥根。全国大部分地区均产，以东北、华北地区产量较大，华东地区质量较优。春、秋二季采挖，干燥。生用。处方别名有苦桔梗、白桔梗、玉桔梗等。

【**性味归经**】苦、辛，平。归肺经。

【**功效应用**】宣肺，祛痰，利咽，排脓。

1. **宣肺，祛痰** 用于咳嗽痰多，胸闷不畅。本品开宣肺气，祛痰，无论寒热皆可应用。属风寒者，配紫苏、苦杏仁，如杏苏散；属风热者，配桑叶、菊花、苦杏仁，如桑菊饮；治痰滞胸痞者，常配枳壳。

2. **利咽** 用于咽痛音哑。本品能宣肺利咽开音。治外邪犯肺之咽痛失音者，常配甘草、牛蒡子等，如桔梗汤及加味甘桔汤；治热毒炽盛之咽喉肿痛者，可配射干、马勃、板蓝根等。

3. **排脓** 用于肺痈吐脓。本品利肺气以排壅肺之脓痰。治肺痈咳嗽胸痛、咳痰腥臭者，可配甘草，如桔梗汤。

此外，桔梗有载药上行的作用，可作舟楫之剂，载诸药上浮，临床常在治疗肺经病变的方药中，加入桔梗，以引药上行。

【**用法用量**】煎服，3～10g。

【**使用注意**】本品用量过大易致恶心，故气机上逆之呕吐、呛咳、眩晕及阴虚久咳、咯血者不宜用。桔梗不可与下列西药同用。①酸性较强的药物：其所含皂苷极易水解而失效。②金属离子盐类药物：同服后可形成沉淀而难以吸收。

【**药理研究**】本品有祛痰、镇咳、抗炎、镇静、镇痛、解热、降血糖、降血脂等作用。

【**临床报道**】本品配鱼腥草煎服，治肺炎；配诃子、甘草等，治急性咽炎等，均有良效。

川贝母 Chuanbeimu

《神农本草经》

【来源】为百合科植物川贝母 *Fritillaria cirrhosa* D. Don、暗紫贝母 *Fritillaria unibracteata* Hsiao et K. C. Hsia、甘肃贝母 *Fritillaria przewalskii* Maxim.、梭砂贝母 *Fritillaria delavayi* Franeh.、太白贝母 *Fritillaria taipaiensis* P. Y. Li 或瓦布贝母 *Fritillaria unibracteata* Hsiao et K. C. Hsia var. *wabuensis*（S. Y. Tang et S. C. Yue）Z. D. Liu，S. Wang et S. C. Chen 的干燥鳞茎。按性状不同分别习称“松贝”“青贝”“炉贝”和“栽培品”。主产于四川、云南、甘肃等地。夏、秋二季或积雪融化后采挖，晒干或低温干燥。生用。处方别名有川贝等。

【性味归经】苦、甘，微寒。归肺、心经。

【功效应用】清热润肺，化痰止咳，散结消痈。

1. **清热润肺，化痰止咳** 用于痰热、肺燥、阴虚咳嗽。本品既清肺泄热化痰，又润肺止咳，尤宜于内伤久咳，肺热燥咳。治肺热肺燥咳嗽者，常配知母，如二母丸；治肺虚劳嗽、阴虚久咳有痰者，常配沙参、麦冬等。

2. **散结消痈** 用于瘰疬疮肿，乳痈，肺痈。本品能清热化痰，散结消痈。治痰火郁结之瘰疬者，常配玄参、牡蛎等，如消瘰丸；治热毒壅结之疮痈、肺痈者，常配蒲公英、鱼腥草等。

【用法用量】煎服，3～10g。研细末冲服，每次1～2g。

【使用注意】寒痰、湿痰不宜用。不宜与川乌、制川乌、草乌、制草乌、附子同用。

【药理研究】本品有镇咳、祛痰、降血压、松弛肠道肌肉、兴奋子宫、抗菌及升高血糖等作用。

【临床报道】本品配鸡胆、百部研粉制成散剂内服，治小儿百日咳；配苦参、党参水煎服，治前列腺肥大，均有良效。

浙贝母 Zhebeimu

《本草正》

【来源】为百合科植物浙贝母 *Fritillaria thunbergii* Miq. 的干燥鳞茎。原产于浙江象山，现主产于浙江鄞县；江苏、安徽、湖南等地亦产。初夏植株枯萎时采挖，洗净。大小分开，大者除去芯芽，习称“大贝”；小者不去芯芽，习称“珠贝”。分别撞擦，除去外皮，拌以煅过的贝壳粉，吸去擦出的浆汁，干燥；或取鳞茎，大小分开，洗净，除去芯芽，趁鲜切成厚片，洗净，干燥，习称“浙贝片”。切厚片或打成碎块用。处方别名有浙贝、象贝母、象贝、大贝母、大贝等。

【性味归经】苦，寒。归肺、心经。

【功效应用】清热化痰止咳，解毒散结消痈。

1. **清热化痰止咳** 用于风热、痰热咳嗽。本品功似川贝母而偏苦泄。治风热咳嗽者，常配桑叶、前胡等；治痰热郁肺之咳嗽者，常配瓜蒌、知母等。

2. **解毒散结消痈** 用于瘰疬，瘿瘤，疮痈，肺痈等。本品清泄热毒，开郁散结。治瘰疬者，常配玄参、牡蛎等，如消瘰丸；治瘿瘤者，常配海藻、昆布；治疮痈者，常配连翘、蒲公英等；治肺痈者，常配鱼腥草、芦根等。

【用法用量】煎服，5～10g。

【使用注意】寒痰、湿痰不宜用。不宜与川乌、制川乌、草乌、制草乌、附子同用。

【药理研究】本品有镇咳、祛痰、平喘、降血压、镇静、镇痛、增强离体小肠的收缩和蠕动、兴奋子宫平滑肌等作用。

【临床报道】本品配苦参、党参水煎服，治前列腺肥大；配瓜蒌、桂枝共研细末内服，治肋软骨炎；配法半夏研末送服，治慢性咽喉炎；配白及研末送服或含化，治口腔溃疡；配冰片研末调敷患处，治冻疮等，均有良效。

瓜蒌 Gualou

《神农本草经》

【来源】为葫芦科植物栝楼 *Trichosanthes kirilowii* Maxim. 或双边栝楼 *Trichosanthes rosthornii* Harms 的干燥成熟果实。全国大部分地区均产，主产于河北、河南、安徽等地。秋季果实成熟时，连果梗剪下，置通风处阴干。将壳与种子分别干燥生用，称瓜蒌皮、瓜蒌仁，皮仁合用称全瓜蒌。生用或以仁制霜用。处方别名有全瓜蒌、栝楼、瓜蒌皮、瓜蒌仁、瓜蒌仁霜等。

【性味归经】甘、微苦，寒。归肺、胃、大肠经。

【功效应用】清热涤痰，宽胸散结，润燥滑肠。

1. **清热涤痰**　用于痰热咳喘。本品有清肺化痰之功。治肺热咳嗽痰稠者，常配知母、浙贝母等；治痰热内结之咳痰黄稠、胸闷而大便不畅者，常配黄芩、枳实等，如清气化痰丸。

2. **宽胸散结**　宽胸用于胸痹，结胸。本品能宽胸散结，通利胸膈之闭塞。治痰浊痹阻而胸阳不通之胸痹者，可配薤白、半夏，如瓜蒌薤白半夏汤；治痰热结胸之胸膈痞满、按之则痛者，则配黄连、半夏，如小陷胸汤。

散结用于肺痈，肠痈，乳痈。治肺痈咳吐脓血者，常配鱼腥草、芦根等；治肠痈者，则配败酱草、大血藤等；治乳痈初起之红肿热痛者，可配蒲公英、金银花、牛蒡子等。

3. **润燥滑肠**　用于肠燥便秘。瓜蒌仁质润多油，有润肠通便之功。治胃肠实热、肠燥便秘者，常配火麻仁、郁李仁等。

【用法用量】煎服，瓜蒌皮 6～10g，瓜蒌仁、全瓜蒌 9～15g。瓜蒌皮长于清肺化痰，利气宽胸；瓜蒌仁长于润肺化痰，滑肠通便；全瓜蒌兼具二者功效。

【使用注意】脾虚便溏及湿痰、寒痰忌服。不宜与川乌、制川乌、草乌、制草乌、附子同用。

【临床报道】全瓜蒌水煎内服，治早期急性乳腺炎；配全蝎研细末内服，治乳房纤维腺瘤、乳腺小叶增生；本品制成片剂口服或瓜蒌皮注射液静脉滴注，治冠心病心绞痛等，均有效。

竹茹 Zhuru

《名医别录》

【来源】为禾本科植物青秆竹 *Bambusa tuldoides* Munro、大头典竹 *Sinocalamus beecheyanus*（Munro）McClure var. pubescens P. F. Li 或淡竹 *Phyllostachys nigra*（Lodd.）Munro var. henonis（Mitf.）Stapf ex Rendle 茎秆的干燥中间层。主产于长江流域和南方各省。全年均可采制，取新鲜茎，除去外皮，将稍带绿色的中间层刮成丝条，或削成薄片，捆扎成束，阴干。生用或姜汁炙用。处方别名有淡竹茹、鲜竹茹、姜竹茹等。

【性味归经】甘，微寒。归肺、胃、心、胆经。

【功效应用】清热化痰，除烦，止呕。

1. 清热化痰，除烦　用于痰热、肺热咳嗽，痰热心烦不寐。本品善清化热痰，兼能除烦。治肺热咳嗽之痰黄稠者，常配瓜蒌、桑白皮等；治痰火内扰之胸闷痰多、心烦不寐者，常配枳实、半夏、茯苓，如温胆汤。

2. 止呕　用于胃热呕吐、妊娠恶阻。本品能清热降逆止呕，为治热性呕逆之要药，常配黄连、黄芩、生姜等，如竹茹饮；治胃虚有热之呕吐者，常配人参、陈皮、生姜等，如橘皮竹茹汤；治胎热之恶阻呕逆者，常配枇杷叶、陈皮等。

【用法用量】煎服，5～10g。清热化痰宜生用，止呕宜姜汁炙用。

【临床报道】本品配生姜、茯苓、乌梅水煎服，治妊娠恶阻；竹茹粉直接洒于溃疡面，治皮肤溃疡等，均有良效。

竹沥 Zhuli

《名医别录》

【来源】同竹茹。系新鲜的淡竹和青杆竹等竹杆经火烤灼而流出的淡黄色澄清液汁。处方别名有竹汁、竹油等。

【性味归经】甘，寒。归心、肺、肝经。

【功效应用】清热豁痰，定惊利窍。

1. 清热豁痰　用于痰热咳喘。本品祛痰力强。治痰热咳喘、痰稠难咳、顽痰胶结者最宜，常配半夏、黄芩等，如竹沥达痰丸。

2. 定惊利窍　用于中风痰迷，惊痫癫狂。本品善涤痰泄热而开窍定惊。治中风口噤者，配姜汁饮之；治小儿惊风者，常配胆南星、牛黄等。

【用法用量】煎服，30～60g，冲服。

【使用注意】本品寒滑，故寒痰喘咳及便溏者慎用。

【临床报道】金果饮、复方鲜竹沥联合超声雾化，治慢性咽炎；在应用常规药物的基础上，胃管注入鲜竹沥，治重症乙型脑炎；竹沥油涂搽患处，治体癣；鲜竹沥口服，治氯氮平引起的流涎等，均有良效。

昆布 Kunbu

《名医别录》

【来源】为海带科植物海带 *Laminaria japonica* Aresch. 或翅藻科植物昆布 *Ecklonia kurome* Okam. 的干燥叶状体。主产于山东、辽宁、浙江等地。夏、秋二季采捞，晒干。处方别名有纶布、海昆布、面其菜等。

【性味归经】咸，寒。归肝、胃、肾经。

【功效应用】消痰软坚散结，利水消肿。

1. 消痰软坚散结 用于瘿瘤，瘰疬，睾丸肿痛。本品咸能软坚，消痰散结。治瘿瘤者，常配海藻、贝母等，如海藻玉壶汤；治瘰疬者，常配夏枯草、玄参、连翘等，如内消瘰疬丸；治睾丸肿胀疼痛者，常配橘核、海藻等，如橘核丸。

2. 利水消肿 用于痰饮水肿。本品有利水消肿之功，但单用力薄，多配茯苓、猪苓、泽泻等。

【用法用量】 煎服，6～12g。

【使用注意】 昆布不宜与治疗甲状腺功能亢进的西药同用。

【临床报道】 以2%昆布液离子导入，再配以1%昆布液点眼，治视网膜震荡、玻璃体混浊；昆布温水泡服后加调料服，治便秘等，均有良效。

第三节　止咳平喘药

本类药物味辛、苦或甘，性温或寒。具有止咳平喘之功。主要用于各种咳嗽气喘病证。咳喘病因复杂，既有外感内伤之别，又有寒热虚实之异。临床应用时应审证求因，随证选用不同的止咳平喘药，并配伍相应的药物，方能标本兼顾。切不可见咳治咳，见喘治喘。个别麻醉镇咳定喘药，因易成瘾，易恋邪，用之宜慎。

苦杏仁 Kuxingren

《神农本草经》

【来源】 为蔷薇科植物山杏 *Prunus armeniaca* L. var. *ansu* Maxim.、西伯利亚杏 *Prunus sibirica* L.、东北杏 *Prunus mandshurica*（Maxim.）或杏 *Prunus armeniaca* L. 的干燥成熟种子。主产于我国东北、内蒙古、华北及长江流域。夏季采收成熟果实，除去果肉和核壳，取出种子，晒干。生用或炒用，用时捣碎。处方别名有杏仁、炒苦杏仁、杏子等。

【性味归经】 苦，微温；有小毒。归肺、大肠经。

【功效应用】 降气止咳平喘，润肠通便。

1. 降气止咳平喘 用于咳嗽气喘，胸满痰多。本品为治咳喘之要药，随证配伍可用于多种咳喘病证。属风寒者，常配麻黄、甘草，如三拗汤；属风热者，常配桑叶、菊花等，如桑菊饮；属燥热者，常配桑叶、沙参等，如桑杏汤；属肺热咳者，常配石膏等，如麻杏石甘汤。

2. 润肠通便 用于肠燥便秘。本品质润多脂，味苦而下气。常配柏子仁、郁李仁等，如五仁丸。

【用法用量】 煎服，5～10g，宜打碎入煎。生品入煎剂后下。

【使用注意】 本品有小毒，内服不宜过量，以免中毒。婴儿慎用。苦杏仁不可与下列西药同用。①镇咳类西药：如喷托维林等，若长期与此类药物同用，会使呼吸功能受抑制。②有中枢抑制作用的西药：如硫喷妥钠、可待因、巴比妥盐类、地西泮等，若同用，极易导致毒性或副作用的协同增加。

【药理研究】 本品有镇咳、平喘、缓泻、抗肿瘤、抑制胃蛋白酶活性等作用。

【临床报道】 本品配铜绿研粉香油调敷，治脓疱疮，有良效。

紫苏子 Zisuzi

《名医别录》

【来源】 为唇形科植物紫苏 *Perilla frutescens*（L.）Britt. 的干燥成熟果实。主产于江苏、安徽、河南等地。秋季果实成熟时采收，除去杂质，晒干。生用或微炒，用时捣碎。处方别名有苏子、炒紫苏子、黑苏子等。

【性味归经】 辛，温。归肺经。

【功效应用】 降气化痰，止咳平喘，润肠通便。

1. **降气化痰，止咳平喘** 用于痰壅气逆，咳嗽气喘。本品善降肺气，化痰涎，气降痰消则咳喘自平。治咳喘痰多、胸闷食少者，常配芥子、莱菔子，如三子养亲汤；治上盛下虚之久咳痰喘者，则配肉桂、当归、厚朴等，如苏子降气汤。

2. **润肠通便** 用于肠燥便秘。本品富含油脂，能润燥滑肠，又能降泄肺气以助大肠传导。常配苦杏仁、火麻仁等，如紫苏麻仁粥。

【用法用量】 煎服，3～10g，宜打碎入煎。

【使用注意】 气虚久咳、阴虚喘逆及脾虚便溏者忌服。

【临床报道】 本品制剂苏子油软胶囊口服，治高脂血症有良效。

百部 Baibu

《名医别录》

【来源】 为百部科植物直立百部 *Stemona sessilifolia*（Miq.）Miq.、蔓生百部 *Stemona japonica*（Bl.）Miq. 或对叶百部 Stemona tuberosa Lour. 的干燥块根。主产于安徽、江苏、湖北等地。春、秋二季采挖，晒干。生用或蜜炙用。处方别名有九丛根、九虫根、山百根、炙百部等。

【性味归经】 甘、苦，微温。归肺经。

【功效应用】 润肺下气止咳，杀虫灭虱。

1. **润肺下气止咳** 用于新久咳嗽，肺痨咳嗽，顿咳。本品功专润肺止咳，外感内伤之暴咳、久嗽皆可。治外感咳嗽者，常配桔梗、紫菀等，如止嗽散；治阴虚肺痨咳嗽者，常配阿胶、川贝母等；治顿咳者，可单用或配川贝母、紫菀、白前等。

2. **杀虫灭虱** 用于蛲虫病，阴痒，头虱，体虱等。治蛲虫病者，以本品浓煎，睡前保留灌肠；治阴道滴虫者，可单用或配蛇床子、苦参等煎汤坐浴外洗；治头虱、体虱及疥癣者，可制成20%酒精溶液或50%水煎剂外搽。

【用法用量】 煎服，3～9g。外用适量，水煎或酒浸。久咳虚喘宜蜜炙用。

【使用注意】 本品易伤胃滑肠，故脾虚食少便溏者慎服。

【临床报道】 以本品为主药制成百日咳药粉、小儿百部止咳糖浆、百咳静糖浆等，治百日咳；本品酒精浸泡液外搽患部，治急性荨麻疹、皮肤瘙痒症、外耳道炎、阴虱等；配黄芩、丹参，治肺结核等，均有良效。

紫菀 Ziwan

《神农本草经》

【来源】为菊科植物紫菀 *Aster tataricus* L. f. 的干燥根和根茎。主产于东北、华北、河南等地。春、秋二季采挖，晒干。生用或蜜炙用。处方别名有紫菀茸、炙紫菀等。

【性味归经】辛、苦，温。归肺经。

【功效应用】润肺下气，消痰止咳。

用于痰多喘咳，新久咳嗽，劳嗽咯血。本品善润肺下气，开肺郁，化痰浊而止咳。无论咳嗽新久，寒热虚实，皆可用之。治外感风寒之咳嗽咽痒者，常配荆芥、桔梗等，如止嗽散；治肺虚久咳、劳嗽痰血者，则配阿胶、川贝母等，如紫菀汤。

【用法用量】煎服，5～10g。外感暴咳生用，肺虚久咳蜜炙用。

【使用注意】燥热、实热咳嗽不宜单独使用本品。

【临床报道】本品配知母、川贝母、桔梗等组成紫菀汤，治肺结核、支气管扩张、肺癌咯血等，有良效。

款冬花 Kuandonghua

《神农本草经》

【来源】为菊科植物款冬 *Tussilago farlara* L. 的干燥花蕾。主产于河南、甘肃、山西、陕西等地。12 月或地冻前当花尚未出土时采挖，除去花梗和泥沙，阴干。生用或蜜炙用。处方别名有冬花、冬花蕊等。

【性味归经】辛、微苦，温。归肺经。

【功效应用】润肺下气，止咳化痰。

用于新久咳嗽，喘咳痰多，劳嗽咯血。本品治咳喘无论寒热虚实，皆可随证配伍。偏寒者，可配干姜、紫菀、五味子，如款冬煎；肺热者，则配知母、桑叶、川贝母，如款冬花汤；治肺气虚弱之咳嗽不已者，常配人参、黄芪；治阴虚燥咳者，则配沙参、麦冬；治喘咳日久痰中带血者，常配百合，如百花膏；治肺痈咳吐脓痰者，可配桔梗、薏苡仁等，如款花汤。

【用法用量】煎服，5～10g。外感暴咳宜生用，肺虚久咳宜蜜炙用。

【使用注意】咯血及肺痈咳吐脓血者慎用。

【临床报道】以本品捣成糊状，涂于消毒布块外贴于伤面，治慢性骨髓炎等，有良效。

枇杷叶 Pipaye

《名医别录》

【来源】为蔷薇科植物枇杷 *Eriobotrya japonica*（Thunb.）Lindl. 的干燥叶。主产于广东、江苏、浙江等地。全年均可采收，晒干。切丝，生用或蜜炙用。处方别名有巴叶等。

【性味归经】 苦，微寒。归肺、胃经。

【功效应用】 清肺止咳，降逆止呕。

1. 清肺止咳　用于肺热咳嗽，气逆喘急。本品有清降肺气之功。可单用或配黄芩、桑白皮、栀子等，如枇杷清肺饮；治咳痰不爽、口干舌红者，宜配桑叶、麦冬、阿胶等，如清燥救肺汤。

2. 降逆止呕　用于胃热呕吐，烦热口渴。本品清胃热、降胃气而止呕逆、除烦渴，常配陈皮、竹茹等。

【用法用量】 煎服，6～10g。止咳宜蜜炙用，止呕宜生用。

【使用注意】 肺寒咳嗽及胃寒呕吐者慎服。枇杷叶不宜长期与镇咳类西药如喷托维林等同用，以免抑制呼吸功能。

【临床报道】 鲜枇杷叶煎液浓缩，空腹服用，治小儿蛲虫病；配苦杏仁、栀子、淡豆豉组成枇杷叶煎，配合西药对症处理，治小儿急性肾炎等，均有一定疗效。

桑白皮 Sangbaipi

《神农本草经》

【来源】 为桑科植物桑 *Morus alba* L. 的干燥根皮。全国大部分地区均产，主产于安徽、河南、浙江等地。秋末叶落时至次春发芽前采挖根部，刮去黄棕色粗皮，纵向剖开，剥取根皮，晒干。切丝，生用或蜜炙用。处方别名有桑皮、桑根白皮、白桑皮等。

【性味归经】 甘，寒。归肺经。

【功效应用】 泻肺平喘，利水消肿。

1. 泻肺平喘　用于肺热喘咳。本品能清泻肺火兼泻肺中水气而平喘。治肺热咳喘者，常配地骨皮，如泻白散。

2. 利水消肿　用于水肿。本品通调水道而利水消肿。治全身浮肿、面目肌肤浮肿、胀满喘急、小便不利者，常配茯苓皮、大腹皮、陈皮等，如五皮散。

【用法用量】 煎服，6～12g。泻肺平喘宜蜜炙用，利水消肿宜生用。

【使用注意】 寒痰咳喘者忌服。

【临床报道】 本品单用煎服，治小儿流涎；单用外敷，治臁疮；五皮饮加重桑白皮用量，治高血压危象；配生地黄、地榆煎服，治小儿鼻出血等，均有良效。

葶苈子 Tinglizi

《神农本草经》

【来源】 为十字花科植物独行菜 *Lepidium apetalum* Willd. 或播娘蒿 *Descurainia sophia* （L.） Webb. ex Prantl 的干燥成熟种子。前者习称“北葶苈子”，主产于河北、辽宁、内蒙古等地；后者习称“南葶苈子”，主产于江苏、山东、安徽等地。夏季果实成熟时采割植株，晒干，搓出种子，除去杂质。生用或炒用。处方别名有丁力子、大适等。

【性味归经】 辛、苦，大寒。归肺、膀胱经。

【功效应用】 泻肺平喘，行水消肿。

1. 泻肺平喘 用于痰涎壅肺，喘咳痰多，不得平卧。本品专泻肺中水饮及痰火而平喘咳。常配大枣，如葶苈大枣泻肺汤；亦常配紫苏子、桑白皮、苦杏仁等。

2. 行水消肿 用于胸胁胀满，胸腹水肿，小便不利。本品泄肺气之壅闭而通调水道、利水消肿。治腹水肿满属湿热蕴阻者，配防己、椒目、大黄，即己椒苈黄丸；治结胸、胸水、腹水肿满者，常配苦杏仁、大黄、芒硝，如大陷胸丸。

【用法用量】 3～10g，包煎；研末服，3～6g。炒用缓其寒性，不易伤脾胃。

【使用注意】 本品泻肺力强，故肺虚喘促、脾虚肿满者忌服。

【临床报道】 本品研末内服，治肺心病心力衰竭；生品去壳内服，治急性咽炎；炒品外敷，治表皮擦伤、Ⅱ度及深Ⅱ度烧伤；己椒苈黄丸治肝硬化腹水、幽门梗阻等，均有一定疗效。

白果 Baiguo

《日用本草》

【来源】 为银杏科植物银杏 *Ginkgo biloba* L. 的干燥成熟种子。主产于广西、四川、河南、山东、湖北。秋季种子成熟时采收，除去肉质外种皮，洗净，稍蒸或略煮后，烘干。生用或炒用。处方别名有银杏、蒸白果、炒白果、熟白果等。

【性味归经】 甘、苦、涩，平；有毒。归肺、肾经。

【功效应用】 敛肺定喘，止带缩尿。

1. 敛肺定喘 用于痰多喘咳。本品敛肺定喘，略兼化痰之功。治外感风寒、内有蕴热而喘者，常配麻黄、黄芩等，如定喘汤；治风寒引发哮喘痰嗽者，常配麻黄、甘草，如鸭掌散；治肺肾两虚之虚喘者，常配五味子、胡桃肉等。

2. 止带缩尿 用于带下白浊，遗尿尿频。本品收涩而固下焦。治妇女带下白浊清稀者，常配山药、莲子等；治湿热带下、色黄腥臭者，则配黄柏、车前子等，如易黄汤；治小便频数、遗尿者，常配熟地黄、山茱肉、覆盆子等。

【用法用量】 煎服，5～10g。用时捣碎。生用毒性大，多炒用。入药时须去除外层种皮及内层薄皮和心芽。

【使用注意】 咳痰不利者慎服。本品有毒，大量或生食易引起中毒。白果不可与有中枢抑制作用的西药同用，如硫喷妥钠、可待因、巴比妥盐类、地西泮等，若同用极易导致毒性或副作用的协同增加。

【临床报道】 白果仁配干姜研末服，治梅尼埃病；带壳生白果文火煎服，治神经性头痛；白果仁切出平面频搓患部，治痤疮等，均有良效。

【附药】

银杏叶 为银杏科银杏的叶。甘、苦、涩，平。归心、肺、大肠经。敛肺平喘，活血止痛。用于肺虚久咳久喘，胸痹心痛等。现多用于治疗高血脂、高血压、冠心病心绞痛、脑血管痉挛等。煎服，5～10g；或制成片剂、注射剂等。

其他化痰止咳平喘药小结见表 24－1。

表 24-1　其他化痰止咳平喘药

分类	药名	性味归经	功效	主治
温化寒痰药	天南星	苦、辛，温；有毒 肺、肝、脾	外用散结消肿	外用治痈肿，毒蛇咬伤
清化热痰药	天竺黄	甘，寒 心、肝	清热豁痰 凉心定惊	热病神昏，中风痰迷，小儿痰热惊痫、抽搐、夜啼
	海藻	苦、咸，寒 肝、胃、肾	消痰软坚散结 利水消肿	瘿瘤，瘰疬，睾丸肿痛，脚气肿痛，痰饮水肿
	蛤壳	苦、咸，寒 肺、肾、胃	清热化痰 软坚散结 制酸止痛 外用收湿敛疮	痰火咳嗽，胸胁疼痛，痰中带血，痰核瘰疬瘿瘤，胃痛吞酸；外治湿疹，烫伤
清化热痰药	瓦楞子	咸，平 肺、胃、肝	消痰化瘀 软坚散结 制酸止痛	顽痰胶结，黏稠难咳，瘿瘤，瘰疬，癥瘕痞块，胃痛泛酸
	青礞石	甘、咸，平 肺、肝、心	坠痰下气 平肝镇惊	顽痰、老痰胶结之气逆咳喘，痰积惊痫
止咳平喘药	洋金花	辛，温；有毒 肺、肝	平喘止咳 解痉定痛	哮喘咳嗽，脘腹冷痛，风湿痹痛，小儿慢惊，外科麻醉
	胖大海	甘，寒 肺、大肠	清热润肺 利咽开音 润肠通便	肺热声哑，干咳无痰，咽喉干痛，热结便闭，肠热便血，头痛目赤

重点小结

凡以祛痰或消痰为主要功效的药物，称为化痰药；能减轻或制止咳嗽和喘息的药物，称为止咳平喘药，合之则称为化痰止咳平喘药。根据药性及功用主治之不同，可分为温化寒痰药、清化热痰药、止咳平喘药三类。

1. **温化寒痰药**　性多温燥，有温肺祛寒、燥湿化痰之功，主治寒痰、湿痰证。

半夏与天南星均辛温有毒，内服均能燥湿化痰，为治寒痰、湿痰之要药；生品外用均能散结消肿，治痈疽肿毒、瘰疬痰核等证。然半夏善除脾胃湿痰，天南星善治顽痰与祛除经络风痰。半夏还能降逆止呕、消痞散结，治呕吐、胸脘痞闷、梅核气、瘿瘤等证；天南星还能祛风止痉，治中风口眼㖞斜、破伤风等。

天南星与白附子均为辛温燥烈有毒之品，内服均能燥湿化痰、祛风止痉，治中风口眼㖞斜、破伤风等证；生品外用均能消肿散结，治瘰疬痰核。然天南星温燥之性较强，善治湿痰、顽痰；白附子又具解毒之功，治毒蛇咬伤。

2. **清化热痰药**　药性多苦寒或甘寒质润，有清热化痰、润燥化痰之功，主治热痰、燥痰证。

川贝母与浙贝母均具清热化痰、散结之功，治痰多咳嗽、瘰疬疮痈等证。然川贝母兼能润肺止咳，善治肺虚久咳、燥咳不已；浙贝母清热化痰、散结力强，多用于痰热及外感风热咳嗽、瘰疬疮痈等。

3. **止咳平喘药**　味辛、苦或甘，性温或寒，具有止咳平喘之功，主治各种咳嗽气喘病证。

苦杏仁与紫苏子均能止咳平喘、润肠通便，治咳喘气逆、肠燥便秘。然苦杏仁味苦主降，略兼宣肺，为治咳喘要药，各种咳喘皆宜；紫苏子善于降气化痰，既治咳喘痰壅气逆，又治上盛下虚之痰喘。

桑白皮与葶苈子均能泻肺平喘、利水消肿，治咳嗽喘满、浮肿尿少、小便不利等。然桑白皮善清肺中痰热而降气平喘，治肺热咳喘宜用之；葶苈子既善泻肺中水饮而平喘，又善泻肺气之壅塞、通调水道而利尿消肿，治咳逆痰多、喘息不得平卧宜用之。

百部、紫菀与款冬花均能润肺止咳，无论暴咳、久咳皆可应用。然百部尤善治肺痨咳嗽及百日咳；又能杀虫灭虱，治蛲虫、头虱等。紫菀又善化痰，并能下气，凡咳嗽痰多气逆者宜用；款冬花止咳力强，又能下气化痰，善治咳嗽痰多，兼寒者最宜，并常与紫菀相须为用。

扫码"练一练"

药师考点

一、A型题（最佳选择题）

1. 治湿痰壅肺之咳喘，常以陈皮配
   A. 半夏　B. 佩兰　C. 砂仁
   D. 枳壳　E. 木香
2. 半夏和天南星均具有的功效是
   A. 止咳　B. 清热化痰　C. 散结
   D. 祛风止痉　E. 消痞

二、B型题（配伍选择题）

A. 润肺止咳　B. 纳气平喘　C. 润肠通便
D. 敛肺止咳　E. 泻肺平喘

3. 苦杏仁的功效是
4. 百部的功效是
5. 紫苏子的功效是
6. 葶苈子的功效是

三、C型题（综合分析选择题）

患者，男，28岁，3天前外感，未经过系统治疗，近日出现发热、咳嗽、痰黄质黏，伴口干渴、口臭、嗳气，舌红苔黄，脉数。

7. 临床选药时，下列何药为最佳选择
   A. 款冬花　B. 葶苈子　C. 贝母
   D. 枇杷叶　E. 苦杏仁
8. 与上药升降浮沉之性相反的药物是
   A. 紫苏子　B. 葶苈子　C. 贝母
   D. 百部　E. 桔梗

四、X型题（多项选择题）

9. 川贝母的主要药理作用有
   A. 祛痰　B. 镇咳　C. 升高血糖
   D. 降血压　E. 松弛肠肌
10. 瓜蒌的主治病证有
   A. 肺热咳嗽　B. 胸痹作痛　C. 肠燥便秘
   D. 肺虚久咳　E. 疮痈肿毒

第二十五章　安神药

扫码“学一学”

学习目标

掌握　1. 安神药的概念、适应证、分类和使用注意。

2. 朱砂、酸枣仁的分类归属、性味归经、功效应用、特殊用法用量及使用注意。

熟悉　龙骨、远志的分类归属、功效应用、特殊用法用量及使用注意。

了解　磁石、珍珠、柏子仁、首乌藤、合欢皮的分类归属和功效特点。

凡以安定神志为主要作用，用于治疗神志不安病证的药物，称为安神药。

安神药多入心经和肝经，根据药物来源及效用特点的不同，可分为重镇安神药和养心安神药两大类。重镇安神药以矿物、化石类药物为主，质重沉降，有重镇安神作用，多用于实证之心神不安；养心安神药主要为植物种子类药物，质润滋养，有养心安神作用，多用于虚证之心神不安。

安神药主要用于神志不安诸证，如心悸怔忡、心烦失眠、健忘、多梦及惊风、癫痫、癫狂等证。应根据不同的病因、病机，选用适宜的安神药，并进行相应的配伍。如心火亢盛者，当配伍清心降火药；痰热扰心者，当配伍化痰、清热药；肝阳上亢者，当配伍平肝潜阳药；血瘀气滞者，当配伍活血化瘀药；阴血亏虚者，当配伍补血、养阴药；心脾气虚者，当配伍补脾养心药。至于惊风、癫狂等证，多以化痰开窍或平肝息风药物为主，本类药物多作辅助治疗之用。

矿石类安神药质重，易伤脾胃，不宜长期服用，宜作丸、散服，并须酌情配伍养胃健脾药。入煎剂时，应打碎先煎、久煎。部分药物有毒，更须慎用，以防中毒。

第一节　重镇安神药

重镇安神药多为矿石、化石类药物，质重沉降，有重镇安神、平肝潜阳等作用。主要用于心火炽盛、痰火扰心、惊吓等引起的心神不宁、心悸失眠及惊痫、癫狂、肝阳上亢等证。

朱砂 Zhusha

《神农本草经》

【来源】 为三方晶系硫化物类矿物辰砂族辰砂，主含硫化汞（HgS）。主产于贵州、湖南、四川等地。采挖后，选取纯净者，用磁铁吸净含铁的杂质，研细水飞入药。处方别名有朱砂衣、丹砂、辰砂、飞朱砂。

【性味归经】 甘，微寒；有毒。归心经。

【功效应用】清心镇惊安神，明目解毒。

1. 清心镇惊安神 用于心神不宁，心悸，失眠及惊风，癫痫。朱砂甘寒质重，专入心经，最适用于心火亢盛之心烦失眠，多与黄连、莲子心等同用，如朱砂安神丸；若治温热病高热神昏，常与牛黄、麝香等同用，如安宫牛黄丸；治癫痫抽搐，每与磁石同用，如磁朱丸。

2. 明目解毒 用于疮疡肿毒，咽喉肿痛，口舌生疮，视物昏花。内服、外用均效。治疮疡肿毒，多与雄黄等配伍，如紫金锭；治疗咽喉肿痛、口舌生疮，多与冰片、硼砂等配伍，如冰硼散。

【用法用量】0.1~0.5g，入丸散或研末冲服。外用适量。

【使用注意】本品有毒，内服不可过量或持续服用，以防汞中毒。肝肾功能异常者慎用。忌火煅，火煅可析出水银，有剧毒。

【配伍应用】

朱砂配磁石 朱砂甘寒，功效镇心安神；磁石咸寒，功效潜阳安神。两药相合，重镇安神力增，善治烦躁不安、心悸失眠等证。

【临床报道】以朱砂研末外敷涌泉穴治疗失眠，或外涂手足心，治疗小儿夜啼，均有效。

龙骨 Longgu

《神农本草经》

【来源】为古代哺乳动物如三趾马、犀类、鹿类、牛类、象类等的骨骼化石或象类门齿的化石。主产于山西、内蒙古、甘肃等地。全年可采挖。生用或煅用。处方别名有生龙骨、煅龙骨。

【性味归经】甘、涩，平。归心、肝、肾经。

【功效应用】镇惊安神，平肝潜阳，收敛固涩。

1. 镇惊安神 用于心神不宁，心悸失眠，惊痫癫狂。本品为重镇安神之要药。治疗心神不宁，心悸失眠，健忘多梦等症，常与朱砂、酸枣仁等配伍；治疗惊痫抽搐，癫狂发作，可与牛黄、胆南星等配伍。

2. 平肝潜阳 用于肝阳上亢之眩晕。常配赭石、牛膝等，如镇肝熄风汤。

3. 收敛固涩 用于滑脱诸证。本品煅用有收敛固涩的功效。治疗肾虚遗精、滑精、小便频数，常与沙苑子、芡实、桑螵蛸等配伍；治气虚冲任不固之崩漏、带下，可与黄芪、乌贼骨等配伍；治疗自汗、盗汗，每与黄芪、牡蛎、浮小麦等配伍。

【用法用量】15~30g，煎服，入煎剂宜先煎。外用适量。收敛固涩宜煅用。

【附药】

龙齿 为古代哺乳动物如象类、犀牛类、三趾马等牙齿的化石。多碾碎生用。甘、涩，凉。归心、肝经。长于镇惊安神，主要适用于惊痫癫狂、心悸、失眠等证。用法用量与龙骨相同。

第二节 养心安神药

养心安神药多为植物种子、种仁类药物，甘润滋养，有滋养心肝、养阴补血、交通心肾等作用。主要用于阴血不足、心脾两虚、心肾不交等导致的心悸、怔忡、虚烦不眠、健忘多梦等证。

酸枣仁 Suanzaoren

《神农本草经》

【来源】为鼠李科植物酸枣 *Ziziphus jujuba* Mill. var. *spinosa*（Bunge）Hu ex H. F. Chou 的成熟种子。主产于河北、陕西、山西、山东等地。秋末冬初果实成熟时采收，取出种子，晒干。生用或炒用，用时打碎。处方别名有枣仁、生枣仁、炒枣仁。

【性味归经】甘、酸，平。归心、肝、胆经。

【功效应用】养心补肝，宁心安神，敛汗，生津。

1. **养心补肝，宁心安神**　用于心悸、失眠、健忘等。本品为养心安神之要药。治肝虚有热之虚烦不眠，可与知母、茯苓等配伍，如酸枣仁汤；治心脾两虚之心悸失眠，常与黄芪、党参等配伍，如归脾汤；治心肾不足，阴虚阳亢之心悸失眠、健忘梦遗，可与麦冬、生地黄等配伍，如天王补心丹。

2. **敛汗**　用于体虚多汗。本品收敛止汗，用治体虚自汗、盗汗，可与五味子、黄芪等同用。此外，酸枣仁亦能治津伤口渴之证。

【用法用量】10～15g，煎服。研末吞服，每次1.5～3g。

【药理研究】本品有镇静、催眠、镇痛、抗惊厥、降温、抗心律失常、降血压、降血脂、促进淋巴细胞转化、抗血小板凝聚等作用。

【临床报道】以酸枣仁粉睡前服，治疗失眠，有较好疗效。

远志 Yuanzhi

《神农本草经》

【来源】为远志科植物远志 *Polygala tenuifolia* Willd. 或卵叶远志 *Polygala sibirica* L. 的干燥根。主产于山西、陕西、吉林等地。春、秋二季采挖，晒干。生用或炙用。处方别名有炙远志、远志肉、远志筒。

【性味归经】苦、辛，微温。归心、肾、肺经。

【功效应用】安神益智，交通心肾，祛痰，消肿。

1. **安神益智，交通心肾**　用于惊悸，失眠健忘。多用治心肾不交之惊悸不安、失眠健忘等症，常与人参、龙齿、茯神等配伍，如安神定志丸。

2. **祛痰**　用于痰阻心窍，癫痫发狂以及咳嗽痰多。治癫痫抽搐，常与半夏、天麻、全蝎等配伍；治疗癫狂发作，可与石菖蒲、郁金等同用；治疗咳嗽痰多黏稠，咳吐不爽，每与贝母、桔梗等同用。

3. **消肿**　用于痈疽疮毒，乳房肿痛。本品能疏通气血之壅滞而消痈散肿。可治一切痈疽，不问寒热虚实，单用研末，黄酒送服，并外用调敷患处即效。

【用法用量】3～10g，煎服。外用适量。生品祛痰开窍作用较强；蜜炙者性较滋润，宁心安神作用较好。

【使用注意】胃炎及胃溃疡慎用。

【临床报道】 远志水煎后加米酒兑服，治疗急性乳腺炎有较好疗效。

其他安神药小结见表25－1。

表25－1 其他安神药

分类	药名	性味归经	功效	主治
重镇安神药	磁石	咸，寒 肝、心、肾	镇惊安神 平肝潜阳 聪耳明目 纳气定喘	心神不宁，心悸失眠，惊风癫痫；肝阳眩晕；肝肾亏虚，目暗耳聋；肾虚喘促
	珍珠	甘、咸，寒 心、肝	安神定惊 明目祛翳 解毒生肌 润肤祛斑	惊悸，失眠，惊风癫痫，目赤翳障，疮疡不敛，皮肤色斑
养心安神药	柏子仁	甘，平 心、肾、大肠	养心安神 润肠通便 止汗	阴血不足，虚烦不眠，心悸怔忡，肠燥便秘，阴虚盗汗
	合欢皮	甘，平 心、肝	养心安神 活血消肿	心神不安，忧郁失眠，肺痈，疮肿，跌扑伤痛
	首乌藤	甘，平 心、肝	养血安神 祛风通络	失眠多梦；血虚身痛、风湿痹痛，皮肤瘙痒

重点小结

安神药是指以安神定志为主要作用，用于治疗神志不宁病证的药物。根据其性能特点的不同，可分为重镇安神药、养心安神药两类。

1. 重镇安神药 多质重沉降，以重镇安神为主要功效。适用于神志不宁之实证，以及惊痫、癫狂、肝阳上亢等证。

磁石、龙骨均有沉降下行之性，皆可镇惊安神，平肝潜阳，共治心悸失眠、阳亢眩晕。然磁石可入肾经，能益肾而聪耳明目、纳气平喘，治肾虚耳鸣耳聋、目昏喘促。龙骨煅后药性涩敛，可收敛固脱，长于治疗滑脱之证；外用可收湿敛疮。

2. 养心安神药 多甘润滋养，以滋养安神为主要功效。适用于神志不宁之虚证。

酸枣仁、柏子仁均有养心安神的功效，共治阴血亏虚之心神不安、失眠多梦。酸枣仁兼能敛汗治体虚多汗，亦可敛阴津，用治阴液亏虚之口渴咽干，为养心安神之要药。柏子仁能润肠燥而通便，可治阴血亏虚之肠燥便秘。

扫码“练一练”

药师考点

一、A型题（最佳选择题）

1. 朱砂配磁石的功效是

A. 滋阴潜阳　　B. 重镇安神

C. 清心泻火　　D. 解毒消肿

E. 纳气平喘

2. 煅龙骨长于

A. 平肝潜阳　　B. 聪耳明目

C. 收涩固脱　　D. 镇惊安神

E. 息风止痉

二、B 型题（配伍选择题）

A. 既能安神，又能利尿通淋　　B. 既能安神，又能明目除翳

C. 既能安神，又能收湿敛疮　　D. 既能安神，又能明目解毒

E. 既能安神，又能纳气平喘

3. 珍珠具有的功效是

4. 朱砂具有的功效是

三、X 题型（多项选择题）

5. 朱砂的使用注意有

A. 忌火煅　　B. 不宜过量服

C. 不宜久服　　D. 心经有热者慎用

E. 肝肾功能异常者慎用

6. 磁石、龙骨具有的相同功效是

A. 镇惊安神　　B. 聪耳明目

C. 润肤祛斑　　D. 收湿敛疮

E. 平肝潜阳

扫码“学一学”

第二十六章　平肝息风药

学习目标

掌握　1. 平肝息风药的概念、功效、适应证、分类、配伍应用和使用注意。

2. 石决明、牡蛎、赭石、羚羊角、钩藤、天麻、全蝎、地龙、蜈蚣的分类归属、性味归经、功效应用、特殊用法用量、使用注意和不良反应。

熟悉　蒺藜、僵蚕的分类归属、功效应用、特殊用法用量及使用注意。

了解　珍珠母、罗布麻叶的分类归属和功效特点。

凡以平定肝阳、息灭内风为主要作用，用于治疗肝阳上亢或肝风内动病证的药物，称平肝息风药。

本类药物主归肝经。其药性多偏寒凉。多为介类、昆虫等动物药及矿物药。具有平肝潜阳、息风止痉及镇静安神等作用。

本类药物因功效主治不同，可分为两类：一类以平肝阳为主要作用，称平抑肝阳药，主要用于治疗肝阳上亢之头痛、眩晕病证；另一类以息肝风为主要作用，称息风止痉药，主要用于治疗肝风内动之痉挛抽搐病证。因临床常配合应用，故将两类药合称为平肝息风药。

使用平肝息风药时，须根据病因、病机及兼症的不同，进行相应的配伍。如治肝阳上亢证，多配伍滋养肾阴药；治肝阳化风，应将息风止痉药与平肝潜阳药并用；治热极生风，当配伍清热泻火药；治血虚生风，当配伍补养阴血药；兼窍闭神昏者，当配伍开窍醒神药；兼失眠多梦、心神不宁者，当配伍安神药；肝火盛者，又当配伍清泻肝火药等。

本类药物大多偏寒凉，对脾虚慢惊则非所宜；个别性偏温燥者，血虚阴亏当慎用。

第一节　平抑肝阳药

本类药物多为质重之介类或矿石类药物，具有平抑肝阳，以及清肝热、安心神等作用。主要用于治疗肝阳上亢之头痛、眩晕、耳鸣，肝火上炎之头痛目赤、急躁易怒等症。

本类药还常与息风止痉药配伍，治疗肝风内动痉挛抽搐；与安神药配伍，治疗浮阳上扰之烦躁不眠。

石决明 Shijueming

《名医别录》

【来源】为鲍科动物杂色鲍 *Haliotis diversicolor* Reeve、皱纹盘鲍 *Haliotis discus hannai* Ino、羊鲍 *Haliotis ovina* Gmelin、澳洲鲍 *Haliotis ruber*（Leach）、耳鲍 *Haliotis asinina* Linnaeus 或白鲍 *Haliotis laevigata*（Donovan）的贝壳。主产于广东、海南、山东等沿海地区。夏、秋

二季捕捞，去肉，洗净，干燥。生用或煅用，用时打碎。处方别名有生石决、煅石决等。

【性味归经】 咸，寒。归肝经。

【功效应用】 平肝潜阳，清肝明目。

1. 平肝潜阳 用于肝阳上亢，头痛眩晕。本品平肝潜阳，清泄肝热，为平肝、凉肝之要药。治肝肾阴虚、阴不制阳而肝阳上亢之头痛眩晕者，常配白芍、生地黄、牡蛎等；治肝阳上亢而有热象之头痛头晕、烦躁易怒者，应配羚羊角、钩藤等，如羚羊角汤。

2. 清肝明目 用于目赤翳障，视物昏花，青盲雀目。本品清肝明目退翳，为治目赤之要药，不论虚实，均可配用。治肝火上炎之目赤肿痛者，常配夏枯草、决明子、菊花等；治风热上攻之目赤肿痛、目生翳障者，常配蝉蜕、菊花、木贼等；治肝肾阴虚之视物不清、青盲雀目者，宜配熟地黄、山茱萸、石斛等。

【用法用量】 6～20g，打碎先煎。外用适量。平肝、清肝宜生用，外用点眼宜煅后水飞用。

【使用注意】 脾胃虚寒，食少便溏者慎服。石决明不可与下列药物同用。①四环素类抗生素：因石决明中含有的金属离子可与其形成络合物而不易被肠胃吸收。②异烟肼：合用会使其疗效降低。③左旋多巴：合用能降低其生物利用度。④氨基糖苷类抗生素：合用会增加此类药物的神经毒性。

【临床报道】 本品外用，治烧烫伤、局部皮肤破损；配丹参、夏枯草、蒺藜、车前子煎服，治高血压病，均有一定疗效。

牡蛎 Muli

《神农本草经》

【来源】 为牡蛎科动物长牡蛎 *Ostrea gigas* Thunberg、大连湾牡蛎 *Ostrea talienwhanensis* Crosse 或近江牡蛎 *Ostrea rivularis* Gould 的贝壳。我国沿海一带均有分布。全年均可捕捞，去肉，洗净，晒干。生用或煅用，用时打碎。处方别名有生牡蛎、煅牡蛎等。

【性味归经】 咸，微寒。归肝、胆、肾经。

【功效应用】 重镇安神，潜阳补阴，软坚散结；煅牡蛎收敛固涩，制酸止痛。

1. 重镇安神 用于惊悸失眠。本品质重能镇，有镇惊安神之功。治心神不宁、惊悸怔忡、失眠多梦者，常配龙骨，亦可配酸枣仁、朱砂、远志等。

2. 潜阳补阴 用于肝阳上亢，头晕目眩。本品平肝潜阳，略兼益阴清热之功。治肝肾阴虚、肝阳上亢之眩晕耳鸣者，常配龟甲、龙骨、牛膝等，如镇肝熄风汤；治热盛伤阴、虚风内动、四肢抽搐者，宜配生地黄、龟甲、鳖甲等。

3. 软坚散结 用于痰核，瘰疬，瘿瘤，癥瘕积聚。治痰火郁结之痰核、瘰疬及痰气互结之瘿瘤者，常配浙贝母、玄参等，如消瘰丸；治血瘀气结之癥瘕积聚者，常配莪术、丹参、鳖甲等。

4. 收敛固涩 用于滑脱诸证。本品煅用与煅龙骨收敛固涩作用相似，二者常相须为用，适用于正虚不固之滑脱不禁诸证。治自汗、盗汗者，常配黄芪、浮小麦等；治肾虚滑精、遗精者，常配沙苑子、龙骨、芡实等；治尿频、遗尿者，常配桑螵蛸、金樱子、鸡内金等；治崩漏、带下者，常配海螵蛸、山茱萸、山药等。

5. 制酸止痛 用于胃痛吞酸。本品煅用制酸止痛。治胃酸过多、胃溃疡者，常配海螵蛸、浙贝母等，共为细末，内服取效。

【用法用量】 9～30g，宜打碎先煎。收敛固涩、制酸止痛宜煅用，其他皆生用。

【使用注意】 有湿热、实热者忌服。牡蛎不可与下列药物同用。①四环素类抗生素：因牡蛎中含有的金属离子可与其形成络合物而不易被肠胃吸收。②异烟肼：合用会使其疗效降低。③左旋多巴：合用能降低其生物利用度。④酶类制剂：如多酶片、胃蛋白酶等，因牡蛎会吸附此类药物而降低疗效。⑤洋地黄类、强心苷类：合用会增加此类药物的毒性。⑥氨基糖苷类抗生素：合用会增加此类药物的神经毒性。

【临床报道】 生牡蛎煎液内服，治皮肤型过敏性紫癜、肺结核、盗汗；煅牡蛎配煅龙骨为基本方，治胃及十二指肠溃疡；以龙牡壮骨冲剂（龙骨、牡蛎、龟甲、黄芪等组成），防治小儿佝偻病；牡蛎提取物（金牡蛎胶囊），治高脂血症、糖尿病等，均有良效。

赭石 Zheshi

《神农本草经》

【来源】 为氧化物类矿物刚玉族赤铁矿，主含三氧化二铁（Fe_2O_3）。主产于山西、河北、河南等地。采挖后，除去杂石。生用或醋淬研粉用。处方别名有代赭石、生赭石、煅赭石等。

【性味归经】 苦，寒。归肝、心、肺、胃经。

【功效应用】 平肝潜阳，重镇降逆，凉血止血。

1. 平肝潜阳 用于肝阳上亢之头晕目眩。本品质重沉降而善镇潜肝阳，又清降肝火。治肝阳上亢肝火盛之烦躁易怒、头涨失眠者，常配石决明、夏枯草等，如代赭石汤；治肝肾阴虚而肝阳上亢之眩晕头痛、目胀耳鸣者，多配龟甲、牡蛎、白芍等，如镇肝熄风汤。

2. 重镇降逆 用于呕吐，呃逆，噫气，喘息。本品为重镇降逆之要药。治胃气上逆之呕吐、呃逆、噫气不止者，常配旋覆花、半夏、生姜等，如旋覆代赭汤；治肺肾不足之虚喘者，多配党参、胡桃肉等。

3. 凉血止血 用于血热吐衄、崩漏。本品入心经血分。治血热妄行之吐血、衄血者，可配白芍、竹茹、牛蒡子等，如寒降汤；治血热崩漏下血者，可配禹余粮、赤石脂等，如震灵丹。

【用法用量】 9～30g，宜打碎先煎。入丸散，每次1～3g。平肝、降逆宜生用，止血宜煅用。

【使用注意】 寒证慎用。因含微量砷，故不宜长期服用。孕妇慎用。赭石不可与下列药物同用。①四环素类抗生素：因赭石中含有的金属离子可与其形成络合物而不易被肠胃吸收。②异烟肼：会使其疗效降低。③左旋多巴：能降低其生物利用度。④氨基糖苷类抗生素：合用会增加此类药物的神经毒性。

【临床报道】 本品研粉送服或水煎服，治顽固性呃逆、呕吐；配芦荟制成丸剂内服，治顽固性便秘；以生品配法半夏、夏枯草、车前草煎服，治内耳眩晕症；研末煎汤送服大黄、肉桂末，治经行吐衄等，均有良效。

蒺藜 Jili

《神农本草经》

【来源】为蒺藜科植物蒺藜 *Tribulus terrestris* L. 的干燥成熟果实。主产于河南、河北、山东等地。秋季果实成熟时采割植株，晒干，打下果实，除去杂质。炒黄或盐炙用。处方别名有旁通、屈人、止行等。

【性味归经】辛、苦，微温；有小毒。归肝经。

【功效应用】平肝解郁，活血祛风、明目、止痒。

1. **平肝**　用于肝阳上亢，头痛眩晕。本品可平抑肝阳，常配钩藤、珍珠母、菊花等。

2. **解郁**　用于肝气不舒。力弱，常配伍柴胡、香附、青皮等；治肝郁乳汁不通、乳房作痛者，可单品研末服，或配穿山甲、王不留行等。

3. **活血祛风明目**　用于目赤翳障。本品可疏散肝经风热而明目退翳，为祛风明目之要药。治风热目赤肿痛、多泪多眵或翳膜遮睛者，多配菊花、蔓荆子、决明子等，如白蒺藜散。

4. **止痒**　用于风疹瘙痒。治风疹瘙痒者，常配防风、荆芥、地肤子等；治血虚风盛、瘙痒难忍者，应配当归、何首乌、防风等。

【用法用量】煎服，6～10g。

【使用注意】阴血不足者及孕妇慎服。

【临床报道】本品制成冲剂服用，治白癜风；煎汤外洗下肢，治小儿秋季腹泻；与柴胡、葛根、丹参等同用，治血管性头痛等；本品提取物与乳油、石蜡、甘油制成外用剂，治阴道炎、痤疮、疱疹、静脉曲张等；鲜蒺藜果实或干蒺藜去刺研粉调糊外敷，治疖肿等，均有良效。

第二节　息风止痉药

本类药物主入肝经，以息肝风、止抽搐为主要功效。主要用于温热病热极动风、肝阳化风、血虚生风之眩晕欲仆、肢体震颤、痉挛抽搐病证，亦可用于痫证、破伤风、脾虚慢惊风等痉挛抽搐者。

部分息风止痉药兼有平肝潜阳、清泻肝火等作用，亦可用治肝阳上亢之头晕目眩及肝火上攻之目赤头痛等。

羚羊角 Lingyangjiao

《神农本草经》

【来源】为牛科动物赛加羚羊 *Saiga tatarica* Linnaeus 的角。主产于新疆、青海、甘肃等地。猎取后锯取其角，晒干。用时锉末、镑成薄片或磨汁，生用。处方别名有羚羊角粉等。

【性味归经】咸，寒。归肝、心经。

【功效应用】平肝息风，清肝明目，散血解毒。

1. **平肝息风**　用于肝风内动及肝阳上亢证。本品清热力强，为治惊痫抽搐之要药，尤善治热极风动之证。治温热病高热神昏、惊厥抽搐者，常配钩藤、菊花、白芍等，即羚角钩藤汤；治肝阳上亢之头痛眩晕者，可配石决明、牡蛎、天麻等。

2. 清肝明目 用于肝火上炎之目赤头痛。本品善清泻肝火，治肝火上炎之头痛、头晕、目赤肿痛、羞明流泪者，常配龙胆草、决明子等。

3. 散血解毒 用于温热病壮热神昏，热毒发斑。本品清热泻火，解毒化斑。治热病神昏、壮热、抽搐者，常配石膏、寒水石等，如紫雪丹；治热毒发斑者，常配生地黄、赤芍等。

【用法用量】 1～3g，宜另煎汁兑服。磨汁或锉末服，每次0.3～0.6g。也可入丸散。

【使用注意】 脾胃虚寒者慎服，脾虚慢惊者忌服。

【药理研究】 本品有镇静、抗惊厥、解热、降血压等作用。

【临床报道】 本品制成细粉内服，治口疮、鼻衄、高血压病；配灵芝、石菖蒲、远志皮制蜜丸服用，治健忘；以羚羊角胶囊内服，治外感高热、癫痫，均有良效。

钩藤 Gouteng

《名医别录》

【来源】 为茜草科植物钩藤 *Uncaria rhynchophylla*（Miq.）Miq. ex Havil.、大叶钩藤 *Uncaria macrophylla* Wall.、毛钩藤 *Uncaria hirsuta* Havil.、华钩藤 *Uncaria sinensis*（Oliv.）Havil. 或无柄果钩藤 *Uncaria sessilifructus* Roxb. 的干燥带钩茎枝。产于长江以南至福建、广东、广西等地。秋、冬二季采收，去叶，切段，晒干。生用。处方别名有双钩、嫩钩藤、嫩双钩等。

【性味归经】 甘，凉。归肝、心包经。

【功效应用】 息风定惊，清热平肝。

1. 息风定惊 用于肝风内动，惊痫抽搐。本品为治肝风内动、惊痫抽搐之常用药。用治温热病热极生风之痉挛抽搐者，多配羚羊角、菊花等，如羚角钩藤汤；治小儿惊风壮热神昏、牙关紧闭、手足抽搐者，常配天麻、全蝎等，即钩藤饮。

2. 清热平肝 用于肝阳上亢及肝火上炎证。本品清肝热，平肝阳。治肝火上攻者，常配夏枯草、栀子等；治肝阳上亢者，常配天麻、石决明等。

【用法用量】 煎服，3～12g，后下。其有效成分钩藤碱加热易被破坏，故不宜久煎，一般不超过20分钟。

【药理研究】 本品有镇静、降血压，以及解除支气管、肠及子宫平滑肌痉挛和抑制血小板聚集等作用。

【临床报道】 本品煎服，治高血压病、偏头痛、链霉素反应等有一定疗效。

天麻 Tianma

《神农本草经》

【来源】 为兰科植物天麻 *Gastrodia elata* Bl. 的干燥块茎。产于四川、云南、贵州等地。立冬后至次年清明前采挖，立即洗净，蒸透，敞开低温干燥。用时润透切片，生用。处方别名有明天麻、煨天麻、炒天麻等。

【性味归经】 甘，平。归肝经。

【功效应用】 息风止痉，平抑肝阳，祛风通络。

1. **息风止痉**　用于肝风内动，惊痫抽搐。本品为治肝风内动证之要药。治小儿急惊风，常配羚羊角、钩藤等，如钩藤饮子；治小儿脾虚慢惊，则配人参、白术等；治破伤风痉挛抽搐、角弓反张者，常配天南星、白附子等。

2. **平抑肝阳**　用于眩晕、头痛。本品为治眩晕、头痛之要药，无论病证虚实，均可配伍使用。治肝阳上亢之眩晕、头痛者，常配钩藤、石决明等，如天麻钩藤饮；治风痰上扰之眩晕、头痛者，常配半夏、白术、茯苓等，如半夏白术天麻汤。

3. **祛风通络**　用于肢麻痉挛抽搐，风湿痹痛。本品祛外风，通经络。治风中经络之肢体麻木抽搐者，常配川芎，如天麻丸；治风湿痹痛之关节屈伸不利者，多配秦艽、羌活。

【用法用量】 煎服，3～10g。研末冲服，每次1～1.5g。

【药理研究】 本品有镇静、抗惊厥、降血压、抗心肌缺氧、抗心律失常、抑制血小板聚集、镇痛、抗炎、增强大鼠学习记忆能力、增强细胞和体液免疫功能等作用。

【临床报道】 本品注射液肌内注射或穴位注射，治三叉神经痛、坐骨神经痛、血管神经性头痛、神经衰弱、耳源性眩晕等，均有良效。

地龙 Dilong

《神农本草经》

【来源】 为钜蚓科动物参环毛蚓 *Pheretima aspergillum*（E. Perrier）、通俗环毛蚓 *Pheretima vulgaris* Chen、威廉环毛蚓 *Pheretima guillelmi*（Michaelsen）或栉盲环毛蚓 *Pheretima pectinifera* Michaelsen 的干燥体。前一种习称“广地龙”，主产于广东、广西、福建等地；后三种习称“沪地龙”，主产于上海一带。广地龙春季至秋季捕捉，沪地龙夏季捕捉，及时剖开腹部，除去内脏和泥沙，洗净，晒干或低温干燥。生用或鲜用。处方别名有蚯蚓、地龙子、土龙等。

【性味归经】 咸，寒。归肝、脾、膀胱经。

【功效应用】 清热定惊，通络，平喘，利尿。

1. **清热定惊**　用于高热惊痫、癫狂。本品息风止痉，清热定惊。治热极生风之高热躁狂、痉挛抽搐者，常配钩藤、僵蚕、牛黄等；治小儿急惊风之高热不退、惊风抽搐者，将本品研烂与朱砂共为丸服；治高热狂躁或癫痫者，单用鲜品同盐化水饮服。

2. **通络**　用于痹证。本品通经活络，善治热痹。治热痹者，常配防己、秦艽、桑枝等；治寒痹之肢体关节疼痛、麻木、屈伸不利者，常配川乌、乳香等，如小活络丸；治久痹、瘀血痹阻经脉之肢节或周身痹痛者，则配当归、川芎、秦艽等。

3. **平喘**　用于肺热咳喘。本品清肺热而平喘。可研末单用或配石膏、葶苈子、麻黄、苦杏仁等。

4. **利尿**　用于小便不利，尿闭不通。本品清热而利小便。治热结膀胱之小便不利或不通者，可单用鲜品或配车前子、滑石、木通等。

【用法用量】 煎服，5～10g；鲜品10～20g。研末服，每次1～2g。

【使用注意】 脾胃虚寒无实热者及孕妇慎服。

【**药理研究**】本品有镇静、抗惊厥、解热、平喘、降血压、延长血小板血栓和纤维蛋白血栓形成时间等作用。

【**临床报道**】鲜品洗净加开水炖服，治乙脑后遗症；地龙粉口服，治消化性溃疡；地龙注射液肌内注射，治癫痫、荨麻疹等，均有效。

全蝎 Quanxie

《蜀本草》

【**来源**】为钳蝎科动物东亚钳蝎 *Buthus martensii* Karsch 的干燥体。主产于河南、山东、湖北等地。春末至秋初捕捉，除去泥沙，置沸水或沸盐水中，煮至全身僵硬，捞出，置通风处，阴干。处方别名有淡全蝎、全虫等。

【**性味归经**】辛，平；有毒。归肝经。

【**功效应用**】息风镇痉，通络止痛，攻毒散结。

1. **息风镇痉**　用于各种痉挛抽搐。本品为治痉挛抽搐之要药，常与蜈蚣相须为用。属高热者，常配羚羊角、钩藤等；治中风口眼㖞斜者，常配白僵蚕、白附子，如牵正散；属癫痫者，可配郁金、白矾；属破伤风者，常配蜈蚣，如止痉散。

2. **通络止痛**　用于风湿顽痹，偏正头痛。本品通络止痛作用良好。治风寒湿痹日久不愈之筋脉拘挛或顽痹之关节变形者，可配川乌、白花蛇、没药等；治顽固性偏正头痛者，可配天麻、川芎、蜈蚣等。

3. **攻毒散结**　用于疮疡肿毒，瘰疬痰核。本品味辛、有毒，辛以散结，以毒攻毒。治诸疮肿毒者，常配栀子等；治瘰疬、瘿瘤、流注者，常配半夏、马钱子、五灵脂等。

【**用法用量**】煎服，3～6g。研末吞服，每次0.6～1g。外用适量。

【**使用注意**】因属窜散之品，故血虚生风者慎用。有毒，用量不宜过大。孕妇禁用。

【**临床报道**】本品研粉内服，治流行性腮腺炎、乳腺增生病、带状疱疹后遗神经痛、晚期癌症疼痛；与冰片混合共为细末，调膏外用，治颌下淋巴结炎；配鸡内金研末内服，治小儿厌食症；配蜈蚣、土鳖虫研末服，治骨结核；配蟾蜍、麻油制成生肌油外用，治烧烫伤，均有良效。

蜈蚣 Wugong

《神农本草经》

【**来源**】为蜈蚣科动物少棘巨蜈蚣 *Scolopendra subspinipes mutilans* L. Koch 的干燥体。主产于江苏、浙江、湖北等地。春、夏二季捕捉，用竹片插入头尾，绷直，干燥。处方别名有百足虫、天龙、百脚、吴公等。

【**性味归经**】辛，温；有毒。归肝经。

【**功效应用**】息风镇痉，通络止痛，攻毒散结。

1. **息风镇痉**　用于肝风内动，痉挛抽搐。本品搜风定搐力强，与全蝎均为息风之要药，治各种原因引起的痉挛抽搐常同用，如止痉散；治小儿急惊，常配丹砂、轻粉等，如万金散；治破伤风之角弓反张者，常配天南星、防风等，如蜈蚣星风散。经适当配伍，还可用于癫痫、风中经络、口眼㖞斜等。

2. 通络止痛　用于风湿顽痹，偏正头痛。本品搜风通络止痛。治风湿痹痛、游走不定、痛势剧烈者，常配全蝎、防风、独活、威灵仙等；治久治不愈之顽固性头痛或偏正头痛者，多配天麻、川芎、白僵蚕等。

3. 攻毒散结　用于疮疡肿毒，瘰疬结核，蛇虫咬伤。本品以毒攻毒。治恶疮肿毒者，常配雄黄、猪胆汁制膏外敷，如不二散；治瘰疬溃烂者，常与茶叶共为细末外敷，如新方结核散；治骨结核者，常配全蝎、土鳖虫共研细末内服；治毒蛇咬伤者，本品焙黄研细末开水送服，或配黄连、大黄、生甘草等。

【用法用量】煎服，3～5g。研末冲服，每次0.6～1g。外用适量。

【使用注意】血虚生风者慎用。有毒，辛温走窜，故内服用量不宜过大。孕妇忌服。

【临床报道】本品研末装胶囊吞服，治顽固性偏头痛；配黄连、冰片共研细末，香油调糊涂搽患处，治带状疱疹；配全蝎，治中风偏瘫；配白花蛇、全蝎制成散剂内服，治脑血栓形成；配淫羊藿、肉桂研末服，治骨髓炎；配当归、白芍、甘草研末服，治阳痿等，均有良效。

僵蚕 Jiangcan

《神农本草经》

【来源】为蚕蛾科昆虫家蚕 *Bombyx mori* Linnaeus 4～5龄的幼虫感染（或人工接种）白僵菌 *Beauveria bassiana*（Bals.）Vuillant 而致死的干燥体。主产于浙江、江苏、四川等养蚕区。多于春、秋季生产，将感染白僵菌病死的蚕干燥。生用或炒用。

【性味归经】咸、辛，平。归肝、肺、胃经。

【功效应用】息风止痉，祛风止痛，化痰散结。

1. 息风止痉　用于肝风夹痰，惊痫抽搐。本品既息风止痉，又化痰定惊，故对惊风、癫痫而夹痰热者尤宜。治高热抽搐者，可配蝉蜕、钩藤、菊花；治急惊风、痰喘发痉者，常配全蝎、天麻、朱砂等，如千金散；治小儿脾虚久泻、慢惊搐搦者，常配党参、白术、天麻等，如醒脾散；治破伤风角弓反张者，则配全蝎、蜈蚣、钩藤等，如撮风散；治风中经络、口眼㖞斜者，常配全蝎、白附子等，如牵正散。

2. 祛风止痛　用于风热头痛，目赤，咽痛，风疹瘙痒。本品有祛外风、散风热、止痛、止痒之功。治肝经风热上攻之头痛、目赤肿痛、迎风流泪者，常配桑叶、木贼、荆芥等，如白僵蚕散；治风热上攻之咽喉肿痛、声音嘶哑者，可配桔梗、薄荷、荆芥等，如六味汤；治风疹瘙痒者，单品为末内服。

3. 化痰散结　用于痰核，瘰疬，发颐痄腮。本品软坚散结，又化痰。治痰核、瘰疬者，可单品为末或配浙贝母、夏枯草、连翘等；治乳腺炎、流行性腮腺炎、疔疮痈肿者，可配金银花、连翘、板蓝根等。

【用法用量】煎服，5～10g。研末服，每次1～1.5g。散风热宜生用，余多炒用。

【临床报道】本品研细粉内服，治高脂血症、糖尿病、多发性疖肿、痰浊阻滞之阳痿；用胆制僵蚕与黄连或黄芩共研细末，治小儿高热惊厥，均有效。

其他平肝息风药小结见表26－1。

表 26－1　其他平肝息风药

分类	药名	性味归经	功效	主治
平抑肝阳药	罗布麻叶	甘、苦，凉 肝	平肝安神 清热利水	肝阳眩晕，心悸失眠，浮肿尿少
	珍珠母	咸，寒 肝、心	平肝潜阳 安神定惊 明目退翳	头痛眩晕，惊悸失眠，目赤翳障，视物昏花

重点小结

平肝息风药是以平定肝阳、息灭内风为主要作用，用于治疗肝阳上亢或肝风内动病证的药物。根据其功效主治等不同，可分为平抑肝阳药和息风止痉药两类。

1. 平抑肝阳药　多为质重之介类或矿石类药物，具有平抑肝阳、清肝热等作用，主治肝阳上亢证。

牡蛎与龙骨生用均善镇惊安神、平肝潜阳，治心悸失眠、肝阳眩晕；煅用均能收敛固涩，治滑脱诸证。然龙骨长于安神、固涩；又善收湿敛疮而治湿疮。牡蛎长于潜阳育阴，善治肝阳眩晕、阴虚动风；又能软坚散结，治癥瘕积聚、瘰疬痰核；煅后制酸止痛，治胃痛泛酸等证。

2. 息风止痉药　主入肝经，以息肝风、止抽搐为主要功效，主治肝风内动证。

羚羊角与石决明均能平肝、清肝、明目，治肝阳上亢之头晕目眩、肝火目赤等证。然羚羊角长于平息肝风，为治肝风内动、惊痫抽搐之要药；又入心经，善清心经之热毒，治温热病神昏、谵语、躁狂。石决明质重潜阳，兼益肝阴，为治眩晕之要药，并治肝虚目昏。

天麻与钩藤均能息风止痉、平抑肝阳，治肝风内动之惊痫抽搐、肝阳上亢之眩晕。然天麻性平柔润，凡肝风、肝阳诸证，无论寒热虚实皆宜，为治眩晕之要药；又能祛风通络止痛，治风湿痹痛及肢体麻木。钩藤药性凉，兼能清肝，以肝热动风、肝火头痛等证为宜。

全蝎与蜈蚣同源于虫类且有毒，均能息风止痉、解毒散结、通络止痛，治急慢惊风、癫痫抽搐、破伤风、中风面瘫、半身不遂、疮痈肿毒、瘰疬痰核、偏正头痛、风湿顽痹等证。然蜈蚣毒大而力强；全蝎毒性及药力均稍缓。

地龙与僵蚕同为虫类药，均能息风止痉，治惊痫抽搐。然地龙性寒清热，以惊痫抽搐属肝热者用之为宜；又能清热通络、平喘、利尿，治热痹、痰热咳喘、小便不利及尿闭不通。僵蚕性平兼能化痰，以惊痫抽搐属肝风或痰热者用之为宜；又能祛风止痛、解毒散结，治头痛、咽痛、风疹、瘰疬、疔肿、丹毒等证。

扫码“练一练”

药师考点

一、A 型题（最佳选择题）

1. 全蝎或蜈蚣研末吞服，成人的每次用量是

A. 0.6～1g　　B. 1.5～2g　　C. 2.5～3g
D. 3.5～4g　　E. 4.5～5g

2. 既息风止痉，又清热平肝的药物是

A. 天麻　　B. 蜈蚣　　C. 蒺藜

D. 钩藤　　E. 罗布麻叶

二、B 型题（配伍选择题）

A. 礞石　　B. 天麻　　C. 钩藤

D. 全蝎　　E. 石决明

3. 既平肝潜阳，又清肝明目的药物是

4. 既息风平肝，又祛风通络的药物是

5. 既息风止痉，又攻毒散结的药物是

三、C 型题（综合分析选择题）

患者，男，30 岁。喘咳 3 年，每年春天哮喘发作，伴有少量黄色黏稠痰，小便不利，舌红苔黄腻，脉弦滑。给予地龙等中药治疗。

6. 针对患者的症状，地龙发挥的功效是

A. 息风止痉解毒　　B. 清热平喘利尿

C. 息风通络止痛　　D. 息风止痉开窍

E. 息风止痉明目

7. 有关地龙使用注意事项，下列描述正确的是

A. 性温有毒，血虚生风者慎服　　B. 孕妇禁用

C. 脾胃虚寒或内无实热者慎用　　D. 性走窜，用量不宜过大

E. 癫痫抽搐者禁用

四、X 型题（多项选择题）

8. 羚羊角的功效有

A. 平肝　　B. 息风

C. 清肝明目　　D. 通络止痛

E. 散血解毒

扫码“学一学”

第二十七章　开窍药

学习目标

掌握　1. 开窍药的概念、功效、适应证、配伍应用和使用注意。

2. 麝香、冰片、石菖蒲的性味归经、功效应用、特殊用法用量、使用注意和不良反应。

了解　苏合香、安息香的功效特点。

凡具芳香走窜之性，以开窍醒神为主要功效，用于治疗闭证神昏的药物，称为开窍药，又称芳香开窍药。

开窍药主归心经，具有开窍醒神的功效。部分药物兼有止痛、活血、解毒等功效。

神志昏迷证有虚实之分。虚证即脱证，症见神昏冷汗、肢冷、脉微欲绝，当回阳固脱，不宜用开窍药。实证即闭证，以口噤、握拳、脉实有力为辨证依据，可用开窍药。闭证又分寒闭、热闭，寒闭多见面青身冷、苔白脉迟，宜用“温开”法，同时配温里散寒药；热闭多见身热面赤、烦躁谵语、苔黄脉数，宜用“凉开”法，同时配清热凉血解毒药。

开窍药为救急、治标之品，且耗气伤阴，故只宜暂服，不可久用；对于汗、吐、下引起的虚脱，失血或老年气虚引起的晕厥等，禁用或慎用。因开窍药气味芳香，有效成分易于挥发，内服多不宜入煎剂，宜入丸、散剂服用。

麝香 Shexiang

《神农本草经》

【来源】 为鹿科动物林麝 *Moschus berezovskii* Flerov、马麝 *Moschus. sifanicus* Przewalski 或原麝 *Moschus. moschiferus* Linnaeus 成熟雄体香囊中的干燥分泌物。主产于四川、西藏、云南等地。野麝多在冬季至次春猎取，猎获后，割取香囊，阴干，习称“毛壳麝香”；剖开香囊，除去囊壳，习称“麝香仁”。家麝直接从其香囊中取出麝香仁，阴干或用干燥器密闭干燥。避光贮存。用时研碎。处方别名有香子、当门子。

【性味归经】 辛，温。归心、脾经。

【功效应用】 开窍醒神，活血通经，消肿止痛。

1. 开窍醒神　用于闭证神昏。本品有极强的开窍通闭醒神之效，最宜用于闭证神昏，为醒神回苏要药。无论寒闭、热闭，用之皆效。治温病热陷心包、痰热蒙蔽心窍、小儿惊风及中风痰厥等热闭神昏，常与牛黄、冰片、朱砂等同用，组成凉开之剂，如安宫牛黄丸；治中风卒昏、中恶、食物不洁等属寒浊或痰湿阻闭心窍之寒闭神昏者，常与苏合香、檀香、安息香等同用，如苏合香丸。

2. 活血通经　用于经闭、癥瘕。常与红花、桃仁、川芎等活血化瘀药配伍，如通窍活血汤；用于心腹暴痛，每与木香、桃仁等行气活血药配伍，如麝香汤；用于跌打损伤、骨折扭伤，可与乳香、没药、红花等活血化瘀、消肿止痛药物同用，如七厘散或八厘散；用于痹证疼痛、顽固不愈者，可与独活、威灵仙、桑寄生等祛风湿、通经络药伍用。

3. 消肿止痛　用于疮疡肿毒，瘰疬痰核，咽喉肿痛。本品有良好的活血散结、消肿止痛作用，内服、外用均有良效。常与雄黄、乳香、没药等解毒消肿之品同用，即醒消丸；用于咽喉肿痛，可与牛黄、蟾酥、珍珠等清热解毒、消肿止痛之品配伍，如六神丸。

此外，本品有活血通经、催产下胎之效。常与肉桂为散，治难产、死胎、胞衣不下，如香桂散。

【用法用量】 0.03～0.1g，入丸散用。外用适量。

【使用注意】 本品走窜力强，妇女月经期及孕妇禁用。

【药理研究】 本品对中枢神经系统有兴奋与镇静的双重作用，还具有扩张冠状动脉、降低心肌耗氧、增强心脏收缩、兴奋子宫、抗肿瘤、抗溃疡、抗菌、抗炎和雄激素样作用。

【临床报道】 本品于腹膜后或皮下埋藏，配合麝香注射液肌内注射，治疗肝癌及食管、胃、直肠等消化道肿瘤；麝香酮含片口服，治血管性头痛等，均有一定疗效。

冰片 Bingpian

《新修本草》

【来源】 为龙脑香科植物龙脑香 *Dryobalanops aromatica* Gaertn. f. 树脂加工品，或龙脑香树的树干、树枝切碎，经蒸馏冷却而得的结晶。现多用樟脑、松节油等，经化学合成，称“机制冰片”。

【性味归经】 辛、苦，微寒。归心、脾、肺经。

【功效应用】 开窍醒神，清热止痛。

1. 开窍醒神　用于闭证神昏。本品有开窍醒神之功效，但不及麝香，二者常相须为用。为凉开之品，宜用治热闭神昏、痰热内闭、暑热卒厥、小儿惊风等，常与牛黄、麝香、黄连等配伍，以清热解毒、化痰开窍，如安宫牛黄丸；若与温里祛寒及性偏温热的开窍药配伍，也可用治寒闭。

2. 清热止痛　用于目赤肿痛，喉痹口疮。本品苦寒清热，有良好的泻火解毒、清热止痛之功，为五官科常用药。治疗目赤肿痛，单用点眼即效，也可与炉甘石、硼砂、熊胆等制成点眼药水，如八宝眼药水；治疗咽喉肿痛、口舌生疮、牙龈肿痛，常与硼砂、朱砂、玄明粉等配伍，如冰硼散，或研细末，吹敷患处。

【用法用量】 0.15～0.3g，入丸散用。外用研粉点敷患处。

【使用注意】 本品辛香走窜，故孕妇慎用。

【临床报道】 50%冰片醇溶液外用，治晚期肿瘤疼痛有效，尤对肺癌、乳腺癌的止痛效果好；冰片配芒硝（1∶10）均匀研末，局部外敷，治外科感染性炎症；冰片配硼酸、甘油，制成冰硼油，外涂阴部，治外阴瘙痒症等，均有一定疗效。

石菖蒲 Shichangpu

《神农本草经》

【来源】 为天南星科植物石菖蒲 *Acorus tatarinowii* Schott. 的干燥根茎。主产于四川、浙江、江苏等地。秋、冬二季采挖，除去须根及泥沙，晒干。生用。处方别名有九节菖蒲。

【性味归经】辛、苦，温。归心、胃经。

【功效应用】开窍豁痰，醒神益智，化湿开胃。

1. **开窍豁痰** 用于痰蒙清窍，神志昏迷。本品辛开苦燥温通，芳香走窜，具有开窍醒神、化湿、豁痰、辟秽之功。善治痰湿秽浊之邪蒙蔽清窍所致的神志昏乱。治疗中风痰迷心窍之神志昏乱、舌强不能语者，常与半夏、天南星、陈皮等燥湿化痰药合用，如涤痰汤；治痰热蒙蔽之高热、神昏谵语者，常与郁金、半夏、竹沥等配伍，如菖蒲郁金汤；治痰热癫痫抽搐，可与枳实、竹茹、黄连等配伍，如清心温胆汤；治湿浊蒙蔽之头晕、嗜睡、健忘、耳鸣、耳聋等症，又常与茯苓、远志、龙骨等配伍，如安神定志丸。

2. **醒神益智** 用于健忘失眠，耳鸣耳聋。本品入心经，开心窍，具有醒神益智、聪耳明目之功。治健忘者，常与人参、茯苓等配伍，如不忘散、开心散；治心肾两虚、耳鸣耳聋、头昏心悸者，常与菟丝子、女贞子、墨旱莲等配伍，如安神补心丸。

3. **化湿开胃** 用于脘痞不饥，噤口下痢。本品有醒脾开胃，行气消胀之功。治湿浊中阻，脘痞不饥，常配砂仁、苍术、厚朴等；治湿热毒盛，水谷不纳，里急后重之噤口痢者，可配黄连、茯苓、石莲子等。

此外，本品尚可用于声音嘶哑、风湿痹痛、痈疽疥癣、跌打损伤等证。

【用法用量】煎服，3～10g；鲜品加倍。外用适量。

【使用注意】本品辛温香散，易伤阴耗气，故阴亏血虚及滑精多汗者慎用。

【药理研究】本品有镇静、催眠、抗惊厥、解痉、抗心律失常、解除胃肠平滑肌痉挛、促进消化液分泌、降血脂及抑制皮肤真菌等作用。

【临床报道】本品提取的α-细辛醚治疗癫痫和癫痫持续状态，有一定疗效。

其他开窍药小结见表27－1。

表27－1 其他开窍药

分类	药名	性味归经	功效	主治
开窍药	苏合香	辛，温 心、脾	开窍辟秽 止痛	中风痰厥，猝然昏倒，惊痫；胸痹心痛，胸腹冷痛
	安息香	辛、苦，平 心、脾	开窍醒神 行气活血止痛	中风痰厥，气郁暴厥，中恶昏迷；心腹疼痛，产后血晕，小儿惊风

重点小结

开窍药是以开窍醒神为主要作用，常用于治疗闭证神昏的药物。

麝香和冰片均能开窍醒神，常相须为用，治疗窍闭证，寒闭、热闭神昏皆宜。麝香辛散温通，气味极香，有极强的开窍通闭醒神作用，为醒神回苏之要药。冰片开窍之力不及麝香，常作辅药用；外用清热止痛，多用于五官和皮肤的多种疾病。

扫码"练一练"

药师考点

一、A型题（最佳选择题）

1. 既开窍醒神，又活血散结的药物是

A. 冰片　　B. 远志

C. 麝香　　D. 苏合香

E. 石菖蒲

2. 既开窍宁神，又化湿和胃的药物是

A. 朱砂　　B. 琥珀

C. 石菖蒲　　D. 苏合香

E. 安息香

二、B型题（配伍选择题）

A. 麝香　　B. 石菖蒲

C. 冰片　　D. 苏合香

E. 安息香

3. 既可治心腹暴痛，跌打损伤，又可治胎死腹中或胞衣不下的药物是

4. 既可治心气不足之心悸失眠，又可治湿浊中阻之脘腹胀满的药物是

三、C型题（综合分析选择题）

患者，女，48岁。既往有高血压病史。猝然昏厥，不省人事，双手紧握，牙关紧闭，伴见右侧肢体偏瘫。给予麝香制剂治疗。

5. 麝香的成人内服用量是

A. 0.03～0.1g　　B. 0.15～0.3g

C. 0.3～0.6g　　D. 0.6～1g

E. 1～3g

6. 麝香的用法是

A. 入煎剂后下　　B. 入丸散，不入煎剂

C. 醋炒入煎剂　　D. 入汤剂久煎

E. 酒炒入煎剂

7. 麝香不适宜的病证是

A. 难产死胎　　B. 经期月经量多

C. 经闭　　D. 咽喉肿痛

E. 癥瘕积聚

四、X型题（多项选择题）

8. 石菖蒲的主要药理作用有

A. 镇静、催眠　　B. 抗惊厥、解痉

C. 抗心律失常、降血脂　　D. 促进消化液分泌

E. 抑制皮肤真菌

第二十八章　补益药

扫码"学一学"

学习目标

掌握　1. 补益药的概念、性能特点、适应证、分类和使用注意。

2. 人参、黄芪、白术、当归、熟地黄、何首乌、北沙参、麦冬、枸杞子、龟甲、鹿茸、淫羊藿、肉苁蓉、杜仲、补骨脂的分类归属、性味归经、功效应用、特殊用法用量及使用注意。

熟悉　西洋参、党参、山药、甘草、白扁豆、白芍、阿胶、南沙参、石斛、鳖甲、百合、女贞子、墨旱莲、黄精、巴戟天、紫河车、冬虫夏草、蛤蚧、菟丝子、续断的分类归属、功效、主治病证、特殊用法用量及使用注意。

了解　太子参、刺五加、大枣、蜂蜜、饴糖、红景天、绞股蓝、益智仁、锁阳、骨碎补、核桃仁、沙苑子、仙茅、狗脊、海马、龙眼肉、天冬、玉竹、桑椹、蛤蟆油、楮实子的分类归属和功效特点。

凡能补益正气，扶持虚弱，用于治疗虚证的药物，称为补益药。

补益药多为甘味，具有补虚功效，主要用于虚证，具有益气、温阳、养血、滋阴的功效。根据药性及虚证特点，可将补益药分为补气药、补阳药、补血药、补阴药四类，相应地用于治疗气虚证、阳虚证、血虚证、阴虚证。

根据气血阴阳诸虚证之不同而相应地选择补虚药。一般来说，阳虚必兼气虚、阴虚每兼见血虚，故补气药和补阳药、补血药和补阴药常相辅而用；气血两亏、阴阳俱虚、气阴两虚等常见病证，则当气血双补、益气养阴或阴阳并补。补益药药性滋腻，易阻碍气机，故应适当配伍理气药，使之补而不滞。

补益药实证忌用，以防"闭门留寇"；无虚不补；应注意顾护脾胃，适当配伍健脾消食药，以防虚不受补；宜作蜜丸、煎膏（膏滋）、片剂、口服液、颗粒剂或酒剂等，以便长期服用；作汤剂应适当久煎，使药味尽出。

第一节　补气药

本类药物性味多甘温或甘平，能补气、增强机体的活动能力，改善或消除气虚证。气虚证尤其以脾、肺两脏气虚多见。脾气虚证症见面色萎黄、食欲不振、脘腹虚胀、大便溏薄、神疲乏力，甚或浮肿、脏器下垂等。肺气虚证以少气懒言、声音低微，甚则喘促、易出虚汗等为主要表现。

使用本类药物时，当根据不同的气虚证合理选药，再根据兼症进行配伍。如脾虚腹泻，宜适当配伍收涩止泻药；肺气虚，久咳不止者，宜与敛肺止咳药同用。

人参 Renshen

《神农本草经》

【来源】为五加科植物人参 *Panax ginseng* C. A. Mey. 的干燥根和根茎。主产于吉林、辽宁、黑龙江。野生者名“山参”；栽培者称“园参”。播种在山林野生状态下自然生长的称“林下山参”，习称“籽海”。于秋季采挖。山参经晒干，称“生晒山参”。园参一般栽培5～6年后收获，经晒干或烘干，称“生晒参”；经蒸制后的干燥品，称“红参”。切片或研粉用。处方别名有野山参、吉林参、红参、白参、别直参、人参须。

【性味归经】甘、微苦，微温。归脾、肺、心、肾经。

【功效应用】大补元气，复脉固脱，补脾益肺，生津养血，安神益智。

1. 大补元气，复脉固脱　用于气虚欲脱，脉微欲绝的危重证候。本品善大补元气，有救脱扶危之良效。大失血、大吐泻或久病、大病所致之气脱危候，均可单用本品大量浓煎服，即独参汤。

2. 补脾益肺　用于脾气不足之倦怠乏力、食少便溏等证。本品能补脾调中，鼓舞脾气，助生化之源，为补脾益气之要药，常配白术、茯苓、甘草等益气健脾药，即四君子汤，用于肺气虚弱之短气喘促、懒言声微、脉虚自汗等证。本品为补肺要药，见喘促日久，肺肾两虚者，常与胡桃肉、蛤蚧等补益肺肾药同用，如人参胡桃汤、人参蛤蚧散。

3. 生津养血　用于热伤气津、口渴汗多、脉微，常配麦冬、五味子，以益气生津、止渴、止汗，即生脉散；用于消渴，可与天花粉、生地黄、山药等同用，以增强益气生津止渴之效，如玉泉丸；用于血虚，可与当归等同用。

4. 安神益智　用于气血亏虚之心悸、失眠、健忘等证。可单用，亦可配伍当归、龙眼肉、酸枣仁等养血安神药，如归脾丸。

此外，对血虚证、气不摄血之出血证及阳痿，人参能益气生血、益气摄血或益气助阳；对体虚外感或邪实正虚之证，可随证配伍解表、攻里药，以扶正祛邪。

【用法用量】煎服，3～9g，宜文火另煎兑入其他药汤内服用。研末吞服，每次2g，一日2次。野生人参功效最佳，多用于挽救虚脱；生晒人参药性平和，适用于气阴不足者；红参药性偏温，多用于气阳两虚者。

【使用注意】不宜与藜芦、五灵脂同用。实证、热证忌服。

【配伍应用】

1. 人参配附子　人参甘温补气，力宏固脱；附子辛热回阳，补火救逆。两药相合，大补大温，益气回阳，治亡阳气脱效佳。

2. 人参配蛤蚧　人参甘温善补肺气，蛤蚧性平补肺益肾。两药相合，补肺益肾而定喘嗽，治肺肾两虚，动辄气喘甚效。

【药理研究】本品有兴奋与抑制中枢神经作用、改善学习记忆能力、抗休克、强心、抗心肌缺血、抑制血小板聚集、促进纤维蛋白溶解、增强机体抗应激能力、提高机体免疫功能、延缓衰老、调节糖代谢、促进蛋白质合成、降血脂、抗动脉粥样硬化、抗肿瘤、促进性腺激素释放等作用。

【临床报道】红参粉内服，可预防急性高原反应；红参切片含服，治老年人病窦综合征；人参提取多糖，治慢性肝炎；人参注射液静脉滴注，治病毒性心肌炎等疾病，均有疗效。

西洋参 Xiyangshen

《本草从新》

【来源】 为五加科植物西洋参 *Panax quinquefolium* L. 的干燥根。原产于美国、加拿大及法国，我国东北、华北、西北等地区亦有栽培。秋季采挖，晒干或低温干燥。切片入药或用时捣碎。处方别名有花旗参。

【性味归经】 甘、微苦，凉。归心、肺、肾经。

【功效应用】 补气养阴，清火生津。

1. **补气养阴** 用于阴虚火旺、肺失清肃之喘咳痰血证，可单用。本品研末装胶囊服用，或与知母、川贝母、阿胶等药同用，以增强养阴清肺、止咳化痰之效。

2. **清火生津** 用于热病气阴两伤之烦倦、口渴。单用本品煎服即效，或与麦冬、知母、石斛等养阴清热药同用，如王氏清暑益气汤；用于内热消渴，气阴两虚者，可配伍天花粉、山药、黄芪等益气生津药。

【用法用量】 煎服，3～6g；宜另煎兑服。

【使用注意】 中阳衰微，胃有寒湿者不宜服。忌用铁器炒。

党参 Dangshen

《本草从新》

【来源】 为桔梗科植物党参 *Codonopsis pilosula*（Franch.）Nannf.、素花党参 *Codonopsis pilosula* Nannf. var. modesta（Nannf.）L. T. Shen 或川党参 *Codonopsis tangshen* Oliv. 的干燥根。主产于山西、四川、陕西等省。秋季采挖，晒干。切厚片，生用。处方别名有台党参、潞党参。

【性味归经】 甘，平。归脾、肺经。

【功效应用】 健脾益肺，养血生津。

1. **健脾益肺** 用于中气不足所致的食少便溏、四肢倦怠等证。本品甘平，不腻不燥，善补益中气，为常用的补中益气药，常与白术、茯苓、甘草等补气健脾药同用；用于肺气亏虚所致的气短咳喘、言语无力、声音低微等症，可配伍黄芪、五味子等药，以补益肺气、止咳平喘，如补肺汤。

2. **养血生津** 用于热伤气津，气短口渴之证，常配伍麦冬、五味子，以增强益气生津止渴之效；用于气血两亏所致的面色萎黄、头昏心悸等症，常与熟地黄、当归等补血药同用，如八珍汤。

【用法用量】 9～30g，煎服。

【使用注意】 不宜与藜芦同用。

【临床报道】 本品 30～60g，煎服，治功能性子宫出血；本品制成口服液，治冠心病，均有疗效。

黄芪 Huangqi

《神农本草经》

【来源】 为豆科植物蒙古黄芪 *Astragalus membranaceus*（Fisch.）Bge. var. mongholicus.

（Bge.）Hsiao 或膜荚黄芪 *Astragalus membranaceus*（Fisch.）Bge. 的干燥根。主产于内蒙古、山西、黑龙江等地。春秋二季采挖，晒干。生用或蜜炙用。处方别名有生黄芪、绵黄芪、炙黄芪。

【性味归经】甘，微温。归肺、脾经。

【功效应用】补气升阳，固表止汗，利水消肿，生津养血，行滞通痹，托毒排脓，敛疮生肌。

1. 补气升阳　用于脾胃气虚及中气下陷诸证。本品既善补中益气，又善升阳举陷，为补气升阳之要药。用于脾胃气虚证，症见气短、食少便溏、倦怠乏力等，常配白术以补气健脾，即芪术膏；用于中气下陷诸证，症见脱肛、内脏下垂者，能补中益气、升举清阳，常配人参、升麻、柴胡等，如补中益气汤。

2. 固表止汗　用于肺气虚及表虚自汗，气虚外感诸证。本品能补肺气、益卫气以固表止汗。用治肺气虚弱，咳喘气短，常配紫菀、五味子等；用治表虚自汗，气虚外感诸证，常与白术、防风同用，既可固表以止汗，又能实卫而御外邪，即玉屏风散。

3. 托毒排脓，敛疮生肌　用于气血不足，疮疡内陷之脓成不溃或溃久不敛。治脓成不溃，常配当归、穿山甲、皂角刺等，以托毒排脓，如透脓散；治久溃不敛，可配当归、人参、肉桂等，以生肌敛疮，如内补黄芪汤。

4. 利水消肿　用于气虚水湿失运之浮肿、小便不利。本品有补气利尿消肿之功，常配防己、白术等，如防己黄芪汤。

此外，本品又能生津养血，治疗消渴，以及气虚血亏、气虚不能摄血导致的便血、崩漏等，还可行滞通痹，用于治疗气虚血滞不行导致的关节麻痹、肢体麻木或半身不遂等。

【用法用量】9～30g，煎服。

【药理研究】本品有增强免疫功能、延缓衰老、强心、扩张外周血管、扩张冠状血管、扩张肾血管、改善微循环、抑制血小板聚集、降血压、促进骨髓造血、调节糖代谢、抗病毒、抗菌、保肝等作用。

【临床报道】本品30～90g水煎服，治系统性红斑狼疮、血管炎；黄芪注射液肌内注射或静脉滴注，治冠心病、病毒性心肌炎、慢性肾炎、胃及十二指肠溃疡、萎缩性胃炎等疾病，均有疗效。

山药 Shanyao

《神农本草经》

【来源】为薯蓣科植物薯蓣 *Dioscorea opposita* Thunb. 的干燥根茎。主产于河南、江苏、广西等地。冬季茎叶枯萎后采挖。根据加工方法不同分为“毛山药”和“光山药”。润透，切厚片，生用或麸炒用。处方别名有怀山药、炒山药。

【性味归经】甘，平。归脾、肺、肾经。

【功效应用】补脾养胃，生津益肺，补肾涩精。

1. 补脾养胃　用于脾胃虚弱证。本品既补脾气，又益脾阴，且性兼涩而止泻，脾虚食少、体倦便溏、儿童消化不良等皆可应用，常配人参、白术、茯苓等，如参苓白术散。

2. 生津益肺　用于肺肾虚弱证，治肺虚咳喘，或肺肾两虚久咳久喘，常配人参、麦冬、五味子等；用治阴虚内热、口渴多饮、小便频数之消渴，常配黄芪、知母、五味子等益气生津药，如玉液汤。

3. 补肾涩精 用治肾虚不固所致的遗精、尿频等，常配熟地黄、山茱萸、菟丝子等；用治肾虚不固，带下清稀，多与熟地黄、山茱萸、五味子等补肾固涩药同用；用治脾虚有湿之带下清稀、绵绵不止，每配伍党参、白术、车前子等健脾利湿药。

【用法用量】 15~30g，煎服。

【临床报道】 现代以本品配伍车前子煎服，治婴幼儿消化不良；配太子参研末服用，治小儿遗尿症等，均有疗效。

白术 Baizhu

《神农本草经》

【来源】 为菊科植物白术 *Atractylodes macrocephala* Koidz. 的根茎。主产于浙江、湖北、湖南等地。冬季下部叶枯黄、上部叶变脆时采挖，烘干或晒干。生用或土炒、麸炒用。处方别名有生白术、炒白术。

【性味归经】 苦、甘，温。归脾、胃经。

【功效应用】 健脾益气，燥湿利水，止汗，安胎。

1. 健脾益气 本品为治脾虚诸证之要药。用于脾气虚弱之食少神疲，常配人参、茯苓、炙甘草等，以益气补脾，即四君子汤；用于脾胃虚寒之腹满泄泻，常配人参、干姜、炙甘草等，以温中健脾，即理中汤；用于脾虚而有积滞之脘腹痞满，常与枳实同用，以消补兼施，即枳术丸。

2. 燥湿利水 用于痰饮证，常配桂枝、茯苓、甘草，以温脾化饮，即苓桂术甘汤；用于水肿，常配茯苓、泽泻等，以健脾利湿，如五苓散。

3. 止汗 用于脾虚气弱，肌表不固而致的自汗，可单用为散服，或配黄芪、防风等，以益气固表止汗，即玉屏风散。

4. 安胎 用于脾虚气弱，胎动不安之证。脾气虚兼见胎气不固、腰酸腹痛者，多与杜仲、续断、菟丝子等合用，以补肝肾、固冲任而安胎。

【用法用量】 6~12g，煎服。

【临床报道】 本品治肝硬化腹水；配泽泻、薏苡仁水煎服治梅尼埃病等，均有疗效。

甘草 Gancao

《神农本草经》

【来源】 为豆科植物甘草 *Glycyrrhiza uralensis* Fisch.、胀果甘草 *Glycyrrhiza inflata* Bat. 或光果甘草 *Glycyrrhiza glabra* L. 的根及根茎。主产于内蒙古、山西、甘肃、新疆等地。春秋季采挖，晒干。切厚片，生用或蜜炙用。处方别名有生甘草、炙甘草。

【性味归经】 甘，平。归心、肺、脾、胃经。

【功效应用】 补脾益气，祛痰止咳，清热解毒，缓急止痛，调和药性。

1. 补脾益气 用于心气不足而致的心动悸、脉结代，常蜜炙以增强其补益心脾之气的功效，并配伍人参、阿胶、桂枝等，以益气复脉，滋阴养血，如炙甘草汤；用于脾气虚弱而致的倦怠乏力、食少便溏等，常与人参、白术等同用，以益气健脾，如四君子汤。

2. 祛痰止咳 用于痰多咳嗽。无论寒热虚实及有痰无痰，均可随证配伍选用。治风寒咳嗽，可配麻黄、杏仁，即三拗汤；治肺热咳嗽，可配伍石膏、麻黄、杏仁，以清热宣肺、降逆平喘，即麻杏石甘汤；治寒痰咳嗽，常配干姜、细辛，以涤饮解表、温肺降逆，如苓甘五味姜辛汤；治湿痰咳嗽，常配半夏、茯苓，以燥湿化痰，如二陈汤。

3. **清热解毒**　本品长于解毒，应用十分广泛。用治热毒疮疡，常与金银花、连翘等清热解毒药同用；用治咽喉肿痛，单用煎服即效，或与桔梗同用，如甘草汤、桔梗汤；用于药物、食物中毒等，在无特殊解毒药时，可以本品治之，亦可与绿豆煎汤服。

4. **缓急止痛**　用于脘腹及四肢挛急作痛，常配伍白芍，即芍药甘草汤。

5. **调和药性**　一般在药性峻猛的方剂中使用。本品既能缓和烈性，或减轻毒性或副作用，又可调和脾胃。如调胃承气汤用甘草以缓和芒硝、大黄之性，使泻下不致过猛，并避免刺激大肠而产生腹痛。

【用法用量】2～10g，煎服。

【使用注意】反甘遂、大戟、芫花、海藻。长期服用甘草可引起水肿、高血压，故湿盛中满、腹胀及水肿者不宜用。

【配伍应用】

甘草配白芍　甘草味甘，功效补气缓急；白芍酸收，功效养血柔肝。两药相合，缓急止痛力强，治脘腹或四肢拘急疼痛。

【药理研究】本品有抗心律失常、抗消化性溃疡、解痉、镇咳祛痰、解毒、保肝、抗炎、抗菌、抗病毒、抗变态反应及类似肾上腺皮质激素样作用。

【临床报道】生甘草泡水代茶饮或煎服，治咽炎、婴幼儿便秘、原发性血小板减少性紫癜；甘草流浸膏内服，治消化性溃疡、腓肠肌痉挛等，均有疗效。

白扁豆 Baibiandou

《名医别录》

【来源】为豆科植物扁豆 *Dolichos lablab* L. 的干燥成熟种子。主产于江苏、河南、安徽等地。秋、冬二季采收，晒干。生用或炒用。处方别名有扁豆、生扁豆、炒扁豆。

【性味归经】甘，微温。归脾、胃经。

【功效应用】健脾化湿，和中消暑。

1. **健脾化湿**　用于脾虚湿盛诸证。本品补而不腻，化湿不燥，为健脾化湿之良药。治食少便溏或泄泻，常与人参、白术等同用，如参苓白术散。

2. **和中消暑**　用于暑湿吐泻，可单用水煎服，或配伍香薷、厚朴等，如香薷饮。

【用法用量】9～15g，煎服。

【使用注意】含毒性蛋白，生用有毒，加热后毒性大减。生用研末服宜慎。

【附药】

1. **扁豆衣**　为白扁豆的干燥种皮。性效似白扁豆而健脾之力略逊，但无壅滞之弊，偏于消暑化湿。主治暑湿泄泻及脚气浮肿等证。煎服，5～10g。

2. **扁豆花**　为白扁豆的花。甘、淡，平。功效消暑化湿。多用于暑湿泄泻及带下等证。煎服，5～10g。

第二节　补血药

本类药性味以甘温或甘平为主，以补血为主要作用，常用于改善或消除血虚证。因“心主血”“肝藏血”，故多数药物主要以补心肝血为主。广泛用于各种血虚证，症见面色苍白无华或萎黄、唇甲及舌质色淡、脉细或细数无力等，兼见心悸怔忡、失眠健忘、眩晕耳鸣、两目干涩、视力减退，月经后期而量少色淡、经闭等。

使用本类药物时，须根据血虚证及兼症选药，并予以适当配伍。如治血虚所致的失眠健忘等，应与养心安神药配伍；治血虚而致的月经不调，应配伍其他养血调经药；治血虚而致的肝目失养之视物不清，常与补肝明目药同用。另外，气与血之间的关系极为密切，气能生血，故补血药又常与补气药同用。

大部分补血药滋腻，容易阻碍脾胃运化，故湿浊阻中之脘腹胀满、食少便溏者慎用。必要时，需配伍健脾行气消食之品。

当归 Danggui

《神农本草经》

【来源】为伞形科植物当归 *Angelica sinensis*（Oliv.）Diels 的根。主产于甘肃、云南、四川等地。秋末采挖。切薄片，生用或酒炙用。处方别名有当归尾、酒当归。

【性味归经】甘、辛，温。归肝、心、脾经。

【功效应用】补血活血，调经止痛，润肠通便。

1. 补血活血　用于血虚诸证。本品功善补血养血，为补血之要药。常配熟地黄、川芎、白芍等，即四物汤。

2. 调经止痛　用于血虚、血滞或寒凝而致的疼痛证。治血滞兼寒之头痛，常配川芎、白芷等；治气血瘀滞而致的胸痛、胁痛，常配郁金、香附等；治虚寒腹痛，常配桂枝、白芍等。用于跌打损伤，常配乳香、没药等。用治风湿痹痛、肢体麻木，常配羌活、桂枝、秦艽等。亦可用于月经不调、痛经、经闭等证。本品既能补血、活血，又能调经止痛，为妇科要药。用治血虚或血虚而兼有瘀滞之月经不调、痛经、经闭等证，常与熟地黄、白芍、川芎配伍使用，即四物汤。尚可用于痈疽疮疡，疮疡初起者，常配金银花、连翘等以消肿止痛；用于痈疽后期，气血亏虚，常与人参、黄芪等同用，以补血生肌。

3. 润肠通便　用于血虚肠燥便秘。本品能养血润肠通便，常与火麻仁、肉苁蓉等同用。

【用法用量】6～12g，煎服。

【使用注意】本品甘温补润，故湿盛中满、大便泄泻者慎服。

【配伍应用】

当归配黄芪　当归性温补血，黄芪微温补气，气旺则血生。两药相合，益气生血力增强，治血虚或气血双亏证每投之。

【药理研究】本品有抗贫血、促进免疫功能、抑制血小板聚集、抗血栓、抗心肌缺血缺氧、扩张外周血管、降血压、兴奋或抑制子宫平滑肌、松弛支气管平滑肌、降血脂、抗炎、保肝等作用。

【临床报道】本品制成片剂内服，治慢性肝炎及肝硬化；本品配木香、赤小豆煎服，治急性肠梗阻；当归注射液肌内注射或穴位注射，治剑突综合征、肋软骨炎、肩周炎、局限性硬皮病等，均有疗效。

熟地黄 Shudihuang

《本草图经》

【来源】 为玄参科植物地黄 *Rehmannia glutinosa* Libosch. 的根的炮制加工品。主产于河南。切厚片或块干燥。处方别名有熟地。

【性味归经】 甘，微温。归肝、肾经。

【功效应用】 补血滋阴，益精填髓。

1. **补血滋阴**　用于血虚萎黄，眩晕，心悸失眠，月经不调，崩漏等证。本品为补血要药，常与当归、川芎、白芍同用，如四物汤。本品为滋肾阴主药，常用治肾阴不足而致的潮热骨蒸、盗汗、遗精、消渴等，多与山萸肉、山药等同用，如六味地黄丸。

2. **益精填髓**　用于肝肾精血亏虚而致的腰膝酸软、眩晕耳鸣、须发早白等，常与制何首乌、枸杞子、菟丝子等补精血、乌须发药同用，如七宝美髯丹。

【用法用量】 9 ~ 15g，煎服。

【使用注意】 脾虚少食、腹满便溏忌服。

白芍 Baishao

《神农本草经》

【来源】 为毛茛科植物芍药 *Paeonia lactiflora* Pall. 的根。主产于浙江、安徽、四川等地。夏、秋二季采挖，晒干。切薄片，生用或炒用、酒炙用。处方别名有生白芍、炒白芍、杭白芍。

【性味归经】 苦、酸，微寒。归肝、脾经。

【功效应用】 养血调经，平抑肝阳，柔肝止痛，敛阴止汗。

1. **养血调经**　用于血虚或阴虚有热的月经不调、崩漏等证，常配当归、熟地黄等，如四物汤。

2. **平抑肝阳，柔肝止痛**　用于肝阳上亢而致的头痛眩晕，常与生地黄、牛膝、石决明等同用，如建瓴汤；用治肝郁胁肋疼痛，常配当归、白术、柴胡等，如逍遥散；用治脘腹手足挛痛，常与甘草同用，如芍药甘草汤。

3. **敛阴止汗**　用治营卫不和、表虚自汗，常与桂枝配伍，调和营卫而止汗，如桂枝汤；用治阴虚盗汗，可配生地黄、牡蛎、浮小麦等敛阴止汗。

【用法用量】 6 ~ 15g，煎服。

【使用注意】 反藜芦。生用、酒炙或炒用。虚寒腹痛泄泻者慎用。

【药理研究】 本品有调节免疫功能、镇静、镇痛、解痉、抑制血小板聚集、扩张冠状动脉、降血压、抗炎、保肝等作用。

【临床报道】 生白芍配生甘草煎服，治便秘、面肌抽搐；杭白芍配炙甘草煎服，治肌肉痉挛；白芍总苷片内服，治类风湿关节炎；芍药注射液肌内注射，治各种痛症等，均有疗效。

阿胶 Ejiao

《神农本草经》

【来源】为马科动物驴 *Equus asinus* L. 的皮经漂泡去毛后熬制而成的胶块。主产于山东、浙江等地。以山东省东阿县的产品最著名。捣成碎块或以蛤粉烫炒成珠用。处方别名有阿胶珠、驴皮胶。

【性味归经】甘、平。归肺、肝、肾经。

【功效应用】补血，滋阴润燥，止血。

1. **补血**　用于血虚诸证。本品为补血之佳品。适用于血虚诸证，症见血虚萎黄、眩晕、心悸等，单用黄酒炖服即效；若与熟地黄、当归、黄芪等补益气血药同用，则效果更佳。

2. **滋阴润燥**　用于热邪伤阴证。用治症见心烦不眠者，多配黄连、白芍等，如黄连阿胶汤；用治阴虚肺燥症见咳嗽、咯血者，多与马兜铃、杏仁、牛蒡子等同用，如补肺阿胶汤。

3. **止血**　用于多种出血证。本品为止血要药。对出血而兼见阴虚、血虚证者尤为适宜，单用即效，也可与他药配伍以增疗效。

【用法用量】3~9g，以原胶块用，或将胶块打碎，用蛤粉炒成阿胶珠用。入汤剂须单独烊化后兑服。

【使用注意】胃弱便溏者忌服。

何首乌 Heshouwu

《何首乌录》

【来源】为蓼科植物何首乌 *Polygonum multiforum* Thunb. 的块根。主产于河南、湖北、广西等地。秋、冬二季叶枯萎时采挖，洗净，切厚片，干燥，称“生首乌”；以黑豆汁为辅料，照炖法或蒸法炮制，得“制首乌”。处方别名有生首乌、制首乌。

【性味归经】苦、甘、涩，微温。归肝、心、肾经。

【功效应用】制首乌补肝肾，益精血，乌须发，强筋骨，生首乌解毒，消痈，截疟，润肠通便。

1. **化浊降脂**　用于血虚而见头昏目眩、心悸失眠、萎黄乏力，以及肝肾精血亏虚而致的眩晕耳鸣、腰膝酸软、遗精崩带、须发早白等症。制首乌不寒不热、不燥不腻，为滋补良药。单用制首乌泡酒常服，即有养血益精、延年益寿之效，若配伍其他补益肝肾精血之品则疗效更佳。

2. **解毒，消痈，截疟，润肠通便**　用治体虚久疟，气血耗伤者，常配人参、当归等，如何人饮；用治肠燥便秘，血虚津亏者，常与当归、火麻仁等同用；用治痈疽疮疡，常配金银花、连翘等以清热解毒，如何首乌汤；用治瘰疬，常配夏枯草、浙贝母、香附等。

【用法用量】煎服，6~12g。通便、解毒用生首乌；补肝肾益精血用制首乌。

【使用注意】大便溏泄及湿痰较重者不宜服用。

【药理研究】本品有促进造血、增强免疫、降血脂、抗动脉粥样硬化、抗心肌缺血、抗衰老、保肝、抗菌等作用。

【临床报道】制首乌与山楂同用，治高脂血症；本品与首乌藤、红枣同用，治精神分裂症，均有疗效。

龙眼肉 Longyanrou

《神农本草经》

【来源】 为无患子科植物龙眼 *Dimocarpus longan* Lour. 的假种皮。主产于广东、福建、台湾等地。夏、秋二季果熟时采摘，烘干或晒干，除去壳、核，晒干用。处方别名有桂圆肉。

【性味归经】 甘，温。归心、脾经。

【功效应用】 补益心脾，养血安神。

用于心脾两虚，气血不足之心悸、失眠、健忘等。本品甘温质润滋腻，为性质平和、药食两用之滋补良药。单用或与人参、当归等同用，如归脾汤。

【用法用量】 煎汤，9～15g。亦可熬膏、浸酒或入丸散。

【使用注意】 内有郁火、痰饮气滞、湿阻中满者不宜服。

第三节　补阴药

本类药多为甘寒之品，以滋补阴液为主要作用，常用于治疗阴虚证。阴虚证以肺、胃及肝、肾阴虚常见。肺阴虚证多见干咳少痰、咯血等症；胃阴虚证多见口干、胃脘隐痛、饥而不食，或干呕、大便秘结等症；肝阴虚证多见头晕目眩、两目干涩，或爪甲不荣等症；肾阴虚证多见腰膝酸软、五心烦热、耳鸣耳聋、遗精、盗汗等症；心阴虚证可见心悸怔忡、失眠多梦等症。

使用本类药时，除根据阴虚证的主要证候选药外，还应予以适当配伍。如阴虚生内热，虚热明显者，宜与清虚热或滋阴降火之品同用；阴虚阳亢之头晕目眩者，宜与滋阴潜阳药配伍；阴虚所致干燥之证，宜与养阴生津药物同用。

人部分补阴药偏于滋腻，故脾胃虚弱、痰湿偏盛、腹胀便溏者慎用。

北沙参 Beishashen

《本草汇言》

【来源】 为伞形科植物珊瑚菜 *Glehnia littoralis* Fr. Schmidt ex Miq. 的根。主产于江苏、山东、福建等地。夏、秋二季采挖，置沸水中烫后，除去外皮，干燥；或洗净直接干燥。切断，生用。处方别名有沙参。

【性味归经】 甘、微苦，微寒。归肺、胃经。

【功效应用】 养阴清肺，益胃生津。

1. 养阴清肺　用于肺阴虚而致的肺热燥咳、干燥少痰，或痨嗽久咳、咽干音哑等。常与麦冬、玉竹、冬桑叶等同用，如沙参麦冬汤。

2. 益胃生津　用于胃阴虚或热伤胃阴，津液不足而致的口渴咽干、舌质红绛，或胃脘隐痛、嘈杂干呕等。本品单用水煎服即效，亦常配麦冬、石斛等养胃生津药。

【用法用量】 5～12g，煎服。

【使用注意】 风寒咳嗽及肺胃虚寒者慎用。

南沙参 Nanshashen

《神农本草经》

【来源】 为桔梗科植物轮叶沙参 *Adenophora tetraphylla*（Thunb.）Fisch. 或沙参 *Adenophora stricta* Miq. 的干燥根。主产于安徽、江苏、浙江等地。春、秋二季采挖，洗后趁鲜刮去粗皮，干燥。切厚片或短段，生用。

【性味归经】 甘，微寒。归肺、胃经。

【功效应用】 养阴清肺，益胃生津，化痰益气。

1. 养阴清肺，化痰　用于肺阴虚而致的燥热咳嗽，症见干咳少痰，或痰黏不易咳出者，可与麦冬、知母、川贝母等养阴润肺止咳药同用。

2. 益胃生津，益气　用于热病后气津不足或脾胃虚弱，症见咽干口燥、舌红少津、食少不饥者。本品既能养阴生津，又兼益气。常与石斛、麦冬、山药等配伍，以养阴生津、益气健脾。

【用法用量】 9～15g，煎服。

【使用注意】 风寒咳嗽、寒饮喘咳及虚寒证忌服。反藜芦。

麦冬 Maidong

《神农本草经》

【来源】 为百合科植物麦冬 *Ophiopogon japonicus*（L. f.）Ker－Gawl. 的块根。主产于四川、浙江、江苏等地。夏季采挖，干燥。生用。处方别名有麦门冬、寸冬。

【性味归经】 甘、微苦，微寒。归心、肺、胃经。

【功效应用】 养阴生津，润肺清心。

1. 养阴生津　用于胃阴虚证。治热伤胃阴而致的口渴，常配玉竹、沙参等益胃生津药，如益胃汤；用治热病津伤之肠燥便秘，常与玄参、生地黄等配伍，以滋阴润肠通便，如增液汤。

2. 润肺　用治燥咳痰黏，常与人参、半夏等同用，如麦门冬汤；用治肺阴亏虚、劳嗽咯血，常配天冬，即二冬膏。

3. 清心　用治心阴虚及温病热扰心营之心烦不眠等，常与生地黄、酸枣仁等滋阴安神药同用，如天王补心丹。

【用法用量】 6～12g，煎服。

【使用注意】 凡脾胃虚寒泄泻者慎用。

枸杞子 Gouqizi

《神农本草经》

【来源】 为茄科植物宁夏枸杞 *Lycium barbarum* L. 的成熟果实。主产于宁夏、甘肃等地。夏、秋二季果实呈红色时采收，热风烘干或晾至皮皱后晒干。生用。处方别名有甘杞子。

【性味归经】 甘、平。归肝、肾经。

【功效应用】滋补肝肾，益精明目。

滋补肝肾，益精明目　凡肝肾阴虚诸证，均可应用。用治肝肾不足之腰酸遗精及头晕目眩、视力减退、内障目昏、消渴等，单用即效。亦常配黄精以增疗效，如二精丸，或入复方效果更佳。

【用法用量】6～12g，煎服。也可熬膏、浸酒或入丸散。

【使用注意】本品滋阴润燥，故脾虚大便溏薄者慎用。

【药理研究】本品有增强或调解免疫、促进造血、延缓衰老、抗肿瘤、降血糖、降血脂、护肝、提高耐缺氧能力等作用。

【临床报道】本品当茶冲服，治肥胖症；本品配女贞子制成冲剂，治高脂血症等。

龟甲 Guijia

《神农本草经》

【来源】为龟科动物乌龟 *Chinemys reevesii*（Gray）的背甲及腹甲。主产于浙江、湖北、湖南等地。全年均可捕捉，杀死或用沸水烫死，剥取甲壳，除去残肉，晒干。以砂炒后醋淬用。处方别名有龟板、炙龟板。

【性味归经】咸、甘，微寒。归肝、肾、心经。

【功效应用】滋阴潜阳，益肾健骨，固经止崩，养血补心。

1. **滋阴潜阳**　本品既能滋补肝肾之阴而退内热，又可潜降肝阳而息内风。用治阴虚内热，骨蒸盗汗，常配熟地黄、知母、黄柏等，如大补阴丸；用治阴虚阳亢，症见头晕目眩者，常配生地黄、石决明、菊花等；用治热病伤阴，虚风内动，症见舌干红绛、手足蠕动，常配生地黄、牡蛎、鳖甲等，如三甲复脉汤、大定风珠。

2. **益肾健骨**　用治肾虚骨痿，小儿囟门不合等，常与熟地黄、锁阳、牛膝等补肝肾、强筋骨药同用。

3. **固经止崩**　用治阴虚血热，冲任不固而致的崩漏、月经过多等，常配椿根皮、黄柏、香附等，如固经丸。

4. **养血补心**　用治心虚惊悸，失眠健忘，常与龙骨、远志等配伍，如孔圣枕中丹。

【用法用量】9～24g，煎服，宜打碎先煎。

【使用注意】孕妇、胃寒者忌服。

鳖甲 Biejia

《神农本草经》

【来源】为鳖科动物鳖 *Trionyx sinensis* Wiegmann 的背甲。主产于湖北、江苏、河南等地。全年均可捕捉，杀死后，置沸水中烫至背甲上硬皮能剥落时，取出，剥取背甲，晒干。以砂炒后醋淬用。处方别名有生鳖甲、炙鳖甲。

【性味归经】咸、微寒。归肝、肾经。

【功效应用】滋阴潜阳，退热除蒸，软坚散结。

1. **滋阴潜阳，退热除蒸**　用治阴虚发热。本品治疗阴虚发热作用较龟甲为优，为治阴虚发热的要药，常配青蒿、秦艽、知母等，如青蒿鳖甲汤、秦艽鳖甲散等；用于阴虚阳亢之头晕目眩，常与生地黄、牡蛎、菊花等同用；用治热病伤阴，阴虚风动，常配生地黄、龟甲、牡蛎等。

2. 软坚散结 用治癥瘕积聚、疟母等，常配柴胡、牡丹皮、土鳖虫等，如鳖甲煎丸。

【用法用量】9～24g，煎服，宜打碎先煎。滋阴潜阳宜生用，软坚散结宜醋用。

【使用注意】脾胃阳虚、食少便溏者慎用。孕妇忌用。

女贞子 Nüzhenzi

《神农本草经》

【来源】为木犀科植物女贞 *Ligustrum lucidum* Ait. 的成熟果实。主产于浙江、江苏、湖南等地。冬季采收，稍蒸或置沸水中略烫后，干燥。生用或酒炙用。

【性味归经】甘、苦，凉。归肝、肾经。

【功效应用】滋补肝肾，明目乌发。

用于肝肾阴虚之目暗不明，视力减退。唯药力平和，须缓慢取效，常配熟地黄、菟丝子、枸杞子等；用治须发早白，常与墨旱莲、桑椹等同用；用治阴虚发热，常配地骨皮、生地黄等。

【用法用量】6～12g，煎服。

【使用注意】脾胃虚寒泄泻及阳虚者忌服。

墨旱莲 Mohanlian

《新修本草》

【来源】为菊科植物鳢肠 *Eclipta prostrata* L. 的干燥地上部分。主产于江苏、江西、浙江等地。花开时采割，晒干。切段，生用。

【性味归经】甘、酸，寒。归肾、肝经。

【功效应用】滋补肝肾，凉血止血。

1. 滋补肝肾 用治肝肾阴虚之头晕目眩、须发早白等，功似女贞子，常与之相须为用，即二至丸。

2. 凉血止血 用于阴虚血热之各种出血证。治咯血、便血、崩漏等，可单用，或与生地、蒲黄同用。

【用法用量】煎服，6～12g。外用适量。

【使用注意】脾胃虚寒，大便泄泻者忌用。

【配伍应用】

墨旱莲配女贞子 墨旱莲甘酸寒，功效滋补肝肾，凉血清热；女贞子甘苦凉，功效滋补肝肾，明目乌发。两药相合，滋补肝肾之阴力增，多用治肝肾阴虚之证。

石斛 Shihu

《神农本草经》

【来源】为兰科植物金钗石斛 *Dendrobium nobile* Lindl. 、霍山石斛 *Dendrobium huoshanense*

C. Z. Tang et S. J. Cheng、鼓槌石斛 *Dendrobium chrysotoxum* Lindl. 或流苏石斛 *Dendrobium Fimbriatum* Hook. 的栽培品及其同属植物近似种的新鲜或干燥茎。主产于四川、贵州、云南等地。全年均可采收。切段，生用。处方别名有铁皮石斛、金钗石斛。

【性味归经】 甘，微寒。归胃、肾经。

【功效应用】 益胃生津，滋阴清热，明目。

1. 益胃生津 用于胃阴虚及热病伤阴。本品长于滋养胃阴，生津止渴，兼能清胃热。主治热病伤津之烦渴、舌干苔黑之证，常与天花粉、鲜生地、麦冬等同用；治胃热阴虚之胃脘疼痛、牙龈肿痛、口舌生疮，可与生地黄、麦冬等同用。

2. 滋阴清热 用于肾阴虚证。本品能滋肾阴，兼能降虚火，适用于肾阴亏虚之目暗不明、筋骨痿软及阴虚火旺等证。用治肾阴亏虚，目暗不明者，常与枸杞子、熟地黄、菟丝子等同用，如石斛夜光丸；用治肾虚火旺，骨蒸劳热者，宜与生地黄、黄柏、胡黄连等同用。

3. 明目 用治肝肾亏虚，视物昏花，常配伍熟地黄、菟丝子、枸杞子等，如石斛夜光丸。

【用法用量】 煎服，6～12g；鲜品15～30g。

【使用注意】 舌苔厚腻者慎用；温热病不宜早用；湿热尚未化燥者忌服。

百合 Baihe

《神农本草经》

【来源】 为百合科植物卷丹 *Lilium lancifolium* Thunb. 、百合 *Lilium brownii* F. E. Brown var. *viridulum* Baker 或细叶百合 *Lilium pumilum* D. C. 的干燥肉质鳞叶。主产于湖南、浙江等地。秋季采挖，洗净，剥取鳞叶，置沸水中略烫，干燥。生用或蜜炙用。

【性味归经】 甘，寒。归心、肺经。

【功效应用】 养阴润肺，清心安神。

1. 养阴润肺 用于肺阴虚之燥热咳嗽、痰中带血等。用治燥热咳嗽、痰中带血，常与款冬花配伍，如百花膏；用治劳嗽久咳，症见肺虚久咳、劳嗽咯血者，常配生地黄、玄参、川贝母等，如百合固金汤。

2. 清心安神 用治热病余热未清之虚烦惊悸、失眠多梦等，常与知母、生地黄同用，如百合知母汤、百合地黄汤。

【用法用量】 6～12g，煎服。清心安神宜生用；润肺止咳宜蜜炙。

【使用注意】 风寒咳嗽及中寒便溏者忌用。

黄精 Huangjing

《名医别录》

【来源】 为百合科植物滇黄精 *Polygonatum kingianum* Coll. et Hemsl. 、黄精 *Polygonatum sibiricum* Red. 或多花黄精 *Polygonatum cyrtonema* Hua 的干燥根茎。按形状不同，习称“大黄精”“鸡头黄精”和“姜形黄精”。黄精主产于河北、内蒙古、陕西等地；滇黄精主产于贵州、广西、云南等地；多花黄精主产于贵州、湖南、云南等地。春、秋二季采挖，干燥。

切厚片生用，或酒炙用。

【性味归经】甘，平。归肺、脾、肾经。

【功效应用】补气养阴，健脾，润肺，益肾。

1. 补气养阴 用于气阴两虚消渴，常配生地黄、黄芪、麦冬等益气养阴药。

2. 健脾 用治脾胃虚弱，可与党参、白术等补气健脾药同用。

3. 益肾润肺 用于肾虚津亏之头晕、腰膝酸软、须发早白等。本品有补诸虚、填精髓之效。用治肾虚精亏，常与枸杞子等同用，如二精丸；用治阴虚肺燥咳嗽，可单用熬膏服，或配沙参、川贝母、知母等。

【用法用量】煎服，9～15g。

【使用注意】脾虚有湿、咳嗽痰多及中寒便溏者均忌服。

第四节　补阳药

本类药物多为甘温或咸温、辛热之品，以补助阳气为主要作用，常用治阳虚证。阳虚证常表现为肾脏、脾脏、心脏之阳气不足。温脾阳、助心阳药物在温里药中已有介绍，故本节主要介绍具有补肾阳功效，用于治疗肾阳虚证的药物。

补阳药主要适用于肾阳不足之畏寒肢冷，腰膝酸软或冷痛，筋骨不健，性欲淡漠，男子阳痿不育，女子宫寒不孕，遗尿尿频，夜尿增多，男子遗精、滑精、早泄，女子崩漏不止、带下清稀，大便溏泻或五更泻，小儿发育迟缓，成人生殖器官发育不良，须发早白，头晕目眩，耳鸣耳聋，筋骨痿软等。亦治肺肾两虚症见呼吸无力、呼多吸少、短气喘促等。

使用本类药物时，除合理选用与病情相宜的补阳药外，还应当根据肾阳虚的病机予以恰当配伍。除常与温里药、补肝肾药以及补脾肺之气的药物配伍外，还应注意配伍益精血的药物。

本类药性偏温燥，易于助火伤阴，故阴虚火旺者不宜使用。

鹿茸 Lurong

《神农本草经》

【来源】为鹿科动物梅花鹿 *Cervus nippon* Temminck 或马鹿 *Cervus elaphus* Linnaeus 的雄鹿未骨化密生茸毛的幼角。前者习称“花鹿茸”，主产于吉林、辽宁、河北等地；后者习称“马鹿茸”，主产于吉林、黑龙江、新疆等地。夏、秋季锯取鹿茸，阴干或烘干。用时炮制成“鹿茸片”，或劈成碎块，研成细粉用。处方别名有鹿茸血片、鹿茸片。

【性味归经】甘、咸，温。归肾、肝经。

【功效应用】补肾阳，益精血，强筋骨，调冲任，托疮毒。

1. 补肾阳，益精血 用于肾阳不足，精血亏虚而致的阳痿早泄、宫寒不孕、尿频不禁、头晕耳鸣、腰膝酸痛、肢冷神疲等症，单用研末服即效；或与山药浸酒服；亦可配伍人参、巴戟天等为丸服，以补气养血、壮阳益精，如参茸固本丸。

2. 强筋骨 用治肝肾不足而致的筋骨痿软、小儿发育不良、囟门迟闭、齿迟、行迟等，常与山茱萸、熟地黄等同用，如加味地黄丸。

3. 调冲任 用于冲任虚寒，带脉不固而致的崩漏不止，带下过多。用治崩漏不止属冲任虚寒、带脉不固者，可配当归、阿胶、蒲黄等，如鹿茸散；用治冲任虚寒，带脉不固，症见白带过多者，可配狗脊、白蔹等。

4. 托疮毒　用于疮疡久溃不敛，脓出清稀，或阴疽内陷不起。本品有温补精血、托毒外出和生肌之效，可与黄芪、当归、肉桂等药配伍应用。

【用法用量】研细末冲服，1～2g。

【使用注意】本品温热峻烈，故阴虚阳亢、实热、痰火邪盛以及外感者忌用。服用本品宜从小剂量开始，逐渐加量，以免伤阴动血，或阳升风动、头痛目赤。

【药理研究】本品有促进生长发育、促进核酸和蛋白质合成、增强骨髓造血、增强免疫、抗疲劳、延缓衰老等作用。

【临床报道】鹿茸注射液肌内注射，治乳腺增生症、房室传导阻滞等有疗效。

【附药】

1. 鹿角　为马鹿或梅花鹿已骨化的角或锯茸后翌年春季脱落的角基。甘、咸，温。入肾、肝经。功效补肾助阳，可作为鹿茸的代用品，但药力薄弱，兼能活血散瘀消肿。可治疮疡肿毒、乳痈、瘀血作痛以及腰脊筋骨疼痛等证。内服或外敷均可。水煎服或研末服，5～10g。外用适量，磨汁涂或研末敷。阴虚火旺者忌服。

2. 鹿角胶　为鹿角经水煎熬浓缩而成的胶状物。甘、咸，温。入肾、肝经。功效补肝肾，益精血，止血。常用治肾阳虚弱，精血不足，虚劳羸瘦及吐血、衄血、崩漏、尿血等属虚寒者，亦可治阴疽。入汤剂烊化兑服，5～10g；或入丸、散、膏剂。

3. 鹿角霜　为鹿角熬胶后剩下的残渣。咸、涩，温。入肝、肾经。功效温补肾阳，收敛止血。常用治肾阳不足，脾胃虚寒而致的食少吐泻、崩漏带下、尿频等症。外用止血敛疮，治创伤出血，疮疡久不愈合。煎服，10～15g。外用适量。

淫羊藿 Yinyanghuo

《神农本草经》

【来源】为小檗科植物淫羊藿 *Epimedium brevicornum* Maxim.、箭叶淫羊藿 *Epimedium sagittatum*（Sieb. et Zucc.）Maxim.、柔毛淫羊藿 *Epimedium pubescens* Maxim. 或朝鲜淫羊藿 *Epimedium koreanum* Nakai 的地上部分。主产于陕西、辽宁、山西等地。夏、秋季茎叶茂盛时采割，晒干或阴干。切丝生用或羊脂油炙用。处方别名有仙灵脾。

【性味归经】辛、甘，温。归肝、肾经。

【功效应用】补肾阳，强筋骨，祛风湿。

1. 补肾阳　用于肾阳虚之阳痿、不孕及尿频等证。本品有温肾壮阳、益精起痿之良效，用治阳痿，可单味浸酒服，亦可与熟地黄、枸杞子、巴戟天等同用，如赞育丸；用治妇女宫冷不孕，多与鹿茸、当归、仙茅等配伍；用治尿频、遗尿，常与巴戟天、桑螵蛸等同用。

2. 强筋骨，祛风湿　用于肝肾不足而致的筋骨痹痛，风湿拘挛麻木等证，可单用浸酒服，或与威灵仙、苍耳子、桂心等祛风湿、通经络的药物同用，如仙灵脾散。

【用法用量】6～10g，煎服。补肾阳宜炙用，祛风湿宜生用。

【使用注意】本品辛甘温燥，伤阴助火，阴虚火旺及湿热痹痛者忌用。

【药理研究】本品有增强免疫功能、提高性腺功能、抗心肌缺血、降血压、降血糖、提高骨髓细胞增殖率、延缓衰老、抗炎、抗过敏等作用。

【临床报道】淫羊藿浸膏片口服，治冠心病、高脂血症、高血压病、病毒性心肌炎、慢性支气管炎；淫羊藿注射液肌内注射，治心绞痛等，均有疗效。

肉苁蓉 Roucongrong

《神农本草经》

【来源】 为列当科植物肉苁蓉 *Cistanche deserticola* Y. C. Ma 或管花肉苁蓉 *Cistanche tubulosa*（Schenk）Wight 的鳞片肉质茎。主产于内蒙古、甘肃、新疆等地。春季苗出土时或秋季冻土之前采挖。生用或酒炙用。处方别名有淡苁蓉、甜苁蓉、淡大芸、寸云。

【性味归经】 甘、咸，温。归肾、大肠经。

【功效应用】 补肾阳，益精血，润肠通便。

1. 补肾阳，益精血 用于肾阳不足，精血亏虚而致的阳痿、不孕、腰膝酸软、筋骨无力。用治阳痿不育，常配熟地黄、菟丝子、五味子等，如肉苁蓉丸；用治宫冷不孕，常配鹿角胶、当归、紫河车等；用治腰膝酸软、筋骨无力，常配巴戟天、萆薢、杜仲等，如金刚丸。

2. 润肠通便 用于肠燥便秘。对虚人、老人肾阳不足、精血亏虚者尤宜。单用大剂量煎服即效，亦常与当归、枳壳等同用，如济川煎。

【用法用量】 6 ~ 10g，煎服。单用大剂量煎服，可用至 60g。

【使用注意】 本品助阳滑肠，阴虚火旺、大便溏薄或实热便秘者忌用。

杜仲 Duzhong

《神农本草经》

【来源】 为杜仲科植物杜仲 *Eucommia ulmoides* Oliv. 的树皮。主产于四川、云南、贵州等地。4 ~ 6 月采收，刮去粗皮，堆置“发汗”至内皮呈紫褐色，晒干。切块或丝，生用或盐水炙用。处方别名有厚杜仲、炒杜仲。

【性味归经】 甘，温。归肝、肾经。

【功效应用】 补肝肾、强筋骨，安胎。

1. 补肝肾，强筋骨 用于肝肾不足而致的腰膝酸痛，下肢痿软等证。本品善补肝肾而强筋骨，暖下元。为治肝肾不足之腰膝酸痛、筋骨痿软的要药，单用浸酒服即效，或配补骨脂、胡桃肉等，如青娥丸；用治阳痿尿频，可与山萸肉、菟丝子、覆盆子等同用。

2. 安胎 用于肝肾亏虚，下元虚冷而致的妊娠下血，胎动不安，或习惯性流产等。本品有补肝肾、调冲任、固经安胎之效，可配续断，如杜仲丸。

【用法用量】 6 ~ 10g，煎服。

【使用注意】 本品性温，阴虚火旺者慎用。

巴戟天 Bajitian

《神农本草经》

【来源】 为茜草科植物巴戟天 *Morinda officinalis* How 的根。主产于广东、广西、福建等地。全年均可采挖，晒干，切段，干燥。生用或用盐水炙用。处方别名有巴戟肉。

【性味归经】 甘、辛，微温。归肾、肝经。

【功效应用】 补肾阳，强筋骨，祛风湿。

1. 补肾阳　用治肾阳虚弱之阳痿、不孕等，每与淫羊藿、仙茅、枸杞子等补肾阳、益精血之品同用，如赞育丸；用治下元虚冷之少腹冷痛、月经不调，常与高良姜、肉桂、吴茱萸等同用。

2. 强筋骨，祛风湿　用于肝肾不足之筋骨痿软、腰膝疼痛，或风湿久痹。本品既能补阳益精血而强筋骨，又能祛风除湿，常与杜仲、萆薢等同用。

【用法用量】 3～10g，煎服。

【使用注意】 本品辛甘微温助火，故阴虚火旺或内有湿热者不宜用。

补骨脂 Buguzhi

《药性论》

【来源】 为豆科植物补骨脂 *Psoralea corylifolia* L. 的成熟果实。主产于河南、四川、陕西等地。秋季采收，晒干。生用或盐水炙用。处方别名有破故纸。

【性味归经】 辛、苦，温。归肾、脾经。

【功效应用】 温肾助阳，纳气平喘，温脾止泻；外用消风祛斑。

1. 温肾助阳　本品有温补命门、补肾强腰、壮阳、固精、缩尿之功效。用治肾阳不足，命门火衰之腰膝冷痛，常配杜仲、胡桃肉，即青娥丸；用治阳痿因于下元虚冷者，常配菟丝子、沉香、胡桃肉，如补骨脂丸；用治遗精，可与青盐等份同炒为末服；用治肾气虚冷，尿频，可与小茴香为丸，如破故纸丸。

2. 纳气平喘　用治肾不纳气而致的虚喘，常与胡桃肉配伍。

3. 温脾止泻　用治脾肾阳虚之泄泻，常与五味子、肉豆蔻、吴茱萸等温脾助阳、涩肠止泻药同用，如四神丸。

此外，还可用治白癜风，可研末用酒浸制成20%～30%酊剂，外涂局部。

【用法用量】 6～10g，煎服。

【使用注意】 本品温燥易伤阴助火，故阴虚内热及大便秘结者忌用。

【临床报道】 补骨脂粉3g冲服，治白细胞减少症；补骨脂片口服，治病态窦房结综合征；补骨脂注射液肌内注射，治白癜风、银屑病、秃发；补骨脂醇浸液外用，治外阴白斑等，均有疗效。

续断 Xuduan

《神农本草经》

【来源】 为川续断科植物川续断 *Dipsacus asper* Wall. ex Henry 的根。主产于四川、湖北、湖南等地。秋季采挖。切薄片，生用，酒炙或盐炙用。处方别名有川续断、川断肉。

【性味归经】 苦、辛，微温。归肝、肾经。

【功效应用】 补肝肾，强筋骨，续折伤，止崩漏。

1. 补肝肾，强筋骨，续折伤 本品善补肝肾，行血脉，补而不滞，行而不伤。用治肝肾不足之腰膝酸软无力，常与杜仲相须为用；用治风寒湿痹，可与防风、萆薢等同用；用治跌仆损伤，可与自然铜、骨碎补等配伍。

2. 止崩漏 用于肝肾虚弱，冲任失调之崩漏经多等。用治胎漏下血、胎动欲坠或习惯性流产，常与菟丝子、桑寄生等同用，如寿胎丸；用治崩漏、经多，常与黄芪、艾叶等同用。

【用法用量】 9～15g，煎服。外用适量研末敷。崩漏下血宜炒用。

【使用注意】 风湿热痹者忌服。

菟丝子 Tusizi

《神农本草经》

【来源】 为旋花科植物南方菟丝子 *Cuscuta chinensis* R. Br. 或菟丝子 *Cuscuta chinensis* Lam. 的成熟种子。主产于江苏、辽宁、吉林等地。秋季采收。生用或盐水炙用，或煮熟捣烂作饼用。

【性味归经】 辛、甘，平。归肝、肾、脾经。

【功效应用】 补益肝肾，固精缩尿，安胎明目，止泻。

1. 补益肝肾，固精缩尿 用治肾虚腰痛，常配补肝肾强筋骨之杜仲；用治阳痿遗精，常配枸杞子、覆盆子等，如五子衍宗丸；用治肾虚小便不禁，常配桑螵蛸、鹿茸等，如菟丝子丸；用治肾虚带下、尿浊，常配茯苓、莲子等，如茯菟丸。

2. 安胎 用治肝肾不足所致的胎动不安，常与川续断、桑寄生、阿胶等补肝肾安胎药配伍，如寿胎丸。

3. 明目 用治肝肾不足，目失所养而致的目昏目暗、视力减退之证，常配熟地黄、枸杞子、车前子等，如驻景丸。

4. 止泻 用治脾肾虚泻，常与人参、白术、补骨脂等同用，如脾肾双补丸。

此外，菟丝子尚可用治肾虚消渴，可单用煎汁，任意饮之，以止为度；或与天花粉、鹿茸、五味子等配伍。

【用法用量】 6～12g，煎服。

【使用注意】 本品虽曰平性，但仍偏补阳，且带涩性，故阴虚火旺、大便燥结、小便短赤者忌用。

蛤蚧 Gejie

《雷公炮炙论》

【来源】 为壁虎科动物蛤蚧 *Gekko gecko* Linnaeus. 已除去内脏的干燥体；也有单用其尾者。主产于广西、江苏等地。全年均可捕捉，除去内脏，拭净，用竹片撑开，使全体扁平顺直，低温干燥。用时除去鳞片及头足，切成小块；或取蛤蚧块，黄酒浸润后，烘干。

【性味归经】 咸，平。归肺、肾经。

【功效应用】 补肺益肾，纳气平喘，助阳益精。

1. 补肺益肾，纳气平喘　用治肺肾两虚，肾不纳气而致的虚喘，多配伍人参、杏仁等。

2. 助阳益精　用治肾阳不足，精血亏虚而致的阳痿，单用浸酒；或与补骨脂、益智等同用。

【用法用量】 3～6g，煎服。研末服，每次1～2g，日服3次。浸酒每次1～2对。也可入丸散。

【药理研究】 本品具有雄激素样和雌激素样作用，还有增强免疫、抗高温、抗衰老、解痉平喘、抗炎、降血糖等作用。

冬虫夏草 Dongchongxiacao

《本草从新》

【来源】 为麦角菌科真菌冬虫夏草菌 *Cordyceps sinensis*（Berk.）Sacc. 寄生在蝙蝠蛾科昆虫幼虫上的子座及幼虫尸体的复合体。主产于四川、西藏、青海等地。初夏子座出土、孢子未发散时挖取。晒至六七成干，除去纤维状附着物及杂质，晒干或低温干燥。生用。处方别名有冬虫草、虫草。

【性味归经】 甘，平。归肺、肾经。

【功效应用】 补肾益肺，止血化痰。

1. 补肾　用治肾虚腰痛，阳痿遗精，可单用浸酒服，或配伍淫羊藿、巴戟天、菟丝子等，以增强疗效。

2. 益肺，止血化痰　用于肺虚或肺肾两虚而致的劳嗽痰血。用治肺虚或肺肾两虚之久咳虚喘，症见喘咳短气者，常与人参、胡桃肉、蛤蚧等药同用。

此外，若患者病后体虚不复、自汗畏寒等，可以用之与鸭、鸡、猪肉等炖服，有补虚扶弱之效。

【用法用量】 3～9g，煎汤或炖服。久服宜慎。

【使用注意】 有表邪者忌服。阴虚火旺者不宜单独使用。

【临床报道】 冬虫夏草胶囊内服，治心率失常、高脂血症、血小板减少症；人工虫草菌丝制剂，治乙型肝炎、肝炎后肝硬化、慢性肾衰竭等，均有疗效。

紫河车 Ziheche

《本草拾遗》

【来源】 为健康产妇的干燥胎盘。将新鲜的胎盘除去羊膜及脐带，反复冲洗至去净血液，蒸或置沸水中略煮后，干燥。砸成小块或研成细粉用。处方别名有制紫河车、胎盘、胎盘粉、河车粉。

【性味归经】 甘、咸，温。归心、肺、肾经。

【功效应用】 温肾补精，益气养血。

1. 温肾补精　用治肾气不足，精血亏虚证，症见不孕、阳痿、遗精、腰酸、头晕、耳鸣等证，本品可单用，久服即效，或与鹿茸、人参、熟地黄等同用。用治肺肾两虚而致的喘嗽，单用或配伍人参、蛤蚧等补肺气之品。

2. **益气养血** 用治气血不足，萎黄消瘦，产后乳少等，单用或与黄芪、党参等补气血药同用。

【**用法用量**】2～3g，研末装入胶囊吞服，或入丸、散。

【**使用注意**】阴虚火旺者不宜单独使用。

【**临床报道**】胎盘组织注射液或胎盘脂多糖注射液肌内注射或穴位注射，治疗慢性肝炎、慢性荨麻疹、慢性支气管炎、斑秃等有效。

其他补益药小结见表28－1。

表28－1 其他补益药

分类	药名	性味归经	功效	主治
补气药	太子参	甘、微苦，平 脾、肺	益气健脾 生津润肺	脾虚体倦，食欲不振，病后虚弱，气阴不足，自汗口渴，肺燥干咳
	刺五加	辛、微苦，温 脾、肾、心	补气健脾 补肾 安神	脾肺气虚，体虚乏力，食欲不振，肺肾两虚，气咳虚喘，肾虚腰膝酸痛，心脾不足，失眠多梦
	红景天	甘、苦，平 肺、心	益气活血 通脉平喘	气虚体倦；久咳虚喘；气虚血瘀之胸痹心痛、中风偏瘫
	大枣	甘，温 脾、胃、心	补中益气 养血安神	脾虚乏力、食少便溏；血虚萎黄，血虚脏躁
	蜂蜜	甘，平 脾、肺、大肠	补中 润燥 止痛 解毒 外用生肌敛疮	脘腹虚痛；肺燥干咳；肠燥便秘；肠燥便秘；解乌头类药毒；外治疮疡不敛，水火烫伤
补阴药	天冬	甘、苦，寒 肺、肾	养阴润燥 清肺生津	肺燥干咳，顿咳痰黏；腰膝酸痛，骨蒸潮热，内热消渴，热病津伤，咽干口渴，肠燥便秘
	玉竹	甘，微寒 肺、胃	养阴润燥 生津止渴	肺胃阴伤，燥热咳嗽，咽干口渴，内热消渴
	桑椹	甘、酸，寒 心、肝、肾	滋阴补血 生津润燥	肝肾阴虚，眩晕耳鸣，心悸失眠，须发早白；津伤口渴；肠燥便秘
	楮实子	甘，寒 肝、肾	补肾清肝 明目利尿	肝肾不足；头晕目昏，目生翳膜；水肿胀满

续表

分类	药名	性味归经	功效	主治
补阳药	仙茅	辛，热；有毒 肾、肝、脾	补肾阳 强筋骨 祛寒湿	肾虚阳痿精冷；筋骨冷痛，寒湿久痹；阳虚冷泻
	锁阳	甘，温 肝、肾、大肠	补肾阳，益精血 润肠通便	肾虚阳痿、不孕；精血亏虚之腰膝痿弱、筋骨无力；肠燥便秘
	海马	甘、咸，温 肾、肝	温肾壮阳 散结消肿	肾阳虚亏之阳痿精少，尿频遗尿；癥瘕积聚，跌打损伤；外治痈肿疔疮
	沙苑子	甘，温 肝、肾	补肾助阳 固精缩尿 养肝明目	肾虚腰痛，阳痿遗精，遗尿尿频，白带过多；肝肾虚亏之目暗不明、头昏目眩
	核桃仁	甘，温 肺、肾、大肠	补肾温肺 润肠	肾虚之腰痛足弱；肺肾两虚之咳喘；肠燥便秘
	狗脊	苦、甘，温 肝、肾	祛风湿 补肝肾，强腰膝	风湿痹痛；腰膝酸软，下肢无力
	骨碎补	苦，温 肝、肾	疗伤止痛 补肾强骨 外用消风祛斑	跌仆闪挫，筋骨折伤，肾虚腰痛，筋骨痿软，耳鸣耳聋，牙齿松动，外治斑秃，白癜风
	益智	辛，温 脾、肾	暖肾固精缩尿 温脾止泻摄唾	肾气虚寒之遗精；脾寒泄泻

重点小结

补益药是以补益正气为主要作用，用于治疗虚证的药物。根据其补虚特点的不同，可分为补气药、补阳药、补血药及补阴药四类。

1. 补气药 性味多甘温或甘平，以补气为主要功效，适用于气虚证。

人参、党参能补气生津，治气津两伤之气短、烦倦、口渴及肺虚久咳等。然人参补脾益肺力强，多用于中焦虚寒或脾肺气虚重症；善大补元气，用于气虚欲脱，脉微欲绝的危重证候；又能安神益智，用于气血亏虚而致的心悸、失眠、健忘等症。党参性平和，补中益气之力较人参弱，一般脾肺气虚证多用；尚能养血，用于气血两亏证。

白术、山药均为补脾益气之品，是治疗脾胃虚弱的常用药。然白术善补气健脾而助阳，宜用于治疗脾胃阳气虚弱而寒湿内盛者；并能燥湿利水，为治脾虚水湿内停之痰饮、水肿、小便不利的常品；又能补脾益气而固表止汗，用于治疗脾虚气弱、肌表不固之汗多；尚能补气健脾而安胎，用治胎动不安之证。山药既补气，又养阴，为平补气阴之品；且性兼涩，既补脾肺肾之气，又益肺肾脾之阴，并能固精止带，可用于治疗肺虚或肺肾两虚之久咳久喘，肾虚不固之遗精、尿频，或带下清稀、绵绵不止；尚善益气养阴生津而止渴，为治消渴症见阴虚内热、口渴多饮、小便频数之良药。

2. 补阳药 性味多甘温、咸温或辛热，以补阳为主要功效，适用于阳虚证。

鹿茸、肉苁蓉、锁阳均能补肾阳，益精血，凡肾阳不足、精血亏虚之证，均可应用。然鹿茸补益力最峻，为温肾壮阳、补督脉、益精血之要药；能补肝肾精血而强筋骨，用治筋骨痿软、小儿发育不良；又能温补精血而托毒生肌，用治疮疡久溃不敛，或阴疽内陷不起；还善补肝肾、调冲任而固崩止带，用治冲任虚寒、带脉不固之崩漏不止、带下过多。肉苁蓉、锁阳虽补肾阳、益精血之力弱于鹿茸，但质润多液，善能润肠通便，为治肾阳不足、精血亏虚之肠燥便秘的良药。

杜仲、续断均能补肝肾、强筋骨、安胎，治肝肾不足之腰膝酸痛、下肢痿软及肝肾亏虚、下元虚冷、冲任不固之胎动不安、胎漏下血、滑胎等。然杜仲温补肝肾而助阳之力胜于续断，亦常用于治疗肝肾虚寒之阳痿、尿频等。续断辛行苦泄，补中有消，补而不滞，能行血脉、消肿止痛而疗伤续折，为治跌打损伤、骨折、肿痛之良药；又能止血，可用治崩漏经多。

3. 补血药 性味多甘温或甘平，以补血为主要功效，适用于血虚证。

当归、白芍均能补血、调经，为妇科补血调经之要药。然当归性温，多用于治疗血虚有寒者；白芍性微寒，多用于治疗血虚有热者。两药均能止痛，但当归补血活血止痛，多用于治疗血虚、血滞而兼有寒凝，以及跌打损伤、风湿痹阻、痈疽疮疡等所致的疼痛；白芍则养血敛阴、平肝止痛，多用于治疗肝阴不足、肝气不舒或肝阳偏亢所致的头痛眩晕、胁肋疼痛、脘腹四肢拘挛作痛等。当归又善养血润肠通便，可治血虚肠燥便秘；白芍又能敛阴、和营而止汗，常用于治疗阴虚盗汗及营卫不和的表虚自汗证。

4. 补阴药 性味多甘寒，以补阴为主要功效，适用于阴虚证。

麦冬、天冬均能养阴润肺生津、润肠通便，常相须为用，以治肺燥阴伤之干咳痰黏、劳嗽痰血及热病伤津口渴、大便秘结等。然麦冬虽寒凉之性及养阴润燥之力均不及天冬，但善益胃生津，为治胃阴虚及热伤胃阴之口渴咽干的良药；并善清心除烦，用治心阴虚或温病热邪扰及心营之心烦不眠。天冬甘寒滋腻性大，滋阴降火力强，能下滋肾阴、上清肺火而生津润燥，多用于治疗阴虚火旺、虚火刑金之劳嗽痰血及潮热盗汗、遗精等。

龟甲、鳖甲均能补肝肾之阴而退内热，又可潜降肝阳而息内风。然龟甲滋阴之功胜于鳖甲，又善益肾健骨，并能养血补心，还能固经止血。鳖甲退虚热之功优于龟甲，为治阴虚发热之要药；又善软坚散结。

药师考点

扫码“练一练”

一、A 型题（最佳选择题）

1. 既健脾益肺，又生津养血的药物是
   A. 党参　B. 西洋参　C. 黄芪　D. 人参　E. 丹参
2. 主治心气虚之心动悸、脉结代的药物是
   A. 甘草　B. 党参　C. 人参　D. 山药　E. 黄芪
3. 功效为暖肾固精缩尿，温脾开胃摄唾的药物是
   A. 鹿茸　B. 补骨脂　C. 益智仁

D. 锁阳　　E. 杜仲

4. 白芍缓急止痛宜配伍的药物是

A. 柴胡　　B. 龙骨　　C. 熟地黄

D. 桂枝　　E. 甘草

5. 既养阴润肺，又清心安神的药物是

A. 百合　　B. 百部　　C. 酸枣仁

D. 龙眼肉　　E. 天冬

二、B 型题（配伍选择题）

A. 人参　　B. 白术　　C. 山药

D. 西洋参　　E. 太子参

6. 性味甘、微苦、微温的药物是

7. 性味甘、平的药物是

A. 白扁豆　　B. 白术　　C. 山药

D. 大枣　　E. 甘草

8. 治疗气虚自汗宜选用

9. 治疗遗精、尿频宜选用

A. 大枣　　B. 沙苑子　　C. 骨碎补

D. 太子参　　E. 玉竹

10. 既补肾固精，又养肝明目的药物是

11. 既养阴润燥，又生津止渴的药物是

三、C 型题（综合分析选择题）

患者，女，36 岁，平素食少，便溏。2 周前来月经一直淋漓不断，量少色淡，无血块，伴乏力，舌淡苔白，脉缓无力。

12. 该患者应首选下列何药治疗

A. 白术　　B. 杜仲　　C. 党参

D. 黄芪　　E. 人参

13. 若该患者同时伴有子宫脱垂，本药应该与下列何药配伍使用

A. 柴胡、葛根　　B. 柴胡、升麻　　C. 党参

D. 甘草、五味子　　E. 人参

患者，女，33 岁，常烦渴不止，口干舌燥，小便频数而热，大便干燥。舌红脉细数。临床给予麦冬配伍治疗。

14. 根据患者症状，麦冬在此发挥的功效是

A. 补脾益肾，清心除烦，利尿通淋

B. 益胃生津，清心除烦，润肠通便

C. 补气升阳，生津止渴，托毒生肌

D. 补脾益肺，生津止渴，安神益智

E. 健脾燥湿，固表止汗，利水消肿

15. 麦冬性凉滋润，不宜用于治疗的病证是

A. 风寒或痰饮咳嗽　　B. 肠燥便秘　　C. 阴虚劳嗽咯血

D. 内热消渴　　E. 心烦失眠

四、X 题型（多项选择题）

16. 人参的主治病证有

A. 消渴　　B. 肺气虚弱　　C. 津伤口渴
D. 失眠多梦　　E. 气虚欲脱

17. 黄芪和白术都具有的功效是

A. 补气升阳　　B. 固表止汗　　C. 补气利水
D. 安胎　　E. 托毒生肌

18. 既能补肾阳，又能益精血的药物有

A. 冬虫夏草　　B. 紫河车　　C. 熟地黄
D. 肉苁蓉　　E. 鹿茸

19. 既能补血，又能活血的药物有

A. 当归　　B. 红花　　C. 熟地
D. 阿胶　　E. 鸡血藤

20. 能养胃阴的药物有

A. 南沙参　　B. 北沙参　　C. 玉竹
D. 麦冬　　E. 石斛

第二十九章　收涩药

扫码“学一学”

学习目标

掌握　1. 收涩药的概念、性能特点、适应证、分类和使用注意。
2. 五味子、五倍子、乌梅、山茱萸、莲子肉的分类归属、性味归经、功效应用、特殊用法用量及使用注意。

熟悉　诃子、肉豆蔻、赤石脂、海螵蛸、芡实的分类归属、功效、主治病证、特殊用法用量及使用注意。

了解　麻黄根、罂粟壳、椿皮、石榴皮、桑螵蛸、金樱子、覆盆子的功效特点。

凡能收敛固涩，主要用于治疗各种滑脱病证的药物，称为收涩药。

收涩药味多酸涩，性温或平，主入肺、脾、肾、大肠经。有敛耗散、固滑脱之功效，可固表止汗、敛肺止咳、涩肠止泻、固精缩尿、收敛止血、止带等。分为固表止汗药、敛肺涩肠药、固精缩尿止带药三类。

收涩药主要用于治疗久病体虚、正气不固、脏腑功能衰退所致的自汗盗汗、久咳虚喘、久泻久痢、遗精滑精、遗尿尿频、崩带不止等滑脱不禁的病证。滑脱病证的根本原因是正气虚弱，故使用收涩药治疗乃属于治标，为此临床使用本类药物须与相应的补益药配伍，以标本兼顾。

收涩药性涩敛邪，凡表邪未解、湿热所致之泻痢、带下、血热出血，以及郁热未清者均不宜用。误用有“闭门留寇”之弊。但有些收涩药除有收涩作用之外，兼有清湿热、解毒等功效，又当分别对待。

第一节　固表止汗药

本类药性味多甘平，性收敛。肺主皮毛，司汗孔开合，汗为心之液，故其多入肺、心二经。能行肌表，调节卫分，顾护腠理，有固表敛汗止汗之功。临床常用于气虚肌表不固，腠理疏松，津液外泄之自汗；阴虚不能制阳，阳热迫津外泄之盗汗。治自汗当与补气固表药同用，治盗汗当与滋阴除蒸药同用，以治病求本。凡实邪所致汗出，应以祛邪为主，非本类药物所宜。本节药物见表 29－1。

第二节　敛肺涩肠药

本类药酸涩收敛，主入肺经或大肠经，分别具有敛肺止咳喘和涩肠止泻痢作用。前者主要用于治疗肺虚喘咳、久治不愈或肺肾两虚、摄纳无权的虚喘证；后者多用于治疗大肠虚寒不能固摄以及脾肾虚寒所致的久泻、久痢。治久咳虚喘者，如为肺虚，则宜加补肺益气药；如为肾虚，则宜加补肾纳气药。治久泻、久痢，兼脾肾阳虚者，则多配温补脾肾药；兼气虚下陷者，则多配补气升提药；兼脾胃气虚者，则多配补益脾胃药。

本类药中属敛肺止咳之品者，痰多壅肺所致的咳喘不宜用；属涩肠止泻之品者，泻痢初起，邪气方盛，或伤食腹泻者不宜用。

五味子 Wuweizhi

《神农本草经》

【来源】为木兰科植物五味子 *Schisandra chinensis*（Turcz.）Baill 的成熟果实。习称“北五味子”，主产于东北。秋季果实成熟时采取，晒干。生用或经醋、蜜拌蒸晒干用。

【性味归经】酸，甘，温。归肺、心、肾经。

【功效应用】收敛固涩，益气生津，滋肾宁心。

1. 收敛固涩　用于久咳虚喘。本品味酸收敛，甘温而润，能上敛肺气，下滋肾阴，为治疗久咳虚喘之要药。治肺虚久咳者，常与罂粟壳同用，如五味子丸。本品五味俱全，以酸为主，善敛肺止汗。治自汗、盗汗者，可与麻黄根、牡蛎等收敛止汗药同用。本品甘温而涩，入肾，能补肾涩精止遗，为治肾虚精关不固之遗精、滑精的常用药物。可与桑螵蛸、附子、龙骨等同用。本品酸涩性收敛，能涩肠止泻。用治脾肾虚寒久泻不止者，可与补骨脂、肉豆蔻、吴茱萸同用，如四神丸。

2. 益气生津　用于津伤口渴、消渴。本品甘以益气，酸能生津，具有益气生津止渴之功。治热伤气阴，汗多口渴者，常与人参、麦冬同用，如生脉散。

3. 滋肾宁心　用于心悸、失眠、多梦。本品既能补益心肾，又能宁心安神。治阴血亏损，心神失养，或心肾不交之虚烦心悸、失眠多梦者，常与麦冬、丹参、生地黄、酸枣仁等同用，如天王补心丹。

【用法用量】煎服，3～6g。研末服，1～3g。

【使用注意】凡表邪未解，内有实热，咳嗽初起，麻疹初期，均不宜用。五味子不宜与下列西药同用。①磺胺类药物：五味子酸性较强，磺胺类药物在酸性条件下不会加速乙酰化的形成，从而失去抗菌作用。②碱性较强的西药：如氨茶碱、复方氢氧化铝、乳酸钠、碳酸氢钠等，因五味子与碱性药物发生中和反应后，会使这些碱性较强的药物降解或失去疗效。

【药理研究】本品有镇咳、祛痰、镇静、保肝、扩张血管、调节心肌细胞能量代谢、调节免疫功能、抗溃疡、抗衰老等作用。

【临床报道】五味子粉制成丸口服，治疗慢性肝炎、急性肝炎，以及服用抗精神病药物引起的 GPT 升高有良效，但停药后易形成反跳现象。取五味子、延胡索、黄芪，按 1∶2∶1 比例，制成片剂，口服治冠心病，治疗后心功能改善者占 47%，心电图总有效率为 42.2%。

乌梅 Wumei

《神农本草经》

【来源】为蔷薇科落叶乔木植物梅 *Prunus mume*（Sieb.）Sieb et Zucc. 的干燥近成熟果实。主产于浙江、福建、云南等地。夏季果实近成熟时采收，低温烘干后闷至色变黑。去核生用或炒炭用。处方别名有大乌梅、乌梅肉。

【性味归经】酸、涩，平。归肝、脾、肺、大肠经。

【功效应用】敛肺止咳，涩肠止泻，生津止渴，安蛔止痛。

1. 敛肺止咳　用于肺虚久咳。本品味酸而涩，其性收敛，上入肺经能敛肺气，止咳嗽。适用于肺虚久咳少痰或干咳无痰之证，常与罂粟壳、杏仁等同用。

2. 涩肠止泻　用于久泻、久痢。本品酸涩，下入大肠经有良好的涩肠、止泻痢作用，为治疗久泻、久痢之常用药物，常与罂粟壳、诃子等同用，如固肠丸。取其涩肠止痢之功，配伍解毒止痢之黄连，亦可用于治疗泻痢便脓血，如乌梅丸。

3. 生津止渴　用于虚热消渴。本品至酸性平，善生津液，止烦渴。治虚热消渴，可单用煎服，或与天花粉、麦冬、人参等同用，如玉泉散。

4. 安蛔止痛　用于蛔厥腹痛、呕吐。蛔虫得酸则静，本品味酸，具有安蛔止痛、和胃止呕的功效，为安蛔之良药。用治蛔虫引起的腹痛、呕吐、四肢厥冷等蛔厥证，常与细辛、川椒、黄连等同用，如乌梅丸。

此外，本品炒炭后，涩重于酸，又能收敛止血，固冲涩漏，可用于治疗崩漏下血、便血等；外敷能消疮毒，可治胬肉外突、头疮等。

【用法用量】煎服，6～12g。外用适量，捣烂或炒炭研末外敷。止泻止血宜炒炭用。

【使用注意】外有表邪或内有实热积滞者均不宜服用。乌梅不宜与下列药物同用。①磺胺类药物：乌梅酸性较强，因磺胺类药物在酸性条件下不会加速乙酰化的形成，从而失去抗菌作用。②碱性较强的西药：如氨茶碱、复方氢氧化铝、乳酸钠、碳酸氢钠等，因与碱性药物发生中和反应后，会使这些碱性较强的药物降解或失去疗效。

【临床报道】乌梅枯痔注射液注射于内痔核内，治疗痔疮，平均2周内治愈；乌卤水（乌梅、卤水）可治疗慢性粒细胞型白血病；乌梅40～50g煎服，同时口服B族维生素、维生素C等，治急性肝炎、慢性肝炎，获得良效。近来临床取枣仁研末后与本品共制成丸剂，每次吞服五分，在临睡前吞服，用治失眠有疗效。

五倍子 Wubeizi

《本草拾遗》

【来源】为漆树科植物盐肤木 *Rhus chinensis* Mill.、红麸杨 *Rhus punjabensis* Stew. var. *sinica*（Diels）Rehd. et Wils. 或青麸杨 *Rhus potaninii* Maxim. 叶上的虫瘿，主要由五倍子蚜 *Melaphis chinensis*（Bell）Baker 寄生而形成。我国大部分地区均产，以四川为主。秋季采摘，置沸水中略煮，至表面呈灰色，杀死蚜虫，干燥。生用。

【性味归经】酸、涩，寒。归肺、大肠、肾经。

【功效应用】敛肺降火、涩肠止泻，固精止遗，敛汗，止血，收湿敛疮。

1. 敛肺降火　用于肺虚久咳，肺热咳嗽。本品酸涩收敛，性寒清热，有敛肺止咳、清肺降火之功。因本品又能止血，尤宜于咳嗽咯血者。治肺虚久咳，常与五味子、罂粟壳等药同用；治肺热痰嗽，可与瓜蒌、黄芩、贝母等药同用。治热灼肺络咳嗽咯血，常与藕节、白及等药同用。

2. 涩肠止泻　用于久泻、久痢。本品酸涩入大肠，有涩肠止泻之功。用治久泻久痢，可与诃子、五味子等同用。

3. 固精止遗　用于遗精、滑精。本品入肾，又能涩精止遗。治肾虚精关不固之遗精、滑精者，常与龙骨、茯苓等同用，如玉锁丹。

4. 敛汗 用于自汗、盗汗。本品敛肺止汗，可单用研末，与荞面等份作饼，煨熟食之；或研末水调敷脐窝处。

5. 止血 用于崩漏、便血、尿血等出血证。本品收敛止血。治崩漏，可单用，或与棕榈炭、血余炭等同用；治便血、痔血，可与槐花、地榆等同用，或煎汤熏洗患处。

6. 收湿敛疮 用于湿疮、肿毒。本品外用能收湿敛疮，且有解毒消肿之功。治湿疮流滋、溃疡不敛、疮疖肿毒、肛脱不收、子宫下垂等，可单味或配合枯矾研末外敷，或煎汤熏洗。

【用法用量】 煎服，3～9g。入丸、散服，每次1～1.5g。外用适量，研末外敷或煎汤熏洗。

【使用注意】 本品酸涩收敛，故外感咳嗽、湿热泻痢者忌服。五倍子不宜与下列药物同用。①胃蛋白酶合剂、淀粉酶、多酶片等消化酶类药物，五倍子含鞣质较多，这些酶类药物的化学成分主要为蛋白质，含有肽键或胺键，极易与鞣质结合，发生化学反应，形成氢键络合物而改变其性质，不易被胃肠吸收，从而引起消化不良等症状。②维生素 B_1，合用可导致丧失药效。③去痛片、酚氨咖敏片等，合用会产生沉淀而不易被机体吸收。④四环素类抗生素及红霉素、利福平、灰黄霉素、制霉菌素、林可霉素、克林霉素、新霉素、氨苄西林等，合用会降低药物的生物利用度与疗效。⑤麻黄碱、黄连素、士的宁、奎宁、利血平及阿托品类药物，合用不易被机体吸收而降低疗效。⑥含金属离子的西药，如钙剂、铁剂、氯化钴等，因同服后形成沉淀，机体难于吸收而降低药效。

【临床报道】 复方五倍子液（五倍子、诃子、明矾）通过内镜用于上消化道出血的局部治疗，止血效佳。玉锁丹（五倍子、龙骨、茯苓）内服，治疗糖尿病31例，有效率为87%。另外，本品还用于治疗溃疡性结肠炎、秋季肠炎、小儿腹泻、细菌性痢疾等。

诃子 Hezi

《药性论》

【来源】 为使君子科植物诃子 *Terminalia chebula* Retz. 或绒毛诃子 *Terminalia chebula* Retz. var. *tomentella* Kurt. 的干燥成熟果实。主产于云南及广东、广西等地。秋冬二季采收，晒干。生用或煨用。若用果肉，则去核。处方别名有诃子肉、诃黎、诃黎勒、煨诃子。

【性味归经】 苦、酸、涩，平。归肺、大肠经。

【功效应用】 涩肠止泻，敛肺止咳，利咽开音。

1. 涩肠止泻 用于久泻、久痢、便血脱肛。本品为治疗久泻、久痢之常用药物。可单用，如诃黎勒散。治久泻、久痢属虚寒者，常与干姜、罂粟壳、陈皮配伍，如诃子皮散。配伍人参、黄芪、升麻等药，可用于治疗泻痢日久、中气下陷之脱肛。

2. 敛肺止咳，利咽开音 用于肺虚久咳、失音。本品既能敛肺下气止咳，又能清肺利咽开音，为治失音之要药。治肺虚久咳者，可与人参、五味子等同用；治肺虚金破失音者，常与桔梗、甘草同用，如诃子汤。治久咳失音，咽喉肿痛者，常与硼酸、青黛、冰片等蜜丸噙化，如清音丸。

【用法用量】 煎服，3～10g。涩肠止泻宜煨用；敛肺清热、利咽开音宜生用。

【使用注意】 凡外有表邪、内有湿热积滞者忌用。诃子不宜与下列药物同用。①胃蛋白酶合剂、淀粉酶、多酶片等消化酶类药物，诃子含鞣质较多，合用后不易被胃肠吸收，从而引起消化不良等症状。②维生素 B_1，合用可导致丧失药效。③去痛片、酚氨咖敏片等西药，合用会产生沉淀而不易被机体吸收。④四环素类抗生素及红霉素、利福平、灰黄霉素、制霉菌素、林可霉素、克林霉素、新霉素、氨苄西林等，合用会降低药物的生物利用度与疗效。⑤麻黄碱、黄连素、士的宁、奎宁、利血平及阿托品类药物，合用不易被机体吸收而降低疗效。⑥含金属离子的西药如钙剂、铁剂、氯化钴等，因同服后形成沉淀，机体难于吸收而降低药效。⑦四环素、利福平、氯丙嗪、异烟肼、无味红霉素，联用后会加重肝毒性，导致药源性肝病。⑧磺胺类西药，同服会导致血及肝内磺胺药浓度增高，严重者可发生中毒性肝炎。

【临床报道】本品水煎，以纱布蘸药液湿敷治急性湿疹，疗效显著。

赤石脂 Chishizhi

《神农本草经》

【来源】为硅酸盐类矿物多水高岭石族多水高岭石，主含含水硅酸铝〔$Al_4(Si_4O_{10})(OH)_8 \cdot 4H_2O$〕。主产于福建、山东、河南等地。全年均可采挖，拣去杂石。研末水飞或火煅水飞用。

【性味归经】甘、酸、涩，温。归大肠、胃经。

【功效应用】涩肠止泻，收敛止血，敛疮生肌。

1. 涩肠止泻　用于久泻、久痢。本品甘温调中，味涩质重，入于胃肠，长于涩肠止泻，尚可止血，为治久泻久痢、下痢脓血之常用药物。治泻痢日久，常与禹余粮相须为用，如赤石脂禹余粮汤；治虚寒下痢、便脓血不止者，常与干姜、粳米同用，如桃花汤。

2. 收敛止血　用于崩漏、便血。本品味涩能收敛止血，质重入于下焦，崩漏、便血者多用。治崩漏，常与海螵蛸、侧柏叶等同用，如滋血汤；治便血、痔疮出血，常与禹余粮、龙骨、地榆等同用。用治妇女肾虚赤白带下，多配伍鹿角霜、芡实等。

3. 敛疮生肌　用于疮疡不敛、湿疹、湿疮。本品外用能收湿敛疮生肌，可与龙骨、血竭等同用。

【用法用量】煎服，9～12g，先煎。外用适量，研细末撒患处或调敷。

【使用注意】湿热积滞泻痢者忌服。孕妇慎用。不宜与肉桂同用。

【临床报道】本品配冰片（10∶1）研成细末，生菜油调敷，治烧伤；配鸦胆子，研末，食醋调成糊状，涂搽患处，治寻常疣、扁平疣等，均有一定疗效。

肉豆蔻 Roudoukou

《药性论》

【来源】为肉豆蔻科植物肉豆蔻 *Myristica fragrans* Houtt. 的干燥成熟种仁。主产于马来西亚、印度尼西亚；我国广东、广西、云南等地亦有栽培。冬、春二季果实成熟时采收，除去皮壳后，低温烘干。煨制用。处方别名有肉蔻、肉果、玉果、煨肉蔻、煨玉果。

【性味归经】辛，温。归脾、胃、大肠经。

【功效应用】涩肠止泻，温中行气。

1. **涩肠止泻**　用于久泻、久痢。本品辛温而涩，入中焦，能暖脾胃、固大肠、止泻痢，为治疗虚寒性泻痢之要药。治脾胃虚寒之久泻、久痢者，常与肉桂、人参、诃子等药同用；治脾肾阳虚、五更泄泻者，常配补骨脂、五味子、吴茱萸，如四神丸。

2. **温中行气**　用于胃寒胀痛、食少呕吐。本品辛香温燥，能温中理脾、行气止痛。用治胃寒气滞、脘腹胀痛、食少呕吐等证，常与木香、干姜、半夏等药同用。

【用法用量】煎服，3～10g。入丸、散服，每次0.5～1g。内服须煨熟去油用。

【使用注意】湿热泻痢者忌用。

第三节　固精缩尿止带药

本类药酸涩收敛，主入肾、膀胱经。具有固精、缩尿、止带作用。某些药物甘温，还兼有补肾之功。适用于肾虚不固，膀胱失约所致的遗精、滑精、遗尿、尿频以及带脉不固之带下清稀等证。常与补肾药同用，宜标本兼治。外邪内侵，湿热下注所致的遗精、尿频等不宜用本类药。

山茱萸 Shanzhuyu

《神农本草经》

【来源】为山茱萸科植物山茱萸 *Cornus officinalis* Sieb. et Zucc. 的成熟果肉。主产于浙江、安徽、河南等地。秋末冬初采收，文火烘或置沸水中略烫后，及时挤出果核，干燥。生用或酒炙用。处方别名有山萸肉、枣皮。

【性味归经】酸、涩，微温。归肝、肾经。

【功效应用】补益肝肾，收敛固涩。

1. **补益肝肾**　用于肝肾亏虚之腰膝酸软、头晕耳鸣、阳痿等。本品既能益精，又可助阳，为平补阴阳之要药。治肝肾阴虚，头晕目眩、腰酸耳鸣者，常与熟地黄、山药等配伍，如六味地黄丸；治命门火衰之腰膝冷痛、小便不利者，常与附子、桂枝等同用，如肾气丸。

2. **收敛固涩**　用于遗精滑精，遗尿尿频。本品既能补肾益精，又能固精缩尿。于补益之中又具封藏之功，为固精止遗之要药。治肾虚精关不固之遗精、滑精者，常与熟地黄、山药等同用，如六味地黄丸、肾气丸；治肾虚膀胱失约之遗尿、尿频者，常与覆盆子、沙苑子、桑螵蛸等补肾缩尿药同用。本品还能补肝肾，固冲任，收敛止血，用治崩漏下血及月经过多，常与熟地黄、白芍、当归等同用，如加味四物汤。本品亦能敛汗固脱，可用于治疗大汗不止，体虚欲脱，为防止元气虚脱之要药，常与人参、附子、龙骨等同用，如来复汤。

此外，本品亦可治消渴，多与生地黄、天花粉等同用。

【用法用量】煎服，6～12g；急救固脱20～30g。

【使用注意】素有湿热而致小便淋涩者不宜使用。

【药理研究】本品有调节免疫、降血糖、升白细胞、抗菌等作用。

【临床报道】 干山茱萸碾碎成末，用陈醋调成糊丸，敷于双足涌泉穴，治单纯性口腔溃疡；五味子合剂（五味子 10g，山茱萸肉 10g 等药），治内耳眩晕；以山茱萸为主，配五味子、乌梅、苍术水煎服，治疗糖尿病，均有良效。

莲子 Lianzi

《神农本草经》

【来源】 为睡莲科植物莲 *Nelumbo nucifera* Gaertn. 的干燥成熟种子。主产于湖南、福建、江苏及南方各地池沼湖塘中。秋季采收，晒干，去心。生用。

【性味归经】 甘、涩，平。归脾、肾、心经。

【功效应用】 补脾止泻，益肾固精，止带，养心安神。

1. **补脾止泻**　用于脾虚泄泻。本品甘可补脾，涩能止泻，既可补益脾气，又能涩肠止泻。治脾虚久泻，食欲不振者，常与党参、茯苓、白术等同用，如参苓白术散。

2. **益肾固精**　用于肾虚遗精、滑精。本品味甘而涩，入肾经，能益肾固精。治肾虚精关不固之遗精滑精者，常与芡实、龙骨等同用，如金锁固精丸。

3. **止带**　用于带下证。本品既补脾益肾，又固涩止带，补涩兼施，为治疗脾虚、肾虚带下之常用品。治脾虚带下者，常与茯苓、白术等健脾益气药同用；治脾肾两虚之带下清稀、腰膝酸软者，可与山茱萸、山药、芡实等补脾益肾、固涩止带药同用。

4. **养心安神**　用于虚烦、失眠、惊悸。本品甘平，入于心肾，能养心血、益肾气，交通心肾而有安神之功。治心肾不交之虚烦、心悸、失眠者，常与酸枣仁、茯神、远志等安神药同用。

【用法用量】 煎服，6～15g；去心打碎用。

【使用注意】 本品甘涩，故大便秘结者慎用。

【附药】

1. **莲须**　为莲花的雄蕊。甘、涩，平。功效固肾涩精。主治遗精、滑精、带下、尿频。煎服，1.5～5g。

2. **莲房**　为莲的成熟花托。苦、涩，温。功效止血化瘀。主治崩漏、尿血、痔疮出血、产后瘀阻、恶露不尽。炒炭用。煎服，5～10g。

3. **莲子心**　为莲子中的青嫩胚芽。苦，寒。功效清心安神，交通心肾，涩精止血。主治热入心包，神昏谵语，心肾不交，失眠遗精，血热吐血。煎服，1.5～3g。

4. **荷叶**　为莲的叶片。苦、涩，平。功效清暑利湿，升阳止血。主治暑热病证、脾虚泄泻和多种出血证。煎服，3～10g。

5. **荷梗**　为莲的叶柄及花柄。苦，平。功效通气宽胸，和胃安胎。主治外感暑湿、胸闷不畅、妊娠呕吐、胎动不安。煎服，10～15g。

其他收涩药小结见表 29－1。

表 29－1　其他收涩药

分类	药名	性味归经	功效	主治
固表止汗药	麻黄根	甘、涩，平 心，肺	固表止汗	自汗，盗汗
敛肺涩肠药	罂粟壳	酸、涩，平；有毒 肺、大肠、肾	涩肠止泻 敛肺止咳 止痛	久泻久痢；肺虚久咳；心腹及筋骨疼痛
	椿皮	苦、涩，寒 大肠、胃、肝	清热燥湿 收涩止带 止泻止血	久泻久痢，湿热泻痢，便血；崩漏，赤白带下
	石榴皮	酸、涩，温 大肠	涩肠止泻 止血，杀虫	久泻久痢，便血，脱肛；崩漏，带下；虫积腹痛
固精缩尿止带药	桑螵蛸	甘、咸，平 肝、肾	固精缩尿 补肾助阳	遗精，滑精，遗尿，尿频；肾虚阳痿
	海螵蛸	咸、涩，温 脾、肾	固精止带 收敛止血 制酸止痛 收湿敛疮	肾虚遗精，赤白带下；崩漏下血，肺胃出血，创伤出血；胃痛吐酸；湿疹湿疮，疮疡不敛
	金樱子	酸、甘、涩，平 肾、膀胱、大肠	固精缩尿 涩肠止泻 固崩止带	遗精滑精，遗尿尿频；久泻久痢；崩漏带下
	覆盆子	甘、酸，温 肝、肾、膀胱	益肾，固精 缩尿，明目	肾虚不固之遗精滑精，遗尿尿频；肾虚阳痿；肝肾不足之目暗不明
	芡实	甘、涩，平 脾、肾	补脾止泻 益肾固精 除湿止带	脾虚久泻；肾虚之遗精滑精，遗尿，白浊；带下证

重点小结

收涩药是以收敛固涩为主要作用，用于治疗各种滑脱病证的药物。根据其性能特点的不同，可分为固表止汗药、敛肺涩肠药和固精缩尿止带药三类。

1. 固表止汗药　以固表止汗为主要功效。适用于自汗、盗汗证。

2. 敛肺涩肠药　性味多酸涩，主归肺和大肠经。具有敛肺止咳和涩肠止泻的作用。主要用于治疗久咳虚喘及久泻久痢。

五味子、乌梅、五倍子均能敛肺止咳，涩肠止泻，治肺虚久咳、久泻久痢。五味子敛补肺心肾气阴，治气阴不足之津伤口渴、消渴及遗精滑精，自汗盗汗；又益心气、滋肾阴而安神，治阴血不足及心肾不交之心悸、失眠。乌梅无补益之功，能生津止渴、安蛔止痛，治虚热烦渴及蛔厥腹痛；炒炭止血，用治崩漏下血。五倍子性寒，敛肺降火，治肺虚久咳及肺热痰咳均可；还可止汗、涩精止遗、止血，治疗自汗、盗汗、遗精、滑精、便血、崩漏；外用收湿敛疮，解毒消肿，治湿疮肿毒。

3. 固精缩尿止带药 性味酸涩收敛，主归肾、膀胱经。主要用于治疗下元不固之遗精滑精、遗尿尿频、崩漏、带下。

山茱萸、莲子肉均能补肾固精，治肾虚之遗精滑精。山茱萸入肝肾，为平补阴阳之品，善治肝肾亏虚之头晕目眩、腰膝酸软、阳痿等证；又治妇女崩漏，月经过多，以及虚汗不止，体虚欲脱。莲子肉补脾力强，可用治脾虚食少、脾虚久泻及脾肾两虚带下；又养心安神，可用治虚烦、心悸、失眠。

药师考点

扫码“练一练”

一、A 型题（最佳选择题）

1. 既补肾阳，又补肾精，被称为阴阳并补之品的药物是

A. 赤石脂　　B. 莲子肉　　C. 山茱萸

D. 乌梅　　E. 五味子

二、B 型题（配伍选择题）

A. 清热燥湿　　B. 敛肺生津　　C. 固精止带

D. 益肾固精　　E. 敛汗止血

2. 乌梅的功效是

3. 椿皮的功效是

三、X 型题（多项选择题）

4. 肉豆蔻的功效有

A. 温中行气　　B. 化湿止呕　　C. 涩肠止泻

D. 收敛止血　　E. 暖脾摄唾

扫码“学一学”

第三十章　外用药

学习目标

掌握　雄黄、硫黄的功效应用、特殊用法用量及使用注意。

熟悉　轻粉、白矾、蟾酥、马钱子的功效应用及特殊用法用量。

了解　蛇床子、斑蝥、儿茶、炉甘石、大蒜、露蜂房、土荆皮、猫爪草的功效应用。

凡以外用为主的药物，均称为外用药。一般具有消肿解毒、杀虫止痒、收敛止血、排脓止痛、化腐生肌等作用，适用于痈疽疮疖、疥癣、外伤、蛇虫咬伤以及五官疾病等。由于疾病发生的部位及表现不同，用药形式和方法很多，如贴敷、涂搽、熏洗、吹喉、点眼等。其中有些药物可酌情内服。

本类药大多具有不同程度的毒性，使用时应谨慎。如外用，需经过炮制后用；如内服，应严格控制剂量，并制成丸散服用。

雄黄 Xionghuang

《神农本草经》

【来源】为硫化物矿物雄黄的矿石，主含二硫化二砷（As_2S_2）。主产于湖南、湖北、贵州等地。随时可采，除去杂质，研成细粉或水飞，切忌火煅。雄黄中熟透者，色鲜，质最佳，称“雄精”或“腰黄”。处方别名有雄黄、腰黄、雄精、雌黄。

【性味归经】辛，温；有毒。归肝、大肠经。

【功效应用】解毒，杀虫，燥湿祛痰，截疟定惊。

1. **解毒**　用于痈肿疔疮，湿疹疥癣，蛇虫咬伤。用治痈肿疔疮，多配乳香、没药等；治湿疹疥癣，则配等量白矾为散，清茶调涂患处；治蛇虫咬伤，可单用雄黄粉，香油调涂患处或黄酒冲服。

2. **杀虫**　用治虫积腹痛，常配槟榔、牵牛子等。治蛲虫瘙痒，以本品研末，外撒肛门处。

3. **燥湿祛痰，截疟定惊**　用于哮喘、疟疾、惊痫等证。

【用法用量】入丸、散剂，0.05～0.1g。外用适量，研末敷，香油调搽或烧烟熏。

【使用注意】内服宜慎，不可久服。外用不宜大面积涂搽及长期持续使用。孕妇禁用。切忌火煅，煅后生成三氧化二砷（As_2O_3），毒性剧增。

硫黄 Liuhuang

《神农本草经》

【来源】为自然元素类矿物硫族自然硫，或含硫矿物经加工制得。主产于山西、山东、河南等地。全年均可采挖，采后加热熔化，除去杂质，取出上层液体，冷却后即得。生硫黄只作外用；若内服，则需与豆腐同煮，至豆腐呈黑绿色为度，取出漂净，阴干，用时研末。以色黄、光亮、质松脆者为佳品。

【性味归经】酸，温；有毒。归肾、大肠经。

【功效应用】外用解毒杀虫疗疮；内服补火助阳通便。

1. **杀虫止痒**　用于疥疮顽癣，湿疹瘙痒，痈疽恶疮等。用治疥疮感染，可单用硫黄软膏外敷，特效。

2. **壮阳**　用于肾虚寒喘及肾阳不足而致的阳痿足冷等。

3. **通便**　用于虚冷便秘，如半硫丸。

【用法用量】炮制后入丸、散剂，1.5～3g。外用适量，研末撒敷或香油调涂。

【使用注意】阴虚火旺者、孕妇忌服。畏朴硝。

【临床报道】硫黄、密陀僧、樟脑、煅硼砂、枯矾、冰片、轻粉研细后，用生姜切成片蘸药粉搽涂患处，治疗白癜风；盐酸丙米嗪加葱白硫黄散敷脐，治疗小儿遗尿症；用20%硫黄软膏加甲硝唑、冰片治疗酒渣鼻；用采乐洗剂和5%硫黄霜联合治疗痤疮，均效果良好。

轻粉 Qingfen

《本草纲目拾遗》

【来源】为水银、明矾、食盐等经升华法制成的氯化亚汞结晶性粉末。

【性味归经】辛、寒；有毒。归大肠、小肠经。

【功效应用】外用攻毒杀虫；内服利水通便，祛痰消积。

1. **攻毒杀虫**　用于疥疮、顽癣、梅毒、疮疡溃烂、湿疹。治疥癣常配伍硫黄；治梅毒常配伍土茯苓。

2. **利水通便**　用于痰涎积滞、水肿鼓胀兼二便不利。

【用法用量】外用适量，研末掺敷患处。内服入丸剂或装胶囊，每次0.1～0.2g，每日1～2次。服后漱口。

【使用注意】本品有毒，外用不可大面积或长期涂敷患处；内服不可过量或久服。孕妇及肝肾功能不全者忌服。服后要及时漱口，以免引起口腔糜烂。

白矾 Baifan

《神农本草经》

【来源】为硫酸盐类矿物明矾石族明矾石的加工提炼品，主含含水硫酸铝钾〔$KAl(SO_4)_2 \cdot 12H_2O$〕。

【性味归经】酸、涩，寒。归肺、脾、肝、大肠经。

【功效应用】外用解毒杀虫，燥湿止痒；内服止血止泻，清热消痰。

1. **解毒杀虫，燥湿止痒** 用于疮疡，疥癣，湿疹痔疮、脱肛、聤耳流脓。

2. **止血止泻** 用于吐血下血，泻痢不止，便血、崩漏。

3. **清热消痰** 用于风痰痫病，痰热癫狂。治痰热癫狂常配伍郁金，如白金丸。

此外，本品还能治疗湿热黄疸。

【用法用量】入丸散，0.6～1.5g。外用适量，研末敷或化水洗患处。

【使用注意】本品酸寒收敛性强，故体虚胃弱及无湿热痰火者忌服。

蟾酥 Chansu

《药性赋》

【来源】为蟾蜍科动物中华大蟾蜍 *Bufo bufo gargarizans* Cantor 或黑眶蟾蜍 *Bufo melanostictus* Schneider 的干燥分泌物。

【性味归经】辛、温；有毒。归心经。

【功效应用】解毒消肿，止痛，开窍醒神。

1. **解毒消肿，止痛** 用于痈疽疔疮，咽喉肿痛，龋齿作痛。为治疮痈、咽喉肿痛之要药，成方如六神丸。

2. **开窍醒神** 用于痧胀腹痛吐泻、中暑神昏。

【用法用量】入丸散，0.015～0.03g。外用适量，研末调敷或入膏药。

【使用注意】本品毒性大，发疱腐蚀性强，外用不可入目。孕妇慎用。

马钱子 Maqianzi

《本草纲目》

【来源】为马钱科植物马钱 *Strychnos nux－vomica* L. 的干燥成熟种子。

【性味归经】苦，温；有大毒。归肝、脾经。

【功效应用】通络止痛，散结消肿。

1. **通络止痛** 用于痈疽肿痛，跌打伤痛。

2. **散结消肿** 用于风湿痹痛，拘挛麻木，痈疽疮毒，咽喉肿痛。

【用法用量】炮制后入丸散，0.3～0.6g。外用适量，研末调敷。

【使用注意】本品有毒，服用过量可致肢体颤动、惊厥、呼吸困难，甚则昏迷，有毒成分还能经皮肤吸收，故内服应严格炮制，不能生用及多服久服，外用不宜大面积或长期涂敷。孕妇禁用。运动员慎用。

其他外用药小结见表 30－1。

表 30－1 其他外用药

分类	药名	性味归经	功效	主治证
外用药	蛇床子	辛、苦，温；有小毒 肾	燥湿祛风 杀虫止痒 温肾壮阳	阴部湿痒，带下，湿疹，湿痹腰痛；肾虚阳痿，宫冷不孕

续表

分类	药名	性味归经	功效	主治证
外用药	炉甘石	甘，平 肝、脾	解毒明目退翳 收湿止痒敛疮	目赤翳障，烂弦风眼；溃疡不敛，皮肤湿疮
	大蒜	辛，温 脾、胃、肺	解毒杀虫 消肿，止痢	痈肿疔毒，疥癣；泄泻；肺痨，顿咳
	斑蝥	辛，热；有大毒 肝、胃、肾	攻毒蚀疮 破血逐瘀 散结消癥	痈疽不溃，恶疮死肌，顽癣，瘰疬，赘疣；血瘀经闭，癥瘕
	儿茶	苦、涩，微寒 肺、心	活血止痛 收湿敛疮 生肌止血 清肺化痰	跌扑伤痛，外伤出血，吐血衄血；湿疹，湿疮流水，溃疡不敛，牙疳，口疳；出血证；肺热咳嗽
	猫爪草	甘、辛，温 肝、肺	化痰散结 解毒消肿	瘰疬痰核；疔疮肿毒，蛇虫咬伤

药师考点

B型题（配伍选择题）

A. 散结消肿　　B. 开窍醒神

C. 止血止泻　　D. 截疟定惊

E. 壮阳通便

1. 蟾酥除解毒外还能
2. 雄黄除解毒外还能

扫码“练一练”

下　篇

方剂学基础

扫码“学一学”

第三十一章　方剂学基本知识

学习目标

掌握　1. 方剂和方剂学的概念。
2. 八法的含义与应用。
3. 君臣佐使的含义。

熟悉　1. 方剂与治法的关系。
2. 方剂组成变化的三种形式。
3. 方剂组成原则的重要性。

了解　1. 方剂在具体运用中表现出组成原则和变化运用两方面的统一。
2. 临床常用的方剂剂型、汤剂的煎煮方法和服药方法。

第一节　方剂与方剂学的概念

方剂，是中医在辨证审机、确立治法的基础上，按照组方原则，通过选择合适药物，酌定适当剂量，规定适宜剂型及用法等一系列过程，最后完成的药物治疗处方。方剂是中医运用中药防治疾病的主要形式，是中医理、法、方、药中的重要组成部分。

方剂又称“医方”“药方”，俗称“方子”。方，有法、术的含义。《隋书·经籍志》说：“医方者，所以除疾疢，保性命之术也。”剂，古作齐，指调和之意。《汉书·艺文志》说：“经方者，本草石之寒温，量疾病之浅深，假药味之滋，因气感之宜，辨五苦六辛，致水火之剂，以通闭解结，反之于平；及失其宜者，以热益热，以寒增寒，精气内伤，不见于外，是所独失也。”早期的方剂有医方、医术、调剂等含意。

方剂最初可能是临床医家有效案例的直接记载。人们在长期临床实践中，通过反复验证，不断完善，逐渐认识到某些药味的配合使用与某些病证有着固定的疗效关系，这些有着特定适应证的有效配方即是方剂，通常称为“成方”。历代医家创制的大量成方是中医临床防治疾病的有效工具。

方剂的功效是方内药物共同作用于机体产生的综合效应，方剂具有一定的组方原则，不是药物功效的简单相加，也不是某类药物的简单组合。方剂要在一定的理论指导下，针对病证的病机，有目的地将群药经过君、臣、佐、使的合理配伍，组成的一个新的有机整体。

方剂学，是研究和阐明方剂的制方原理、药物配伍及临床运用规律的一门中医基础应用学科。方剂学的基本理论和知识是中医学理论指导下运用中药防治疾病的经验总结。

中医方剂数目众多，中医古方达十万余首，但其理论直到20世纪50年代才初步系统化，方剂学逐渐从中医药学中分化出来而成为一门独立的学科。

方剂的内涵十分丰富。它是临床辨证论治的结果，是中医辨证论治逻辑思维的产物。从某种意义上，方剂中蕴涵丰富的中医辨证论治的理论和经验，前人传留下的大量方剂则是这些理论和经验的信息载体。所以，对历代方剂进行系统研究有助于完善中医学辨证论治的理论体系。

第二节　方剂学的发展简史

方剂学是先民们在长期的生活和生产实践中，经过2000多年的辛勤努力，从无到有，从低级到高级，从不完善到完善，逐渐发展起来的。寻查方剂学发展变化的轨迹，熟悉历代具有代表性的重要方书的特点及其历史贡献，对于学好方剂学是十分重要的。以历史发展的前后为序，略述方剂学发展的简史，大体上分为以下几个阶段。

1. 原始社会至周代　在原始社会，我们的祖先为了生存，不断地进行采集和渔猎活动。在寻找食物的过程中，逐步了解到某些植物、动物和矿物对人体产生的影响。通过长期实践经验的积累，人们逐渐熟悉了它们的性能，并有意识地加以利用。随着社会的发展，条件的改善，火的应用，制陶、冶炼业的发展，烹饪技术的提高，以及哲学、自然科学的进步等，药物的运用，从单味药到多味药有机组合的复方，从生食到汤液，从对病到辨证，在这一漫长的发展过程中，逐渐形成了方剂。

晋代皇甫谧《针灸甲乙经·序》中提到“伊尹以亚圣之才，撰用神农本草以为汤液”，这是方剂起源于伊尹创制汤液的传说。把方剂的起源归结于圣人的创造，乃是古人的历史局限，但是传说中的伊尹是位善长烹调的能手，其后才辅汤为相。这说明食疗方的发现离不开饮食烹饪的实践。《吕氏春秋》中亦有伊尹和商汤议论烹调方法的记载，谈到“阳朴之姜，招摇之桂”。姜、桂既是常用调味品，也是温里散寒的良药。从姜、桂可见饮食烹饪与食疗方剂的渊源关系。又据《周礼·天官》记载，周代即有医师、食医、疾医和疡医的分工，共同负责“毒药”调剂和食疗配方，以供医疗和食疗使用。由此可见，方剂早在周代或者周代之前便已产生，而推测当时方剂的组成成分，不外“毒药”与饮食物两类。从有关出土文物看，远在夏代，古人就已掌握了制陶技术，出土的陶釜、陶罐等夏代烹调器具已精致，而出土的商代铜制饮食器皿则更为精巧。这些均说明当时社会为调剂和煎煮药物提供了物质条件。总之，汤药的创制是民间用药知识长期积累的结果，是商代完成的用药经验的一项重大总结。汤药的发明，大大提高了药物的疗效，标志方剂的诞生。

2. 春秋战国至汉代　到了春秋战国时期，由于医与巫初步分离，加之春秋时期文化学术发达，推动了医学的发展，医学具备了一定的理论与实践知识，方剂亦随之有了进一步的发展，创制了方剂理论和一定数量的方剂与剂型。

1973年在湖南长沙马王堆3号汉墓出土了一批帛书，其中有一部医方书籍，整理小组根据原书目录有52个以病名为中心的小标题，故定名为《五十二病方》。据考证，该书可能是战国时期的作品，是现存最早的一部方剂著作。以《五十二病方》为主的马王堆医方，总数有280首，以内服及外用方剂为主。记载了当时方剂按疾病分类、方剂组成、制剂、煎服法、禁忌以及方剂所反映的治法、复方配伍等内容。从内容上看，此期中医学辨证论治理论以及依据辨证组成复方已形成了完整的体系，但还比较粗糙，不但没有方剂名称，有的药名、病名后世也没再现，所以本书属于方剂的低级阶段，代表了战国时期我国方剂学的最初水平。

《黄帝内经》的成书年代要晚于《五十二病方》，该书载方13首，剂型有汤、丸、膏、丹、饮、酒醴六种，较全面而系统地总结了有关治则、治法、组方模式和因病而异灵活组方等，为方剂学的形成和发展奠定了初步的理论基础。但个别方剂仅有方名而无具体药物记载，内容仍较古朴。该书对方剂学的贡献主要是构筑了方剂学的理论基础。《黄帝内经》中构建的方剂学理论，从具体方剂命名、组成，到方剂配伍原则、临床运用规律，尤其是治法和组方理论，均对后世方剂学的发展影响深远。

到了汉代，由于医药文化进一步发展，医药方书逐渐增多。根据《汉书·艺文志》的记载，计有经方11家，274卷。这里的“经方”并非后世所谓仲景方的“经方”，而是广义的方剂类书籍。这些“经方”虽均已遗失，但说明方剂在汉代已积累了丰富的资料，并按病归类，编为专书。其中值得一提的是《伤寒杂病论》，它的问世标志着方剂学的发展已趋成熟。

《伤寒杂病论》是东汉末年伟大的医学家张机（字仲景）“勤求古训，博采众方”，结合自己丰富的临床经验著录而成。书中共载方314首，其中《伤寒论》载有113首处方（现存112首方），《金匮要略》载有262首方。其方剂配伍严密、选药精当、煎服有法、剂型丰富、疗效卓著，至今仍为临床常用。该书还创造性地融理、法、方、药于一体，故后人尊为“方书之祖”，为方剂学的形成和发展奠定了基础。

3. 魏晋至宋代 随着社会政治安定，文化经济日益繁荣，方剂学也进入了快速发展和繁荣昌盛时期。相继出现了葛洪、孙思邈、王焘等对方剂有着卓越贡献的名家，对医学的发展产生了巨大的影响，使方剂学的发展向前大大推进了一步，其中主要医家及其代表著作分述如下。

东晋葛洪著《肘后备急方》，其方药多价廉易得，简便有效；南北朝龚庆宣撰《刘涓子鬼遗方》五卷，是现存最早的中医外科专著，有内服、外用方药140首；南北朝徐之才撰有《药对》，创药物分类法“十种”，为后来方剂分类开辟了途径。

孙思邈于公元652年（永徽三年）集唐以前医方，撰成《备急千金要方》30卷，列论诸病、脉法、针灸，分232门，方5300首，包括了中医内、外、妇、儿、五官各科以及急救、食疗、养生、按摩、脉学、针灸等，对唐以前的医学成就做了总结，许多医学资料赖以传世；唐代又一方书巨著《外台秘要》，是王焘撰于公元752年（天宝十一年），书中载方6000余首，该书集唐以前方剂之大成，许多唐以前亡佚的方剂资料如《深师》《小品方》等内容，皆赖以存留于世，为后世研究方剂提供了宝贵资料。

公元982年（宋太平兴国七年），由政府主持，医官王怀隐、陈昭遇等编写的《太平圣惠方》，全书分100卷，凡1670门，方16 834首，是我国历史上由国家主持编写的第一部方书；《太平惠民和剂局方》是和剂局（设于崇宁年间，公元1102～1106年）制售成药时的处方和制剂规范的总结，后由当时名医陈承、斐宗元、陈师文等进行了校正，颁行全国诸药局，依方制售药剂，可以说是我国历史上第一部成药药典；《圣剂总录》是继《太平圣惠方》之后的又一部巨著，载方近20 000首，是方剂文献的又一次总结，可称集宋以前方剂之大成，对方剂学的发展产生了深远的影响。

此外还有儿科医学家钱乙的《小儿药证直诀》，开创了脏腑辨证论治的先河，著名的六味地黄丸即为钱乙所创制。严用和《济生方》、陈自明的《妇人大全良方》等，均为各个医家个人临床实践经验的总结，反映方剂学在临床各科中向纵深发展，在新方创制中呈现专科方剂配伍组方用药的特色，对后世临床方剂学的发展产生一定的影响。

总之，宋代以前中医方剂学发展，一方面还基本停留在经验用方的原始积累阶段，即“某方能治愈某病，某病能以某方治之”，而具体到方中的药物配伍规律、处方的治疗作用机制、药味的协同作用机制则较少有人论及；另一方面，有关组合方剂的理论，虽然早在《神农本草经》《黄帝内经》中已有论述，但在相当长的一段历史时期之内中医方剂的理论研究与经验成方的临床运用之间关联并不密切。

4. 金元至清代　金元时期学术气氛活跃，中医药学术研究蔚然成风，许多在理论上独有创见的著名医家纷纷著书立说，创制新方，自拟方解，自释方义，从而使理法构思与方药搭配紧密地衔接在一起，理论研究与临床应用巧妙地融于一炉，中医方剂实现了从“可以用此方”到“何以组此方”的转变，用方的精确度与准确度与以前相比均有了大幅度的提高，补前人所未备，使中医方剂学的研究水平达到了一个新的高度。如金元四大家依据各自的实践经验，创立了新的治法和代表方剂，丰富了治法的内容。其中刘完素善用寒凉，著有《宣明论方》，创立了芍药汤；张从正善用攻下，著有《儒门事亲》，李东垣善补脾胃，著有《脾胃论》《内外伤辨惑论》等，创立了补中益气汤；朱丹溪善用滋阴，著有《丹溪心法》，创立了大补阴丸，皆从不同角度对方剂学有所创新和发挥，其中不少有效方剂沿用迄今，卓有良效。

在方剂数量迅速增长的同时，方剂学理论也同步升华与提高。如金代成无己《伤寒明理论·药方论》，首创方剂学配伍理论研究之先河，首次运用君臣佐使的组方理论对《伤寒论》中20首方剂的配伍作用进行了分析。他是方论之首创者，对推动后世方论专著的发展有一定的贡献，把方剂学配伍理论研究推向了一个崭新的高度，促使方剂学从临床各科中分化出来，为后世方剂学理论研究开辟了道路。

明清时期，方剂学研究无论在深度还是广度上均较之唐宋时期有长足的进步，此期方剂学在数量上呈稳步发展的趋势。

明代方剂著作首推明初朱棣主持编撰的《普济方》，它广征博引，兼收并蓄，几乎收录了15世纪以前所有方书的内容，并附以大量时方，可谓集15世纪以前方书之大成，该书426卷，载方61 739首，是我国现存最大的一部方书。

此外还有，吴崑《医方考》，选历代良方700有余，“考其方药，考其见证，考其名义，考其事迹，考其变通，考其得失，考其所以然之故”，是继成无已《论伤寒方》后，综编各家名方的专著，成为中医学史上第一部详析方剂的理论专著；张介宾著《景岳全书》，有“新方八阵”“古方八阵”，是以方剂功用归类的首创者，并创立了著名的左归丸、右归丸；王肯堂著《证治准绳》，共44卷，内容虽繁，但“博而不杂，详而有要”，为历来医家所重视；陈实功的《外科正宗》是中医外科专著；傅山（字青主）的《傅青主女科》是中医妇科专书。诸书中都有他们创制的各种名方，也是研究方剂的重要资料。

清代陈梦雷等修撰的《古今图书集成·医部全录》共520卷，辑录自《内经》至清初医学文献100余种，分类编纂而成，全书内容丰富，叙述较为系统，各科证治，有论有方，其载方之丰，堪称清代一冠。吴谦等主持编写的《医宗金鉴·删补名医方论》，共90卷，所收方剂各科兼备，方药叙述系统扼要，切于实用，对后世影响较大，是我国医学史上第一部由官方修订并刊行的方论专著，对于推动中医方剂学术的发展、提高临床组方用药的疗效，具有非常重要的意义。汪昂《医方集解》，每方标明主治，介绍组成，释解方义，例论加减，对于临床应用，颇具指导意义。吴仪洛《成方切用》，则在《医方考》与《医方集解》的基础之上，删改补充，选录古今成方1180余首，注解详尽，论理清晰，更利于指导后学，临证用药。再有王清任《医林改错》，他重视人体气血，尤善长活血化瘀法的运用，创制的“通窍活血汤”与逐瘀诸方，确有独到之处，弥补前人之不足。

清代由于温病学迅速发展，温病方剂的研究与创新达到了新的高度，给中医方剂学的发展注入了新的生机和活力。如吴鞠通《温病条辨》中的桑菊饮、银翘散，王孟英的《温热经纬》，叶天士的《外感温热篇》，薛生白的《湿热病篇》等，在治疗温热病方剂的研究方面均有较大的贡献，足以补前人所未备，对后世温病方剂的发展起到了重要的推动作用。

5. 近代 新中国成立以来，在党和人民政府的关怀和大力支持下，广大中医工作者对方剂进行了收集、整理和研究，取得了前所未有的成效，突出表现在以下几个方面：在人才培养上，通过建立高等院校，招收方剂专业研究生，培养了一支专门从事方剂教育和研究的专业队伍，为中医药人才培养和提高学术研究水平做出了贡献；在教材的编写上，通过编写出版了各种面向不同层次的《方剂学》教材与专著，使方剂学的概念与理论系统化、规范化、科学化；在文献整理上，点校或重印了大批古籍方书，通过收集整理，编撰出版了载方近 10 万首的《中医方剂大辞典》；此外还创制了许多新方，改进并开发了传统剂型，使中成药具备了理论科学化、制剂新型化、质量标准化、服用方便化、低毒高效化等特点，从方剂学中脱颖而出，成为方剂学的一个重要的分支学科。

第三节　方剂与治法

方剂是中医学中理、法、方、药的重要组成部分，中医学的基本特点是“整体观念，辨证论治”，也就是说中医在治疗疾病时，首先要在整体观念的指导下辨证，将临床上收集到的症状、体征，加以分析、综合，分辨出疾病的病因、病位、病性以及邪正关系，然后才能论治。论治是在辨证的基础上，确定相应的治疗原则和方法。在治疗原则和方法指导下，选择适合的药物组成方剂。所以方剂与治法的关系是：治法是组方的依据，方剂是治法的体现。如一个感冒患者，症见发热恶寒，头身疼痛，鼻流清涕，舌质淡，苔薄白，脉浮紧。中医治疗时首先要辨证，通过分析得出此患者属于风寒感冒，其证为外感风寒表实证。根据“寒者热之”“其在表者，汗而发之”的原则，确立其病的治法为辛温解表法。临床上选择味辛、性温、归肺经的药物，如麻黄、桂枝为主，还有杏仁、甘草四味药组成方剂进行治疗，即麻黄汤。所以前人有“方从法出”“法随证立”“方即是法”之说。

治法具有多层次性，主要分为三个层次：最高层次的治法是针对所有疾病都应遵守的治法上的共性，如治病求本、调整阴阳、三因治宜、扶正祛邪、调整气血津液等；其次是针对某一类病机所确立的治法，又称“治疗大法”，如八法；最后是针对具体证候所确立的治法，如针对温病后期，阴液已伤，邪伏阴分证所确立的养阴透热的治疗方法。常用八法论述如下。

一、汗法

汗法，又称解表法，是使用解表发汗的方药开泄腠理，调和营卫，以达到祛除表邪、解除表证的治法。《素问・阴阳应象大论》说：“其在皮者，汗而发之。”指出凡邪气在皮毛肌肤者，宜采用汗法，使邪从外解，可以达到祛邪治病的目的，还可以预防病邪由表入里。适用于一切外感表证，某些水肿和疮疡初起，以及麻疹透发不畅等兼表证者。

临床应用时，根据病邪性质的不同，汗法又具体分为辛温发汗和辛凉发汗两类。一般说来，辛温发汗适用于表寒证，辛凉发汗适用于表热证。

汗法应以邪去为度，不可发汗太过，否则耗散津液，损伤正气。凡表邪已尽，自汗、盗汗、失血、吐泻和热病后期津亏者，均不宜用。

二、吐法

吐法，又称催吐法，是使用涌吐方药以引邪或毒物从口吐出的治法。《素问·阴阳应象大论》云："其高者，因而越之。"指出病位在胸膈胃脘之上者，可以用吐法使病邪从口而出。适用于痰涎壅盛，或顽痰停滞胸膈，食积停滞胃脘，痰涎阻塞气道，或误服毒物尚在胃中等证。

临床应用时，根据病邪性质和患者体质强弱等的差别，吐法又分为寒吐、热吐、缓吐。寒吐法适用于热邪壅滞胸脘的病证；热吐法适用于寒痰壅滞胸脘或阻塞气道的病证；缓吐法适用于正虚邪实，不能速吐者。

吐法属于急救法之一，使用得当则速效，不当则伤正，即伐胃阴损元气，故需慎用。凡病重、失血、老、幼、孕妇、产后以及气血虚弱者皆为所忌。

三、下法

下法，又称泻下法，是使用具有泻下作用的方药，通过泻下大便，攻逐体内积滞和积水，并解除实热壅结的治疗大法。《素问·阴阳应象大论》云"其下者，引而竭之""中满者，泻之于内"。指出病位在中下焦之有形者，可以因势利导，引邪气从前后二阴出之。主要适用于寒、热、燥、湿诸邪与痰浊、宿食、瘀血、积水等内结的里实证。

临床应用时，根据病情缓急、病邪性质和结聚的饮食、水湿、痰浊、瘀血等的不同，下法又分为寒下、温下、润下、逐水、攻瘀、涤痰等不同的具体治法。寒下适用于里实热证；温下适用于寒积冷凝，胃肠冷积证；润下适用于肠道津液不足，阴亏血少之大便秘结；逐水适用于阳水实证；攻瘀适用于蓄血在下证，或干血内结证；涤痰适用于体内痰饮内积证。

下法易伤人体正气，既可伤阴，又能伤阳，故下之亦以邪去为度，不可过量或久用。

凡病邪在表或半表半里者禁用，年老体弱者，或脾胃虚弱者，以及妇人经期、妊娠期等，皆慎用或忌用。此外，导泻时排钾较多，故低血钾者慎用，用时须输液补钾。

四、和法

和法，又称和解法，是使用和解疏泄的方法，祛除病邪，调整机体，扶助正气，使表里、上下、脏腑、气血、阴阳调和的治疗大法。本法应用范围颇广，如半表半里之少阳病、肝胃不和、肝脾不调、肠胃不和、气血不调、营卫不和等诸证。

临床上根据病邪性质和病位，以及脏腑功能失调的不同情况，将和法又分为和解少阳、疏肝和胃、调和肝脾、调和肠胃等不同治法。和解少阳法适用于邪在半表半里的少阳证；疏肝和胃法适用于肝胃不和证；调和肝脾法适用于肝郁脾虚证或肝脾失调证；调和肠胃法适用于胃肠不和，或寒热错杂证。

本法应用虽广，但凡邪在肌表而未入少阳半表半里者，或邪正入里而阳明热盛者，均不宜应用本法。

五、温法

温法，又称温里法、祛寒法，是使用温热性质的方药以达到祛除寒邪和温养阳气目的的治疗大法。《素问·至真要大论》中“寒者热之”即指本法。用于寒邪内侵脏腑所致的实寒证，以及阳虚寒从中生之虚寒证。

临床上根据寒邪所在部位的不同，以及人体正气盛衰程度的差异，温法应用时又分为温中祛寒、温化痰饮、回阳救逆等治法。温中祛寒法适用于素体阳虚，寒邪内侵中焦证；温化痰饮法适用于痰饮证；回阳救逆法用于亡阳欲脱，阴寒内盛证。其他还有温肾化水、温胃理气、温经通痹等治法，均属于温法的范畴。

由于温法所用药物，性多温燥，易伤损阴血、津液，凡阴虚、血虚、津液不足以及血热妄行的出血者皆忌用。

六、清法

清法，又称清热法，是使用寒凉性质的方药，通过其泻火、解毒、凉血等作用，解除热邪的治疗大法。《素问·至真要大论》中“热者寒之”即指本法。本法适应证为一切里实热证，凡热性病，无论热邪在气、在营、在血，只要表邪已解，里热炽盛，又无实结者均可用之。

临床应用时，根据热邪所犯脏腑不同和病情发展的不同阶段，清法又具体分为清热泻火、清热解毒、清热凉血、清热养阴及清解脏腑诸热等不同治法。清热泻火法适用于热在气分，属于实热的证候；清热解毒法适用于时疫温病，热毒疮疡诸病；清热凉血法适用于热入营血的证候；清热养阴法适用于温热病后期之余热未尽，阴液已损证，或阴虚火旺证。

清法虽能治疗热病，但由于所用药物多寒凉，易损阳气，尤易伤伐脾胃之阳，不宜久用。凡脏腑阳气虚弱，大便溏泄，胃纳不佳者；气虚、血虚发热者；表邪未解，阳气被郁而发热者；以及真寒假热证均为所忌。

七、补法

补法，又称补益法，是使用补益作用的方药，通过补养气血、阴阳，以达到扶助正气、消除虚弱目的的治疗大法。《素问·阴阳应象大论》曰：“形不足者，温之以气；精不足者，补之以味。”指出无论形或精，凡不足者皆当以补法施治。本法适应证为人体脏腑气血阴阳诸虚劳损证。

临床上虚证有气虚、血虚、阴虚、阳虚之别，故补法应用时亦有补气、补血、补阴、补阳以相应。补气法适用于气虚所致诸病；补血法适用于血虚所致诸病；补阴法适用于阴精或津液不足所致诸病；补阳法适用于阳虚证，尤其是心、脾、肾阳虚所致诸病。

临床应用此四大补法时，一般根据脏腑气血阴阳虚损情况之不同，又具体设立许多治法，如补血养心法、补益心脾法、益气健脾法、育阴滋肾法、滋补肝肾法、暖肾补阳法、补火温脾法等。

补能扶正疗虚，但也不能滥用，补能敛邪，凡邪气未退，或邪盛正虚者，均慎用或禁用，以免造成“闭门留寇”或“误补益疾”之患。

八、消法

消法，又称消导法，是使用消食导滞或化瘀破积、软坚散结的方药，消除食积、痰凝、血瘀、痞块、癥瘕、积聚等病证的治疗大法。《素问·至真要大论》中“坚者软之”“坚者削之”“结者散之”皆属于本法。本法适应证为气、血、痰、湿、食等所致的积聚、癥瘕、痞块等多种病证。

临床运用时，根据病证的不同，消法又分为消食导滞、消痞化积、行气消癥、化瘀散结、软坚散结等多种治法。消食导滞法主要适用于食滞不化者；消痞化积法主要适用于体内痰湿、气血相结合而成痞块者；行气消癥法主要适用于气结血瘀成癥者；化瘀散结法主要适用于瘀血内停而成癥瘕者；软坚散结法主要适用于癥瘕肿块坚久不散者。

消法亦是攻邪，治疗实证，虽不若下法峻猛，但久用或误用亦能伤正，故凡气、血、阴、阳诸虚损证，以及脏腑虚弱者皆慎用或忌用。

此八法，根据临床病证的具体情况，可单用亦可两法或多法配合使用。如表证兼里证者，常规治法是先解表后治里，倘若表里俱急、内外壅实者，就应表里双解，汗下并用。又如，上热下寒，或上寒下热证，单以温法或清法皆不适宜，又当温清二法合用。因此，临床有消补并用、攻补兼施、汗补并用、和下兼施等多种治法，当随证施药。

第四节　方剂的组成和变化

一、方剂的组成

方剂是在辨证立法的基础上，选择若干味药通过配伍而组成的。药物配伍是方剂组成的基础，常用药对是构成方剂的基本单位。方剂针对病证、病机的诸多方面，利用药物之间的相互协同和相互制约的关系，使群药配合成一个有机的整体，最大限度地发挥治疗作用，从而适应较为复杂病情的治疗需要。

（一）方剂的组成原则

方剂组成必须遵循一定的原则。组方是在辨证立法的基础上，针对病因病机，以药物的性味、归经、功用为依据，利用药物相辅相成和相反相成等配合原理，有主次轻重的安排药物组合成方，并使方中的药物及其配合与病证的病机相吻合，使药物配伍后的综合效用与所立治法高度统一。方剂组成的原则可概括为“依法选药，主从有序，辅反成制，方证相合”。遣药组方既要重视药物之间的配伍关系，还应重视药物配伍与病证的针对性，做到方中有法，药证相应。

（二）方剂的结构

方剂是由多药味构成的有机整体。通常方中具有相对独立效能的药物或药群构成了方剂的若干部分，而这些部分又通过其间的相互联系构成了一个整体。从整体与部分的关系来看，一个方剂的典型结构包括了“君、臣、佐、使”四个部分。“君、臣、佐、使”的概念最早见于《内经》，《素问·至真要大论》曰“主病之谓君，佐君之谓臣，应臣之谓使”“君一臣二，制之小也。君二臣三佐五，制之中也。君一臣三佐九，制之大也”。通过借喻封建国家体制中君、臣、佐、使的等级设置，说明药物在方中的主次地位与从属关系。

1. 君药　是针对主病或主证起主要治疗作用的药物。是方中不可缺少的，为解决疾病主要矛盾，即针对病证的主要病因、主导病机或主症而设，是方剂组成中核心部分。君药通常具有药力较强、药味较少以及用量较大的特点。

2. 臣药　是辅助君药加强其治疗主病、主证作用的药物。在一些治疗的复杂病证方剂中，臣药还对兼病或兼症起治疗作用。一般而论，其药味较君药为多，其药力较君药为小，与君药多具有特定的增效配伍关系。

3. 佐药 其含义有三：一是佐助药，指配合君、臣药以加强治疗作用，或用以治疗次要病证的药物；二是佐制药，指消除或缓解君、臣药物的毒性或烈性的药物；三是反佐药，指病重邪甚拒药的情况下，与君药药性相反而在治疗中起相成作用的药物。现代反佐药的涵义较广，通指方剂中与君药部分性能相反但在全方中有相成配伍效用的药物。佐药药力小于臣药，且用量较轻。

4. 使药 其含义有二：一是引经药，能引导方中药物的药力直达病所；二是调和药，指能调和方中诸药的性能，协调诸药的相互作用。使药通常用量较小。

上述方剂结构中君、臣、佐、使的设定是以所治病情和被选药物的性能特点为依据的。君药是方剂中的核心部分，臣、佐、使药则是围绕君药，在增效、制毒以及全面兼顾病情等不同层次上的配伍部分。需要指出，不是所有方剂都需君、臣、佐、使兼备，但君药必不可少。如某些方剂中只有君、臣药而无佐、使药，或只有君、佐药而无臣、使药。由于一药兼备多种性能，在方中可以兼有其他部分的作用，如方剂中某味药既是君药，又可兼有使药的职能；同一味臣药或佐药，也可同时兼备佐药或使药的职能。总之，方剂中君、臣、佐、使是否齐备，由病情的复杂程度和治疗的需要所决定。君、臣、佐、使方剂结构的理论强调作为整体的方剂内部各部分之间的关系，要求组方时根据病情的轻重缓急、标本虚实以及治法的具体要求，做到选药精当，配伍层次分明，结构严谨。现结合病证，以麻黄汤为例进一步说明君、臣、佐、使的组成含义及其具体运用。

麻黄汤主治外感风寒表实证，症见发热恶寒，无汗，头身疼痛，咳喘，苔薄白，脉浮紧等。此证病因为外感风寒，病机为风寒束表，毛窍闭塞，肺气失宣，故治疗从发汗散寒解表、宣肺平喘止咳立法。方中麻黄为君，既可发汗散寒而解表，又可宣肺平喘止咳，针对主要病机。以桂枝为臣，既辅助君药以加强发汗解表之力，又兼顾寒滞经脉的头身关节疼痛症。以杏仁为佐，合麻黄宣而能降，助君药以加强平喘止咳之功。以炙甘草为使，调和于方中透营达卫，宣肃肺气之间，以协调诸药之作用。如此配伍，重点突出，主次分明，层次清楚，结构严谨，恰合病情。

麻黄汤
- 君药——麻黄，辛温，宣通卫阳以发散风寒，宣通肺气以平喘咳
- 臣药——桂枝，辛甘温，透营达卫，解肌发汗，助麻黄发汗解表而散风寒，兼温经止痛
- 佐药——杏仁，苦温，降泄肺气，助麻黄平喘咳
- 使药——炙甘草，甘温，调和诸药

二、方剂的变化

由于个人体质、年龄、生活习惯的不同，病情轻重缓急的变化，地区或气候的不同，临床所见证候千差万别。临床运用成方时，应针对具体病情，在组方原则的指导下，对所选方剂进行必要的加减化裁，使方药的治疗原则与疾病的证相吻合，才能达到预期的治疗目的。谨守组方原则，强调组方的变化运用，反映了中医辨证论治中原则性与灵活性的统一。方剂的组成变化归纳起来主要有药味加减变化、药量加减变化、剂型变化三种基本形式。

（一）药味加减变化

方剂的功效是药物配伍后综合作用的反映，当增加或减去某些药物时，会导致方剂

功效的改变，临床根据方剂的这种特性，通过增损原方的某些药物，使之更适合现证的治疗需要。即当原方所治主证与现证大体相同时，减去原方中某些与现证不相适宜的药物，或加上某些现证需要而原方中又没有的药物，由于这类药物在方中大多处于佐使药的地位，其变化不至于引起原方功效的根本改变，故又称“随证加减”。例如，四君子汤主治脾胃气虚证，症见面色㿠白，语声低微，气短乏力，食少便溏，舌淡苔白，脉细弱，该方由人参、白术、茯苓、炙甘草组成，功在益气补脾。若除上述症状之外又出现脘闷腹胀，则为脾虚不运，兼有气滞之象，可在四君子汤中加入陈皮以行气消胀，即异功散。若药味的增损引起了原方君药或其主要配伍关系的改变，则会导致原方功效发生本质变化。例如，将麻黄汤中的桂枝换成石膏，就成为麻杏石甘汤。前者以麻黄为君，与桂枝配伍以发汗散寒，治疗风寒表实证；后者以麻黄与石膏君臣相伍共同发挥宣泄肺热作用，治疗肺热咳喘证。虽然二方仅一药之差，但由于各自的君药及其配伍关系不同，使辛温解表之方变为辛凉解表之剂。所以，临床在对成方中的药物进行增减时，应当很好地把握方中各药的配伍关系。

（二）药量加减变化

指方剂的组成药物不变，仅通过增加或减少方中药物的用量，改变其药效的强弱乃至配伍关系，以适应治疗的需要。药量的加减对于方剂功效的影响主要有两种情况：一是由于药量的加减，原方的药力增强或减弱，如四逆汤和通脉四逆汤均由附子、干姜、炙甘草三药组成，且均以附子为君，干姜为臣，炙甘草为佐使，但前方附、姜用量相对较小，有回阳救逆功能，主治阴盛阳微而致的四肢厥逆、恶寒踡卧、下利清谷、脉沉微细的证候；后方附、姜用量较前方有所增加，温里回阳之功增大，能够回阳通脉，主治阴盛格阳于外而致四肢厥逆、身反不恶寒、其人面色赤、下利清谷、脉微欲绝的证候；二是由于药量的增减，原方君药改变，从而使其主要功用发生变化，如由大黄、枳实、厚朴组成的小承气汤与厚朴三物汤，前者以大黄四两为君，枳实三枚、厚朴二两为臣、佐，重在泻下热结以通便，用治热结便秘证；后者厚朴用量增至八两，为小承气汤的四倍，为君药，枳实加至五枚，为臣药，大黄量不变为佐，重在行气除满以通便，用于气滞便秘证。所以，方剂中药物剂量的适度增减，可适应证候轻重缓急的不同需要；若剂量的变化超出了一定范围，改变了原方的主要功效，则能够适应病机主次矛盾变化引起的证候差异。例如，四物汤由熟地黄、白芍、当归、川芎组成，若重用熟地黄为君，能够用于血虚之证；若重用川芎为君，则适宜于血瘀之证。

（三）剂型变化

同一方剂的组成药物与剂量完全相同，但配制的剂型不同，其功效和适应证亦有区别。主要表现为药力强弱峻缓之别，所治证候轻重缓急之异。例如，汤剂的作用快而力峻，而丸剂的作用慢而力缓，临床常据此择宜而用。如理中丸和人参汤，两方组成与用量完全相同，但前方研末炼蜜为丸，治疗脾胃虚寒，脘腹疼痛，纳差便溏，虚寒较轻，病势较缓，取丸以缓治；后方水煎作汤内服，主治中上二焦虚寒之胸痹，症见心胸痞闷，自觉气从胁下上逆，虚寒较重，病势较急，取汤以速治。

近年来，随着传统剂型的改革和制剂工艺的发展，除了丸、散、膏、丹、汤剂外，又有注射剂、气雾剂、片剂等许多新的制剂。由于制备和给药途径不同，尤其是静脉给药，其功效与原剂型的差异更为显著。例如，清热解毒中药静脉给药，其效应较之肌内给药增强 8 倍，较之口服则增强 20 倍以上。再如，黄连解毒汤中黄连与黄柏的有效成分为盐酸小檗碱，可与黄芩中的黄芩苷产生沉淀反应，若制成注射剂去除沉淀后则影响药效；而传统的黄连解毒汤剂中黄连、黄柏、黄芩、栀子等共同煎煮后，沉淀混悬物质与药液一起内服，经胃肠道吸收还原后发挥作用，因此药效不受影响。

以上成方变化运用的几种形式，可以分别应用，亦可以结合运用。如由麻黄汤改变成麻杏石甘汤，不仅有组成药物桂枝与石膏的药味变化，而且药量亦有所变动（表 31－1）；或伴随剂型的更换，用量也进行调整，如张元素将《金匮要略》的枳术汤改制成枳术丸，亦置换了方中两药的用量比例。通过药味、药量与剂型的综合变化，方剂与证候更加吻合，以适应辨证论治的需要。

表 31－1　麻黄汤与麻杏石甘汤比较

方名	组成药物				功用	主治病证
	君	臣	佐	使		
麻黄汤	麻黄三两	桂枝二两	杏仁七十个	炙甘草一两	辛温解表宣肺平喘	外感风寒表实证，见恶寒发热，头痛身疼，无汗而喘，脉浮紧
麻杏石甘汤	麻黄四两 石膏半斤		杏仁五十个	炙甘草二两	辛凉宣泄清肺平喘	外感风邪，肺热壅闭证，见身热不解，汗出而喘，脉浮滑而数

综上所述，方剂的药味增损、药量加减或者剂型变化都会对方剂功效产生不同程度的影响，其中涉及原方君臣药物配伍关系变化的药味或药量的改变，常引起原方功效与主治发生较大的变化，应特别注意。常见的三种变化形式又可以根据临证需要，或单独运用，或合并运用。用好成方需要有一定的方剂学理论基础和临证经验，只有很好地理解原方立法制方的主旨，理清方中君臣佐使的配伍关系，掌握方剂变化运用的规律，才能做到师古而不泥古，变化而不离宗，知常达变，机圆法活。

第五节　方剂的常用剂型与使用方法

在辨证立法原则指导下，将药物配伍成方后，无论用什么形式给药，都需要将药物加工制成适合医疗、预防应用的一定剂型，采用适当的给药方法，并指导患者如何应用，有助于发挥更好的治疗效果。

一、方剂的常用剂型

传统中药剂型中，有供口服的汤剂、丸剂、散剂、酒剂、滋膏剂、露剂；供皮肤用的软膏剂、硬膏剂、散剂、丹剂、涂擦剂、浸洗剂、熏剂；20 世纪 40 年代研发出了中药注射剂，以后又发展出胶囊剂、冲剂、气雾剂、膜剂等新剂型。现将常用剂型的特点简介如下。

1. 汤剂　又称汤液、煎剂，是将组方后的药物饮片混合加水浸泡，再煎煮一定时间，去渣取汁后制成的液体剂型。可供内服、外用（多作洗浴、熏蒸和含漱）。特点：吸收快、显效快，便于根据病情的变化而随证加减。适于病情重、病势急者。

2. 散剂　是将药物粉碎、混匀制成的粉末状制剂。可供内服、外用（包括点眼、吹喉等）。特点：制作简便，吸收较快，便于携带和服用，节省药材，不易变质。

3. 丸剂　是将药物研成的细粉或用其提取物，加入适量的黏合剂制成的圆形固体剂型。可供内服。特点：与汤剂比，吸收较慢，药效持久，节省药材，便于携带，方便服用。

4. 膏剂　是将药物用水或植物油煎熬去渣浓缩制成的剂型。可供内服、外用。特点：体积相对小，使用方便，起效缓慢而持久。

5. 酒剂　又称药酒，是将药物用白酒或黄酒浸泡，或加温隔水炖煮，去渣所得的液体制剂。可供内服、外用。特点：酒能活血通经，有助于有效成分溶出而增强疗效，易于发散。

6. 丹剂　分为内服和外用两类。内服丹剂有丸、散剂，以药品贵重或药效显著而名“丹”，如至宝丹（丸剂）、紫雪丹（散剂）；外用丹剂又称丹药，是将矿物药加热升华，制成剂量小、作用强的不同结晶形状的制剂。如红升丹等，用于外科。

7. 茶剂　是将药物粉碎加工而成的粗末状制剂，或加入黏合剂制成的方块状制剂。用沸水泡服或煎汁，可不定时饮用。多用于感冒等疾病，现多用于保健、降压、减肥等。

8. 露剂　又称药露，是将新鲜并含挥发性成分的药物，用蒸馏法制成的有芳香气味的澄明水溶液制剂。可供饮料或清凉解暑制剂服用。如银花露等。

9. 锭剂　是将药物研成细粉，单独或与黏合剂混合制成规定形状的固体制剂。如圆柱形、条形、纺锤形等。可供内服、外用。如紫金锭等。

10. 栓剂　又称坐药或塞药，是将药物研成细粉与基质混合制成一定形状的固体制剂。可供腔道使用，如直肠、阴道等。特点：通过腔道给药，可不经过肝脏，减少药物的“首过作用”而直接进入大循环，可避免药物的毒性和副作用。用于腔道疾病，又可直达病所。婴幼儿直肠给药尤为方便。

11. 冲剂　又称颗粒剂，是将药材提取物与适量赋形剂或部分药物细粉混合制成的干燥颗粒剂或块状制剂。是目前临床深受欢迎的常用剂型之一。可开水冲服。特点：服用方便、体积小、口感好、显效迅速。

12. 片剂　是将药物细粉或其提取物与辅料混合压制而成的片状制剂。可供口服和外用。有口含片、泡腾片，还有糖衣片和肠溶片。特点：用量小、体积小、服用方便。

13. 糖浆剂　是将药物煎煮去渣取汁浓缩后，加入适量蔗糖溶解而成的制剂。供内服用。特点：服用方便、味甜量小、吸收快，便于儿童服用。

14. 口服液　是将药物用水或其他溶剂提取，精制而成的液体制剂。目前常用的保健、滋补类口服液属于此类制剂。特点：服用方便、吸收快、口感好、剂量小。

15. 注射剂　又称针剂，是将药物经过提取、精制、配制、灭菌等工艺而制成的灭菌溶液、无菌混悬液，或供配制液体的无菌粉末。供皮下、肌内、静脉注射用。特点：剂量准确、药效迅速、不受消化系统影响、适于急救。

16. 膜剂　又称薄片剂，是将药物提取物溶解或均匀分散在成膜材料配制的溶液中，制成的薄膜状制剂。可供局部（如口腔黏膜、眼结膜、阴道、皮肤黏膜等）和口服用。

二、方剂的使用方法

1. 先煎　如磁石、牡蛎等矿物、贝壳类药物，因其有效成分不易煎出，应先煎30分钟左右再纳入其他药同煎，川乌、附子等药因毒烈性强，久煎可以降低毒性，也宜先煎。制川乌、制附片也应先煎半小时再入他药同煎，以确保用药安全。

2. 后下　如薄荷、白豆蔻、大黄、番泻叶等药因有效成分煎煮时容易挥散或破坏而不耐煎煮，入药宜后下，待他药煎煮将成时投入，煎沸几分钟即可。大黄、番泻叶等药甚至可以直接用开水泡服。

3. 包煎 如蒲黄、海金沙等因药材质地过轻，煎煮时易飘浮在药液面上，或成糊状，不便于煎煮及服用；车前子、苍耳子等药材较细，又含较多淀粉、黏液质，煎煮时容易粘锅、糊化、焦化；辛夷、旋覆花等药材有毛，对咽喉有刺激性，这几类药入药时宜用纱布包裹入煎。

4. 另煎 如人参等贵重药物宜另煎，以免煎出的有效成分被其他药渣吸附，造成浪费。

5. 烊化 如阿胶等胶类药物，容易黏附于其他药渣及锅底，既浪费药材，又容易熬焦，宜另行烊化，再与其他药汁兑服。

6. 冲服 如芒硝等入水即化的药及竹沥等汁液性药材，宜用煎好的其他药液或开水冲服。

三、服药方法

1. 服药时间 应根据胃肠状况、病情需要及药物特性来确定。

（1）饭前服药 如驱虫药、泻下药及治疗胃肠道疾病的药宜清晨空腹服用。

（2）饭后服药 对胃肠道有刺激性的药宜饭后服。消食药亦宜饭后及时服用，以利充分发挥药效。一般药物，无论饭前或饭后服，服药与进食都应间隔 1 小时左右，以免影响药物与食物的消化吸收与药效的发挥。

（3）特定时间服药 如安神药用于治失眠，宜在睡前 30 分钟至 1 小时服药；缓下剂亦宜睡前服用，以便翌日清晨排便；截疟药应在疟疾发作前 2 小时服药，急性病则不拘时服药。

2. 服药多少 一般疾病服药，多采用每日 1 剂，每剂分 2～3 次服用。急重证者，可每隔 4 小时左右服药 1 次，或昼夜不停服用，使药力持续。使用发汗药、泻下药时，如药力较强，服药应适可而止。呕吐患者服药宜小量频服。小量，药物对胃的刺激小，不致药入即吐；频服，才能保证一定的服药量。使用外用熏洗的中药时，应先熏后洗，每剂中药每天可熏洗 2～3 次。

3. 服药冷热 临床用药时，服药的冷热应具体分析，区别对待。一般汤药多宜温服。如治寒证用热药，宜于热服。特别是辛温发汗解表药用于外感风寒表实证时，不仅药宜热服，服药后还需温覆取汗。至于治热病所用寒药，如热在胃肠，患者欲冷饮者可凉服，如热在其他脏腑，患者不欲冷饮者，寒药仍以温服为宜。另外，用从治法时，也有热药凉服，或凉药热服者。此外，对于丸、散等固体药剂，除特别规定外，一般都宜用温开水送服。

有关服药的饮食注意，已在中篇中药学基础知识中介绍。

扫码“练一练”

药师考点

一、A 型题（最佳选择题）

1. 我国历史上第一部成药药典是

A.《太平惠民和剂局方》 B.《太平惠民方》 C.《普济方》
D.《备急千金要方》 E.《外台秘要》

2. 针对主证主病发挥治疗作用的药物是

A. 臣药　B. 君药　C. 使药
D. 佐制药　E. 佐助药

3. 能引导方中诸药直达病所的药物是
A. 引经药　B. 佐制药　C. 调和药
D. 臣药　E. 佐助药

二、X 型题（多项选择题）

4. 方剂的组方原则有
A. 君　B. 臣　C. 佐
D. 使　E. 引

5. 属于八法的有
A. 汗法　B. 下法　C. 吐法
D. 补法　E. 清法

扫码“学一学”

第三十二章 解表剂

学习目标

掌握 麻黄汤、桂枝汤、银翘散、桑菊饮的组成、功效、主治及配伍意义。

熟悉 1. 解表剂的概念、分类、配伍意义及使用注意。

2. 九味羌活汤、麻杏石甘汤、麻黄附子细辛汤的组成、功效和主治。

了解 香苏散及人参败毒散的功效和主治。

以解表药为主组成，具有发汗、解肌、透疹等作用，用于治疗表证的方剂，统称解表剂。

解表剂适用于风寒所伤、温病初起，以及麻疹未透、风湿、水肿、疮疡等病初起见有表证者。表证有风寒、风热不同，体质也有虚实的差异，故治法有辛温解表、辛凉解表及扶正解表，解表剂可分为辛温解表剂、辛凉解表剂及扶正解表剂三类。

解表剂多用辛散轻扬之品组方，故不宜久煎，以免药性耗散，作用减弱，宜轻煎、短煎。在服法上宜温服，服后宜避风寒，或增衣被，或辅之以粥，以助汗出。取汗程度以遍身微汗为佳，若汗出不彻则病邪不解，汗出太过则耗气伤津。汗出病瘥，即当停服，不必尽剂。同时，应注意禁食生冷、油腻之品，以免影响药物的吸收和药效的发挥。若表邪未尽，又见里证，一般原则为先解表，后治里；表里并重者，则当表里双解。若外邪已入于里，或麻疹已透，或疮疡已溃，或虚证水肿，均不宜使用。

第一节 辛温解表剂

辛温解表剂适用于外感风寒表证，症见恶寒发热，头痛身痛，无汗或有汗，鼻塞流涕，咳喘，苔薄白，脉浮紧或脉浮缓等。因风寒束表，常致营阴郁滞，肺失宣降，常配温经通脉、宣降肺气的药物。代表方有麻黄汤、桂枝汤、九味羌活汤、香苏散等。

麻黄汤

《伤寒论》

【组成】麻黄 9g 桂枝 6g 杏仁 6g 甘草 3g

【用法】水煎服，温覆取微汗。

【功效】发汗解表，宣肺平喘。

【主治】

外感风寒表实证 症见恶寒发热，头身疼痛，无汗而喘，舌苔薄白，脉浮紧。

【方解】本方主治外感风寒表实证，乃风寒束表，肺气失宣所致。方中麻黄味辛微苦性温，入肺与膀胱经，既开腠理、透毛窍，发汗祛在表之风寒；又轻宣肺气，宣散肺经风寒而平喘，为君药。是证风寒外束，卫阳被遏，营阴郁滞，唯取麻黄发汗解卫气之闭，恐难以尽除营郁之滞。臣以桂枝，解肌发表，透达营卫，助麻黄发汗散风寒之力。麻黄、桂枝相须为用，发汗之力较强，可使风寒去而营卫和。肺主宣降，肺气闭郁，则宣降失常，故又佐以杏仁，利肺平喘，与麻黄相伍，一宣一降，既能达邪利肺气而平喘，又能复肺气之宣降之权，使邪气去而肺气和。使以炙甘草，既调和药性，又缓麻、桂峻烈之性，使汗出而不致耗伤正气。四药相伍，风寒得散，肺气得宣，诸证可愈。

【临床应用】现代常用本方加减治疗感冒、流行性感冒、急性支气管炎、支气管哮喘等属风寒表实证者。

【注意事项】使用时应注意中病即止，不可过服，否则汗出过多必伤人正气。

【现代研究】麻黄汤具有解热、发汗、对抗体温下降和良好的抗炎、抗病毒以及明显的镇咳、平喘、祛痰作用，亦有抗组胺、抗过敏、参与机体免疫调节、调节血糖和协同抗肿瘤作用。

【附方】

1. 麻黄加术汤（《金匮要略》）

［组成］麻黄9g、桂枝6g、甘草3g、杏仁6g、白术12g。

［用法］上五味，以水九升，先煮麻黄，减二升，去上沫，内诸药，煮取二升半，去滓，温服八合，覆取微似汗。

［功效］发汗解表，散寒祛湿。

［主治］风寒夹湿痹证。症见身体烦痛、无汗等。

2. 三拗汤（《太平惠民和剂局方》）

［组成］甘草、麻黄、杏仁。

［用法］上等份，为粗散，每服五钱（15g），水一盏半，姜钱五片，同煎至一盏，去滓，通口服。以衣被盖覆睡，取微汗为度。

［功效］宣肺解表。

［主治］外感风寒，肺气不宣证。症见鼻塞声重，语音不出，咳嗽胸闷。

桂枝汤

《伤寒论》

【组成】桂枝9g　芍药9g　甘草6g　生姜9g　大枣3枚

【用法】水煎服，温覆取微汗。

【功效】解肌发表，调和营卫。

【主治】

外感风寒表虚证　症见恶风发热，汗出头痛，鼻鸣干呕，苔白不渴，脉浮缓或浮弱。

【方解】本方为治疗外感风寒表虚证的基础方，又是调和营卫、调和阴阳治法的代表方。方中桂枝为君药，助卫阳，通经络，解肌发表而祛在表之风邪。芍药为臣药，敛固外泄之营阴。生姜辛温，既助桂枝辛散表邪，又兼和胃止呕；大枣甘平，既能益气补中，又可滋脾生津。姜枣相配，补脾和胃、调和营卫，共为佐药。炙甘草调和药性，合桂枝辛甘化阳以实卫，合芍药酸甘化阴以和营，功兼佐使之用。综观本方，药虽五味，但结构严谨，发中有补，散中有收，邪正兼顾，阴阳并调。柯琴在《伤寒来苏集·伤寒附翼》中谓桂枝汤“为仲景群方之冠，乃滋阴和阳，调和营卫，解肌发汗之总方也”。

【临床应用】现代常用本方加减治疗感冒、流行性感冒、原因不明的低热、产后及病后的低热、妊娠呕吐、多形红斑、冻疮、荨麻疹等属营卫不和者，并能防治关节炎，治疗颈椎病和慢性胰腺炎。

【注意事项】外感风寒表实无汗者禁用。原方要求“服已须臾，啜热稀粥”，借水谷之精气，充养中焦，不但易为酿汗，更可使外邪速去而不致重感；同时注意避风助汗，待服后汗出病瘥，停后服，或不效，再服，忌生冷黏腻、酒肉、臭恶等，尤其注意“不可令如水流漓，病必不除”。

【现代研究】桂枝汤有解热镇痛、延迟皮肤排异、增强机体免疫功能等作用，又能双向调节体温和肠蠕动，还具有抗菌、抗病毒、抗过敏、降血糖、增加心肌血流量、改善胃肠消化传导和解痉的作用。

【附方】

1. 桂枝加桂汤（《伤寒论》）

［组成］桂枝15g、芍药9g、甘草6g、生姜9g、大枣3枚。

［用法］上五味，以水七升，煮取三升，去滓，温服一升。

［功效］温通心阳，平冲降逆。

［主治］心阳虚弱，寒水凌心之奔豚。太阳病误用温针或因发汗太过而发奔豚，症见气从少腹上冲心胸，起卧不安，呈发作性。

2. 小建中汤（《伤寒论》）

［组成］桂枝汤方加饴糖30g，同时芍药、大枣用量加倍，甘草用量减至6g。

［功效］温中补虚，和里缓急。

［主治］中焦虚寒，肝脾不和证。症见腹中拘急疼痛，喜温喜按，神疲乏力，虚怯少气；或心中悸动，虚烦不宁，面色无华；或伴四肢酸楚，手足烦热，咽干口燥。舌淡苔白，脉细弦。

3. 当归建中汤（《千金翼方》）

［组成］小建中汤方加当归12g。

［功效］温补气血，缓急止痛。

［主治］产后虚羸不足，腹中疞痛不已，汲汲少气，或小腹拘急挛痛引腰背，不能饮食者。

九味羌活汤

《此事难知》

【组成】羌活　防风　苍术各9g　细辛3g　川芎　白芷　生地黄　黄芩　甘草各6g

【用法】水煎温服。

【功效】发汗祛湿，清除里热。

【主治】

外感风寒湿邪，内有蕴热证　症见恶寒发热，无汗，头痛项强，肢体酸楚疼痛，口苦微渴，舌苔白或微黄，脉浮。

【方解】本方是主治外感风寒湿邪，兼内有蕴热的常用方，亦是体现“分经论治”思想的代表方。方中羌活辛苦性温，入太阳经，散表寒，祛风湿，利关节，止痹痛，为治疗风寒湿邪在表之要药，故用以为君。防风辛甘性温，为风药中之润剂，“祛风燥湿”，长于“散风邪治一身痛”；苍术辛苦而温，功可发汗祛湿，为祛太阴寒湿的要药，两药相合，协助羌活祛风散寒，除湿止痛，是为臣药。细辛、白芷、川芎祛风散寒，宣痹止痛，其中细辛善止少阴头痛，白芷善解阳明头痛，川芎长于止少阳、厥阴头痛，此三味与羌活、苍术同用，为本方“分经论治”的基本结构；生地黄、黄芩清泄里热，并防诸辛温燥烈之品伤津，以上五味俱为佐药。甘草调和诸药为使。诸药共用，既能治疗风寒湿邪，又可兼顾协调表里，共成发汗祛湿，兼清里热之剂。

【临床应用】现代常用本方加减治疗感冒、风湿性关节炎、偏头痛、腰肌劳损等属外感风寒湿邪，兼有里热者。

【注意事项】临床应用须根据病情轻重，辅以羹粥。若寒邪较甚，表证较重，宜热服，药后啜粥以助药力；若寒邪不甚，表证较轻，则不必啜粥，温服本方即可微发其汗。本方为辛温燥烈之剂，故风热表证及阴虚内热者不宜使用。

【现代研究】九味羌活汤具有较强的镇痛、镇静、抑菌、抗炎作用，还可促进抗体产生，提高机体免疫功能。

香苏散

《太平惠民和剂局方》

【组成】香附 120g　紫苏叶 120g　炙甘草 30g　陈皮 60g

【用法】水煎温服，用量按原方比例酌减。

【功效】疏散风寒，理气和中。

【主治】

外感风寒，气郁不舒证　症见恶寒身热，头痛无汗，胸脘痞闷，不思饮食，舌苔薄白，脉浮。

【方解】本方为治外感风寒而兼气滞的常用方。方中紫苏叶辛温，发表散寒，理气宽中，为君药。香附辛苦甘平，行气开郁，为臣药，苏叶得香附之助，调畅气机之效益著；香附借苏叶之升散，能上行外达以祛邪。佐以理气燥湿之陈皮，可协助香附、紫苏叶行气滞以畅气机，化湿浊以行津液。甘草健脾和中，与香附、陈皮相配，使行气而不致耗气，并调和药性，是佐药兼使药之用。如此配伍，使表邪解则寒热除，气机畅则痞闷消。

【临床应用】现代常用本方治疗胃肠型感冒属感受风寒兼气机郁滞者，亦可加减用于治疗浅表性胃炎。

【现代研究】香苏散加减用于治疗急性单纯性鼻炎可取得较好的效果。

第二节　辛凉解表剂

辛凉解表剂适用于外感风热表证。症见发热，微恶风寒，头痛，咽痛，咳嗽，口渴，舌尖红，苔薄白，脉浮数等。常用辛凉解表药如薄荷、牛蒡子、桑叶、菊花等为主组成方剂。由于温邪袭人，具有发病急、传变快、多夹有秽浊之气等特点，加之温邪上受，首先犯肺，每致肺气失宜，故此类方剂多配伍清热解毒的金银花、连翘及宣降肺气的桔梗、杏仁等。代表方有银翘散、桑菊饮、麻杏石甘汤。

银翘散

《温病条辨》

【组成】连翘　金银花各30g　苦桔梗　薄荷各18g　竹叶12g　生甘草15g　荆芥穗12g　淡豆豉15g　牛蒡子18g

【用法】原方为散剂，芦根汤煎服，勿过煮；亦可作汤剂，水煎服，用量按原方比例酌减，不宜久煎。

【功效】辛凉透表，清热解毒。

【主治】

温病初起　症见发热，微恶风寒，无汗或有汗不畅，头痛口渴，咳嗽咽痛，舌尖红，苔薄白或薄黄，脉浮数。

【方解】《温病条辨》称本方为“辛凉平剂”，为治外感风热表证的常用方。方中金银花、连翘气味芳香，既能疏散风热，清热解毒，又可辟秽化浊，在透散卫分表邪的同时，兼顾温热病多兼夹秽浊之气的特点，故重用以为君药。薄荷、牛蒡子辛凉，疏散风热，清利头目，且可解毒利咽；荆芥穗、淡豆豉辛而微温，解表散邪，两药辛而不烈，温而不燥，配入辛凉解表方中，能增强辛散透表之力，以上四药均为臣药。芦根清热生津，竹叶清上焦热，桔梗开宣肺气而止咳利咽，同为佐药。甘草既可调和药性，护胃安中，又合桔梗利咽止咳，是为佐使之用。本方所用药物均系轻清之品，加之原方用法强调“香气大出，即取服，勿过煮”，体现了吴鞠通“治上焦如羽，非轻莫举”的用药原则。

【临床应用】本方广泛用于急性发热性疾病的初起阶段，如感冒、流行性感冒、急性扁桃体炎、上呼吸道感染、肺炎、麻疹、流行性脑膜炎、乙型脑炎、腮腺炎等辨证属温病初起、邪郁肺卫者。皮肤病如风疹、荨麻疹、疮痈疖肿，亦多用之。

【注意事项】凡外感风寒及湿热病初起者禁用。因方中药物多为芳香轻宣之品，不宜久煎。

【现代研究】银翘散具有解热、发汗、抗菌、抗病毒、抗炎、抗组胺、抗过敏、镇痛、非特异性免疫等作用。其中黄酮类成分可能为银翘散抗流感病毒作用的主要物质基础之一。银翘散抗病毒活性的作用与方中连翘、薄荷、荆芥和金银花有着较为重要的关系。

桑菊饮

《温病条辨》

【组成】桑叶7.5g　菊花3g　杏仁6g　连翘5g　薄荷2.5g　苦桔梗6g　生甘草2.5g　苇根6g

【用法】水煎温服。

【功效】疏风清热，宣肺止咳。

【主治】

风温初起，表热轻证　症见但咳，身热不甚，口微渴，脉浮数。

【方解】本方主治证为风温初起、邪伤肺络之轻证。方中桑叶味甘苦性凉，疏散上焦之风热，且善走肺络，能清宣肺热而止咳嗽；菊花味辛甘性寒，疏散风热，清利头目而肃肺，两药轻清，直走上焦，协同为用，以疏散肺中风热见长，共为君药。杏仁苦降，肃降肺气，桔梗辛散，开宣肺气，两药相合，一宣一降，以复肺脏宣降而能止咳，是宣降肺气的常用组合，共为臣药。薄荷辛凉，疏散风热，清利头目，连翘轻清透邪，又能清热解毒，既可襄助解表之力，又可清热解毒；苇根清热生津，皆为佐药。甘草调和诸药为使。诸药相伍，使上焦风热得以疏散，肺气恢复宣降，则表证解，咳嗽止。本方从“辛凉微苦”立法，其配伍特点是：一以轻清宣散之品，疏散风热以清头目；一以苦辛宣降之品，理气肃肺以止咳嗽。

【临床应用】现代常用本方治疗感冒、急性支气管炎、上呼吸道感染、肺炎、急慢性结膜炎、角膜炎等属风热犯肺或肝经风热者。

【注意事项】本方为“辛凉轻剂”，故肺热甚者，当予加味后使用，否则病重药轻，药不胜病；若系风寒咳嗽，不宜使用。由于方中药物均系轻清之品，不宜久煎。

【现代研究】桑菊饮具有明显的抗炎、解热作用，又可促使动物发汗、抑制肠蠕动亢进及增强机体免疫，还可加减用于治疗急性支气管炎及甲型 H1N1 流感。

麻杏石甘汤

《伤寒论》

【组成】麻黄 9g　杏仁 9g　甘草 6g　石膏 18g

【用法】水煎服。

【功效】辛凉疏表，清肺平喘。

【主治】

外感风热壅肺证　症见身热不解，咳逆气急，甚则鼻煽，口渴，有汗或无汗，舌苔薄白或黄，脉浮而数。

【方解】本方为治疗表邪未解，邪热壅肺之喘咳的基础方。方中麻黄辛温，宣肺平喘，解表散邪；石膏辛甘大寒，清肺生津，解肌透邪。二药一辛温，一辛寒；一以宣肺为主，一以清肺为主，俱能透邪于外；麻黄得石膏，宣肺平喘而不助热，石膏得麻黄，清解肺热而不凉遏，二者共用为君。方中石膏用量倍于麻黄，故本方应为辛凉之剂。杏仁味苦，降利肺气而平喘咳，与麻黄相配则宣降相宜，与石膏相伍则清肃协同，为臣药。炙甘草既能益气和中，又与石膏相合而生津止渴，更能调和于寒温宣降之间，为佐使药。四药合用，解表与清肺并用，以清为主；宣肺与降气结合，以宣为主。共奏辛凉疏表、清肺平喘之功。

【临床应用】现代常用本方加减治疗感冒、上呼吸道感染、急性支气管炎、支气管肺炎、大叶性肺炎、支气管哮喘、麻疹合并肺炎等属表证未解、邪热壅肺者。

【注意事项】风寒咳喘，或痰热壅盛者，均非本方所宜。对于麻疹已透或未透而出现身热烦躁，咳嗽气粗而喘，属疹毒内陷、风热壅肺者，亦可以本方治之。

【现代研究】麻杏石甘汤具有镇咳、祛痰、平喘、解热、抗炎、抗病毒、改善血液循环等作用。

【附方】

越婢汤（《金匮要略》）

［组成］麻黄18g、石膏24g、生姜9g、甘草6g、大枣5枚。

［用法］上五味，以水六升，先煮麻黄，去上沫，内诸药，煮取三升，分温三服。

［功效］发汗利水。

［主治］风水夹热证。症见一身悉肿，恶风，脉浮不渴，续自汗出，无大热。

第三节　扶正解表剂

扶正解表剂适用于表证而兼正气虚弱者。正虚指气、血、阴、阳不足。气虚或阳虚外感风寒，若单纯发汗解表，不仅使已虚之阳气再随汗泄而更虚，且因正虚不能抗邪外出而致邪恋不解。其治法是扶正祛邪，使正旺邪祛。本类方剂多由具有辛温解表功效的麻黄、羌活、防风、苏叶等与具有益气助阳功效的人参、黄芪、附子、细辛等构成益气解表、助阳解表方剂。若素体阴血不足而感受外邪，治疗不能专事发表，因阴血亏虚，汗源不充，感受外邪，不能作汗达邪，若强发其汗，更耗阴血，甚至导致汗多亡阴。代表方有麻黄附子细辛汤、人参败毒散等。

麻黄附子细辛汤

《伤寒论》

【组成】麻黄6g　附子9g　细辛3g

【用法】水煎服。

【功效】助阳解表。

【主治】

1. 素体阳虚，外感风寒证　症见发热，恶寒甚剧，虽厚衣重被，其寒不解，神疲欲寐，脉沉微。

2. 暴哑　症见突发声音嘶哑，甚至失音不语，或咽喉疼痛，恶寒发热，神疲欲寐，舌淡苔白，脉沉无力。

【方解】本方既是主治少阴阳虚，外感风寒的代表方、基础方，又是治疗大寒客犯肺肾所致咽痛声哑的常用方。方中以麻黄为君，发汗解表。附子为臣，温肾壮阳，鼓邪外出，两药相伍，内外二调，可使风寒散而阳自归，精得藏而阴不扰。细辛为佐，既能助麻黄解表，又能助附子温经散寒。三药共用，补散兼施，虽发微汗而无损于阳气，实为助阳解表之良方。本方证虽属阳虚兼外感，然虚的程度不甚，证属阳虚感寒之轻证，使用应注意两点：一是脉必见沉，二是症见精神萎靡，沉迷嗜卧。

【临床应用】现代常用本方加减治疗老年人感冒、流行性感冒、支气管炎、病窦综合征、缓慢性心律失常、房室传导阻滞、肺源性心脏病、风湿性关节炎、过敏性鼻炎、暴盲、暴哑、喉痹、皮肤瘙痒属阳虚感寒者。

【注意事项】如少阴阳气衰，已见下利清谷、脉象微欲绝等证，误发其汗，必致厥逆亡阳，因此使用本方时要严加注意。

【现代研究】麻黄附子细辛汤具有抗炎、镇痛、调节免疫和清除机体活性氧作用。

人参败毒散

《小儿药证直诀》

【组成】 柴胡　前胡　川芎　枳壳　羌活　独活　茯苓　桔梗　人参各30g　甘草15g

【用法】 加生姜、薄荷各少许，水煎服，用量按原方比例酌减。

【功效】 散寒祛湿，益气解表。

【主治】

气虚，外感风寒湿表证　症见憎寒壮热，头项强痛，肢体酸痛，无汗，鼻塞声重，咳嗽有痰，胸膈痞满，舌淡苔白，脉浮而按之无力。

【方解】 本方所治证候系正气素虚，又感风寒湿邪所致的气虚外感证。方中羌活、独活发散风寒，除湿止痛，羌活长于祛上部风寒湿邪，独活长于祛下部风寒湿邪，合而用之，为通治一身风寒湿邪的常用组合，并为君药。川芎行气活血，并能祛风；柴胡解肌透邪，并能行气，两药既可助君药解表逐邪，又可行气活血加强宣痹止痛之力，共为臣药。桔梗辛散，宣肺利膈；枳壳苦而微寒，理气宽中，与桔梗相配，一升一降，是畅通气机，宽胸利膈的常用配伍；前胡化痰以止咳；茯苓渗湿以消痰，俱为佐药。生姜、薄荷为引，以助解表之力；甘草调和药性，兼以益气和中，共为佐使之品。方中人参为佐，用之益气以扶其正，一则助正气以鼓邪外出，并寓防邪复入之意；二则令全方散中有补，不致耗伤真元。综观全方，用羌活、独活、川芎、柴胡、枳壳、桔梗、前胡等与人参、茯苓、甘草相配，构成邪正兼顾、祛邪为主的配伍形式。扶正药得祛邪药则补不滞邪，无闭门留寇之弊；祛邪药得扶正药，则解表不伤正，相辅相成。喻嘉言用本方治疗外邪陷里而成之痢疾，意即疏散表邪，表气疏通，里滞亦除，其痢自止，此种治法，称为“逆流挽舟”法。

【临床应用】 现代常用本方加减治疗感冒、流行性感冒、支气管炎、风湿性关节炎、痢疾、过敏性皮炎、湿疹等属外感风寒湿邪兼气虚者。

【注意事项】 方中药物多为辛温香燥之品，外感风热及阴虚外感者均忌用。若时疫、湿温、湿热蕴结肠中而成痢疾者，切不可用。

【现代研究】 人参败毒散有较好的解热、镇痛、抗炎作用，亦对金黄色葡萄球菌、大肠埃希菌、链球菌有明显的抗菌作用。

重点小结

麻黄汤和桂枝汤同属辛温解表剂，都可用治外感风寒表证。麻黄汤发汗散寒力强，又能宣肺平喘，为辛温发汗之重剂，主治外感风寒所致的恶寒发热而无汗喘咳之表实证；桂枝汤发汗解表之力逊于麻黄汤，但有调和营卫之功，为辛温解表之和剂，主治外感风寒所致的恶风发热而有汗出之表虚证。

银翘散与桑菊饮都是治疗温病初起的辛凉解表方剂，但银翘散解表清热之力强，为“辛凉平剂”；桑菊饮肃肺止咳之力大，而解表清热作用较银翘散为弱，故为“辛凉轻剂”。

其他解表中成药小结见表32－1。

表 32-1　其他解表中成药

中成药	功效	适应证	使用注意
桂枝合剂	解肌发表 调和营卫	感冒之风寒表虚证	表实无汗或温病内热口渴者慎用。服药后多饮热水或热粥，覆被保暖，取微汗为度
表实感冒颗粒	发汗解表 祛风散寒	感冒之风寒表实证	风热感冒及寒郁化热明显者忌用。可食用热粥以助汗出。因含麻黄，高血压、心脏病者慎用
感冒清热颗粒（口服液）	疏风散寒 解表清热	风寒感冒	与环孢素 A 同用，可引起环孢素 A 血药浓度升高
正柴胡饮颗粒	发散风寒 解热止痛	外感风寒初起及流感初起	尚不明确
银翘解毒丸（颗粒、片、胶囊）	疏风解表 清热解毒	风热感冒	孕妇慎用
桑菊感冒片（颗粒、合剂）	疏风清热 宣肺止咳	风热感冒初起	尚不明确
双黄连口服液（颗粒、片、糖浆、合剂、胶囊）	疏风解表 清热解毒	外感风热所致的感冒	风寒感冒者慎用
羚羊感冒胶囊（片）	清热解表	流行性感冒属风热证	风寒外感者慎用
连花清瘟胶囊	清瘟解毒 宣肺泄热	流行性感冒属热毒袭肺证	风寒感冒慎用
九味羌活丸（颗粒、口服液）	疏风解表 散寒除湿	外感风寒夹湿所致的感冒	风热感冒或湿热证慎用
荆防颗粒（合剂）	发汗解表 散风祛湿	外感风寒夹湿所致的感冒	风热感冒或湿热证慎用
午时茶颗粒	祛风解表 化湿和中	外感风寒、内伤食积证	孕妇及风热感冒者慎用
藿香正气水（片、颗粒、滴丸、口服液、软胶囊）	解表化湿 理气和中	外感风寒，内伤湿滞或夏伤暑湿所致的感冒	孕妇及风热感冒者慎用。服藿香正气水后不得驾驶机、车、船，不得从事高空作业、机械作业及操作精密仪器。对藿香正气水及酒精过敏者禁用，过敏体质者慎用
保济丸	解表，祛湿和中	暑湿感冒	孕妇禁用。外感燥热者不宜服用
参苏丸（胶囊）	益气解表 疏风散寒 祛痰止咳	身体虚弱，感受风寒所致的感冒	风热感冒者及孕妇慎用

扫码“练一练”

药师考点

一、A型题（最佳选择题）

1. 荆防颗粒适用于

A. 风寒感冒　　B. 风热感冒　　C. 外感风寒夹湿证
D. 流行性感冒　　E. 外感内热，表里俱实

2. 患风热感冒，症见头痛、咳嗽、口干、咽痛，宜选用

A. 参苏颗粒　　B. 荆防颗粒　　C. 正柴胡饮颗粒
D. 桑菊感冒颗粒　　E. 感冒清热颗粒

二、B型题（配伍选择题）

A. 疏风散寒，解表清热　　B. 发散风寒，解热止痛
C. 发汗解表，散风祛湿　　D. 疏风解表，散寒除湿
E. 疏风解表，清热解毒

3. 银翘解毒丸的功效是
4. 感冒清热颗粒的功效是

三、C型题（综合分析选择题）

患者，男，43岁，现症见头痛发热，汗出恶风，鼻塞，舌淡苔薄白，脉浮缓。予桂枝合剂治疗。

5. 桂枝合剂中与桂枝配伍起调和营卫作用的药物是

A. 桂枝　　B. 白芍　　C. 生姜
D. 大枣　　E. 甘草

6. 桂枝合剂的功效是

A. 解肌发表，调和营卫　　B. 发汗解表，祛风散寒
C. 疏风散寒，解表清热　　D. 发散风寒，解热止痛
E. 疏风解表，祛风止痒

四、X型题（多项选择题）

7. 参苏丸的功效有

A. 益气解表　　B. 养阴清热　　C. 疏风散寒
D. 补血养血　　E. 祛痰止咳

扫码“学一学”

第三十三章　泻下剂

学习目标

掌握　大承气汤、温脾汤、十枣汤的组成、功效、主治及配伍意义。

熟悉　泻下剂的概念、分类、配伍及使用注意。

了解　大黄附子汤、三物备急丸及麻子仁丸的功效和主治。

以泻下药为主组成，具有泻下通便、攻逐水饮等作用，用于治疗里实证的方剂，称泻下剂。

泻下剂适用于胃肠积滞，实热内结，里寒实证，肠燥便秘，水饮壅盛等证。由于体质有虚实之别，证候表现有热结、寒结、燥结、水结的不同，因此泻下剂可分为寒下、温下、润下、逐水、攻补兼施五类。

使用泻下剂应注意：表证未解，里实未成者，不宜使用泻下剂；泻下剂易伤胃气，使用时应见效即止，慎勿过剂；年老体弱者、孕妇、产妇及月经期慎用或禁用，服药期间注意饮食调理，忌油腻或不易消化的食物。

大承气汤

《伤寒论》

【组成】大黄 12g　芒硝 9g　枳实 15g　厚朴 15g

【用法】水煎服，先煎厚朴、枳实，大黄后下，芒硝冲服。

【功效】峻下热结。

【主治】

1. **阳明腑实证**　症见脘腹痞满，大便不通，腹痛拒按，舌苔黄燥起刺，或焦黑燥烈，脉沉实。

2. **热结旁流证**　症见下痢清水，色纯青，其气臭秽，脐腹疼痛，按之坚硬有块，口舌干燥，脉滑数。

3. 里热实证之热厥、痉病或发狂。

【方解】本方为治疗里热实证的重要方剂。方中以大黄为君药，泻热通便，荡涤胃肠。芒硝为臣药，助大黄泻热通便，且能润燥软坚。两药相须为用，峻下热结之力更强。枳实消痞散结，厚朴行气除满，助大黄芒硝泻下通便，共为佐使药。四药合用，共奏峻下热结之功。本方具承顺胃气下行之效，可使塞者通，闭者畅，故名“承气”。

本方主治证可归纳为“痞、满、燥、实”。痞，是指心下闷塞、压迫感；满，是指胸胁脘腹胀满；燥，是指肠有燥屎，干结不下；实，指腑实，腹中硬满，痛而拒按，大便不通。本方四药的作用与痞满燥实相对应，总结为枳实消痞，厚朴除满，芒硝润燥，大黄泻实。

【临床应用】现代常用本方加减治疗多种肠梗阻、肠麻痹、胆道疾病、急性胰腺炎、急性阑尾炎、急性肺炎、肺源性心脏病、中风、肝炎、细菌性痢疾、乙型脑炎、呼吸窘迫综合征、感染性休克、破伤风、有机磷农药中毒、重症颅脑损伤等。

【现代研究】大承气汤具有抗菌、抗炎、抗内毒素、促进胃肠蠕动、增强胃肠推进功能和增加肠道容积、改善肠管血运状态并保护组织脏器、抗自由基、拮抗脂氧化物、提高免疫等作用。

【附方】

1. 小承气汤（《伤寒论》）

［组成］大黄12g、厚朴6g、枳实9g。

［功效］轻下热结。

［主治］阳明腑实轻证，痞、满较重，但在程度上较大承气汤证为轻。

2. 调胃承气汤（《伤寒论》）

［组成］大黄12g、芒硝12g、甘草6g。

［功效］缓下热结。

［主治］阳明病胃肠燥热证，燥、实偏重者。加入甘草以和胃缓中，使泻下作用强而不伤正。

温脾汤

《伤寒论》

【组成】大黄15g　芒硝　附子　人参各6g　当归　干姜各9g　甘草6g

【用法】水煎服，大黄后下，芒硝冲服。

【功效】攻下寒积，温补脾阳。

【主治】

阳虚寒积腹痛　症见便秘腹痛，喜温喜按，神疲乏力，手足欠温，苔白不渴，脉沉弦而迟。

【方解】本方为温下的常用方剂。方中附子、大黄共为君药。附子温补脾阳，祛除寒邪；大黄泻下，攻逐积滞，大黄性虽苦寒，但与辛热之附子相配，具有温下之功以攻逐寒积。芒硝泻下软坚，助大黄泻下攻积；干姜温中助阳，助附子温阳祛寒，均为臣药。人参、当归益气养血，使下不伤正，当归又可润肠，均为佐药。甘草助人参益气补脾，又能调和药性，为佐使药。诸药合用，寓温补于攻下之中，具有温下而不伤正之特点。

【临床应用】现代常用本方加减治疗急性单纯性肠梗阻或不全梗阻、慢性痢疾、慢性肠炎、外科术后便秘、习惯性便秘等。

【现代研究】温脾汤具有改善肾功能、改善血液流变学指标、调节脂质、调节蛋白质代谢、抑制氧自由基活性、强心、泻下、抗炎、抗菌、促肾上腺皮质功能等作用。

大黄附子汤

《金匮要略》

【组成】大黄9g　附子12g　细辛3g

【用法】水煎服，大黄后下。

【功效】温里散寒，通便止痛。

【主治】

寒积腹痛 症见腹痛，胁下偏痛，大便不通，手足厥冷，脉弦紧。

【方解】本方为治疗寒实积滞的常用方剂。方中附子、大黄共为君药。附子辛热温里散寒，大黄苦寒泻下通便，两药合用，温阳散寒通便，共为本方主药。细辛助附子散寒止痛，为佐药。细辛、附子之辛散温热之性，能制约大黄苦寒之性，存其泻下之功。三药合用，共奏温下之功。

【临床应用】现代常用本方加减治疗肠梗阻、阑尾炎、急性胆囊炎、胆绞痛、胆囊术后综合征、慢性痢疾、慢性肾衰竭等。

【现代研究】大黄附子汤有增强肠蠕动及排便、增强抗缺氧、调节体温、抗心肌缺血和减慢心率等作用。

三物备急丸

《金匮要略》

【组成】大黄 30g　干姜 30g　巴豆 30g

【用法】上药共为散，成人每服 0.6～1.5g，小儿酌减，用米汤或温开水送下；口噤不开者，可用鼻饲法给药。

【功效】攻逐寒积。

【主治】

寒积腹痛 症见卒然腹痛，痛如锥刺，面青气喘，大便不通。

【方解】本方为治疗寒实冷积之急证而设。方中巴豆为君药，辛热峻下，开通闭塞，以逐肠胃冷积。干姜温中助巴豆祛寒，为臣药。大黄荡涤肠胃，推陈致新，并兼制巴豆之毒，为佐药。三药相配，共奏攻逐寒积之功。

【临床应用】现代常用本方加减治疗食物中毒、急性单纯性肠梗阻等。

【现代研究】三物备急丸有加强肠管收缩作用，能减弱肠肌痉挛性收缩，可显著对抗腹腔手术后腹腔粘连。

麻子仁丸

《伤寒论》

【组成】麻子仁 20g　大黄 12g　芍药 9g　枳实 9g　厚朴 9g　杏仁 10g

【用法】为丸，每次 9g，每日 1～2 次，温开水送服；亦可水煎服。

【功效】润肠通便。

【主治】

肠热津亏之便秘 症见大便秘结，小便频数，苔微黄，脉细涩。

【方解】本方主治证《伤寒论》称为“脾约”。方中麻子仁为君药，甘平质润，润肠通便。杏仁降气润肠；白芍养阴和里，共为臣药。大黄、枳实、厚朴泄热行气除满，为佐药。蜂蜜润燥滑肠，调和药性，为佐使药。诸药相配，肠燥得润，胃热得泄，便秘得解。

【临床应用】现代常用本方加减治疗习惯性便秘、老年人肠燥便秘、产后便秘、痔疮术后便秘等。孕妇慎用。

【现代研究】麻子仁丸具有明显增加离体、在体肠平滑肌活动，使肠平滑肌收缩振幅增高、收缩强度加大、频率加快等作用。

十枣汤

《金匮要略》

【组成】芫花　甘遂　大戟各等份

【用法】为末，或装入胶囊，每服0.5～1g，每日1次，以大枣10枚煎汤送服，清晨空腹服。

【功效】攻逐水饮。

【主治】

1. **悬饮**　症见咳嗽痰唾，胸胁牵引作痛，心下痞硬，干呕短气，头痛目眩，脉沉弦。

2. **水肿**　症见一身悉肿，尤以下半身为重，腹胀喘满，二便不利。

【方解】本方为攻逐水饮的常用方剂。方中甘遂为君，善行经隧水饮，大戟善泄脏腑水湿，芫花善消胸胁伏饮痰癖，共为臣药。三药峻烈，各有专功，合而用之，攻逐水饮之功甚著。三药峻猛有毒，易伤正气，故用大枣10枚为佐药，煎汤送服，益气护胃，缓和诸药峻烈及毒性。

【临床应用】现代常用本方加减治疗渗出性胸膜炎、肝硬化、血吸虫病、肺癌、结核及慢性肾炎引起的胸腔积液、腹水或全身水肿等。

【注意事项】本方作用峻猛，只可暂用，从小量开始，不宜久服。年老体弱者慎用，孕妇忌用。

【现代研究】十枣汤具有泻下、利尿、改善血液循环，对氧化偶氮甲烷诱发的大肠异常隐窝灶有明显的抑制作用，有增强鸟氨酸脱羧酶活性作用。

其他泻下中成药小结见表33－1。

表33－1　其他泻下中成药

中成药	功效	适应证	使用注意
当归龙荟丸	泻火通便	肝胆火旺所致诸证	孕妇禁用。冷积、冷秘、素体脾虚及年迈体弱者慎用
九制大黄丸	泻下导滞	胃肠积滞所致的便秘	孕妇禁用。冷积、冷秘、久病、体弱者慎用
麻仁胶囊（软胶囊、丸）	润肠通便	肠热津亏所致的便秘	孕妇及虚寒性便秘慎用
增液颗粒	养阴生津 增液润燥	高热后，阴津亏损所致的便秘	尚不明确
苁蓉通便口服液	滋阴补肾 润肠通便	中老年便秘，病后产后等虚性便秘及习惯性便秘	孕妇及实热积滞致大便燥结者慎用

扫码“练一练”

药师考点

一、B 型题（配伍选择题）

A. 肠胃实热积滞所致的便秘　　B. 习惯性便秘
C. 胃肠积滞所致的便秘　　D. 产后便秘
E. 肝胆火旺所致的便秘

1. 当归龙荟丸用于
2. 九制大黄丸用于

二、C 型题（综合分析选择题）

患者，女，60 岁，常出现大便秘结，小便频数，医院予以麻子仁丸口服。

3. 麻子仁丸的功效是

A. 润肠通便　　B. 养阴生津，增液润燥
C. 泻热导滞，润肠通便　　D. 滋阴补肾，润肠通便
E. 宽中利器，泻下通便

4. 麻子仁丸所治便秘的机制是

A. 胃肠积滞　　B. 肠胃实热积滞　　C. 肠热津亏
D. 气虚推动无力　　E. 肝胆火旺

第三十四章　和解剂

扫码“学一学”

学习目标

掌握　小柴胡汤、逍遥散、四逆散、半夏泻心汤、痛泻要方的组成、功效、主治及配伍意义。

熟悉　1. 和解剂的概念、分类及使用注意。

2. 蒿芩清胆汤的组成、功效、主治及配伍意义。

了解　半夏泻心汤附方的功效和主治。

凡具有和解少阳、调和肝脾、调和寒热、表里双解等作用，用于治疗伤寒邪在少阳、肝脾不和、寒热错杂、表里同病的方剂，统称和解剂。属于“八法”中的“和法”。

和解剂原为治疗伤寒邪入少阳而设，少阳属胆，位于半表半里，既不宜发汗，又不宜吐下，唯有和解一法最为适当。然胆附于肝，互为表里，胆经发病可影响肝，肝经发病也可影响胆，且肝胆疾病又可累及脾胃，导致肝脾不和；若中气虚弱，寒热失调，又可导致寒热互结，故和解剂除和解少阳以治少阳病证外，还可调和肝脾、调节肠胃。故本类方剂主要分为和解少阳剂、调和肝脾剂、调和肠胃剂三类。

和解之剂，总以祛邪为主，故纯虚证者，不宜使用，以防伤正；又因其多兼顾正气，属纯实证者，亦非所宜，或有贻误病情之嫌。

第一节　和解少阳剂

和解少阳剂适用于伤寒少阳证。症见往来寒热，胸胁苦满，默默不欲饮食，心烦喜呕，口苦，咽干，目眩，脉弦等。常用柴胡或青蒿与黄芩相配为主组方。代表方有小柴胡汤、蒿芩清胆汤等。

小柴胡汤

《伤寒论》

【组成】柴胡 24g　黄芩　人参　炙甘草　半夏　生姜各 9g　大枣 4 枚

【用法】水煎服。

【功效】和解少阳。

【主治】

1. **伤寒少阳证**　症见往来寒热，胸胁苦满，默默不欲饮食，心烦喜呕，口苦，咽干，目眩，舌苔薄白，脉弦。

2. **热入血室证**　症见妇人伤寒，经水适断，寒热发作有时。

3. 黄疸、疟疾以及内伤杂病而见少阳证者。

【方解】本方为和解少阳的代表方剂。所治诸证，病位在半表半里。邪在表者，当从汗解；邪入里者，则当吐下；今邪既不在表，又不在里，而在表里之间，则非汗、吐、下所宜，故唯宜和解之法。方中柴胡苦平，入肝胆经，透泄少阳之邪，并能疏泄气机之郁滞，使少阳之邪得以疏散，为君药。黄芩苦寒，清泄少阳之热，为臣药。柴胡、黄芩相配伍，一散一清，共解少阳之邪，为治疗邪入少阳的基本配伍。胆气犯胃，胃失和降，佐以半夏、生姜和胃降逆止呕；邪从太阳传入少阳，缘于正气本虚，故又佐以人参、大枣益气健脾，一者取其扶正以祛邪，一者取其益气以御邪内传，使正气旺盛，则邪无内传之机。生姜、大枣合用，又可调和脾胃，兼顾表里。炙甘草助人参、大枣扶正，且能调和诸药，为使药。诸药合用，以和解少阳为主，兼和脾胃。使邪气得解，枢机得利，胃气调和，则诸症自除。

【临床应用】现代常用本方加减治疗感冒、流行性感冒、疟疾、慢性肝炎、肝硬化、急慢性胆囊炎、胆结石、急性胰腺炎、胸膜炎、中耳炎、产褥热、急性乳腺炎、睾丸炎、胆汁返流性胃炎、胃溃疡等属少阳证者。

【现代研究】小柴胡汤具有显著的抗肝炎病毒、抗肝损伤及肝硬化、保护胃黏膜、改善胆汁淤滞、调节免疫功能、抗肿瘤、抗衰老、抑菌消炎、解热镇痛以及促进异位子宫内膜细胞凋亡作用。

【附方】

柴胡加龙骨牡蛎汤（《伤寒论》）

［组成］柴胡12g，龙骨、牡蛎、生姜、人参、桂枝、茯苓各4.5g，半夏9g，黄芩3g，铅丹1g，大黄6g，大枣2枚。

［用法］上十二味，以水八升，煮取四升，内大黄，切如棋子，更煮一两沸，去渣，温服一升。现代用法：先煮十一味，大黄后下，去渣温服。

［功效］和解少阳，通阳泻热，重镇安神。

［主治］邪入少阳，痰热内扰。症见胸满烦惊，小便不利，谵语，一身尽重，不可转侧。

蒿芩清胆汤

《重订通俗伤寒论》

【组成】青蒿6g　竹茹9g　半夏　陈皮　枳壳各5g　赤茯苓9g　黄芩9g　碧玉散（滑石、甘草、青黛）9g

【用法】水煎服（原方未注用法）。

【功效】清胆利湿，和胃化痰。

【主治】

少阳湿热痰浊证　症见寒热如疟，寒轻热重，口苦膈闷，吐酸苦水，或呕黄涎而黏，甚则干呕呃逆，胸胁胀疼，小便黄少，舌红苔白腻，脉数而右滑左弦。

【方解】本方用于治疗湿遏热郁，阻于少阳胆与三焦者。方中青蒿苦寒芳香，既清透少阳邪热，又辟秽化湿；黄芩苦寒，善清胆热，并能燥湿，两药相合，既可内清少阳之热，又能祛少阳之湿，共为君药。竹茹善清胆胃之热，化痰止呕；赤茯苓清热利湿，健脾和胃，二者为臣药。枳壳行气宽中，除痰消痞；半夏燥湿化痰，和胃降逆；陈皮理气化痰，宽胸畅膈，三药相伍，理气化痰，共为臣药。碧玉散清热利湿，导邪从小便而去，用为佐使药。综观全方，可使胆热清，痰湿化，气机畅，胃气和，则诸症悉除。

【临床应用】现代常用本方治疗急性胆囊炎、急性黄疸型肝炎、胆汁反流性胃炎、肾盂肾炎、疟疾、盆腔炎、钩端螺旋体病属少阳湿热痰浊者。

【现代研究】蒿芩清胆汤不仅具有明显的抗病毒、抗菌、抗内毒素、抗炎等作用，还能抑制胃酸分泌、保护胃黏膜、促进胃排空、解热消炎、抑制胃液和胃酸分泌、调节免疫力，可治疗发热、肝细胞性黄疸及胃肠道疾病等。

第二节　调和肝脾剂

调和肝脾剂适用于肝脾不和的病证。其证多为肝气郁结，横犯脾土，或脾虚木乘，肝失疏泄，而致脘腹胸胁胀痛、神疲食少、月经不调、腹痛泄泻等。常用疏肝理气药如柴胡、枳壳、陈皮等，与健脾药如白术、茯苓、甘草等配伍组方。代表方有四逆散、逍遥散、痛泻要方等。

四逆散

《伤寒论》

【组成】炙甘草　枳实　柴胡　白芍各6g

【用法】水煎服。

【功效】透邪解郁，疏肝理脾。

【主治】

1. 阳郁厥逆证　症见手足不温，或腹痛，或泄痢下重，脉弦。

2. 肝郁脾滞证　症见胁肋胀闷，脘腹疼痛，脉弦。

【方解】本方主治阳郁厥逆证，缘于外邪传经入里，气机为之郁遏，不得疏泄，导致阳气内郁，阴阳气不相顺接，而致手足不温之“四逆”证，与阳衰阴盛的四肢厥逆有本质区别。治宜透邪解郁、调畅气机。方中柴胡入肝胆经，升发阳气，疏肝解郁，透邪外出，为君药。白芍敛阴养血柔肝为臣，与柴胡合用，以补养肝血，条达肝气，可使柴胡升散而无耗伤阴血之弊。佐以枳实理气解郁，泄热破结，与柴胡为伍，一升一降，加强舒畅气机之功，并奏升清降浊之效；与白芍相配，又能理气和血，使气血调和。使以甘草，调和诸药，益脾和中；与白芍配伍，则酸甘化阴，缓急止痛。综合四药，共奏透邪解郁、疏肝理脾之效，使邪去郁解，气血调畅，清阳得伸，四逆自愈。原方为散剂，服法中强调用白饮（米汤）和服，乃取其和中气，则阴阳之气自相顺接之意。

【临床应用】现代常用本方加减治疗慢性肝炎、胆囊炎、胆石症、胆道蛔虫症、肋间神经痛、胃溃疡、胃炎、胃肠神经官能症、附件炎、输卵管阻塞、急性乳腺炎等属肝胆气郁、肝脾（或胆胃）不和者。

【现代研究】四逆散对小鼠的免疫功能有促进和增强作用，又有促进胃肠运动、缓解胃肠动力障碍、清除超氧化物和羟自由基等作用。

逍遥散

《太平惠民和剂局方》

【组成】柴胡　当归各9g　白芍　白术　茯苓各15g　炙甘草6g

【用法】加生姜3片，薄荷6g，水煎服。亦有丸剂，每服6～9g，日服2次。

【功效】疏肝解郁，健脾养血。

【主治】

肝郁血虚脾弱证　症见两胁作痛，寒热往来，头痛目眩，口燥咽干，神疲食少，月经不调，乳房作胀，脉弦而虚者。

【方解】本方用于肝木不能条达，肝体失于柔和，木病传脾，以致肝郁血虚脾弱证。方中柴胡疏肝解郁，使肝郁得以条达，为君药。白芍酸苦微寒，养血敛阴，柔肝缓急；当归甘辛苦温，养血和血，且其味辛散，乃血中气药。当归、白芍与柴胡同用，补肝体而调肝用，使血和则肝和，血充则肝柔，共为臣药。木郁则土衰，肝病易传脾，故以白术、茯苓、甘草健脾益气，非但可实土以御木侮，且使营血生化有源，共为佐药。用法中加薄荷少许，疏散郁遏之气，透达肝经郁热；生姜降逆和中，且能辛散达郁，亦为佐药。甘草尚能调和诸药，兼为使药。合而成方，可使肝郁得疏，血虚得养，脾弱得复，气血兼顾，肝脾同调，立法周全，组方严谨，故为调肝养血之名方。

【临床应用】现代常用本方加减治疗慢性肝炎、肝硬化、胆石症、胃及十二指肠溃疡、慢性胃炎、胃肠神经官能症、经前紧张症、乳腺小叶增生、绝经前后综合征、盆腔炎、不孕症、子宫肌瘤等属肝郁血虚脾弱者。

【现代研究】逍遥散具有保肝护肝、抗肝纤维化、抗抑郁、改善抑郁患者精神状态、治疗子宫肌瘤和老年痴呆、调整胃肠道的功能状态等作用。

【附方】

加味逍遥散（《内科摘要》）

［组成］当归、芍药、茯苓、白术（炒）、柴胡各3g，牡丹皮、山栀、甘草各1.5g。

［用法］水煎服。

［功效］养血健脾，疏肝清热。

［主治］肝郁血虚内热证。症见烦躁易怒，两胁胀痛，或头痛目涩，或颊赤口干，或月经不调，少腹胀痛，舌红苔薄黄，脉弦虚数。

痛泻要方

《丹溪心法》

【组成】炒白术10g　炒白芍12g　陈皮5g　防风3g

【用法】水煎服。

【功效】补脾柔肝，祛湿止泻。

【主治】

脾虚肝郁之痛泻　症见肠鸣腹痛，大便泄泻，泻必腹痛，泻后痛缓，舌苔薄白，脉两关不调，左弦而右缓。

【方解】痛泻之证其病机与土虚木乘，肝脾不和，脾运失常有关。治宜补脾抑肝，祛湿止泻。方中白术苦甘而温，补脾燥湿以治土虚，为君药。白芍酸寒，柔肝缓急止痛，为臣药。陈皮辛苦而温，理气燥湿，醒脾和胃，为佐药。配伍少量防风，取其升散之性，与术、芍相伍，散肝郁，舒脾气，且有燥湿以助止泻之功，又为脾经引经之药，兼具佐使之用。四药相合，能补脾胜湿而止泻，柔肝理气而止痛，使脾健肝柔，以治痛泻。

【临床应用】现代常应用本方加减治疗急性肠炎、慢性结肠炎、肠易激综合征等原发性肠道疾病及以腹泻为主要表现的继发性消化系统疾病辨证属脾虚肝郁者。

【现代研究】痛泻要方具有镇痛、止泻、抑制溃疡攻击因子、促进溃疡防御因子、调节胃肠平滑肌收缩和胃肠激素分泌、抑制肥大细胞脱颗粒、提高内脏痛阈值、消除肠道过敏、抑制炎症细胞因子、调节紊乱的细胞免疫功能等作用。

第三节　调和肠胃剂

调和肠胃剂适用于寒热互结于中焦，升降失常，而致心下痞满、恶心呕吐、肠鸣下利等证。常用辛温药与苦寒药如干姜、生姜、半夏、黄连、黄芩等为主组成方剂。代表方有半夏泻心汤、甘草泻心汤等。

半夏泻心汤

《伤寒论》

【组成】半夏 12g　黄芩　干姜　人参　炙甘草各 9g　黄连 3g　大枣 4 枚

【用法】水煎服。

【功效】平调寒热，消痞散结。

【主治】

寒热互结之痞证　症见心下痞，但满而不痛，或呕吐，肠鸣下利，舌苔腻而微黄。

【方解】本方所治之痞，原系小柴胡汤证误用攻下，损伤中阳，少阳邪热乘虚内陷，以致寒热互结而成心下痞。方中以辛温之半夏为君，散结除痞，又善降逆止呕；臣以干姜之辛热以温中散寒，黄芩、黄连之苦寒以泄热开痞；以上四味相伍，具有寒热平调、辛开苦降之效。然寒热互结，又缘于中虚失运，升降失常，故方中又以人参、大枣甘温益气，以补脾虚，为佐药；使以甘草补脾和中而调诸药。全方寒热互用以和其阴阳，苦辛并进以调其升降，补泻兼施以顾其虚实，是为本方的配伍特点。本方即小柴胡汤去柴胡、生姜，加黄连、干姜而成。变和解少阳之剂而为调和寒热之方。随证加减可广泛用于治疗中焦寒热互结，升降失调诸证。

【临床应用】现代常用用本方加减治疗急慢性胃肠炎、慢性结肠炎、慢性肝炎、早期肝硬化等属中气虚弱、寒热互结者。

【注意事项】气滞或食积所致的心下痞满，不宜使用。

【现代研究】半夏泻心汤具有调节细胞免疫、保护胃黏膜、改善胃肠动力、协调胃肠运动、利胆、减轻食管炎细胞浸润、促进胃溃疡及溃疡性结肠炎愈合、降低炎症因子、减轻炎症反应、提高机体免疫力、双向调节胃运动、阻止炎症向癌转变、保肝降酶、镇痛作用。

【附方】

1. 生姜泻心汤（《伤寒论》）

［组成］生姜12g，半夏12g，黄芩、干姜、人参各9g，黄连3g，大枣4枚，炙甘草9g。

［用法］上八味，以水一斗，煮取六升，去滓，再煎，取三升，温服一升，日三服。

［功效］和胃消痞，宣散水气。

［主治］水热互结之痞证。症见心下痞硬，干呕食臭，腹中雷鸣下痢。

2. 甘草泻心汤（《伤寒论》）

［组成］甘草12g，黄芩、干姜、人参、半夏各9g，黄连3g，大枣4枚。

［用法］上七味，以水一斗，煮取六升，去滓，再煎取三升，温服一升，日三服。

［功效］和胃补中，降逆消痞。

［主治］胃气虚弱之痞证。症见下痢日数十行，完谷不化，腹中雷鸣，心下痞硬而满，干呕，心烦不得安。

其他和解中成药小结见表34－1。

表34－1　其他和解中成药

中成药	功效	适应证	使用注意
小柴胡颗粒（片）	解表散热 疏肝和胃	外感病邪犯少阳证	风寒感冒者慎用
逍遥颗粒（丸）	疏肝健脾 养血调经	肝郁脾虚所致的郁闷不舒	肝肾阴虚所致的胁肋胀痛、咽干口燥、舌红少津者慎用
加味逍遥丸（口服液）	舒肝清热 健脾养血	肝郁血虚，肝脾不和	脾胃虚寒、脘腹冷痛、大便溏薄者慎用

药师考点

扫码“练一练”

一、A型题（最佳选择题）

1. 能疏肝健脾，养血调经的是

A. 小柴胡颗粒　　B. 逍遥颗粒　　C. 加味逍遥丸

D. 痛泻要方　　E. 四逆散

二、B型题（配伍选择题）

A. 加味逍遥丸　　B. 护肝片　　C. 柴胡舒肝丸

D. 逍遥丸　　E. 小柴胡颗粒

2. 能解表散热，疏肝和胃的中成药是

3. 能疏肝清热，健脾养血的中成药是

三、C型题（综合分析选择题）

患者，男，35岁，近日感冒后出现寒热往来，胸胁苦满，食欲不振，心烦喜呕，口苦咽干，舌淡苔白，脉弦。予以小柴胡颗粒口服治疗。

4. 小柴胡颗粒的主治病证是

A. 肝郁脾虚证　　B. 肝郁血虚，肝脾不和

C. 肝气郁结证　　D. 外感病邪犯少阳证
E. 肝气犯脾证

5. 小柴胡颗粒中与柴胡一起清少阳之热的药物是
A. 柴胡　　B. 大枣　　C. 黄芩
D. 生姜　　E. 党参

扫码“学一学”

第三十五章 清热剂

学习目标

掌握 白虎汤、龙胆泻肝汤、黄连解毒汤、青蒿鳖甲汤的组成、功效、主治及配伍意义。

熟悉 1. 清热剂的概念、分类及使用注意。

2. 白头翁汤、清营汤、犀角地黄汤、导赤散的组成、功效、主治及主要配伍意义。

了解 普济消毒饮、玉女煎、清胃散、泻白散及当归六黄汤的功效和主治。

凡以清热药为主组成，具有清热、泻火、凉血、解毒等作用，用于治疗里热证的方剂，称为清热剂。属于八法中的“清法”。

里热证的病因较复杂，但归纳起来不外外感与内伤两方面。外感六淫之邪，入里皆可化热，而变化为里热证；内伤七情，五志太过也能化热生火。无论外感或是内伤引起的里热证，均有热、火、毒的临床表现。热、火、毒是热邪致病不同程度的临床表现，热极生火、火极成毒。还有热病后期及邪热伤阴所致的阴虚内热等证。

由于里热证有病因、病位、病情的差异，故本类方剂又相应分为清热泻火剂、清营凉血剂、清热解毒剂、清脏腑热剂以及清虚热剂等五类。

使用清热剂首先应注意适应证。一般在表证已解而热已入里，或里热正盛尚未结实的情况下，方可使用。清热剂的药物多味苦性寒，易伤脾胃，必要时可与健脾和胃药同用。本类方剂不可过量或久服，防伤阳气。素体阳虚者，更应慎用。

第一节 清热泻火剂

清热泻火剂适用于热在气分的里热证。症见高热，烦渴，汗多，舌红苔黄，脉洪大或滑数有力等。治以清热泻火为主，由于热邪易伤气阴，常配伍益气生津之品，如人参、麦冬等。代表方有白虎汤。

白虎汤

《伤寒论》

【组成】 生石膏 50g 知母 18g 炙甘草 6g 粳米 9g

【用法】 水煎至米熟汤成，去滓温服。

【功效】 清热泻火，生津止渴。

【主治】

温病热入气分证或阳明经热盛证 症见高热面赤，烦渴引饮，汗出，脉洪大有力。

【方解】 本方为治疗阳明气分热盛证的代表方剂。方中用辛甘大寒的石膏为君药，专清肺胃之热，解肌透热，又可生津止渴；辅以苦寒质润的知母，既助石膏清气分实热，又生津止渴治已伤之阴，为臣药；用粳米益胃养阴，与炙甘草和中共奏益胃护津之效，又可防石膏大寒伤胃，共为佐使药。诸药合用，共成清热生津之剂。

【临床应用】 本方加减可用于治疗急性热病的高热阶段，如感冒高热、大叶性肺炎、流行性乙型脑炎、流行性出血热、钩端螺旋体病、肠伤寒、麻疹、风湿性心肌炎、牙周炎等属气分热盛者。

【注意事项】 表证未解，无汗发热、口不渴，脉见浮细或沉者；血虚发热，脉洪不胜重按者；真寒假热，阴盛格阳等，均不可误用本方。

【现代研究】 白虎汤具有解热和增强机体免疫系统功能等作用。单用石膏退热快但作用弱而短暂，知母退热缓但作用强而持久，两药合用，退热效果更显著。

【附方】

白虎加人参汤（《伤寒论》）

［组成］原方加人参9g。

［功效］清热、益气、生津。

［主治］白虎汤证。症见汗多而脉大无力属气津两伤者，以及暑病气津两伤。

第二节 清营凉血剂

清营凉血剂适用于热入营血证。症见身热夜甚，心烦不眠，舌绛红，脉数；或烦躁不安，神昏谵语，发斑，或吐衄血等。治以清热凉血为主，常配伍清热解毒或透热转气之品。代表方有清营汤、犀角地黄汤等。

清营汤

《温病条辨》

【组成】 犀角（现用水牛角代替）30g 生地黄15g 玄参9g 竹叶3g 麦冬9g 丹参6g 黄连5g 金银花9g 连翘6g

【用法】 水煎服。

【功效】 清营解毒，透热养阴。

【主治】

温病邪热初入营分证 症见身热夜甚，烦躁不眠，甚至神昏谵语，口渴或不渴，或斑疹隐隐，舌绛而干，脉细数。

【方解】 本方是治疗热邪初入营分的代表方。方中选用咸寒之水牛角入营血，清解营血之热毒为君药。配生地黄、玄参、麦冬滋养阴津，与清热解毒药配伍共为臣药；佐以金银花、连翘清热解毒，轻宣透邪，使营分之邪透出气分而解。此即叶天士所说“入营犹可透热转气”之理。竹叶专清心热；黄连苦寒，清心泻火；丹参清心凉血、活血散瘀，防血与热结，此三药入心经，兼为使药。诸药同用，共奏清营解毒、透热养阴之效。

【临床应用】 现代常用本方治疗乙型脑膜炎、流行性脑膜炎、败血症、肠伤寒等属热入营分者，还可用本方加减治疗过敏性紫癜、药物性皮炎及神经性皮炎（牛皮癣）等。有报道用本方加减治疗慢性咽炎所致的咳嗽，有疗效。

【注意事项】使用本方应注意舌诊，苔白滑为湿郁之象，禁用本方，以防滋腻而助湿留邪。

【现代研究】清营汤具有抗菌、抗病毒作用，对流感病毒和其他呼吸道病毒也有抑制作用。方中金银花、连翘对伤寒菌苗所致的家兔发热有明显的解热作用，并能抗渗出及降低炎灶微血管壁的脆性。

犀角地黄汤

《备急千金要方》

【组成】犀角（水牛角代）30g　生地黄 30g　赤芍 12g　牡丹皮 9g

【用法】水煎服。

【功效】清热解毒，凉血散瘀。

【主治】

热入营血证　症见热灼心营之身热，神昏谵语，斑疹紫黑；热伤血络之吐、衄、便、尿、崩漏等各种出血，舌质红绛，脉数等。

【方解】本方为治热入血分之动血证的代表方。方中水牛角直入血分，清心凉血解毒，为君药；辅生地黄补充丢失阴血，又助主药清血热凉血止血；佐以赤芍、牡丹皮凉血散瘀以化斑。

【临床应用】现代用本方加减治疗急性重型肝炎、肝昏迷、尿毒症、弥漫性血管内凝血、急性白血病、流脑、败血症等属血分热盛者。

【现代研究】犀角地黄汤的退热作用与阿司匹林相似；有抗菌作用，若与黄连解毒汤合用，效果更为理想；有报道用本方加减治疗儿童过敏性紫癜，疗效满意。

第三节　清热解毒剂

清热解毒剂适用于瘟疫、温毒等各种热毒证。症见烦热，谵语，吐血，鼻衄，发斑或疮疡肿毒等。治以清热解毒为主，常配伍凉血散瘀、清热泻火、疏风消肿之品。代表方有黄连解毒汤、普济消毒饮等。

黄连解毒汤

《外台秘要》

【组成】黄连 9g　黄芩 6g　黄柏 6g　栀子 9g

【用法】水煎服。

【功效】泻火解毒。

【主治】

热毒证　症见高热，烦躁不寐，口燥咽干，甚或神昏谵语，或热盛发斑，或吐衄血，或痈疡疔毒，小便黄赤，舌红苔黄，脉数有力。

【方解】本方为治三焦火毒证和一切实热火毒病证的代表方。用黄连大苦大寒清心火，兼泻中焦火，为君药。臣以黄芩清上焦火。佐以黄柏清下焦火。使以栀子清泻三焦，导热下行，使火热之邪从小便而出。诸苦寒药同用，令火毒去而热邪解，则诸症自消。

【临床应用】现代常用本方加减治疗败血症、中毒性痢疾、急性黄疸型肝炎、肺炎、泌尿系感染、流行性脑膜炎、乙型脑膜炎以及外科疮疡等属热毒炽盛者。有报道使用本方加减治疗猪瘟，有疗效。

【注意事项】本方为大苦大寒之剂，久服易伤脾胃，非火盛者不宜使用。

【现代研究】黄连解毒汤具有解热作用，虽起效慢，但作用持久。汤剂对金黄色葡萄球菌敏感。另外，有报道本方对东莨菪碱所致的小鼠记忆发生障碍有显著改善作用。

普济消毒饮

《东垣试效方》

【组成】黄连　黄芩各15g　玄参　柴胡　陈皮　桔梗　生甘草各10g　连翘　板蓝根　马勃　牛蒡子　薄荷各5g　僵蚕　升麻各3g

【用法】水煎服。

【功效】清热解毒，疏风散邪。

【主治】

大头瘟　症见恶寒发热，头面红肿焮痛，咽喉肿痛，耳肿，口渴，舌红苔黄，脉数有力。

【方解】大头瘟，又称大头天行。为风热疫毒壅滞上焦，攻冲头面所致。方中重用黄芩、黄连清热泻火解毒，共用酒炒以加强升散上行之力，祛上焦热毒，为君；连翘、薄荷、牛蒡、僵蚕辛凉疏散头面肌表风热，为臣；玄参、板蓝根、马勃、桔梗助君药清上焦热毒，又清利咽喉；陈皮理气散壅，以利散邪；升麻、柴胡升阳散火，引药上行，共为佐使。诸药相合，清散并用，清热解毒，疏风散邪。

【临床应用】现代常用本方加减治疗流行性腮腺炎、颜面丹毒、病毒性结膜炎、流行性出血热、上呼吸道感染、急性扁桃体炎、急性淋巴结炎、急性化脓性中耳炎、带状疱疹等证属风热毒邪上攻者。

第四节　清脏腑热剂

清脏腑热剂适用于湿热内蕴脏腑所见诸证。如肝胆湿热证，症见一身面目俱黄，小便短赤等；肠道湿热证，症见高热腹痛，泻痢，便下脓血；湿热下注于膀胱，症见尿频尿急，小便涩痛不畅等。治以清热法为主，常配伍燥湿或渗湿之品。代表方有导赤散、玉女煎、清胃散、龙胆泻肝汤、白头翁汤等。

导赤散

《小儿药证直诀》

【组成】生地黄　木通　生甘草梢各10g　竹叶3g

【用法】水煎服。

【功效】清心养阴，利水通淋。

【主治】

心经热盛，下移小肠证　症见心烦，面赤，口渴喜冷饮，口舌生疮，小便短赤涩痛，舌红，脉数。

【方解】本方主治心经热盛或心热下移小肠之证。方中生地黄凉血滋阴以制心火，为君；木通上清心火，下导小肠之火，利水通淋，为臣；竹叶清心除烦，导热下行利小便，为佐；生甘草梢清热解毒，并直达茎中而止淋痛，调和诸药，为佐使。全方清心、养阴、利水并行。

【临床应用】现代常用本方加减治疗小儿鹅口疮、口腔炎、急性泌尿系感染等证属心经热盛者。有报道使用加味导赤散治疗顽固性失眠，疗效确切。

【注意事项】方中木通苦寒，生地黄阴柔寒凉，故脾胃虚弱者慎用。

玉女煎

《景岳全书》

【组成】生石膏5～30g　熟地黄9～30g　麦冬6g　知母　牛膝各5g

【用法】水煎服。

【功效】清胃火，滋肾阴。

【主治】

胃热阴虚证　症见发热口渴，头痛牙痛，或牙齿松动，牙龈出血，或消渴、消谷善饥，舌红苔黄而干，脉洪大，重按无力。

【方解】方中石膏清阳明有余之热，为君；熟地黄滋阴补肾，为臣。君臣合用，标本兼顾，清火而壮水。知母清胃热以助石膏，滋肾阴以助熟地黄，并能泻肾中虚火；麦冬既清又养，清热养阴，共为佐药。牛膝引热下行，兼补肝肾，为佐使。诸药同用，胃热得清，肾阴得滋，补泻并投，标本同治。

【临床应用】现代常用本方加减治疗口腔炎、牙龈炎、舌炎、糖尿病等证属胃火盛肾水亏者。有报道使用玉女煎加味治疗尿失禁获得满意疗效。

【现代研究】玉女煎具有降血糖作用。

清胃散

《脾胃论》

【组成】生地黄　当归　牡丹皮　升麻各6g　黄连6g

【用法】水煎服。

【功效】清泻胃火，凉血和血。

【主治】

胃火上攻证　症见牙痛牵引头痛，面赤发热；或牙宣出血，或牙龈肿痛溃烂，口臭口干，舌红苔黄，脉数。

【方解】方中黄连清泻中焦胃火，为君；升麻清热解毒，宣达郁热，为臣。两药相合，苦降与升散并用。热盛必伤阴血，用生地黄凉血滋阴，当归养血和血，牡丹皮清热凉血散瘀，共为佐药；升麻又引药入阳明，兼使药。诸药共用，使火降热清，肿消血止，共奏清胃凉血之效。《医方集解》记载本方有石膏，以加强清胃功效。

【临床应用】现代常用本方加减治疗牙周炎、口腔炎、三叉神经痛等属胃火上攻者。有报道用清胃散加减配合针刺治疗寻常痤疮，取得良好疗效。

【注意事项】牙痛属风寒及肾虚火炎者不宜使用。

【现代研究】清胃散煎剂有一定的抑菌作用，但不明显。对大鼠的炎性肿胀有明显的抑制作用，对大鼠肉芽肿的形成有显著抑制作用。

龙胆泻肝汤

《医方集解》

【组成】龙胆草 6g　黄芩 9g　栀子 9g　泽泻 12g　木通 9g　车前子 9g　当归 3g　生地黄 9g　柴胡 6g　生甘草 6g

【用法】水煎服。亦可做丸剂，每服 6 ~ 9g，温开水送服。

【功效】泻肝胆实火，清下焦湿热。

【主治】

肝胆实火上炎和肝胆湿热下注证　症见头痛目赤，胁痛口苦，耳肿耳聋，阴肿阴痒，小便淋浊，妇女湿热带下等，舌红苔黄或腻，脉弦数有力。

【方解】本方为泻肝良方。方中龙胆草味苦性寒，专入肝胆，能泻肝胆实火，除下焦湿热，为君；配栀子苦寒降泄，入肝泻火，利尿除湿，配柴胡、黄芩入胆清热，共为臣药；用泽泻、木通、车前子清热利湿，使邪有出路。邪热易伤阴血，配当归、生地黄养血滋阴，共为佐药；又以柴胡舒畅肝胆、甘草解毒以调和诸药，共为使药。诸药合用，则肝火得泻，湿热得清，诸症自解。

【临床应用】现代常用本方加减治疗急性黄疸型肝炎、高血压、白血病、神经官能症、带状疱疹、传染性软疣、湿疹、脂溢性皮炎、角膜溃疡、尖锐湿疣、睾丸炎、非细菌性前列腺炎、乳腺炎、带下、小儿口疮、痤疮、急性中耳炎等属肝胆湿热实火者。

【注意事项】方中药物多苦寒，易伤脾胃，故对脾胃虚寒和阴虚阳亢之证，皆非所宜。

【现代研究】龙胆泻肝汤具有消炎抑菌等作用，还能显著提高巨噬细胞的吞噬率和吞噬指数，能促进淋巴细胞转化。

白头翁汤

《伤寒论》

【组成】白头翁 9g　黄连 12g　黄柏 12g　秦皮 12g

【用法】水煎服。

【功效】清热解毒，凉血止痢。

【主治】

热毒血痢证　症见腹痛，下痢脓血，里急后重，肛门灼热，渴欲饮水，舌红苔黄，脉弦数。

【方解】本方为治热毒赤痢的主要方剂。用白头翁清热解毒凉血，善治热毒血痢，为君；配黄连、黄柏燥湿止痢，泻火解毒，为臣；用秦皮取其清热燥湿、收涩止痢之效，为佐。四药合用，清热解毒止痢效果更为显著。

【临床应用】 现代常用本方治疗急性细菌性痢疾、阿米巴痢疾、小儿鞭毛滴虫引起的泻痢及急性肠炎、溃疡性结肠炎、婴幼儿腹泻等，还用于热毒型泌尿系感染。

【现代研究】 白头翁汤对痢疾杆菌有明显的抑制作用。能增强白细胞吞噬金黄色葡萄球菌的能力，并能增强单核吞噬细胞系统的吞噬功能，对于细菌毒素还有明显的解毒效果。

泻白散

《小儿药证直诀》

【组成】 地骨皮 9g　桑白皮（炒）15g　甘草（炙）3g

【用法】 上药锉散，入粳米一撮，水二小盏，煎七分，食前服。

【功效】 清泻肺热，止咳平喘。

【主治】

肺热咳喘证　症见气喘咳嗽，皮肤蒸热，日晡尤甚，舌红苔黄，脉细数。

【方解】 本方主治肺有伏火郁热。方中桑白皮主入肺经，有清泻肺热、平喘止咳之功，为君；地骨皮甘寒入肺，可助君药泻肺中伏火，且有养阴之功，君臣相合，清泻肺火，以复肺气之肃降。炙甘草、粳米养胃和中，以扶肺气，共为佐使。四药合用，共奏泻肺清热、止咳平喘之功。

【临床应用】 现代常用本方治疗小儿麻疹初期、肺炎或支气管炎等属肺热者。

【注意事项】 本方平和，尤宜于正气未伤，伏火不甚者，但风寒咳嗽或肺虚咳喘者不宜使用。

【现代研究】 泻白散有抗哮喘的作用。

【附方】

葶苈大枣泻肺汤（《金匮要略》）

[组成] 葶苈子 9g，大枣 12 枚。

[功效] 泻肺行水，下气平喘。

[主治] 痰涎壅盛，咳喘胸满。

[类方比较] 本方与泻白散均有泻肺作用，但本方泻肺中痰水，泻白散泻肺中伏火。

第五节　清虚热剂

清虚热剂适用于热病后期，邪热未尽，阴液已伤所致的夜热早凉，热退无汗，舌红少苔的虚热证；或肝肾阴虚所致的骨蒸潮热、盗汗证。治以清虚热为主，常配伍滋阴清热或泻火之品。代表方有青蒿鳖甲汤、当归六黄汤等。

青蒿鳖甲汤

《温病条辨》

【组成】 青蒿 6g　鳖甲 15g　生地黄 12g　知母 6g　牡丹皮 9g

【用法】 水煎服。

【功效】养阴透热。

【主治】

温病后期，邪热未清，深伏阴分之虚热证　症见夜热早凉，热退无汗，舌红少苔，脉细数。

【方解】本方为清虚热的代表方。立法之意，在于使深伏阴分的热邪透出阳分而解。方中鳖甲咸寒，直入阴分，滋阴以退虚热；用青蒿芳香清透，引邪外出，共为君药。配生地黄甘寒清热、知母滋阴降火，助鳖甲以养阴退热；配牡丹皮辛苦微寒，凉血透热，助青蒿透泄阴中伏火，共为臣药。合用既透邪热，又不伤阴分，实为清虚热之良方。

【临床应用】现代常用本方加减治疗各种原因不明的发热、活动性肺结核或肾结核、慢性肾盂肾炎、小儿夏季热、妇女经行发热等证属虚热者。

【注意事项】阴虚欲作抽搐者不宜用本方。

【现代研究】青蒿鳖甲汤中主药青蒿水溶性部分临床试用有解热作用。此外，本方还具有镇静、解痉及抗病原微生物等作用。

当归六黄汤

《兰室秘藏》

【组成】当归　生地黄　熟地黄　黄芩　黄连　黄柏各6g　黄芪12g

【用法】水煎服。

【功效】滋阴泻火，固表止汗。

【主治】

阴虚火旺之盗汗证　症见发热盗汗，面赤心烦，口干唇燥，大便干结，小便黄赤，舌红苔黄，脉数。

【方解】方中当归、生地黄、熟地黄入肝肾以养血滋阴，以制虚火，为君；黄芩、黄连、黄柏泻火除烦，坚阴止汗，为臣；君臣相合，一育阴，　清热。倍用黄芪益气固表止汗，以防汗多所致气津两伤，为佐。诸药合用，使阴复热退，气充表固，诸症自愈。

【临床应用】现代常用本方加减治疗肺结核、甲状腺功能亢进症、干燥综合征、白塞病、糖尿病、更年期综合征等证属阴虚火旺者。有报道使用当归六黄汤加味治疗血小板减少性紫癜，取得较好效果。

【注意事项】本方养阴泻火之力颇强，对于阴虚火旺，中气未伤者适用。脾胃虚弱，纳减便溏者则不宜用。

【现代研究】动物实验提示当归六黄汤能通过对宿主的作用产生间接抗菌效果。

其他清热中成药小结见表35－1。

表35－1　其他清热中成药

中成药	功效	适应证	使用注意
黄连上清丸	散风清热 泻火止痛	风热上攻，肺胃热盛所致诸证	脾胃虚寒者禁用。孕妇、老人、儿童及阴虚火旺者慎用
一清颗粒（胶囊）	清热泻火解毒 化瘀凉血止血	火毒血热所致诸证	阴虚火旺、体弱年迈者慎用。中病即止。出现腹泻时可酌情减量

续表

中成药	功效	适应证	使用注意
黛蛤散	清肝利肺 降逆除烦	肝火犯肺所致诸证	孕妇及阳气虚弱者慎用
牛黄上清胶囊（片、丸）	清热泻火 散风止痛	热毒内盛、风火上攻所致诸证	阴虚火旺所致头痛、眩晕、牙痛、咽痛忌用。孕妇、老人、儿童及素体脾胃虚弱者慎服
清胃黄连丸（片）	清胃泻火 解毒消肿	肺胃火盛所致诸证	孕妇、体弱、年迈及阴虚火旺者慎服
牛黄解毒胶囊（片、丸、软胶囊）	清热解毒	火热内盛所致诸证	孕妇禁用。虚火上炎所致的口疮、牙痛、喉痹慎服。脾胃虚弱者慎用。因其含有雄黄，故不宜过量、久服
牛黄至宝丸	清热解毒 泻火通便	胃肠积热所致诸证	孕妇禁用。冷秘者慎用。不宜久服
新雪颗粒	清热解毒	外感热病，热毒壅盛证	孕妇禁用。外感风寒证慎用
芩连片	清热解毒 消肿止痛	脏腑蕴热，头痛目赤等症	孕妇、中焦虚寒、阴虚者及素体虚弱者慎用
导赤丸	清热泻火 利尿通便	火热内盛所致的口舌生疮等症	孕妇禁用。脾虚便溏及体弱年迈者慎用
板蓝根颗粒	清热解毒 凉血利咽	肺胃热盛所致的咽喉肿痛等症	阴虚火旺者、老人及素体脾胃虚弱者慎用
清热解毒口服液	清热解毒	热毒壅盛所致的发热面赤等症	风寒感冒者慎用
西黄丸	清热解毒 消肿散结	热毒壅结所致的痈疽疔毒、瘰疬、流注、癌肿	孕妇禁用。脾胃虚寒者慎用

药师考点

一、A 型题（最佳选择题）

1. 黛蛤散的功效是

A. 散风清热，泻火止痛　　B. 清热泻火解毒，化瘀凉血止血

C. 清肝利肺，降逆除烦　　D. 清热泻火，散风止痛

E. 清胃泻火，解毒消肿

二、B 型题（配伍选择题）

A. 利尿通便　　B. 泻火通便　　C. 散风止痛

D. 凉血利咽　　E. 消肿止痛

2. 除清热解毒外，芩连片还能

3. 除清热解毒外，牛黄至宝丸还能

三、C 型题（综合分析选择题）

患者，男，50 岁，与同事争执后出现头晕目赤，耳鸣耳肿疼痛，伴胁痛口苦，舌红苔

扫码“练一练”

黄，脉弦滑。予龙胆泻肝丸治疗。

4. 龙胆泻肝丸的功效是

A. 散风清热，泻火之痛　　B. 清热泻火，散风止痛

C. 清热解毒　　D. 泻肝胆实火，清下焦湿热

E. 清热泻火解毒，化瘀凉血止血

5. 下列属于不能再继续服用龙胆泻肝丸的情况是

A. 服药后大便每日 4～5 次　　B. 服药后大便不成形

C. 服药后头痛不减，伴呕吐　　D. 服药后舌苔变白者

E. 服药后仍有耳鸣，但减轻

四、X 型题（多项选择题）

6. 下列成药孕妇禁用的是

A. 西黄丸　　B. 黄连解毒汤　　C. 清热解毒口服液

D. 板蓝根颗粒　　E. 导赤丸

扫码"学一学"

第三十六章　祛湿剂

学习目标

掌握　羌活胜湿汤、平胃散、藿香正气散、茵陈蒿汤、五苓散、真武汤的组成、功效、主治及配伍意义。

熟悉　1. 祛湿剂的概念、分类及注意事项。

2. 独活寄生汤、八正散、防己黄芪汤的组成、功效、主治及配伍意义。

了解　小活络丹、二妙散及五皮散的功效和主治。

凡以祛湿药为主组成，具有化湿利水、通淋泄浊等作用，用于治疗水湿病证的方剂，统称为祛湿剂。属于八法中的"消法"。

湿邪为病，有从外袭，有自内生。从外袭者，每由久处湿境，天雨湿蒸，冒雾涉水，汗出沾衣，正不胜邪所致。此则多伤人体肌表经络，其发病则见恶寒发热，头胀身重，肢节烦疼，或面目浮肿等。自内生者，每因恣啖生冷，过饮酒酪，湿浊内盛，困伤脾气，健运失司所致。其病则见胸脘痞闷，呕恶泄利，黄疸淋浊，足跗浮肿等。然肌表与脏腑，表里相关，表湿可内传脏腑，里湿亦可外溢肌肤，故外湿内湿，亦可相兼并见。

湿邪为病，常有风、寒、暑、热相兼，人体又有虚实强弱之别，所犯部位又有上下表里之分，病情亦有寒化、热化之异。因此，祛湿之法亦较为复杂。大抵湿在上在外者，可表散微汗以解之；在内在下者，可芳香苦燥以化之，或甘淡渗利以除之；从寒化者，宜温阳化湿；从热化者，宜清热祛湿；体虚湿盛者，又当祛湿扶正兼顾。祛湿剂分为祛风湿剂、化湿和胃剂、清热祛湿剂、利水渗湿剂、温化水湿剂五类。

湿与水，同类异名。人身之中，主水在肾，制水在脾，调水在肺。脾虚则生湿，肾虚则水泛，肺失宣降则水津不布，故水湿为病与肺、脾、肾关系密切。其他如三焦、膀胱亦与水湿相关，三焦气阻则决渎无权，膀胱不利则小便不通，所以在治疗上需密切联系脏腑。

湿邪重着黏腻，易于阻碍气机，故祛湿剂中常配伍理气药，以求气化则湿亦化。湿邪在表在上者，常以芳香宣上之祛湿药配祛风发散之品，使湿从外出；湿自内生者，常以苦燥运中与淡渗利下药配伍，或配健脾助运之品，使湿从中消；或配温肾助阳之药以通气化，使湿从下出。

祛湿剂多由芳香温燥或甘淡渗利之药组成，燥、利太过，均易于耗伤阴津，故素体阴虚津亏不宜用；久用也可耗气伤正，故病后体弱及孕妇水肿者，也当慎用，或配伍健脾扶正之品。

第一节　祛风湿剂

祛风湿剂，适用于外感风湿所致的头痛、身痛、腰膝疼痛、肢节不利等。常用祛风湿药如羌活、秦艽、防风为主组成。风湿为病，有邪在肌表，或正气不足，风寒湿邪稽留体内，久而不去。故本类方剂又常配伍解表止痛、补肝肾、益气血等药物。代表方有羌活胜湿汤、独活寄生汤等。

羌活胜湿汤

《内外伤辨惑论》

【组成】羌活　独活各6g　藁本　防风　炙甘草　川芎各3g　蔓荆子2g

【用法】水煎服。

【功效】祛风胜湿。

【主治】

风湿在表　症见头痛身重，肩背疼痛不可回顾，或腰脊疼痛，难以转侧，恶寒发热，苔白，脉浮。

【方解】方中羌活、独活为君药，取羌活入太阳经，善祛上部风湿；独活入少阴经，善祛下部风湿，两药合用，既辛散周身，又通利关节，通痹止痛。以防风为臣药，祛风胜湿解表，助二活之用。佐以藁本、蔓荆子、川芎，祛风散邪以止头痛。其中藁本为太阳经药，善治巅顶痛；蔓荆子长于祛散在上之风湿，亦主头痛；川芎上行头目，有行血止痛之功。使以炙甘草调和诸药。全方合用，共奏祛风胜湿之功。

【临床应用】现代常用本方加减治疗感冒、头痛、风湿性关节炎等证属风湿在表者。

【现代研究】本方具有抗炎作用，且能调节炎症机体的免疫功能状态。此外，本方还有改善病理状态微循环障碍的作用。

独活寄生汤

《备急千金要方》

【组成】独活9g　桑寄生　杜仲　牛膝　细辛　秦艽　茯苓　肉桂心　防风　川芎　人参　甘草　当归　芍药　干地黄各6g

【用法】水煎服。

【功效】祛风湿，止痹痛，益肝肾，补气血。

【主治】

肝肾亏虚，气血不足之痹证　症见腰膝疼痛，肢节屈伸不利，或麻木不仁，畏寒喜温，心悸气短，舌淡苔白，脉细弱。

【方解】方中独活辛散苦燥，善祛深伏骨节之风寒湿邪，并有止腰膝痹痛之长；桑寄生能补肝肾，壮筋骨，祛风湿，亦有止腰腿疼痛之功，共为君药。细辛、肉桂心辛散寒湿，温通经脉而止痛；防风疏风胜湿，透邪外出；秦艽善搜筋肉之风湿，通经止痛；杜仲、牛膝补肝肾，强筋骨，止痹痛，共为臣药。其中细辛、肉桂心、防风、秦艽助独活祛风散寒除湿，止痹痛。杜仲、牛膝助桑寄生补益肝肾，强筋壮骨。干地黄、当归、川芎、芍药补血调血；人参、茯苓益气健脾，使气血两补，以扶正祛邪。此五味为佐药，甘草益气和药，亦为佐使。全方合用，使风湿得除，气血得充，肝肾得补，诸症自愈。

【临床应用】现代常用本方加减治疗慢性风湿性关节炎、慢性腰腿痛、坐骨神经痛、骨质增生症等证属肝肾亏损、气血不足、风寒湿痹者。

【现代研究】独活寄生汤具有对抗渗出性炎症的作用，对非特异性炎症具有抑制作用，还可改善脑血管流量，降低血管阻力，又不增加心率。

小活络丹

《太平惠民和剂局方》

【组成】川乌　草乌　地龙　天南星各180g　乳香　没药各66g

【用法】为丸，如梧桐子大，每服二十丸，冷酒送下。亦可作汤剂。

【功效】祛风除湿，化痰通络，活血止痛。

【主治】

风寒湿痹　症见肢体筋脉疼痛，麻木拘挛，屈伸不利，疼痛游走不定。亦治中风，手足不仁，日久不愈，经络中湿痰死血，而见腰腿疼痛。

【方解】方中制川乌、草乌均为辛热之品，功专逐风邪、除寒湿而通络止痛，共为君药。天南星祛风燥湿化痰，以除经络中之风痰湿浊，是为臣药。“治风先治血，血行风自灭”，故以乳香、没药行气活血，化瘀通络，使气血流畅，则风寒湿邪不复留滞，且两药均兼止痛之良效；地龙性善走窜，为入络之佳品，功可通经活络，共为佐药。更用陈酒善行以助药势，引诸药直达病所，并可温散寒湿之邪而为使药。诸药相合则风寒痰湿与瘀血均得以祛除，经络得通，营卫调和，则肢体肌肤得以温养，诸症可治。

【临床应用】现代常用本方加减治疗风湿性关节炎、类风湿关节炎、坐骨神经痛、骨质增生等属风寒湿邪留着经络者。

【现代研究】小活络丹具有镇静、镇痛、抗炎、解痉及扩张血管等作用。

第二节　化湿和胃剂

化湿和胃剂适用于湿浊内盛、脾胃失和所致的脘腹痞满，嗳气吞酸，呕吐泄泻，食少体倦等症。此类方剂常以苦温燥湿与芳香化湿之品组成。湿浊内盛证，常见湿阻气机，或外感风寒，脾胃失和等病机，故本类方剂常配伍行气、解表、和中等药。其代表方有平胃散、藿香正气散等。

平胃散

《太平惠民和剂局方》

【组成】苍术15g　厚朴　陈皮各9g　甘草4g

【用法】共为细末，每服3～5g，姜枣煎汤送下，或水煎服。

【功效】燥湿健脾，行气和胃。

【主治】

湿滞脾胃证　症见脘腹胀满，不思饮食，口淡无味，呕吐恶心，嗳气吞酸，肢体酸痛，怠惰嗜卧，常多自利，舌苔白腻而厚，脉缓。

【方解】方中重用苍术为君，其味辛苦性温燥，归脾胃二经，味辛以散其湿，苦以燥其湿，香烈以化其浊，为燥湿健脾、降浊和胃之要药。厚朴辛苦性温，有行气化湿、消胀除满之功，助苍术以加强健脾燥湿之力。佐以陈皮行气化滞，醒脾和胃，协厚朴以加强下气降逆、散满消胀之效。炙甘草、生姜、大枣调和脾胃，以助健运；甘草又兼调和诸药，共为佐使。诸药合用，可使湿浊得化，气机调畅，脾胃复健，诸症自除。

【临床应用】现代常用本方加减治疗急慢性胃肠炎、胃及十二指肠溃疡、消化不良、胃肠神经官能症等证属湿滞脾胃者。

藿香正气散

《太平惠民和剂局方》

【组成】大腹皮　白芷　紫苏　茯苓各30g　半夏曲　白术　陈皮　厚朴　苦桔梗各60g　藿香90g　炙甘草75g

【用法】共为细末，每服6g。姜、枣煎汤送服，或水煎服（用量酌减）。

【功效】解表化湿，理气和中。

【主治】

外感风寒，内伤湿滞证　症见霍乱吐泻，发热恶寒，头痛，胸膈满闷，脘腹疼痛，舌苔白腻，或山岚瘴疟等。

【方解】方中藿香辛温，其气芳香，外散在表之风寒，内化脾胃之湿滞，辟秽和中，升清降浊，用量独重，为君药。紫苏、白芷辛香发散，外解风寒，兼化湿浊；半夏曲、厚朴燥湿和胃，降逆止呕；此二组助藿香解表化湿，为臣药。桔梗宣利肺气，陈皮理气和中，大腹皮行气消胀，此三味疏畅三焦气机，以助解表化湿；白术、茯苓健脾运湿，和中止泻，共为佐药。生姜、大枣、炙甘草健脾和胃，调和诸药，并为佐使药。诸药相合，共奏解表化湿、理气和中之功，使风寒得解，湿浊得化，气机调畅，清升浊降，诸症自除。

【临床应用】现代常用本方加减治疗夏秋季节性感冒、流行性感冒、胃肠型感冒、急性胃肠炎、消化不良等证属于外感风寒、内伤湿滞者。

【现代研究】低浓度藿香正气散（丸、水）对离体家兔小肠具有双向调节作用，能够治疗肠痉挛引起的腹痛，对胃肠平滑肌有良好的解痉作用，还有镇痛、抗菌作用。

第三节　清热祛湿剂

清热祛湿剂适用于湿热外感，或湿热内盛，或湿热下注所致的湿温、黄疸、霍乱、热淋、痢疾、泄泻、痿痹等证。常由清热利湿药和清热燥湿药组成。由于肺主宣发肃降，能通调水道，脾主升清，胃主降浊，邪在气分，多与肺脾胃关联，故本类方剂常配伍宣肺、醒脾、和胃等畅利气机之品。代表方有茵陈蒿汤、二妙散、八正散等。

茵陈蒿汤

《伤寒论》

【组成】茵陈18g　栀子9g　大黄6g

【用法】水煎服。

【功效】清热，利湿，退黄。

【主治】

湿热黄疸　症见一身面目俱黄，黄色鲜明如橘，腹胀满，口渴，小便短赤，舌苔黄腻，脉滑数或沉实。

【方解】方中重用茵陈为君药，以其最善清利湿热，利胆退黄，且其芳香舒脾而能透表畅气，是治黄疸之要药。臣以栀子清热燥湿，并利三焦，引湿热下行。佐以大黄降瘀泄热，通利二便，以开湿热下行之道。方中茵陈配栀子，使湿热从小便而出；茵陈配大黄，使瘀热从大便而解。全方三药合用，使湿热前后分消，黄疸自愈。

【临床应用】现代常用本方加减治疗急慢性黄疸型传染性肝炎、胆囊炎、胆结石、钩端螺旋体病以及疟疾、伤寒、败血症等证属肝胆湿热蕴结者。

【现代研究】茵陈蒿汤对实验性肝损伤有较好的保护作用。本方可促进胆汁分泌和排泄，可使血清中胆红素、脂质含量改变。

【附方】

茵陈四逆汤（《卫生宝鉴》）

[组成] 干姜6g，炙甘草6g，附子9g，茵陈18g。

[用法] 水煎服。

[功效] 温里助阳，利湿退黄。

[主治] 阴黄。症见黄色晦暗，皮肤冷，背恶寒，手足不温，神倦食少，脉紧细或沉细无力。

二妙散

《丹溪心法》

【组成】黄柏　苍术各15g

【用法】为散，各等份，每服3～5g；或为丸，亦可水煎服。

【功效】清热燥湿。

【主治】

湿热下注证　症见筋骨疼痛，或两足痿软无力，或足膝红肿热痛，或下部湿疮，小便短赤，或湿热带下，舌苔黄腻。

【方解】方中黄柏主入下焦，清热燥湿，尤善于祛下焦肾与膀胱之湿热，为君药。苍术主入脾胃，既内燥脾湿以杜生湿之源，又能外散湿邪，为臣药。两药相合，标本并治，湿热同除。

【临床应用】现代常用本方加减治疗风湿性关节炎、阴囊湿疹、神经性皮炎、急性肾小球肾炎、阴道炎等证属湿热下注者。

【现代研究】二妙散中的苍术烟熏对多种细菌及病毒均有抑制作用，其挥发油有镇静、镇痛作用；黄柏有广谱抑菌作用，此外还具有一定的肌肉松弛作用。

【附方】

1. 三妙丸（《医学正传》）

[组成] 黄柏120g，苍术180g，川牛膝60g。

[用法] 为末，面糊为丸，如梧桐子大，每服50～70丸，空心姜、盐汤下。

[功效] 清热燥湿。

[主治] 湿热下注。两足麻木，或如火烙之热。

2. 四妙丸（《成方便读》）

［组成］黄柏、薏米各240g，苍术、怀牛膝各120g。

［用法］水泛小丸，每服6～9g，温开水送下。

［功效］清热利湿。

［主治］湿热下注，两足麻痿肿痛等症。

八正散

《太平惠民和剂局方》

【组成】车前子　瞿麦　萹蓄　滑石　山栀子　炙甘草　木通　大黄各500g

【用法】为散，每服6～9g。亦可水煎服（用量酌减），原方煎服时加入灯心草。

【功效】清热泻火，利水通淋。

【主治】湿热淋证。症见小便浑赤，溺时涩痛，淋漓不畅，甚或癃闭不通，小腹急满，口燥咽干，舌苔黄腻，脉滑数。

【方解】本方为清热通淋的常用方。方中瞿麦、萹蓄味苦性寒，善清利膀胱湿热，有利小便、去淋浊、通癃闭之专长，为君药。配木通清心利小肠，车前子清肺利膀胱，滑石清利三焦并通淋利窍，共助君药清热利水之力，为臣药。栀子清利三焦湿热，大黄泻热降火利湿，两味相伍，引湿热从二便出，共为佐药。灯心草清心除烦，甘草和中，制苦寒渗利太过，兼调诸药，缓急而止茎中痛，为佐使药。全方相合，共奏清热泻火、利水通淋之效。

【临床应用】现代常用本方加减治疗急性膀胱炎、尿道炎、肾盂肾炎、前列腺炎、泌尿结石等证属膀胱湿热者。

【现代研究】在体外抗菌实验中，八正散对大肠埃希菌、变形杆菌、甲型副伤寒杆菌、福氏痢疾杆菌2α等均有一定的抑制作用，对金黄色葡萄球菌有较强的抑制作用。

第四节　利水渗湿剂

利水渗湿剂适用于水湿内盛所致的水肿、癃闭、淋浊、泄泻等证。此类方剂主要有通利小便的作用“治湿不利小便，非其治也”，正是对此而言。常用利水渗湿药为主配伍成方。水湿壅盛之证，病机常涉及风寒外袭，气化受阻；或水热互结，水道不利；气虚受风，湿郁肌表；或脾虚湿盛，气机壅滞等，故本类方剂常配伍解表、清热、健脾、理气等药。代表方有五苓散、防己黄芪汤、五皮散等。

五苓散

《伤寒论》

【组成】猪苓9g　泽泻15g　白术　茯苓各9g　桂枝6g

【用法】为散，每服3～6g。或水煎服。

【功效】利水渗湿，温阳化气。

【主治】

1. 蓄水证 症见小便不利，头痛发热，烦渴欲饮，水入即吐，苔白，脉浮。

2. 水湿内停之水肿、泄泻、小便不利。

3. 痰饮内停 症见脐下动悸，吐涎沫而头眩，或短气而咳。

【方解】方中重用泽泻，直达肾与膀胱，能利水祛湿，兼能清热，为君药。茯苓、猪苓淡渗利水，以增强泽泻利水去湿之力，合而为臣药。白术健脾燥湿，促进运化，既可化水为津，又可输津四布；更用桂枝温通阳气，内助膀胱气化，协渗利药以布津行水，又外散表邪，共为佐药。五药相合，共奏化气、行水、解表之功。

【临床应用】现代常用本方加减治疗慢性肾炎、肝硬化所致的水肿，亦用于急性胃肠炎、尿潴留、脑积水、梅尼埃病等证属水湿或痰饮内停者。

【现代研究】五苓散具有明显持久的利尿作用，且对机体无损害，不会引起低钾血症和代谢性碱血症。

【附方】

1. 四苓散（《明医指掌》）

［组成］白术、茯苓、猪苓、泽泻各9g。

［用法］水煎服。

［功效］渗湿利水。

［主治］水湿内停证。症见小便短少，大便溏泻。

2. 胃苓汤（《丹溪心法》）

［组成］五苓散3g，平胃散3g。

［用法］姜枣煎，空腹服。

［功效］渗湿和胃。

［主治］水湿内停气滞证。症见水谷不分、泄泻，以及水肿、腹胀、小便不利。

防己黄芪汤

《金匮要略》

【组成】防己12g　黄芪15g　白术9g　甘草6g

【用法】加姜、枣，水煎服。服后取微汗。

【功效】益气祛风，健脾利水。

【主治】

气虚之风水、风湿证 症见汗出恶风，身重或肿，小便不利，舌淡苔白，脉浮。

【方解】方中防己苦泄辛散，祛风除湿，利水消肿。黄芪补气健脾补肺，尤能固表行水。两药相伍，补气祛湿利水，祛风散邪固表，共为君药。白术补脾燥湿，既助黄芪补气固表，又助防己祛湿利水，为佐药。甘草益气健脾，调和诸药；生姜、大枣调和营卫，并为佐使之药。诸药合用，共奏益气祛风、健脾利水之功效，使脾气健运，表虚得固，风邪得除，水湿得行，诸症自愈。

【临床应用】现代常用本方加减治疗风湿性关节炎、类风湿关节炎、心源性水肿、营养不良性水肿、肾源性水肿等证属气虚不固、风湿郁滞者。

【现代研究】防己黄芪汤具有强心、扩冠、利尿、抗炎、抗过敏、解热镇痛及保护肝脏等药理作用。其提取物具有封闭异常免疫球蛋白的基因表达作用。

五皮散

《华氏中藏经》

【组成】 生姜皮　桑白皮　橘皮　大腹皮　茯苓皮各9g

【用法】 水煎服。

【功效】 利水消肿，行气祛湿。

【主治】

水气停滞之皮水证　症见头面四肢悉肿，心腹胀满，上气喘急，小便不利，或妊娠水肿，苔白腻，脉沉缓。

【方解】 方中茯苓皮为君，甘淡渗湿，利水消肿，兼可健脾。以大腹皮、陈皮为臣，其中大腹皮辛温，行脾胃之气，疏小肠以复其泌清浊之功能，行气宽中除满，渗利水湿；陈皮辛苦温，行肺脾之气，苦燥肺脾之湿以和胃。两药相合，使气行则水湿得行。生姜皮辛散脾胃及肌肤之水湿，宣发肺气以通调水道；桑白皮善肃降肺气并利水，与姜皮共助肺之治节，使水湿下输膀胱而出，二者为佐药。五药使用，共奏利水消肿，理气祛湿健脾之功效。

【临床应用】 现代常用本方加减治疗肾炎水肿、心源性水肿、肝硬化性水肿、经行水肿、妊娠水肿等证属水停气滞者。

【现代研究】 五皮散可能有利尿、消肿、抗炎、抗溃疡等药理作用。

第五节　温化水湿剂

温化水湿剂适用于阳虚气不化水或湿从寒而化所致的痰饮、水肿、痹证、脚气等。根据主治证病机特点，此类方剂主要以温阳药与利湿药配伍而成。本证病机常涉及阳虚内寒、脾虚不运、饮停气阻以及清浊相混等，故本类方剂又常配伍温阳祛寒、健脾益气、理气行滞以及分清化浊之品。代表方有真武汤等。

真武汤

《伤寒论》

【组成】 茯苓　芍药　生姜　附子各9g　白术6g

【用法】 水煎服。

【功效】 温阳利水。

【主治】

脾肾阳虚，水饮内停证　症见小便不利，四肢疼痛，甚则肢体浮肿，腹痛下利，口不渴，苔白，脉沉。

【方解】 方中附子辛热，主入心肾，能温补肾阳，散寒止痛，为君。茯苓淡渗利水，生姜温中散寒行水气，助君药以温阳散寒，化气行水，共为臣。白术苦甘而温，健脾燥湿；白芍酸而微寒，敛阴缓急而止痛，并利小便，且兼制附子之温燥，共为佐。五药相合，共奏温阳利水之功，使阳复阴化水行。

【临床应用】 现代常用本方加减治疗慢性肾炎、肾病综合征、尿毒症、肾积水、肾结石、心力衰竭、心律失常、梅尼埃病等证属阳虚水饮内停者。

【现代研究】 真武汤具有显著的强心利尿作用，在心力衰竭时，强心作用更为显著。本方药能改善心衰状态下动物肾脏的泌尿功能，有显著的利尿作用。

其他祛湿中成药小结见表 36－1。

表 36－1 其他祛湿中成药

中成药	功效	适应证	使用注意
肾炎四味片	清热利尿 补气健脾	湿热内蕴兼气虚所致的水肿	孕妇禁用。脾肾阳虚或风水水肿者慎用
肾炎康复片	益气养阴 健脾补肾 清解余毒	气阴两虚，脾肾不足，水湿内停所致的水肿	孕妇及急性肾炎所致的水肿慎用
癃闭舒胶囊	益肾活血 清热通淋	肾气不足、湿热瘀阻所致的癃闭	孕妇、出血证、有肝肾功能损害者禁用。肺热壅盛、肝郁气滞、脾虚气陷所致的癃闭慎用。有慢性肝脏疾病者慎用
三金片	清热解毒 利湿通淋 益肾	下焦湿热所致的热淋	淋证属于肝郁气滞或脾肾两虚者慎用
排石颗粒	清热利水 通淋排石	下焦湿热所致的石淋	孕妇禁用。久病伤正兼见肾阴不足或脾气亏虚等证者慎用。双肾结石或结石直径≥1.5cm，或结石嵌顿时间长的患者慎用
癃清片(胶囊)	清热解毒 凉血通淋	下焦湿热所致的热淋	体虚胃寒者不宜服用。淋证属于肝郁气滞或脾肾两虚，膀胱气化不行者不宜使用。肝郁气滞，脾虚气陷，肾阳衰惫，肾阴亏耗所致的癃闭不宜使用
茵栀黄口服液	清热解毒 利湿退黄	肝胆湿热所致的黄疸	阴黄者不宜使用
茵陈五苓丸	清湿热 利小便	肝胆湿热、脾肺郁结所致的黄疸	孕妇慎用
消炎利胆片(胶囊、颗粒)	清热 祛湿 利胆	肝胆湿热所致的胁痛等症	孕妇慎用。脾胃虚寒者慎用。因所含苦木有一定毒性，不宜久服
香连丸	清热化湿 行气止痛	大肠湿热所致的痢疾	寒湿及虚寒下痢者慎用
香连化滞丸	清热利湿 行血化滞	大肠湿热所致的痢疾	孕妇、寒湿或虚寒下痢者慎用
萆薢分清丸	分清化浊 温肾利湿	肾不化气、清浊不分所致的白浊、小便频数	膀胱湿热壅盛所致的小便白浊及尿频、淋沥涩痛者忌用
木瓜丸	祛风散寒 除湿通络	风寒湿闭阻所致的痹证	所含制川乌、制草乌有大毒，故孕妇禁用，不可过量或久服。风湿热痹者慎用
风湿骨痛丸(胶囊)	温经散寒 通络止痛	寒湿闭阻经络所致的痹证	所含制川乌、制草乌有大毒，故孕妇禁用，不可过量或久服。阴虚火旺或湿热痹痛者慎用
痛风定胶囊	清热祛湿 活血通络定痛	湿热瘀阻所致的痹证	孕妇慎用。风寒湿痹者慎用。因含土茯苓，故服药后不宜立即饮茶
颈复康颗粒	活血通络 散风止痛	风湿瘀阻所致的颈椎病	孕妇忌服。消化道溃疡、肾性高血压患者慎服
天麻丸（片）	祛风除湿 通络止痛 补益肝肾	风湿痹阻、肝肾不足所致的痹证	所含附子有毒，故孕妇慎用。湿热痹者慎用

续表

中成药	功效	适应证	使用注意
尪痹颗粒（片）	补肝肾 强筋骨 祛风湿 通经络	肝肾不足、风湿痹阻所致的尪痹	孕妇禁用，湿热实证者慎用

药师考点

扫码“练一练”

一、A 型题（最佳选择题）

1. 茵陈五苓丸的主治证是
   A. 肝胆湿热、脾肺郁结所致的黄疸
   B. 肝胆湿热所致的黄疸
   C. 阳不化气、水湿内停所致的水肿
   D. 肾不化气、清浊不分所致的白浊
   E. 肝胆湿热所致的胁痛、口苦
2. 肾炎康复片的功效是
   A. 清热利尿，补气健脾　　B. 益气养阴，健脾补肾，清解余毒
   C. 清热，利尿，通淋　　D. 益肾活血，清热通淋
   E. 清热解毒，利湿通淋，益肾

二、B 型题（配伍选择题）

A. 分清化浊，温肾利湿　　B. 温阳化气，利湿行水
C. 清热利湿，行血化滞　　D. 清热化湿，行气止痛
E. 清热，祛湿，利胆

3. 香连丸的功效是
4. 香连化滞丸的功效是

三、C 型题（综合分析选择题）

患者，女，24 岁，近日出现小便短赤、频数、淋沥涩痛，伴有口燥咽干，舌红苔黄脉滑数。临床给予八正合剂治疗。

5. 八正合剂的功效是
   A. 清热，利尿，通淋
   B. 益肾活血，清热通淋
   C. 清热解毒，利湿通淋，益肾
   D. 清热利水，通淋排石
   E. 清热解毒，凉血通淋
6. 禁用八正合剂的患者是
   A. 久病体虚者　　B. 儿童　　C. 老年人
   D. 孕妇　　E. 肝肾亏虚者

扫码“学一学”

第三十七章　温里剂

学习目标

掌握　理中丸、四逆汤的组成、功效、主治及配伍意义。

熟悉　1. 温里剂的概念、分类、配伍及使用注意。

2. 参附汤的组成、功效和主治。

了解　当归四逆汤及黄芪桂枝五物汤的功效和主治。

以温里祛寒药为主组成，具有温里助阳、散寒通脉等作用，用于治疗里寒证的方剂，称为温里剂。

温里剂适用于多种原因所致之里寒病证。里寒证成因不同，但总不外乎寒邪入里或寒从内生两方面。由于里寒证病情有轻重缓急不同，病变部位有脏腑经络之异，温里剂因此可分为温中祛寒剂、回阳救逆剂、温经散寒剂三类。

应用温里剂应注意，本类方剂大多由辛温燥热之品组成，热证、阴虚证、真热假寒证禁用。患者素体阴虚、失血之证，不可过剂，以免重伤其阴。若阴寒太盛，服热药入口即吐者，可少佐寒凉之品，或热药凉服。另外，尚需注意用量，除因人而施外，还应注意季节等。

第一节　温中祛寒剂

温中祛寒剂适用于脾胃虚寒证，症见肢体倦怠，手足不温，脘腹胀满，腹中冷痛，或吞酸吐涎，呕吐下利，舌淡苔白润，脉沉细或迟缓等。本类方剂常以温里药如干姜、吴茱萸等配伍补气健脾药如人参、白术、甘草等组成方剂。代表方有理中丸、吴茱萸汤、小建中汤等。

理中丸

《伤寒论》

【组成】人参　干姜　白术　甘草各9g

【用法】为丸，每次6~9g，温水送服。亦可作汤剂。

【功效】温中祛寒，补气健脾。

【主治】

脾胃虚寒证　症见脘腹疼痛，喜暖喜按，自利不渴，畏寒肢冷，呕吐，不欲饮食，舌淡苔白，脉沉细；或阳虚失血，或小儿慢惊，或病后喜唾涎沫，或霍乱吐泻，以及胸痹等中焦虚寒所致者。

【方解】本方为温中祛寒代表方。方中干姜为君药，辛热以温中祛寒。人参为臣药，甘温益气、补气健脾。脾虚易生湿，故以苦甘温之白术健脾燥湿为佐药；用炙甘草益气和中，调和诸药为使药。四药相合，温补并用，中焦之寒得祛，中焦之虚得复，清阳升而浊阴降，运化健而中焦治，吐泻腹痛诸症悉可解除，故方名“理中”。

【临床应用】 现代常用本方加减治疗急慢性胃肠炎、胃及十二指肠溃疡、胃下垂、胃扩张、慢性结肠炎、消化道出血、血小板减少性紫癜等。

【现代研究】 理中丸（汤）具有促进实验性胃溃疡愈合、抑制胃溃疡发生、保护升高脾T淋巴细胞增殖功能，以及升高血清中IFN－γ、TNF－α、IL－1，降低IL－6含量的作用。

【附方】

附子理中汤（《太平惠民和剂局方》）

［组成］理中丸加附子。

［功效］温阳祛寒，补气健脾。

［主治］脾胃虚寒较盛，症见脘腹冷痛、呕吐泄泻、手足不温。

［类方比较］附子理中汤较理中丸仅多一味附子，但附子大辛大热，故该方较理中丸温中散寒之力更强。

第二节　回阳救逆剂

回阳救逆剂适用于阳气衰微，内外俱寒，甚至阴盛格阳或戴阳等危重证，症见四肢厥逆，恶寒踡卧，精神萎靡，下利清谷，脉微欲绝或沉细等。本类方剂常用附子、干姜等辛热药为主组成，亦可配伍人参等益气固脱扶正之品。代表方有四逆汤、参附汤等。

四逆汤

《伤寒论》

【组成】 附子15g　干姜9g　炙甘草6g

【用法】 水煎服。

【功效】 回阳救逆。

【主治】

阴盛阳衰亡阳证　症见四肢厥逆，畏寒踡卧，吐泻腹痛，神衰欲寐，甚至冷汗淋漓，面色苍白，舌苔白滑，甚至苔灰，脉沉微甚欲绝。

【方解】 本方为回阳救逆的代表方。方中附子为君药，大辛大热，入心脾肾经，回阳救逆。干姜为臣药，温中散寒，助阳通脉。附子与干姜相须为用，相得益彰，温里回阳，是回阳救逆的常用组合。配伍炙甘草为佐使，益气补中而调诸药，缓姜、附燥烈辛散之性。三药合用，功专效宏，可速达回阳救逆之功，故方名“四逆汤”。

【临床应用】 现代常用本方加减治疗心肌梗死、心力衰竭、急慢性胃肠炎吐泻过多或某些急证大汗出而见休克者。

【现代研究】 四逆汤具有改善心功能、增强心肌收缩力、保护心肌、调节神经内分泌功能、拮抗过度激活的神经内分泌系统、抗粥样硬化作用，以及对脑局部缺血、全脑缺血的保护作用。

【附方】

1. 四逆加人参汤（《伤寒论》）

［组成］四逆汤加人参。

［功效］回阳益气，救逆固脱。

［主治］各种疾病发展至阳虚液脱，阴阳俱衰的危重证。

2. 通脉四逆汤（《伤寒论》）

［组成］四逆汤倍干姜。

［功效］回阳通脉。

［主治］比四逆汤证更重的阴盛格阳于外者。

3. 白通汤（《伤寒论》）

［组成］四逆汤去甘草加葱白。

［功效］通阳破阴。

［主治］少阴病，阴寒盛于下，迫虚阳于上之“戴阳证”。

参附汤

《正体类要》

【组成】人参 12g　附子 9g

【用法】水煎服。

【功效】益气回阳固脱。

【主治】

元气大亏，阳气暴脱证　症见四肢厥逆，冷汗淋漓，面色苍白，呼吸微弱，脉微欲绝。

【方解】本方为回阳固脱的代表方。方中重用人参为君药，大补元气，补气固脱，使阳气回复，阴血自生。臣以大辛大热的附子，温壮元阳，合人参补气之力更强。两药相伍，具有上助心阳，下补肾阳，中健脾气，气阳同救的作用。

【临床应用】现代常用本方加减治疗休克、心力衰竭、病窦综合征、新生儿硬肿症、类风湿关节炎及妇科暴崩、外科溃后及手术等血脱亡阳者。

【现代研究】参附汤具有升高血压、改善微循环、增加耐缺氧时间、增加冠脉血流量、保护心肌、抗心律失常、抗休克、抗脂质过氧化、调节免疫功能、改善血液流变学、兴奋垂体－肾上腺皮质功能等作用。

第三节　温经散寒剂

温经散寒剂适用于寒邪凝滞经脉，血脉运行不利所致的手足厥逆、肢体痹痛等。常用桂枝、细辛等温经散寒药配伍当归、芍药、熟地黄等养血和血药组成方剂。代表方有当归四逆汤、黄芪桂枝五物汤。

当归四逆汤

《伤寒论》

【组成】当归　桂枝　芍药各 9g　细辛 3g　甘草　通草各 6g　大枣 5 枚

【用法】水煎服。

【功效】温经散寒，养血通脉。

【主治】

血虚寒厥证　症见手足厥寒，或腰、股、腿、足疼痛，口不渴，舌淡苔白，脉沉细或细而欲绝。

【方解】本方为温经养血通脉的代表方剂。方中当归养血和血，桂枝温通经脉，共为君药。白芍养血和营，细辛温经散寒，共为臣药。通草通行经脉，为佐药。大枣、炙甘草补脾气而调诸药，为佐使药。诸药合用，共成温补通脉之剂。

【临床应用】现代常用本方加减治疗血栓闭塞性脉管炎、雷诺病、冻疮、糖尿病周围神经病变、坐骨神经痛、类风湿关节炎、痛经、偏头痛、慢性荨麻疹等。

【现代研究】当归四逆汤具有扩张血管、改善微循环、降低血液黏稠度、抗凝、抗炎及镇痛等作用。

黄芪桂枝五物汤

《金匮要略》

【组成】黄芪　桂枝　芍药各9g　生姜18g　大枣4枚

【用法】水煎服。

【功效】益气温经，和血通痹。

【主治】

血痹证　症见肌肤麻木不仁，脉微涩而紧。

【方解】本方为治疗血痹证的常用方剂。方中黄芪为君，益气固表。桂枝解表温经，芍药养血和营，与桂枝合用，调和营卫，以通血脉，共为臣药。生姜辛温，疏散风邪，以助桂枝之力；大枣甘温，养血益气，以资黄芪、芍药之功，与生姜为伍，又能和营卫，调诸药，共为佐使。诸药合用，共奏益气温经、和血通痹之效。

【临床应用】现代常用本方加减治疗血管性头痛、颈椎病、末梢神经炎、糖尿病周围神经病变、中风后遗症、消化性溃疡、慢性前列腺炎、特发性水肿、IgA肾病等。

【现代研究】黄芪桂枝五物汤具有降低血小板黏聚性，改善血淤状态、防止血栓生成，能降低血清中的IL－1β、TNF－α水平，阻止滑膜成纤维细胞过度增殖，在细胞因子网络水平上发挥免疫调控等作用。

重点小结

《伤寒论》中以四逆命名者，有四逆散、四逆汤、当归四逆汤。三方主治及用药皆不同，临证当加以鉴别。四逆散治阳郁厥逆，由传经热邪入里，阳气内郁不达四末，其冷在肢端，不过肘膝，故尚可见身热、脉弦等症。四逆汤、当归四逆汤均治寒厥，但四逆汤证是少阴病阴寒内盛，阳衰之极，肢冷严重，冷过肘膝，并见一身虚寒之象，脉沉微细；当归四逆汤证是因肝血不足，血虚寒凝于经脉，在经不在脏，其肢厥程度较四逆汤证为轻，并见血虚舌淡、脉细等，不宜姜、附之燥烈，以免再伤阴血，此三者之不同。

其他温里中成药小结见表37－1。

表 37-1　其他温里中成药

中成药	功效	适应证	使用注意
小建中合剂	温中补虚缓急止痛	脾胃虚寒所致的脘腹疼痛	阴虚内热胃痛者忌用
良附丸	温胃理气	寒凝气滞，脘痛吐酸，胸腹胀满	胃热及湿热中阻胃痛者慎用
香砂平胃丸（颗粒）	健胃，舒气止痛	胃肠衰弱消化不良，胸膈满闷，胃痛呕吐	脾胃阴虚者忌用

扫码“练一练”

药师考点

一、B 型题（配伍选择题）

A. 党参　B. 饴糖　C. 炮姜

D. 白术　E. 附子

1. 理中丸的君药是
2. 小建中合剂的君药是
3. 四逆汤的君药是

二、C 型题（综合分析选择题）

患者，女，35 岁，平素嗜食生冷，近日因饮食不慎出现脘腹疼痛、喜温喜按、嘈杂吞酸，饮食减少，大便不成形。舌淡苔薄白，脉缓无力。临床给予小建中合剂内服。

4. 小建中合剂组成中无下列哪味药

A. 桂枝　B. 白芍　C. 生姜

D. 党参　E. 大枣

5. 下列何种胃痛禁用小建中合剂

A. 阴虚内热胃痛　B. 食积胃痛　C. 肝火犯胃胃痛

D. 脾胃虚寒胃痛　E. 寒凝胃痛

三、X 型题（多项选择题）

6. 四逆汤的组成有

A. 甘草　B. 大枣　C. 白术

D. 干姜　E. 附子

扫码“学一学”

第三十八章　理气剂

学习目标

掌握　半夏厚朴汤、柴胡疏肝散、旋覆代赭汤的组成、功效、主治及配伍意义。

熟悉　1. 理气剂的概念、分类及使用注意。

2. 瓜蒌薤白白酒汤的组成、功效、主治、配伍意义及加减应用。

了解　越鞠丸、定喘汤、左金丸及金铃子散的功效和主治。

凡以理气药为主组成，具有行气或降气的作用，用于治疗气滞、气逆病证的方剂，称为理气剂。属八法中的“消法”。

气是人体生命活动的动力，为一身之主，始终处于升降出入有序地运动中，维持人体各功能活动及新陈代谢的正常进行。情志失常，或寒温失调，或饮食失节，或劳倦太过等因素，均可使气机升降失常，引起脏腑功能失调，产生多种疾病。气病归纳起来有气滞、气逆、气虚三方面。气滞者多为气机郁滞或脾胃气滞，治宜行气而调之；气逆者多为胃气上逆或肺气上逆，则当降气以平之，气虚证在补益剂里已经介绍，故本章方剂分为行气与降气两类。

使用理气剂首先辨清病证之虚实，勿犯虚虚实实之戒。若气滞实证，当须行气，误补则其滞愈甚；如气滞虚证，当补其虚，误用破气，更伤其气。理气剂大多辛温香燥，易于耗气伤津，助热生火，使用时当适可而止，慎勿过剂，或适当配伍益气滋润之品以制其偏；若年老体弱或素体气虚阴亏、内热较甚，则当慎用，或随证配伍相应的药物。此外，理气剂辛散走窜，有动血及动胎之弊，对于有出血倾向的患者或孕妇及妇女适值经期者，亦慎用。

第一节　行气剂

行气剂具有疏通气机的作用，适用于气机郁滞的病证。常表现为脾胃气滞和肝气郁滞。脾胃气滞多见脘腹胀满，嗳气吞酸，呕恶少食，大便不调等，常选用疏理脾胃气机的药如陈皮、厚朴、木香、枳壳、砂仁等为主组方；肝气郁滞多见胸胁或少腹胀痛，或疝气痛，情志不畅，或月经不调、痛经等，常选用疏肝理气之药如香附、川楝子、乌药、青皮、郁金等为主组方。气机郁滞常易引发血瘀、痰凝、食积、火郁等，故使用时常配伍活血化瘀、燥湿化痰、消食和胃、清热泻火之品。代表方有越鞠丸、金铃子散、瓜蒌薤白白酒汤、半夏厚朴汤等。

越鞠丸

《丹溪心法》

【组成】香附　川芎　苍术　神曲　栀子各6g

【用法】为丸，每服6~9g。

【功效】行气解郁。

【主治】

六郁证 症见脘腹胀满或疼痛，胸膈痞闷，嗳腐吞酸，恶心呕吐，饮食不消。

【方解】本方所治六郁证，乃气、血、痰、火、湿、食之郁，但以气郁为主。方中香附行气解郁，以治气郁，为君。川芎活血行气，为血中气药，既能治血郁，又可加强君药行气解郁之功；苍术气味芳香雄烈，可以悦脾化湿，以治湿郁；栀子清热泻火，以治火郁；神曲消食和胃，以治食郁，共为臣。诸药配合，则气、血、湿、火、食五郁自解。至于痰郁，或因气滞湿聚而生，或为饮食积滞所致，或因火邪炼津而成，今五郁得解，则痰郁自消，此亦治病求本之意。全方使气畅血行，热清湿祛，痰消食化，六郁自开。本方组方以五味药治六般郁，贵在治病求本，且方中行气、活血、除湿、清热、消食诸法并举，然重在调理气机。

【临床应用】现代常用本方加减治疗胃肠神经官能症、胃肠功能紊乱、消化性溃疡、慢性胃炎、胆囊炎、胆石症、慢性肝炎、肋间神经痛、妇女痛经、月经不调等属六郁而以气郁为主者。

【注意事项】本方示人以治郁大法，临床使用时可视何郁为重，重用相关药物，并适当加减。

【现代研究】越鞠丸具有改善抑郁症模型小鼠自主活动减少和易激惹等表现，升高抑郁症模型小鼠脑组织中5－羟色胺含量、降低血浆皮质醇含量、抑制胃肠运动、减少胃液分泌、利胆、减轻肝损害、改善冠脉循环、抑制血小板聚集、收缩子宫平滑肌以及镇静、镇痛等作用。

金铃子散

《太平圣惠方》，录自《袖珍方》

【组成】金铃子　延胡索各9g

【用法】为细末，每服6~9g，酒调下或开水冲服。亦可水煎服。

【功效】疏肝泄热，活血止痛。

【主治】

肝郁化火证 症见胸腹胁肋灼热胀痛，时发时止，口苦，舌红苔黄，脉弦。

【方解】本方主治证由肝气郁结，失于疏泄，日久气郁化火而成。方中金铃子疏肝行气，清泄肝火而止痛，为君药。延胡索行气活血，善长止痛，《本草纲目》谓其“能行血中气滞，气中血滞，故专主一身上下诸痛”，为臣佐药。两药合用既能疏肝泄热，又可行气活血止痛。用酒服下，行其药势，以为使。诚如王子接云：“金铃子散，一泄气分之热，一行血分之滞。”

【临床应用】现代常用本方加减治疗慢性胃炎、慢性肝炎、慢性胆囊炎、胆石症、胃及十二指肠溃疡、疝气痛、妇女痛经及慢性盆腔炎等证属肝郁化火者。

【注意事项】孕妇慎用。

【现代研究】金铃子散具有抗炎、镇痛及辅助降糖作用，还可用于治疗食管炎、肠梗阻、腹型癫痫及胸肋内伤和带状疱疹等疾病。

左金丸

《丹溪心法》

【组成】黄连 18g　吴茱萸 3g

【用法】为丸，每服 3g，开水吞服。亦可水煎服。

【功效】清泻肝火，降逆止呕。

【主治】

肝火犯胃证　症见胸胁胀痛，脘腹痞闷，嗳气呕吐，口苦，吞酸嘈杂，舌红苔黄，脉弦数。

【方解】方中重用苦寒之黄连，其用有三：一为清泻肝火，使其不致横逆犯胃；二为清泻胃火，使胃火得清胃气自降；三为清泻心火，取“实则泻其子”之意，为君。少佐辛热之吴茱萸解肝郁，降胃气，既助黄连降逆止呕，又制黄连的苦寒伤胃之性，使泄火而无凉遏之弊，为佐。两药并用，肝胃同治。

【临床应用】现代常用本方加减治疗食管炎、急性胃炎、慢性萎缩性胃炎、胃溃疡、痢疾等属肝火犯胃者。

【注意事项】吐酸属虚寒者忌用本方。

【现代研究】左金丸对大鼠胃黏膜损伤具有显著的保护作用。

瓜蒌薤白白酒汤

《金匮要略》

【组成】瓜蒌 24g　薤白 12g　白酒适量

【用法】水煎服。

【功效】通阳散结，行气祛痰。

【主治】

胸痹（胸阳不振、痰气互结证）　症见胸中闷痛，甚至胸痛彻背，喘息咳唾，气短，苔白腻，脉沉弦或紧。

【方解】本方主治之胸痹，是胸阳不振、气滞痰阻所致。方中君以瓜蒌涤痰散结，理气宽胸。臣以薤白温通滑利，通阳散结，行气止痛。两药相配，散胸中阴寒，化上焦痰浊，宣胸中气机，共为治胸痹要药。佐以辛通温散之白酒，以增行气通阳之力，药仅三味，配伍精当，共奏通阳散结，行气祛痰之功，使胸中阳气宣通，痰浊消散，气机宣畅，则胸痹诸症可除。本方药简力专，行气祛痰与通阳宽胸相合，为治胸痹的基础方。

【临床应用】现代常用本方加减治疗冠心病、心绞痛，可使症状有不同程度的改善。还可用于肋间神经痛、非化脓性肋软骨炎、乳腺增生以及慢性气管炎、肺气肿等见胸闷气短者。

【注意事项】阳虚气弱之胸痹，不宜单用本方。

【现代研究】瓜蒌薤白白酒汤及单味药瓜蒌均有明显的扩张血管、保护缺血心肌、扩张冠状动脉、增加冠脉流量、减慢心率、减弱心肌收缩力、提高动物耐缺氧能力，并能抑制血小板聚集和降低血液黏稠度等作用。

【附方】

1. 瓜蒌薤白半夏汤（《金匮要略》）

［组成］瓜蒌薤白白酒汤加半夏12g，水煎服。

［功效］通阳散结，祛痰宽胸。

［主治］胸痹，痰浊较甚，胸痛彻背，不能安卧。

2. 枳实薤白桂枝汤（《金匮要略》）

［组成］瓜蒌薤白白酒汤去白酒，加枳实12g(先煎)，厚朴12g（先煎），桂枝6g，水煎服。

［功效］通阳散结，下气祛痰。

［主治］胸痹。气结在胸，胸满而痛，甚或气从胁下上逆抢心，舌苔白腻，脉沉弦或紧。

半夏厚朴汤

《金匮要略》

【组成】半夏12g　厚朴9g　茯苓12g　生姜9g　苏叶6g

【用法】水煎服。

【功效】行气散结，降逆化痰。

【主治】

梅核气　症见咽中如有物阻，咳吐不出，吞咽不下，伴胸胁满闷作痛，或咳，或呕，苔白腻，脉弦滑。

【方解】梅核气多为七情郁结、痰气交阻所致，治当行气与化痰兼顾。本方是治疗梅核气的常用方剂。方中以半夏为君，功善化痰散结，降逆和胃。臣以厚朴长于行气开郁，下气除满。半夏之散结降逆，有助于厚朴理气；厚朴之理气燥湿，有助于半夏化痰，一化痰结，一行气滞，二者相配，痰气并治。佐以生姜之辛温散结，降逆消痰，助半夏化痰散结，和胃止呕，并解半夏之毒。茯苓甘淡渗湿健脾，使湿去脾健，则痰无由生。苏叶为使，其芳香疏散，协厚朴开郁散结，质轻入肺，能引药上行以达病所。诸药辛苦合用，辛以行气散结，苦能燥湿降逆，合而成方，共奏散结行滞、降逆化痰之功。

【临床应用】现代常用本方加减治疗癔症、咽异感症、焦虑性神经症、抑郁症、慢性咽喉炎、慢性支气管炎、慢性胃炎、食管痉挛等属气滞痰阻者。

【注意事项】本方药物多为苦辛温燥之品，故阴虚津亏或火旺者不宜使用。

【现代研究】半夏厚朴汤具有抗抑郁、预防吸入性肺炎、增强吞咽神经的反射能力、改善吞咽功能、延长睡眠时间、提高入睡率、镇吐止呕、抗应激、抗过敏、促进胃肠运动、增强食管对胃反流物的廓清能力、减少胃内容物的反流程度、减轻炎症反应、减少下食管括约肌松弛以及调节应激后的内分泌免疫等作用。

柴胡疏肝散

《景岳全书》

【组成】柴胡　陈皮各6g　川芎　香附　芍药　枳壳各4.5g　甘草3g

【用法】水煎服。

【功效】疏肝解郁，行气止痛。

【主治】

肝气郁滞证　症见胁肋疼痛，胸闷喜太息，情志抑郁或易怒，或嗳气，脘腹胀满，脉弦。

【方解】本方为疏肝解郁之代表方。方中柴胡功善条达肝气而疏郁结为君药。香附长于疏肝理气，并能行气止痛；川芎能行气活血，开郁止痛，两药共助柴胡疏肝解郁、行气止痛，同为臣药。陈皮理气行滞而和胃，醋炒以入肝行气；枳壳行气止痛以疏理肝脾，芍药、甘草养血柔肝，缓急止痛，俱为佐药；甘草兼和药性，又作使药。诸药共奏疏肝解郁、行气止痛之功。本方以大队辛散疏肝理气药为主，辅以养血柔肝、行气活血、和胃之品，故疏肝之中兼以养肝，理气之中兼以调血，恰适肝体阴用阳之性，且治肝之中兼以和胃，故为疏肝解郁之代表方。

【临床应用】现代常用本方加减治疗慢性肝炎、慢性胃炎、胆囊炎、肋间神经痛等属肝郁气滞者。

【注意事项】本方药性芳香辛燥，易于耗气伤阴，不宜久服。孕妇慎用。

【现代研究】柴胡疏肝散具有改善肝郁证大鼠行为学的变化、明显增强其免疫功能、对大鼠非酒精性脂肪肝具有调节脂质代谢和降酶保肝的作用，亦有减少脂质在肝脏的蓄积、降低肝细胞脂肪变、抑制炎症和脂质过氧化、通过改善外周或中枢胃泌素及生长抑素含量治疗应激性胃溃疡的作用。另外，大剂量柴胡疏肝散对阿尔茨海默病大鼠模型脑细胞有一定的保护作用。

【附方】

木香顺气散（《证治准绳·类方》卷四引《医学统旨》）

［组成］木香、香附、槟榔、青皮、陈皮、厚朴、苍术、枳壳、砂仁各6g，甘草3g。

［用法］为末，水二盅，加生姜三片，煎八分，食前服。

［功效］顺气开郁，和胃化湿。

［主治］气郁不舒，胸膈胀闷，呕吐腹痛，或大便不畅。

第二节　降气剂

降气剂适用于气机上逆的病证。常表现为胃气上逆和肺气上逆。胃气上逆以呕吐、呃逆、噫气等为主要见症，常选用具有降逆止呕功效的药物组方。代表方有旋覆代赭汤等。肺气上逆主要表现为喘咳，常选用降气平喘药，代表方有定喘汤等。若以咳嗽为主症，伴见气喘者，其治法方剂参考第四十章化痰止咳平喘剂。

旋覆代赭汤

《伤寒论》

【组成】旋覆花　赭石　半夏各9g　生姜10g　人参　炙甘草各6g　大枣4枚

【用法】水煎服。

【功效】降逆化痰，益气和胃。

【主治】

胃虚痰阻，气逆不降之证 症见心下痞硬，噫气不除，并见反胃呕吐，吐涎，舌淡苔白滑，脉弦而虚。

【方解】本方原治“伤寒发汗，若吐若下，解后，心下痞硬，噫气不除”之证。伤寒发汗后，又误用吐、下之法攻伐，邪虽去而胃气已伤，不得正常升降转输。治当降逆化痰为主，兼以益气和胃之法。方中旋覆花性主降，功善下气消痰，降逆止噫，故重用为君。臣以赭石、半夏、生姜，赭石性重坠降逆，长于镇摄肺胃之逆气，与旋覆花相伍而加强君药降逆下气、止呕化痰之功，以治气逆呕噫；半夏祛痰散结，降逆和胃；生姜用量独重，一为和胃降逆增其止呕之效，二为宣散水气以助祛痰之功。人参、大枣、炙甘草甘温益气，健脾养胃，以复中虚气弱之本，俱为佐药。炙甘草调和药性，兼作使药。诸药相合，标本兼顾，共奏降逆化痰、益气和胃之功，使胃气复，痰浊消，气逆降，则痞硬、噫气、呕恶自除。

【临床应用】现代常用本方加减治疗胃神经官能症、慢性胃炎、胃扩张、胃及十二指肠球部溃疡、幽门不全梗阻、神经性呃逆等属于胃虚痰阻气逆者，对于恶性肿瘤化疗所致的呕吐反应亦可使用。

【注意事项】方中赭石性寒沉降，有碍胃气，若胃虚较著，其用量不可过重。

【现代研究】旋覆代赭汤具有促进胃动力、降低胃酸分泌、松弛胃肠道平滑肌、抗胃溃疡、镇吐、镇咳、祛痰、抗炎、降压等作用。

定喘汤

《摄生众妙方》

【组成】白果　麻黄　款冬花　杏仁　半夏　桑白皮各9g　苏子　黄芩各6g　甘草3g

【用法】水煎服。

【功效】清热化痰，宣肺降气。

【主治】

风寒外束，痰热内蕴之哮喘 症见咳嗽，痰多气急，痰稠色黄，微恶风寒，舌苔黄腻，脉滑数。

【方解】本方所治哮喘，为素体痰热内蕴、复感风寒所致，以痰热内蕴，肺失宣肃为主要病机，故治宜宣降肺气，清热化痰。方中麻黄辛温，宣肺平喘，解表散邪；白果甘涩，敛肺定喘，祛痰止咳，两药合用，一散一收，既能增强平喘之功，又可防麻黄辛散太过耗伤肺气，共为君药。用桑白皮泻肺平喘，用黄芩清热化痰，二者合用以消内蕴之痰热而除致病之本，同为臣药。以杏仁、款冬花降气平喘；苏子、半夏化痰止咳，共助君、臣平喘祛痰，俱为佐药。以甘草生用，调和诸药，且能止咳，兼为佐使。诸药配伍，外散风寒，内清痰热，宣降肺气，使肺热清，外邪散，逆气降，痰浊化而咳喘得平。

本方与麻黄杏仁甘草石膏汤均可治疗肺热兼外感之咳喘。本方则以麻黄与白果为君，并配以桑白皮、黄芩、半夏、苏子等，其敛降之功著，且具清化痰热之能；然麻黄杏仁甘草石膏汤以石膏与麻黄（2∶1）共为君，其清宣之力强，但无清热化痰之力。

【临床应用】现代常用本方加减治疗支气管哮喘、慢性支气管炎等属痰热蕴肺、风寒外束者，临证以咳喘气急、痰多色黄、舌苔黄腻、脉滑数为辨证要点。

【注意事项】新感风寒，内无痰热，或哮喘日久，肺肾阴虚或气虚脉弱者，均不宜用本方。

【现代研究】定喘汤具有调节免疫失衡、抗 RSV、抗炎、化痰、平喘作用。

其他理气中成药小结见表 38－1。

表 38－1　其他理气中成药

中成药	功效	适应证	使用注意
气滞胃痛颗粒	舒肝理气和胃止痛	肝郁气滞，胸痞胀满，胃脘胀痛	肝胃郁火、胃阴不足所致的胃痛者及孕妇慎用
胃苏颗粒	理气消胀和胃止痛	气滞型胃脘痛	孕妇及脾胃阴虚或肝胃郁火胃痛者慎用
木香顺气丸（颗粒）	行气化湿健脾和胃	湿阻中焦、脾胃不和所致的湿滞脾胃证	孕妇及肝胃郁火胃痛、痞满者慎用

药师考点

扫码“练一练”

一、B 型题（配伍选择题）

A. 理气解郁，宽中除满　　B. 行气化湿，健脾和胃

C. 理气消胀，和胃止痛　　D. 舒肝理气，和胃止痛

E. 疏肝理气，消胀止痛

1. 木香顺气丸的功效是
2. 气滞胃痛颗粒的功效是

二、C 型题（综合分析选择题）

患者，女，38 岁，因与人发生口角，食后见脘胁疼痛，口苦嘈杂，呕吐酸水，不喜热饮，舌红苔薄黄，脉弦。临床给予左金丸治疗。

3. 左金丸善治

A. 肝火犯胃，脘胁疼痛　　B. 肝气郁结所致的胁痛

C. 肝气不舒　　D. 气滞型胃脘痛

E. 瘀热痰湿内生所致的脾胃气郁

4. 黄连与吴茱萸的配伍属于

A. 相须　　B. 相使　　C. 相佐

D. 相反　　E. 相恶

扫码“学一学”

第三十九章　理血剂

学习目标

掌握　血府逐瘀汤、补阳还五汤的组成、功效、主治及配伍意义。

熟悉　1. 理血剂的概念、分类和使用注意。

2. 失笑散、生化汤的组成、功效、主治及配伍意义。

了解　小蓟饮子、槐花散及黄土汤的功效和主治。

凡以理血药为主组成，具有活血祛瘀或止血作用，用于治疗瘀血或出血病的方剂，统称为理血剂。属八法中的“消法”。

血是由水谷精微所化生，为人体重要的营养物质，内以荣润五脏六腑，外以濡养四肢百骸。若血行不畅，瘀滞内停，或离经妄行，血逸脉外，则形成血瘀、血逸等血分病证。血瘀证治宜活血化瘀；血逸证治当止血。血瘀证与血逸证属于理血剂的治疗范围，故理血剂分为活血祛瘀剂和止血剂两类。

使用理血剂，首先必须辨清血证的致病原因，分清缓急及虚实，以做到急则治标，缓则治本，或标本兼顾。其次，新瘀如异位妊娠等证急者，宜用汤剂，力大效速；久瘀如癥瘕等证缓者，宜用丸剂小量常服，以渐消缓散，祛瘀不伤正。第三，逐瘀过猛易伤正气，止血过急易致留瘀。所以活血祛瘀剂中常配伍扶正之品，使瘀祛而正不伤；止血剂中常配伍化瘀之品，使血止而瘀不留。对止血方的加减运用，还须注意，上部出血忌升提，如用柴胡、升麻之属；下部出血忌沉降，如用赭石、牛膝、大黄之类，以免加重出血。大失血有虚脱征兆者，又当急速补气固脱。

活血祛瘀剂属消法范围，性多破泄，宜中病即止；月经过多者、孕妇慎用。

第一节　活血祛瘀剂

活血祛瘀剂适用于瘀血所致的痛经、闭经、癥积、恶露不行、半身不遂、外伤瘀痛等。临床表现以刺痛有定处、入夜尤甚，舌紫暗，或有瘀斑瘀点，经来有块，包块触之有形，固定不移，按之疼痛，脉涩或弦为特点。本类方剂常以活血祛瘀药如桃仁、红花、川芎、赤芍、丹参等为主而组成。瘀血之成，有气滞、气虚、寒凝、热灼等多种原因，故本类方剂又常配伍理气、补气、温经、清热等药物。代表方有血府逐瘀汤、补阳还五汤、生化汤等。

血府逐瘀汤

《医林改错》

【组成】桃仁 12g　红花　当归　生地黄　牛膝各 9g　赤芍　枳壳各 6g　川芎　桔梗各

5g 柴胡 甘草各3g

【用法】水煎服。

【功效】活血祛瘀，行气止痛。

【主治】

血瘀气滞，阻于胸中 症见胸痛，头痛日久，痛如针刺而有定处，或呃逆日久不止，或内热烦闷，或心悸失眠，急躁易怒，入暮潮热，唇暗或两目暗黑，舌质暗红或有瘀斑，脉涩或弦紧。

【方解】本方系桃红四物汤合四逆散加桔梗、牛膝而成。方中桃仁活血祛瘀，为君药。当归、红花、赤芍、牛膝、川芎助君祛瘀之力，同为臣药。牛膝且能通血脉，引瘀血下行；柴胡疏肝理气，升达清阳；桔梗开宣肺气，载药上行入胸中，合枳壳一升一降，开胸行气，使气行则血行；生地黄凉血清热以除瘀热，合当归又滋养阴血，使祛瘀而不伤正，俱为佐药。甘草调和诸药为使。各药配伍，使血活气行，瘀化热清，肝气舒畅，诸症自愈。

【临床应用】现代常用本方加减治疗冠心病、风湿性心脏病、肋软骨炎、胸部软组织损伤、脑震荡后遗症；亦可用于三叉神经痛、神经症、月经紊乱等证属肝经血瘀气滞者。

【注意事项】本方活血作用较强，孕妇忌用，以免堕胎。

【现代研究】血府逐瘀汤能明显改善微循环和血液流变性，抑制血小板聚集，增加组织器官灌流量，有抗休克作用。此外本方还具有降血脂、增强腹腔巨噬细胞吞噬功能、抗炎症反应等作用，并能提高人体下丘脑－垂体－肾上腺皮质轴功能，使之正常化。拆方研究发现，方中桃红四物汤与四逆散具有协同作用，即活血药与调气药配伍能增强其改善微循环、降低血黏度、增强红细胞变形性的药理作用。

【附方】

1. 通窍活血汤（《医林改错》）

［组成］赤芍3g，桃仁6g，红花9g，老葱6g，生姜9g，大枣5枚，麝香0.15g，黄酒半斤。

［功效］活血通窍。

［主治］头面瘀阻证。症见头痛昏晕，或耳聋年久，或头发脱落，面色青紫，或酒渣鼻，或白癜风以及妇女干血痨，小儿疳积而见肌肉消瘦，腹大青筋，潮热。舌暗，或有瘀斑、瘀点。

2. 膈下逐瘀汤（《医林改错》）

［组成］五灵脂6g，当归9g，川芎6g，桃仁9g，牡丹皮6g，赤芍6g，乌药6g，延胡索3g，甘草9g，香附5g，红花9g，枳壳5g。

［功效］活血祛瘀，行气止痛。

［主治］膈下瘀血证。症见肚腹积块，痛处不移，或小儿痞块，肚大青筋。舌暗红或有瘀斑，脉弦。

3. 少腹逐瘀汤（《医林改错》）

［组成］小茴香1.5g，干姜3g，没药3g，当归9g，川芎3g，桂枝3g，赤芍6g，延胡索3g，蒲黄9g，五灵脂6g。

［功效］活血祛瘀，温经止痛。

［主治］少腹寒凝血瘀证。症见少腹疼痛，胀满，或有积块；或经行腰酸腹胀；或经行一月三五次，血色暗黑，或有块；崩漏兼少腹疼痛；或久不受孕。小腹凉，四肢不温。舌

暗苔白，脉沉弦而涩。

4. **身痛逐瘀汤**（《医林改错》）

［组成］秦艽3g，川芎6g，桃仁9g，红花9g，甘草6g，羌活3g，没药6g，当归9g，五灵脂6g，香附3g，牛膝9g，地龙6g。

［功效］活血行气，祛瘀通络，通痹止痛。

［主治］血瘀痹证。症见肩痛、臂痛、腰痛、腿痛，或周身疼痛，痛如针刺，经久不愈。

补阳还五汤

《医林改错》

【组成】黄芪120g　当归尾6g　赤芍5g　地龙　川芎　红花　桃仁各3g

【用法】水煎服。

【功效】补气活血，通络。

【主治】

气虚血瘀之中风　症见半身不遂，口眼㖞斜，语言謇涩，口角流涎，小便频数，遗尿不禁，舌暗淡，苔白，脉缓。

【方解】方中重用生黄芪，大补元气，使气旺则血行，瘀消而不伤正，且能起废痿，为君药。配以当归尾活血和血，且有化瘀不伤血之妙，是为臣药。川芎、赤芍、桃仁、红花助当归尾活血祛瘀；地龙长于行散走窜，通经活络，均为佐药。各药合用，使气足以推动血行，瘀去络通，则筋肉得养，痿废可愈。

【临床应用】现代常用本方加减治疗脑梗死、脑血栓形成、脑动脉硬化症、血管神经性头痛、坐骨神经痛；亦可用于下肢静脉曲张、多发性纤维瘤、脉管炎、慢性肾炎、冠心病等证属气虚血瘀者。

【注意事项】中风半身不遂者使用本方时，应神志清醒；治疗时常需久服，预后仍宜每隔三五或七八日一剂继服，以巩固疗效，防止复发。

【现代研究】补阳还五汤能抑制血小板聚集和释放反应，抑制和溶解血栓，扩张脑血管，改善脑血液循环，降低血液黏度，持久增加脑血流量；还具有增强机体免疫功能、促进血肿吸收和神经细胞损害后的修复等作用，还能降低胆固醇、三酰甘油和抑制动脉粥样硬化斑块的形成。

生化汤

《傅青主女科》

【组成】当归24g　川芎9g　桃仁6g　炮姜2g　炙甘草2g

【用法】加黄酒、童便各半，水煎服。

【功效】化瘀生新，温经止痛。

【主治】

产后瘀血腹痛　症见恶露不行，小腹冷痛，脉迟细或弦。

【方解】本方为产后常用方，根据产后妇人易“寒、虚、瘀”病机而设立。方中重用当归养血活血，化瘀生新，且能温经散寒，一物三用，最切产后病机，故为君药。川芎活血行气，桃仁活血祛瘀，均为臣药。炮姜入血分散寒，温经止痛；黄酒温通血脉而活血；童便化瘀，并能引败血下行，加速恶露的排泄，共为佐药。炙甘草调和药性，用为使药。全方配伍，共奏化瘀生新、温经止痛之功。

【临床应用】现代常用本方加减治疗胎盘残留、子宫复旧不良、人工流产及引产所致的阴道不规则出血；亦可用于子宫内膜炎、子宫肌瘤及肥大症、产后尿潴留、异位妊娠等证属血虚有寒瘀滞者。

【注意事项】本方虽为产后之要方，但全方药性偏温，产后腹痛属瘀热者不宜使用。

【现代研究】生化汤有拮抗雌激素样作用，可抑制子宫增生，并能加强子宫收缩，使子宫肌张力、频率和幅度均有所增加。

失笑散

《太平惠民和剂局方》

【组成】五灵脂　蒲黄各6g

【用法】为末，每服6g，用醋或黄酒调服。亦可取9～12g，布包，水煎服。

【功效】活血祛瘀，散结止痛。

【主治】

瘀血停滞证　症见心胸或脘腹刺痛，或产后恶露不行，或月经不调，少腹急痛等。

【方解】本方中五灵脂性味甘温，主入血分，“其功长于破血行血，故凡瘀血停滞作痛……在所必用”（《本草经疏》）；蒲黄甘平，亦入血分，“以清香之气，兼行气分，故能导瘀结而治气血凝滞之痛”（《本草正义》），两药相须为用，活血祛瘀、散结止痛之功相得益彰。

【临床应用】现代常用本方加减治疗冠心病、痛经、异位妊娠、慢性胃炎、非化脓性肋软骨炎等证属瘀血作痛者。

【注意事项】孕妇忌用。五灵脂败胃，脾胃虚弱者慎用。

【现代研究】失笑散能明显减轻心肌微血管挛缩和线粒体等组织破坏，抑制血小板聚集，并能增加冠脉流量，拮抗神经垂体激素引起的急性心肌缺血。尚能提高机体对缺氧的耐受力，增加动物在低压缺氧条件下的存活率。

第二节　止血剂

止血剂适用于血逸脉外而出现的全身不同部位的出血，如吐血、衄血、咯血、尿血、便血、崩漏及外伤出血等。

出血证颇为复杂，病因有寒热虚实之不同，部位有上下内外之别，病情有轻重缓急之异，因此止血法的运用须因证而言。因于血热妄行者，宜凉血止血；因于阳虚不能统血者，当温阳益气摄血；因于瘀阻络损者，宜化瘀止血；因于冲任失固者，应调摄冲任。慢性出血而证缓者，以治本为主；大出血而证急者，当着眼于收敛止血治标；外伤出血者，宜配合外用药以敛伤止血。止血剂的组方，热证出血常用侧柏叶、小蓟、白茅根、槐花、地榆等；寒证出血常用炮姜、艾叶等；瘀血之出血常用三七、蒲黄等。代表方有小蓟饮子、槐花散、黄土汤等。

小蓟饮子

《济生方》

【组成】 生地黄 30g　小蓟　滑石各 15g　木通　蒲黄　藕节　淡竹叶　山栀子各 9g　当归　炙甘草各 6g

【用法】 水煎服。

【功效】 凉血止血，利水通淋。

【主治】

下焦瘀热之血淋　症见尿中带血，小便频数，赤涩热痛，或尿血，见舌红脉数等。

【方解】 方中小蓟凉血止血，为君药。辅以藕节、蒲黄助君药凉血止血，并能消瘀，可使血止而不留瘀；生地黄养阴清热、凉血止血，共为臣药。滑石清热利水通淋；木通、淡竹叶、栀子清泄心、肺、三焦之火热，使其从下而去；当归养血和血而性温，有防方中诸药寒凉太过之意，共为佐药。甘草和中调药，为使药。诸药合用，共奏凉血止血为主、利水通淋为辅之功。

【临床应用】 现代常用本方加减治疗急性尿路感染、急性肾小球肾炎、肾盂肾炎、蛋白尿、乳糜尿、精囊炎之血精等证属热结下焦者。

【注意事项】 本方不宜久服，孕妇忌用。

【现代研究】 小蓟饮子具有收缩血管、缩短凝血时间、抑制溶血性链球菌的作用。

槐花散

《本事方》

【组成】 槐花　侧柏叶各 12g　荆芥穗　枳壳各 6g

【用法】 水煎服。

【功效】 清肠止血，疏风下气。

【主治】

肠风下血　症见便前出血，或便后出血，或粪中带血，以及痔疮出血，血色鲜红或晦暗。

【方解】 方中槐花清大肠湿热，凉血止血，为君药。侧柏叶助槐花凉血止血；荆芥穗炒用，疏风并入血分而止血，共为臣药。枳壳下气宽肠，为佐使药。诸药合用，既能凉血止血，又能清肠疏风，风热湿毒既清，便血自止。

【临床应用】 现代常用本方加减治疗肛肠疾病、胃肠疾病、阿米巴痢疾之便血证属血热者。

【注意事项】 本方药性寒凉，只宜暂用，不可久服。便血属气虚或阴虚者，不宜使用。

【现代研究】 槐花散中各单味药分别具有止血、收缩血管、抗菌，以及降低毛细血管通透性和脆性的作用。

黄土汤

《金匮要略》

【组成】 灶心黄土 30g　甘草　干地黄　白术　附子（炮）　阿胶　黄芩各 9g

【用法】先将灶心土水煎取汤，再煎余药。

【功效】温阳健脾，养血止血。

【主治】

脾阳不足，中焦虚寒　症见大便下血，或吐血、衄血，以及妇人崩漏，血色暗淡，四肢不温，面色萎黄，舌淡苔白，脉沉细无力。

【方解】方中灶心黄土温中止血，为君药。配以白术、附子温脾阳而补中气，助君药以复统摄之权，为臣药。但辛温之白术、附子易耗血动血，且出血量多，阴血每易亏耗，故佐以生地黄、阿胶滋阴养血，并能止血；苦寒之黄芩与甘寒滋润之生地黄、阿胶共同制约白术、附子过于温燥之性，生地黄、阿胶得白术、附子又防其滋腻之性。甘草调药和中为使药。诸药配合，寒热并用，标本兼治，刚柔相济，温阳而不伤阴，滋阴而助阳。

【临床应用】现代常用本方加减治疗慢性胃肠道出血、功能性子宫出血、先兆流产、血小板减少性紫癜、痔疮出血等证属脾阳不足、脾不统血者。

【注意事项】阴虚血热之出血者不宜。

【现代研究】黄土汤有止血、增强免疫、抗炎、抗菌等作用；灶心土、阿胶有止血作用；地黄、白术、黄芩有增强免疫作用；甘草、地黄、黄芩有抗炎、抗菌作用。

其他理血中成药小结见表39－1。

表39－1　其他理血中成药

中成药	功效	适应证	使用注意
复方丹参片	活血化瘀理气止痛	气滞血瘀所致的胸痹	孕妇慎用。寒凝血瘀胸痹心痛者不宜使用，脾胃虚寒者慎用
丹七片	活血化瘀通脉止痛	瘀血闭阻所致的胸痹	孕妇、月经期及有出血倾向者慎用。在治疗期间，心绞痛持续发作，宜加用硝酸酯类药。若出现剧烈心绞痛、心肌梗死，应及时救治
血塞通颗粒	活血祛瘀通脉活络	瘀血阻络所致的中风偏瘫	孕妇慎用。阴虚阳亢或肝阳化风者不宜单用本品。心痛剧烈及持续时间长者，应做心电图及心肌酶学检查，并采取相应的医疗措施
消栓通络胶囊	活血化瘀温经通络	瘀血阻络所致的中风	孕妇、月经期及有出血倾向者慎用。阴虚内热、风火、痰热证者慎用
逐瘀通脉胶囊	破血逐瘀通经活络	血瘀所致的眩晕	脑出血患者禁用。孕妇、体虚、肝肾功能不全者忌用。脑梗死急性期应与一般综合治疗结合使用
元胡止痛片	理气活血止痛	气滞血瘀所致的诸痛	孕妇及胃阴不足者慎用
速效救心丸	行气活血祛瘀止痛	气滞血瘀所致的冠心病	孕妇禁用。气阴两虚、心肾阴虚之胸痹心痛者、有过敏史者及伴中重度心力衰竭的心肌缺血者慎用
冠心苏合滴丸	理气宽胸止痛	寒凝气滞、心脉不通所致的胸痹	孕妇禁用。阴虚血瘀之胸痹忌用。胃炎、胃弱者、胃溃疡、食管炎及肾脏疾病者慎用。其辛香走窜，易耗气伤阴，故不宜长期服用

续表

中成药	功效	适应证	使用注意
心可舒胶囊（片）	活血化瘀 行气止痛	气滞血瘀所致的胸闷、心悸	气虚血瘀、痰瘀互阻之胸痹、心悸者不宜单用。孕妇、出血性疾病及有出血倾向者慎用
九气拈痛丸	理气活血 止痛	气滞血瘀所致的胸胁胀满疼痛、痛经	孕妇禁用。胃热引起的胃痛慎用
麝香保心丸	芳香温通 益气强心	气滞血瘀所致的胸痹	孕妇忌用。不宜与洋地黄类药物同用
消栓胶囊（口服液）	补气活血 通络	中风气虚血瘀证	孕妇禁服。中风急性期痰热证、风火上扰证者不宜使用。阴虚阳亢证、肝阳上亢证及有出血倾向者慎用
通心络胶囊	益气活血 通络止痛	心气虚乏、血瘀络阻证所致的冠心病心绞痛	孕妇忌用，不宜多服、久服。出血性疾病、妇女经期及阴虚火旺型中风禁用。宜饭后服用
诺迪康胶囊	益气活血 通脉止痛	气虚血瘀所致的胸痹	孕妇及月经期妇女慎用
稳心颗粒	益气养阴 活血化瘀	气阴两虚、心脉瘀阻所致的心悸	孕妇慎用
参松养心胶囊	益气养阴 活血通络 清心安神	冠心病室性早搏属气阴两虚、心络瘀阻证	孕妇慎用
益心舒胶囊	益气复脉 活血化瘀 养阴生津	气阴两虚、瘀血阻脉所致的胸痹	孕妇及月经期妇女慎用
人参再造丸	益气养血 祛风化痰 活血通络	气虚血瘀、风痰阻络所致的中风	本品所含朱砂有毒，故孕妇禁用。不宜过量或长期服用。肝阳上亢、肝风内动所致的中风及风湿热痹者慎用
华佗再造丸	活血化瘀 化痰通络 行气止痛	痰瘀阻络之中风恢复期和后遗症	孕妇忌服。中风痰热壅盛证不宜使用。平素大便干燥者慎用
抗栓再造丸	活血化瘀 舒筋通络 息风镇痉	瘀血阻窍、脉络失养所致的中风	本品所含朱砂、土鳖虫、全蝎、水蛭等有毒，故孕妇禁用。不宜过量或久用。年老体弱、阴虚风动者慎用
三七片	散瘀止血 消肿止痛	出血兼瘀血证	孕妇忌用
止血定痛片	散瘀止血 止痛	十二指肠溃疡疼痛、出血，胃酸过多	孕妇慎用

扫码“练一练”

药师考点

一、A 型题（最佳选择题）

1. 血府逐瘀汤中能升降上焦气机，宽胸行气的三味中药是

A. 柴胡、桔梗、枳壳　　B. 川芎、柴胡、甘草
C. 川芎、桔梗、枳壳　　D. 红花、川芎、赤芍
E. 川芎、柴胡、桔梗

二、B型题（配伍选择题）

A. 活血化瘀，理气止痛　　B. 活血化瘀，通脉止痛
C. 活血化瘀，通脉活络　　D. 活血化瘀，温经通络
E. 破血逐瘀，通经活络

2. 血塞通颗粒的功效是
3. 消栓通络胶囊的功效是

三、C型题（综合分析选择题）

患者，女，55岁，平素性情急躁，现症自觉胸部闷痛，心悸失眠，急躁易怒，舌红苔黄，脉数。临床给予血府逐瘀口服液治疗。

4. 血府逐瘀口服液组方中的君药是
A. 桃仁　　B. 红花　　C. 当归
D. 赤芍　　E. 川芎

5. 治疗期间，若胸部闷痛持续发作应加服
A. 止痛药　　B. 消炎药　　C. 解痉挛药
D. 硝酸酯类药　　E. 利尿药

四、X型题（多项选择题）

6. 复方丹参片的功效有
A. 行气化湿　　B. 疏肝解郁　　C. 和胃止痛
D. 活血化瘀　　E. 理气止痛

7. 速效救心丸的功效有
A. 行气活血　　B. 祛瘀止痛　　C. 芳香温通
D. 益气强心　　E. 理气宽胸

扫码“学一学”

第四十章 化痰止咳平喘剂

学习目标

掌握 二陈汤、温胆汤、半夏白术天麻汤、定喘汤的组成、功效、主治及配伍意义。

熟悉 1. 化痰止咳平喘剂的概念、分类及使用注意。

2. 清气化痰丸、苓甘五味姜辛汤、贝母瓜蒌散、止嗽散的组成、功效、主治及主要配伍意义。

了解 小陷胸汤的功效和主治。

凡以化痰止咳平喘药为主组成，具有祛除痰饮、止咳平喘作用，用于治疗各种痰饮、咳喘病证的方剂，称为化痰止咳平喘剂。

痰证之成因，有内、外因素的不同。内伤而致者，多为脏腑功能失调，尤其是肺、脾、肾功能失调，以致机体津液输布失常，水液凝聚而成。盖脾不健运，湿聚成痰；脾肾阳虚，则水泛为痰；肺失宣降，通调水道失司，津结为痰；或肺燥津亏，烁液成痰。有谓“脾为生痰之源”“肾为成痰之本”，而肺则为“贮痰之器”，说明脾主运化、肾主水的功能失调，与痰证的形成关系尤为密切。外因而致者，主要有六淫、饮食不节等病因。若外邪袭肺，肺失宣降，则聚津为痰；酒食过度，致积湿生痰；火热邪盛，可灼津成痰。种种因素，以致痰饮之生。至于痰之与饮，异名同类，均为津液凝聚而成，形质不同而已，大抵稠而浊者为痰，清而稀者为饮。痰饮既是某些疾病的病理产物，又是某些疾病的致病因素。可见痰证范围甚广，许多疾病常因痰而生，故有“百病皆由痰作祟”之说。临床上有许多疑难病证，也常因痰而致，从痰论治获得疗效。化痰止咳平喘剂分为燥湿化痰剂、清热化痰剂、温化寒痰剂、润燥化痰剂、治风化痰剂和止咳平喘剂六类。

“善治痰者，不治痰而治气，气顺则一身之津液亦随气而顺矣”，由于痰随气机而升降，气壅则痰聚，气顺则痰消，祛痰剂中常配伍理气药物，以助化痰。又因痰饮常因湿聚而成，故祛痰剂中又常配伍祛湿之品，使湿去则痰消。此外，治疗痰病时，不仅要治痰，还要治其生痰之本，使痰无由生。

化痰止咳平喘剂不宜久服，以免伤正。气阴两虚者慎用。外感咳嗽初起，不宜单投止咳平喘剂，以防留邪。咯血或痰黏难咳者，不宜用温热燥烈之品；表邪未解或痰多者，慎用滋润之品，以防壅滞留邪，病久不愈。

第一节 燥湿化痰剂

燥湿化痰剂适用于湿痰证。湿痰证的辨证要点为咳嗽痰多，色白易咳，舌苔白腻，脉滑；也可兼见胸脘痞闷，恶心呕吐，肢体困倦，头眩心悸等。湿痰多由脾不运化，水湿或津液凝结而成。常以燥湿化痰药如半夏、陈皮、茯苓等为主组成，并常配伍行气、利湿之品。代表方有二陈汤等。

二陈汤

《太平惠民和剂局方》

【组成】 半夏15g　橘红15g　白茯苓9g　炙甘草5g

【用法】 加生姜3g，乌梅1个，水煎服。

【功效】 燥湿化痰，理气和中。

【主治】

湿痰证　症见咳嗽痰多，色白易咳，胸膈痞闷，恶心呕吐，肢体困倦，不欲饮食，或头眩心悸，舌苔白腻，脉滑。

【方解】 本方为燥湿化痰基础方。方中君以半夏辛温而性燥，尤善燥湿化痰，为治湿痰之药，又能降逆和胃止呕，兼以辛散而消痞满。盖湿痰之生，每因于气机失调，湿痰既成，又可阻滞气机，遂臣以辛苦温燥之橘红，理气行滞，体现了治痰先治气，气顺则痰消之意，又兼燥湿化痰。其与君药相配，功善燥湿化痰，理气和中，用治湿痰阻滞之证。脾为生痰之源，茯苓甘淡渗湿健脾，用之可使湿无所聚，则痰无由生，以治其生痰之源；半夏与茯苓配伍，燥湿化痰与渗利水湿相合，而达湿化痰消之功，体现了朱丹溪所谓“燥湿渗湿则不生痰”之理。生姜之用，既能助半夏、橘红以降逆化痰；又制半夏之毒；复以少许乌梅收敛肺气，与半夏相伍，散中有收，相反相成，使祛痰而不伤正，均为佐药。炙甘草和中调药，为使药。诸药合而用之，共奏燥湿化痰，理气和中之功。本方中半夏、橘红二药，“陈久”者良，即《医方集解》云：“陈皮、半夏贵其陈久，则无燥散之患，故名二陈。”

【临床应用】 现代常用本方加减治疗慢性支气管炎、肺气肿、慢性肾炎、神经性呕吐、妊娠呕吐、癫痫、梅尼埃病等证属湿痰者。

【注意事项】 本方用药性偏辛燥，若阴虚燥咳，痰中带血者，不宜使用。

【现代研究】 二陈汤具有降血脂、降血糖、抗肿瘤、降低肝脏脏器系数、降胆固醇、降低谷草转氨酶水平、升高肝细胞微粒体蛋白、抑制肝脏炎症反应、减少肝细胞损伤、抗衰老及松弛肠管平滑肌的作用，尤其在肠痉挛性收缩时，其解痉作用更为明显。此外，二陈汤有较强的祛痰镇咳、抗炎、平喘等作用。

【附方】

1. 导痰汤（《重订严氏济生方》）

［组成］半夏9g，天南星6g，橘红6g，枳实6g，赤茯苓6g，炙甘草3g，生姜3g（10片）。

［用法］水煎服。

［功效］燥湿化痰，行气开郁。

［主治］痰厥证。症见头目眩晕，或痰饮壅盛，胸膈痞塞，胁肋胀满，喘急痰嗽，头痛呕逆，涕唾稠黏，坐卧不安，舌苔厚腻，脉滑。

2. 金水六君煎（《景岳全书》）

［组成］当归6g，熟地黄15g，陈皮5g，半夏6g，茯苓6g，炙甘草3g，生姜3～7片。

［用法］水煎服。

［功效］滋养肺肾，祛湿化痰。

［主治］肺肾不足，或年迈阴血不足，湿痰内阻，咳嗽喘逆，呕恶多痰，舌苔花剥。

第二节　清热化痰剂

清热化痰剂适用于热痰证。热痰证多由火热煎灼津液或郁久化火而成，临证每以咳嗽，痰黄黏稠，咳吐不利，口苦，舌红苔黄腻，脉滑数等证候为特征；亦可兼见胸膈痞满，小便短赤，大便秘结，甚或惊悸癫狂等。本类方剂常以清热化痰药如瓜蒌、贝母等为主组成，常配伍清热泻火、理气之品。代表方有温胆汤、清气化痰丸、小陷胸汤等。

温胆汤

《三因极一病证方论》

【组成】半夏　竹茹　枳实各9g　陈皮12g　甘草　茯苓各5g

【用法】水煎服。

【功效】理气化痰，清胆和胃。

【主治】

胆胃不和，痰热内扰证　症见虚烦不眠，惊悸不宁，或呕吐呃逆及癫痫等，苔腻微黄，脉弦滑。

【方解】本方所治之证，是胆胃不和、痰热内扰所致，故治宜化痰理气，清胆和胃，以除烦止呕。方中半夏功善祛痰化浊，降逆和胃，为君药。然证属胆热犯胃，痰热内扰，故配以味甘淡而性微寒的竹茹，专清热痰，为宁神开郁之佳品。与半夏相配，既化其痰浊，又清其胆热，令胆气清肃，胃气顺降，则胆胃得和，烦呕自止，为臣药。治痰须治气，气顺痰自消，故佐以枳实破气消痰，散结除痞；陈皮理气燥湿而化痰，既助半夏以祛痰，又增枳实调气之功。两药相合，行气降逆而化痰和胃。痰之成，本在脾，茯苓健脾渗湿，以治生痰之源；生姜、大枣和中培土，使水湿无以留聚，亦为佐药。炙甘草益气和中，调和诸药，为使药。全方诸药合用，共奏清胆和胃、理气化痰、除烦止呕之功。用之化痰而不过燥，清热而不过寒，化痰与理气并重，清胆与和胃兼顾，使痰热得清，胆胃得和，诸症可解。

【临床应用】现代常用本方加减治疗慢性胃炎、溃疡病、迁延性或慢性肝炎、神经症、早期精神分裂症、耳源性眩晕、慢性支气管炎等属痰热内郁者。

【注意事项】凡心虚失眠、血虚心悸、阴虚眩晕、胃寒呕吐者等，不宜使用本方。

【现代研究】现代研究发现温胆汤具有降低大鼠体重、降低血脂、调节免疫应答、抑制炎症进展、抗抑郁、改善学习记忆等作用，还能通过调节自主神经－丘脑－上行激活系统的功能，以调节大脑皮质的功能，用于治疗以失眠为主的自主神经功能紊乱，调节内分泌和消化功能。

【附方】

黄连温胆汤（《六因条辨》）

［组成］半夏、竹茹、枳实各6g，陈皮9g，甘草3g，茯苓4.5g，黄连9g。

［用法］水煎服。

［功效］清热除烦，燥湿化痰。

［主治］痰热内扰所致的失眠、眩晕虚烦、欲呕、口苦、舌苔黄腻。

清气化痰丸

录自《医方考》

【组成】 瓜蒌仁　陈皮　黄芩　杏仁　枳实　茯苓各9g　胆南星6g　制半夏12g

【用法】 姜汁为丸，每服6g，温开水送下。亦可水煎服。

【功效】 清热化痰，理气止咳。

【主治】

热痰证　症见咳嗽痰黄，咳之不爽，胸膈痞满，小便短赤，舌质红，苔黄腻，脉滑数。

【方解】 本方所治之证是痰热壅结于肺而致。方中胆南星功善豁痰清热，以祛壅闭于肺之痰热，为君药。瓜蒌仁长于清热化痰，黄芩苦寒，功善清泻肺火；二者合用，助君药以增强清肺热、化痰结之力；半夏虽为辛温之品，但与黄芩等苦寒之剂相伍，则避性温助热之弊，而独取化痰散结、降逆止呕之功，共为臣药。以枳实行气消痰，散结通痞；陈皮理气行滞，燥湿化痰，使气顺则痰消。脾为生痰之源，肺为贮痰之器，故又用茯苓健脾渗湿，以治生痰之源；杏仁降利肺气，止咳平喘，均为佐药。以生姜汁为丸，既可制半夏之毒，又增强祛痰降逆之力。诸药相合，共奏清热化痰、理气止咳之功，使热清火降，气顺痰消，则咳喘可除。本方为二陈汤的变方，即由二陈汤去甘草，加胆南星、瓜蒌仁、杏仁、黄芩、枳实而成。

【临床应用】 现代常用本方加减治疗肺炎、急慢性支气管炎、肺脓肿、肺结核等证属痰热内结者。

【注意事项】 本方性寒清热，凡寒痰、燥痰不宜使用。

【现代研究】 清气化痰丸具有解热、抗菌、祛痰、镇咳及平喘等药理作用。

【附方】

清金化痰汤（《杂病广要》引《统旨》）

［组成］黄芩、山栀各8g，桔梗10g，麦冬、桑皮、贝母、知母、瓜蒌仁、橘红、茯苓各5g，甘草3g。

［用法］用水二盅，煎八分，食后服。

［功效］清肺化痰。

［主治］咳嗽因火者。症见咽喉干痛，面赤，鼻出热气，其痰咳而难出，色黄且浓，或带血丝，或出腥臭。

小陷胸汤

《伤寒论》

【组成】 黄连6g　瓜蒌实30g　半夏12g

【用法】 水煎服。

【功效】 清热涤痰，宽胸散结。

【主治】

痰热互结之小结胸证　症见心下痞满，按之疼痛，或咳吐黄痰，胸脘烦热，苔黄腻，脉滑数。

【方解】本方原治伤寒表证误下，邪热内陷，痰热结于心下之小结胸证。其治，当以清热化痰、宽胸散结为法。方中君以瓜蒌实善入肺经，用之既可清热涤痰，以除胸中之痰热邪气，又能利气散结而宽胸，以治气郁不畅之胸满痞痛。配以苦寒的黄连为臣，泻热降火，与瓜蒌实相合则清热化痰之力更强。半夏祛痰降逆，开结消痞，为佐药。而且半夏与黄连同用，辛开苦降，既清散痰热之郁结，又开郁除痞。全方药虽三味，配伍精当，合而具有清热化痰，宽胸散结之效。如程扶生谓小陷胸汤“以半夏之辛散之，黄连之苦泻之，瓜蒌之苦润涤之，所以除热散结于胸中也”。故本方为治痰热互结、胸中痞痛证之良剂。

【临床应用】现代常用本方加减治疗急性支气管炎、胸膜炎、心绞痛、急性胃炎、慢性胃炎、胰腺炎、肋间神经痛等证属痰热内结者。

【注意事项】本方性寒清热，凡脾胃虚寒，大便溏泻者不宜使用。

【现代研究】小陷胸汤具有抗炎、抗溃疡、提高胃排空率、改善血脂异常、改善心肌缺血再灌注损伤、保护血管内皮细胞、镇静安神、改善肺间质纤维化、抗肿瘤、祛痰及镇咳作用。

【附方】

大陷胸汤（《伤寒论》）

［组成］大黄 10g，芒硝 10g，甘遂 1g。

［用法］水煎服。

［功效］泻热逐水。

［主治］水热互结之结胸证。症见心下满痛或心下至少腹硬满而痛不可近，大便秘结，日晡潮热，或短气躁烦，舌上燥而渴，脉沉紧，按之有力。

第三节　温化寒痰剂

温化寒痰剂适用于寒痰证。寒痰之生，每因脾肾阳虚、寒饮内停，临床每以喘咳痰多，清稀如涎，胸膈满闷，食少难消，口淡，舌苔白滑，脉滑等证候为特征。本类方剂常以温化寒痰药如白芥子、干姜、细辛等为主组成。代表方有苓甘五味姜辛汤等。

苓甘五味姜辛汤

《金匮要略》

【组成】茯苓 12g　甘草　干姜各 9g　细辛 3g　五味子 3g

【用法】水煎服。

【功效】温肺化饮。

【主治】

寒饮咳嗽证　症见咳嗽痰多，色白而清稀，口淡喜唾，胸膈痞满，舌苔白滑，脉弦滑。

【方解】本方所治之证，乃阳虚阴盛、寒饮停肺而致。方中干姜味辛性热，归脾、肺经，既可温肺散寒以化饮，又能温运脾阳以祛湿，故为君药。细辛辛温入肺，功效温肺散寒化饮，与干姜相配，温肺散寒化饮之力倍增；茯苓健脾渗湿，使脾阳健运，则痰湿无由而生，其与干姜、细辛同用，既化已成之饮，又杜生痰之源，有标本兼治之妙，二者同为臣药。五味子敛肺止咳，与干姜、细辛相伍，有散有收，散不伤正，收不留邪，助肺司开合之职，为温肺化饮之常用组合，是为佐药。甘草和中且调和诸药，为使药。诸药相合，配伍严谨，体现散中寓收，开中有合，使祛邪而不伤正，敛肺不留邪；既温肺化饮而治标，又渗湿健脾而治本，共奏温肺化饮之效，为治肺寒留饮咳喘证之良方。

【临床应用】现代常用本方加减治疗慢性支气管炎、肺气肿、支气管哮喘等属肺寒留饮者。

【现代研究】苓甘五味姜辛汤能明显改善炎症因子对大鼠支气管和肺组织的伤害，并能促进坏死组织进行重构，恢复组织结构。

【附方】

三子养亲汤（《皆效方》，录自《杂病广要》）

［组成］白芥子，苏子，莱菔子（原方未注明剂量）。

［功效］降气平喘，化痰消食。

［主治］痰壅气滞证。症见咳嗽喘逆，痰多胸痞，食少难消，舌苔白腻，脉滑。

第四节　润燥化痰剂

润燥化痰剂适用于燥痰证。燥痰证多为虚火灼肺，或外感燥邪所致。症见痰白不黄，黏稠难咳，舌红苔白而干；也可兼见咽喉燥痛，上气喘促，声音嘶哑，或大便干结等症。本类方剂常以润燥化痰药如瓜蒌、贝母等为主，配合养阴、清热、理气之品而组成。代表方有贝母瓜蒌散等。

贝母瓜蒌散

《医学心悟》

【组成】贝母 12g　瓜蒌 9g　天花粉　茯苓　橘红　桔梗各 3g

【用法】水煎服。

【功效】润肺清热，理气化痰。

【主治】

燥痰咳嗽　症见咳嗽有痰，黏稠难咳，或咽喉干痛，或咽干口燥，上气喘促，舌红苔白而干。

【方解】本方所治之燥痰证，乃燥热伤肺，灼津成痰，燥痰阻肺，肺失清肃而致。方中贝母为君，主入肺经，有清热化痰、润肺止咳之功；配伍甘寒而润的瓜蒌，功善清热涤痰，利气润燥，与贝母相须为用，增强清润化痰而止咳之力，为臣药。佐以天花粉清肺生津，润燥化痰。痰因脾虚而生，因气滞而凝，故用茯苓健脾渗湿，以杜生痰之源；橘红理气化痰，使气顺痰消；再以桔梗宣利肺气，化痰止咳，使肺金宣降有权，均为佐药。合而成方，清润与宣利并用，以润肺为主，且润而不碍化痰，化痰而不伤津，使肺得清润而燥痰自化，宣降有权而咳逆自平。

【临床应用】现代常用本方加减治疗肺结核、肺炎、急慢性支气管炎、咽喉炎等属肺经燥热、痰少难咳者。

【注意事项】肺肾阴虚，虚火上炎之干咳、咯血、潮热、盗汗者，不宜使用本方。

【现代研究】贝母瓜蒌散具有祛痰、镇咳、抗炎、抗菌等作用，有利于治疗急慢性肺部炎症、咳嗽变异性哮喘及乳腺小叶增生等疾病。

第五节　治风化痰剂

治风化痰剂适用于风痰证。多为素有痰浊，肝风内动，夹痰上扰所致。内风夹痰者，除咳嗽多痰外，还兼见眩晕头痛，甚则昏厥不语，或发癫痫，舌苔白滑，脉弦滑等证候为特征，治宜息风化痰。常用平肝息风药与化痰药为主，配伍健脾、开窍、安神之品而成。代表方有半夏白术天麻汤等。

半夏白术天麻汤

《医学心悟》

【组成】半夏9g　天麻　茯苓　橘红各6g　白术18g　甘草3g

【用法】生姜3片，大枣2枚，水煎服。

【功效】燥湿化痰，平肝息风。

【主治】

风痰上扰证　症见眩晕头痛，胸膈痞满，痰多呕恶，舌苔白腻，脉弦滑。

【方解】本方所治的眩晕、头痛，乃风痰上扰清空而致，治宜化痰息风，健脾祛湿之法，故本方以二陈汤去乌梅，加天麻、白术、大枣而成。方中半夏功善燥湿化痰，且能降逆消痞；天麻能入肝经，尤善平肝息风而止眩晕，其与半夏相配，化痰息风而止眩之力尤强，两药均为治风痰眩晕头痛之要药，共为君药。脾为生痰之源，故又以白术健脾而燥湿，茯苓健脾而渗湿，共治生痰之本，使脾运健则湿痰去，湿痰去则眩晕可除，均为臣药。治痰须理气，气顺痰自消，橘红理气化痰，燥湿和中，既助半夏以祛痰湿，又调气以消痰；生姜、大枣调和脾胃，共为佐药；使以甘草和中而调和诸药，诸药相合，共奏化痰息风、健脾祛湿之功，为治风痰眩晕之良方。

【临床应用】现代常用本方加减治疗耳源性眩晕、神经性眩晕、高血压病、癫痫等属风痰上扰者。

【注意事项】凡阴虚阳亢、气血不足之眩晕头痛者，不宜使用本方。

【现代研究】半夏白术天麻汤具有镇静、降血压、降脂、抗动脉硬化、改善心脑血液循环作用。

第六节　止咳平喘剂

止咳平喘剂适用于咳喘证。外感风邪所致咳喘证者，主要表现为咳嗽痰多、咽痒较重，兼见恶风发热等，治宜疏风化痰宣肺。故此类方剂常用疏风散邪药与化痰止咳药配伍而成。若风邪犯肺，肺热炽盛，肺气闭塞，发为喘逆，应以清泄肺热，止咳平喘为主。代表方有止嗽散等。

止嗽散

《医学心悟》

【组成】桔梗　荆芥　紫菀　百部　白前各1000g　甘草360g　陈皮500g

【用法】共为末，每服9g，温开水或姜汤送下。亦可作汤剂，用量按原方比例酌减。

【功效】止咳化痰，疏风宣肺。

【主治】

风痰咳嗽　症见咳嗽喉痒，咳痰不爽，或微有恶风发热，舌苔薄白。

【方解】方中以紫菀、百部为君，皆入肺经，均有下气化痰、理肺止嗽之功，此二味温润不燥，尤能止咳化痰，新久咳嗽皆宜。桔梗开宣肺气而化痰，白前降气祛痰而止咳，辅助君药以调理肺气，化痰止咳，为臣药。陈皮理气化痰，荆芥疏风解表为佐药。甘草合桔梗利咽止咳，调和诸药为佐使药。诸药相合，使邪散肺畅，气顺痰消，诸证自愈。

【临床应用】现代常用本方加减治疗上呼吸道感染、肺炎、支气管炎、流行性感冒等属风邪犯肺者。

【现代研究】止嗽散具有镇咳平喘、抗病原微生物、抗炎、解热的作用。

其他化痰止咳平喘中成药小结见表40－1。

表40－1　其他化痰止咳平喘中成药

中成药	功效	适应证	使用注意
礞石滚痰丸	逐痰降火	痰火扰心所致的癫狂惊悸，或喘咳痰稠，大便秘结	孕妇忌服。非痰热实证、体虚及小儿虚寒成惊者慎用。癫狂重症者，需在专业医生指导下配合其他治疗方法
复方鲜竹沥液	清热化痰止咳	痰热咳嗽，痰黄黏稠	孕妇、寒嗽及脾虚便溏者慎用
半夏天麻丸	健脾祛湿化痰息风	脾虚湿盛、痰浊内阻所致的眩晕、头痛	孕妇忌用。肝肾阴虚、肝阳上亢所致的头痛、眩晕慎用。平素大便干燥者慎用
消瘿丸	散结消瘿	痰火郁结所致的瘿瘤初起；单纯型地方性甲状腺肿	孕妇慎用
通宣理肺丸	解表散寒宣肺止嗽	风寒束表、肺气不宣所致的感冒咳嗽	孕妇、风热或痰热咳嗽、阴虚干咳者慎用。因其含有麻黄，故心脏病、高血压病、运动员及青光眼患者慎用
杏苏止咳颗粒	宣肺散寒止咳祛痰	风寒感冒咳嗽、气逆	风热、燥热及阴虚干咳者慎用
清肺抑火丸	清肺止咳化痰通便	痰热阻肺所致的咳嗽	孕妇、风寒咳嗽及脾胃虚寒者忌服
蛇胆川贝散	清肺止咳祛痰	肺热咳嗽，痰多	孕妇、痰湿犯肺或久咳不止者慎用
橘红丸	清肺化痰止咳	痰热咳嗽	孕妇、气虚咳喘及阴虚燥咳者慎用
急支糖浆	清热化痰宣肺止咳	外感风热所致的咳嗽	孕妇及寒证者慎用。因其含麻黄，故运动员、心脏病、高血压病者及青光眼慎用
强力枇杷露	养阴敛肺镇咳祛痰	久咳劳嗽、支气管炎	本品含有毒的罂粟壳，故孕妇禁用。不得过量或久用。外感咳嗽及痰浊壅盛者慎用

续表

中成药	功效	适应证	使用注意
川贝止咳露	止嗽祛痰	风热咳嗽，痰多上气或燥咳	风寒咳嗽者慎用
养阴清肺膏	养阴润燥 清肺利咽	阴虚燥咳	脾虚便溏、痰多湿盛咳嗽者慎用。孕妇慎用
二母宁嗽丸	清肺润燥 化痰止咳	燥热蕴肺所致的咳嗽	风寒咳嗽者慎用
小青龙胶囊	解表化饮 止咳平喘	风寒水饮	孕妇、内热咳喘及虚喘者慎用。因其含麻黄，故运动员、心脏病、高血压病、青光眼患者慎用
桂龙咳喘宁胶囊	止咳化痰 降气平喘	外感风寒，痰湿内阻引起的咳嗽	孕妇、外感风热者慎用
止嗽定喘口服液	辛凉宣泄 清肺平喘	表寒里热	孕妇、阴虚久咳者慎用。因其含麻黄，故青光眼、高血压病、心脏病患者慎用
蠲哮片	泻肺除壅 涤痰祛瘀 利气平喘	支气管哮喘急性发作期热哮痰瘀伏肺证	孕妇及久病体虚、脾胃虚弱便溏者禁用
苏子降气丸	降气化痰 温肾纳气	上盛下虚、气逆痰壅所致的咳嗽喘息	阴虚、舌红无苔者忌服。外感痰热咳喘及孕妇慎用
七味都气丸	补肾纳气 涩精止遗	肾不纳气所致的喘促	外感咳喘者忌用
固本咳喘片	益气固表 健脾补肾	脾虚痰盛、肾气不固所致的咳嗽	外感咳嗽慎用。慢性支气管炎和支气管哮喘急性发作期慎用
蛤蚧定喘胶囊（丸）	滋阴清肺 止咳平喘	肺肾两虚、阴虚肺热所致的虚痨久咳	孕妇及咳嗽新发者慎用。本品含麻黄，故运动员、高血压病、心脏病及青光眼患者慎用

扫码“练一练”

药师考点

一、A 型题（最佳选择题）

1. 通宣理肺丸的功效是
   A. 解表散寒，宣肺止嗽　　B. 宣肺散寒，止咳祛痰
   C. 清肺止咳，化痰通便　　D. 清肺，止咳，祛痰
   E. 清肺，化痰，止咳
2. 橘红丸的功效是
   A. 清热化痰，敛肺止咳　　B. 清热化痰，宣肺止咳
   C. 清肺，化痰，止咳　　D. 止嗽祛痰
   E. 清热润肺，化痰止咳

二、B 型题（配伍选择题）

A. 肺肾两虚、阴虚肺热所致的虚痨久咳

B. 脾虚痰盛、肾气不固所致的咳嗽

C. 肾不纳气所致的喘促

D. 肺气亏虚，肺失宣降所致的虚劳久嗽

E. 痰浊阻肺所致的咳嗽痰多

3. 人参保肺丸的主治证是

4. 固本咳喘片的主治证是

三、C 型题（综合分析选择题）

患者，男，31 岁，1 周前患感冒，现症见干咳少痰，痰少而黏，不易咳出，伴有咽喉干痒，舌红少苔，脉细数。中医辨证后给予养阴清肺膏治疗。

5. 养阴清肺膏的功能是

A. 养阴润燥，清肺利咽　B. 清肺润燥，化痰止咳

C. 解表化饮，止咳平喘　D. 止咳化痰，降气平喘

E. 辛凉宣泄，清肺平喘

6. 养阴清肺膏的主治证是

A. 表寒里热，咳嗽痰盛　B. 外感风寒，痰湿内阻之咳嗽

C. 阴虚燥咳　D. 肺燥咳嗽

E. 风寒水饮，喘咳痰稀

四、X 型题（多项选择题）

7. 小青龙胶囊不宜用于

A. 高血压患者　B. 高血脂患者　C. 糖尿病患者

D. 青光眼患者　E. 冠心病患者

扫码“学一学”

第四十一章　补益剂

学习目标

掌握　四君子汤、补中益气汤、四物汤、六味地黄丸、金匮肾气丸的组成、功效、主治、配伍意义及使用注意。

熟悉　1. 补益剂的概念、分类及使用注意。

2. 玉屏风散、参苓白术散、当归补血汤、生脉散、归脾汤的组成、功效、主治及配伍意义。

了解　炙甘草汤、大补阴丸、一贯煎及地黄饮子的功效和主治。

凡以补益药为主组成，具有补益作用，用于治疗各种虚证的方剂，称为补益剂。属八法中的“补法”。

虚证是对人体正气虚弱而产生的各种证候的概括。多为先天禀赋不足，后天失养，或疾病慢性耗损所致。主要表现为气、血、阴、阳的不足，由于人体气、血、阴、阳之间在生理上相互依存，在病理上互为影响，因而临床也常见气血两虚和阴阳俱虚的证候。本章重点讨论气虚、血虚、气血两虚、阴虚、阳虚和阴阳两虚六种证型的治法和方剂。

使用补益剂应注意以下几点：分清虚实真假，真实假虚证者，若误用补虚，则实者更实；注意患者的脾胃功能，“虚不受补”者，宜先调理脾胃，或在补益剂中配伍少量健脾和胃、理气醒脾之品；注意煎服法，补益剂入煎剂应文火久煎，使药味尽出；服药时间一般以空腹为宜；邪气亢盛的患者禁止服用补益剂；不要滥服补益剂。

第一节　补气剂

补气剂适用于气虚证，症见倦怠无力，少气懒言，语声低微，动则气短，面色不华，食少便溏，舌淡苔白，脉虚弱等。常用补气药治疗，宜配伍少量行气药使其补而不滞。亦可根据气虚兼症的不同，配伍理气、渗湿、升阳举陷、补血养阴之品。代表方有四君子汤、参苓白术散、补中益气汤、玉屏风散、生脉散等。

四君子汤

《太平惠民和剂局方》

【组成】人参（或党参）　茯苓　白术各9g　炙甘草6g

【用法】水煎服。

【功效】补气健脾。

【主治】

脾胃气虚证　症见面色苍白，语声低微，倦怠无力，气短自汗，食少便溏，舌淡，脉虚弱无力。

【方解】本方为补气基础方，也是补虚基础方。方中用人参（或党参）扶脾养胃，补益中气；用白术健脾燥湿，扶助运化，共为君药。配茯苓能补能泻，助人参补气健脾，助白术健脾渗湿，为臣药。配炙甘草助人参补气并能和中，兼调和诸药，为佐使药。全方补气健脾，性质平和，久服无副作用，故名“四君子汤”。

【临床应用】现代常用本方加减治疗慢性胃炎、消化系统溃疡、乙型肝炎、冠心病、妊娠胎动不安、小儿感染后脾虚综合征、小儿低热等证属脾气虚弱者。有报道使用本方加味治疗2型糖尿病胃轻瘫，也取得了比较好的疗效。

【现代研究】四君子汤有调节和改善胃肠运动功能紊乱、抗溃疡形成或促进溃疡愈合、加强补血、促进细胞免疫和体液免疫的作用。

【附方】

1. 异功散（《小儿药证直诀》）

［组成］原方加陈皮6g，生姜5片，大枣2枚。

［用法］水煎服。

［功效］健脾、益气、行气。

［主治］脾虚兼气滞。现用于小儿消化不良证。

2. 六君子汤（《太平惠民和剂局方》）

［组成］原方加陈皮3g，半夏4.5g，大枣2枚，生姜3片。

［用法］水煎服。

［功效］健脾、降逆止呕。

［主治］脾胃气虚兼痰湿证。现用于慢性支气管炎间歇期。

3. 香砂六君子汤（《古今名医方论》）

［组成］六君子汤加木香2g，砂仁2.5g。

［用法］水煎服。

［功效］健脾和胃，理气止痛。

［主治］气虚兼寒湿气滞。现用于慢性腹泻、胃肠功能紊乱证。

参苓白术散

《太平惠民和剂局方》

【组成】人参　白术　山药　甘草各1000g　莲子肉　茯苓　薏苡仁　砂仁　桔梗各500g　白扁豆750g

【用法】共为散，每服6g，枣汤调下。亦可水煎服，用量酌减。

【功效】健脾益气，渗湿止泻。

【主治】

脾虚夹湿证　症见胸脘闷胀，食少便溏，或泻或吐，四肢无力，面色萎黄，形体消瘦，舌苔白腻，脉虚弱而缓。

【方解】本方为四君子汤加山药、莲子肉、扁豆、薏苡仁、桔梗而成。专为脾虚夹湿所立，又为体现“培土生金”法的代表方剂。方中人参、茯苓、白术益气健脾渗湿，共为君药。山药、莲子肉助人参益气健脾、和胃止泻；白扁豆、薏苡仁健脾渗湿，共为臣药。砂仁行气化湿，醒脾宽中；桔梗开宣肺气，载药上行而成“培土生金”之功，俱为佐药。炙甘草益气和中，调和诸药，为使药。最后用大枣煎汤调药，助补益脾胃之功。诸药合用，脾气健，湿气除，泄泻止，诸症消。

【临床应用】现代常用本方加减治疗慢性疾病，如慢性胃肠炎、小儿慢性腹泻、慢性咳嗽以及慢性消耗性疾病，如肺结核、贫血、慢性肾炎等，伴有消化功能减退、食欲不振者。

【现代研究】参苓白术散能增加肠管对水和氯化物的吸收。对肠管活动，小剂量可引起兴奋；大剂量则先兴奋而后转入持久性的抑制。

补中益气汤

《脾胃论》

【组成】黄芪 18g　人参（或党参）　升麻　柴胡　陈皮　当归　白术各 6g　炙甘草 9g

【用法】水煎服。

【功效】补中益气，升阳举陷。

【主治】

1. **脾胃气虚证**　症见面色不华，气短懒言，倦怠食少，便溏，脉虚无力。
2. **中气下陷证**　症见脱肛，子宫脱垂，胃下垂，久泻久痢，崩漏等。
3. **气虚发热证**　症见身热，自汗，渴喜热饮，气短乏力，舌淡胖，脉大无力。

【方解】本方为益气升阳、甘温除热的代表方。用黄芪补中益气，固表止汗，为君。人参（党参）、白术、炙甘草益气健脾，为臣。用陈皮理气和胃，当归补血；加柴胡、升麻以升提下陷之阳气，共为佐药。全方合用，使脾胃得以调补，中气得以提升，身热自汗、下陷脱垂之症得以恢复。

【临床应用】现代常用本方加减治疗胃下垂、子宫脱垂、久泻脱肛、遗尿、耳鸣、痔疮等病证，还用于治疗慢性胃肠炎、慢性肝炎、长期发热、乳糜尿、口腔溃疡、睾丸炎及男子不育等疾病。

【注意事项】阴虚火旺及实证发热者忌用本方。

【现代研究】补中益气汤对动物子宫及其周围组织有选择性兴奋作用；可兴奋小肠，使蠕动恢复正常；有明显的抗基因突变及抗肿瘤的作用；能改善荷瘤小鼠蛋白质的代谢，防止贫血发生；本方还含有直接使精子运动时间延长的成分。

玉屏风散

《世医得效方》

【组成】黄芪 18g　白术 12g　防风 6g

【用法】为散，每服 6～9g；或水煎服。

【功效】益气固表，止汗。

【主治】

表虚自汗或体虚易感风寒　症见恶风自汗，面色㿠白，易感风邪，舌淡，苔白，脉浮虚。

【方解】方中黄芪益气固表止汗，为君。白术补脾培中，脾健则正气足而气血旺，卫外固表而汗可止，为臣。佐以防风走表而祛风邪，使黄芪固表而不留邪；防风得黄芪，驱邪而不伤正，实为补中有疏，散中寓补之意。三药合用，共奏扶正祛邪、固表止汗之效。本方益气固表，止汗御风之功有如屏障，且珍贵如玉，故名“玉屏风”。

【临床应用】现代常用本方加减治疗和预防小儿及成人反复发作的上呼吸道感染，肾小球肾炎易于因感冒而诱发者，过敏性鼻炎、慢性荨麻疹、支气管哮喘等每因伤风感冒而诱发反复者，以及产后、术后因体虚而自汗者。

【注意事项】虚人外感，邪多虚少，以及阴虚发热之盗汗不宜使用。

【现代研究】玉屏风散能有效地预防淋巴细胞免疫功能的抑制。

生脉散

《内外伤辨惑论》

【组成】人参　麦冬各9g　五味子6g

【用法】水煎服。现有口服液、注射液等。

【功效】益气养阴，敛汗生脉。

【主治】

气阴两伤证　症见倦怠无力，呼吸气短，多汗，口渴，舌干红无津，脉细无力。

【方解】本方是治疗气阴两伤证的代表方。方中人参补气生津为君药。配麦冬清热养阴；五味子补心敛肺而止汗，均为臣药。三药合用，大补气阴，敛汗生脉。方中一补、一清、一敛，“养气之道备也”。脉得气则充，故名“生脉”。

【临床应用】现代常用本方加减治疗急性心肌梗死、冠心病心绞痛、病毒性心肌炎、期前收缩、病态窦房结综合征、心力衰竭等心血管系统疾病，肺结核、肺心病、慢性支气管炎等呼吸系统疾病，以及中毒性休克、失血性休克、中暑等病证属于气阴两虚者。

【注意事项】外邪未解，或暑病热盛，气阴未伤者，均不宜用。久咳肺虚，亦应在阴伤气耗，纯虚无邪之时，方为适当。

【现代研究】生脉散能增加心肌冠脉流量，改善冠状动脉循环，改善缺血再灌流而致的心肌损伤，从而加速损伤心肌的修复。本方还对慢性活动性肝炎有细胞损伤、蛋白代谢异常的治疗有一定价值。

第二节　补血剂

补血剂适用于血虚证，症见面色萎黄，头晕目眩，唇甲舌淡，失眠心悸，舌淡脉细；或妇女月经不调，量少色淡等。常用补血药治疗。由于有形之血生于无形之气，加之血枯易致瘀，本类方剂宜配伍补气与活血之品。代表方有四物汤、当归补血汤、归脾汤等。

四物汤

《仙授理伤续断秘方》

【组成】熟地黄　白芍　当归　川芎各等份。

【用法】水煎服。

【功效】补血调经。

【主治】

血虚，月经不调 症见心悸失眠，头晕目眩，面色无华，形瘦乏力，妇人月经不调，量少或经闭不行，脐腹作痛，舌淡，脉细弦或细涩。

【方解】本方为妇人补血调经要方，有“血家百病此方通”之称。方中熟地黄味厚滋腻，为滋阴补血之要药，为君。当归甘温滋润，补血养肝，和血调经，既可助熟地黄补血之力，又可行经隧脉道之滞，为臣。白芍酸甘质柔，养血敛阴，与熟地黄、当归相合则滋阴养血之功显著，并可缓急而止腹痛；川芎辛散温通，上行头目，下行血海，中开郁结，旁通络脉，与当归相伍则畅达血脉之力宜彰，二者同为佐药。四药配伍，血虚者得之可收补血之功，血滞者得之可奏行血之效。因而补而不滞，温而不燥，滋而不腻，实为补血调经之良方。

【临床应用】现代常用本方治疗妇科月经不调、胎产疾病等辨证属营血虚滞者，还可用于治疗荨麻疹、扁平疣等慢性皮肤病，以及骨伤科疾病、神经性头痛等属营血虚滞、脏腑形体失濡者。本方对预防肿瘤复发和转移亦有一定价值。

【注意事项】湿盛中满、大便溏泻者忌用本方。

【现代研究】四物汤可增强造血细胞功能，能明显抑制体外血栓形成，改善血液高黏状态，具有调节机体免疫功能作用，能调节下丘脑衰老生物钟从而延缓衰老。

【附方】

1. **胶艾汤** （又名芎归胶艾汤，《金匮要略》）

［组成］川芎6g，阿胶9g，甘草6g，艾叶9g，当归9g，芍药12g，干地黄15g。

［用法］水煎服。

［功效］养血止血，调经安胎。

［主治］妇人冲任虚损，崩漏下血，月经过多，淋漓不止；产后或流产损伤冲任，下血不绝；或妊娠胞阻，胎漏下血，腹中疼痛。

2. **圣愈汤**（《脉因症治》）

［组成］原方加人参15g，黄芪12g。

［用法］水煎服。

［功效］益气，补血摄血。

［主治］妇女月经先期而至，量多色淡，精神倦怠，四肢乏力。

3. **桃红四物汤**（《玉机微义》）

［组成］原方加桃仁9g，红花6g。

［用法］水煎服。

［功效］养血活血。

［主治］妇女经期超前，血多有块，色紫稠黏，腹痛等。

当归补血汤

《内外伤辨惑论》

【组成】黄芪30g　当归6g

【用法】水煎服。

【功效】补气生血。

【主治】

血虚发热证　症见肌热面赤，烦渴欲饮，舌淡，脉洪大而虚，重按无力。亦治妇人经期、产后血虚发热头痛，或疮疡溃后，久不愈合。

【方解】方中重用黄芪补气固表，以急固将亡之阳气，浮阳若得挽回，则诸危候可缓，且补气亦助生血之功，使阳生阴长，气旺血充，用为君药。配以少量当归养血和营，补虚治本为臣，再得黄芪生血之助，使阴血渐充，阳气渐可潜涵，则虚热自退。对于疮疡溃后气血不足而久不愈合者，亦可予本方补气养血以助生肌收口。本方以大剂量黄芪补气，配伍少量当归补血，重在益气固表以治阳浮之标，并可借补气生血之力，以复血虚之本，与血虚阳浮发热之病机甚合。

【临床应用】现代常用本方治疗妇人经期、产后血虚发热等属血虚阳浮证者，各种贫血、过敏性紫癜、妇人月经过多，以及疮疡久溃不愈等属血虚气弱或气不摄血者。

【注意事项】阴虚发热忌用本方。

【现代研究】当归补血汤具有促进造血功能、提高心肌细胞耐缺氧能力、增强免疫功能、对抗免疫抑制剂作用，而单味药当归、黄芪的作用明显不及全方。

归脾汤

《济生方》

【组成】白术　当归　茯苓（神）　黄芪　龙眼肉　远志　酸枣仁各3g　木香1.5g　炙甘草1g　人参3g　生姜6g　大枣5枚

【用法】水煎服。

【功效】益气补血，健脾宁心。

【主治】

1. **心脾气血两虚证**　症见心悸怔忡，健忘失眠，盗汗，体倦食少，面色萎黄，舌淡，苔薄白，脉细弱。

2. **脾不统血证**　症见便血，皮下紫癜，妇女崩漏，月经超前，量多色淡，或淋漓不止，舌淡，脉细弱。

【方解】方中人参"补五脏，安精神，定魂魄"（《本经》），可补气生血，养心益脾；龙眼肉补益心脾，养血安神，共为君药。黄芪、白术助人参益气补脾，当归助龙眼肉养血补心，共为臣药。茯神、远志、酸枣仁宁心安神；木香理气醒脾，与补气养血药配伍，使之补而不滞，俱为佐药。炙甘草益气补中，调和诸药，为佐使药。煎药时少加生姜、大枣调和脾胃，以资生化。

本方以主用甘温益气，辅以养血，佐以安神、理气为结构特征。诸药配伍，心脾同治，重在补脾；气血并补，重在益气。使脾气旺而血有所生、血有所摄，血脉充则神有所舍、血有所归，故方以"归脾"谓之。

【临床应用】现代常用本方治疗神经衰弱、冠心病、胃及十二指肠溃疡出血、功能性子宫出血、再生障碍性贫血、血小板减少性紫癜等属心脾两虚及脾不统血者。有报道使用归脾汤加减治疗慢性疲劳综合征有疗效。

【注意事项】出血以阴虚血热者慎用本方。

【现代研究】归脾汤宁心安神作用的部分机制可能与提高机体超氧化物歧化酶和过氧化

氢酶活性有关。

第三节　气血双补剂

气血双补剂适用于气血两虚的病证，症见面色无华，头晕目眩，心悸怔忡，食少倦怠，气短懒言，舌淡，脉虚无力等。常由补气药如人参、黄芪等与补血药如当归、白芍、阿胶等共同组成方剂。代表方有炙甘草汤等。

炙甘草汤（复脉汤）

《伤寒论》

【组成】生地黄 50g　炙甘草 12g　人参 6g　生姜　桂枝各 9g　麦冬　麻子仁各 10g　阿胶 6g　大枣 10 枚

【用法】水煎服。

【功效】益气养血，滋阴补肺，通阳复脉。

【主治】

1. **心动悸，脉结代**　症见虚羸少气，舌光瘦小，少苔。

2. **虚劳肺痿**　症见咳嗽气短，涎多，咽干舌燥，自汗盗汗，便干，脉细数。

【方解】本方气血阴阳并补，尤以益气养血滋阴之力显著。方中重用生地黄滋阴补血，养心充脉；炙甘草补气生血，健脾养心，两药合用，益气养血以复脉之本，共为君药。人参、大枣补益心脾，助炙甘草养心复脉、补脾生血之力；阿胶、麦冬、麻子仁滋养阴血，助生地黄滋心阴，养心血，充血脉之力尤著，共为臣药。桂枝、生姜以辛温之性温心阳、通血脉，使气血流畅以助脉力，共为佐药。原方加入适量酒入煎剂，以行药势，助诸药温通血脉。数药同用，使阴血足而血脉充，阳气复而心脉通，气血充沛，血脉通畅，心悸可止，脉气可复。

再者，方中用人参、炙甘草补肺气；阿胶、麦冬养肺阴；生地黄、麻子仁滋补肾阴，与阿胶、麦冬相合而有“金水相生”之意，故又可用于治疗虚劳肺痿。

【临床应用】现代常用本方加减治疗功能性心律不齐、期外收缩、冠心病、病毒性心肌炎、风湿性心脏病、心房纤颤、甲状腺功能亢进症等属心之气血阴阳虚损者，以及老年人慢性支气管炎、肺结核、弥漫性肺间质纤维化等虚劳干咳证。也可用于治疗萎缩性胃炎。

【注意事项】本方甘温滋补，阴虚内热者慎用；湿盛便溏者不宜用。

【现代研究】炙甘草汤注射液经动物实验表明具有抗心律失常的作用。

第四节　补阴剂

补阴剂适用于阴虚证，症见头晕耳鸣，形体消瘦，心烦失眠，潮热盗汗，五心烦热，口燥咽干，咳嗽咯血，腰酸遗精。舌红少苔，脉细数等。常用补阴药治疗。由于阴之生长有赖于阳气生化，而且阴虚常由水不制火而生热，或由阴虚及血而血虚，或肝体失养而气郁，或金水不生而肺燥，以致变生多种兼证，故本类方剂宜配伍温阳健脾、清泻相火、滋补阴血、滋润肺燥之品。代表方有六味地黄丸、一贯煎等。

六味地黄丸

《小儿药证直诀》

【组成】熟地黄 24g　山茱萸　山药各 12g　泽泻　牡丹皮　茯苓各 9g

【用法】为丸，每次 6～9g，温水下。亦可水煎服。

【功效】滋阴补肾。

【主治】

肾阴虚证　症见腰膝酸软，形体消瘦，头晕目眩，耳鸣耳聋，盗汗遗精，消渴，骨蒸潮热，五心烦热，舌燥咽痛，牙齿动摇，小儿囟门不合，行迟，舌红少苔，脉沉细数。

【方解】本方为滋补肾阴的重要方剂。方中重用熟地黄，味甘纯阴，入少阴，长于滋阴补肾，填精益髓，为君。山茱萸酸温，入厥阴，滋补肝阴，收涩精气；山药甘平，入太阴，“健脾补虚，涩精固肾”（《景岳全书》），补后天以充先天，同为臣药。君臣相协，不仅滋阴益肾之力相得益彰，而且兼具养肝补脾之效。又以泽泻利湿泄浊，并防熟地黄之滋腻恋邪；阴虚则内热，故以牡丹皮清泻相火，并制山茱萸之温；茯苓淡渗脾湿，既助泽泻以泄肾浊，又助山药之健运以充养后天之本，共为佐药。六药合用，三补三泻，以补为主；三阴并补，以补肾阴为主。寓泻于补，补不碍邪，泻不伤正，为平补少阴的常用方剂。

【临床应用】现代常用本方治疗慢性肾炎、高血压病、糖尿病、肺肾结核、甲状腺功能亢进症、视神经炎、白内障、中心性视网膜炎以及无排卵功能性子宫出血、更年期综合征、前列腺炎等辨证以肾阴不足为主者；也可用于口腔溃疡、老年皮肤瘙痒症、慢性食管炎、顽固性失眠、慢性腰腿痛、（外源性）支气管哮喘、口干症等；并能减轻肾虚导致的黑眼圈。

【注意事项】熟地味厚滋腻，有碍脾胃运化，故脾虚食少便溏者不宜使用。

【现代研究】六味地黄丸能提高心肌耐缺氧能力、调节机体脂质与糖代谢、保肝、抗肿瘤、增强免疫功能，对于突变和癌变具有一定的保护作用。以及对实验性牙周、骨、耳组织损伤有一定的保护作用。

【附方】

1. 都气丸（《症因脉治》）

［组成］六味地黄丸加五味子 6g。

［用法］同六味地黄丸。

［功效］滋肾纳气。

［主治］肾虚气喘，或呃逆之证。

2. 杞菊地黄丸（《麻疹全书》）

［组成］六味地黄丸加枸杞子、菊花各 9g。

［用法］为丸，每服 9g，空腹服用。

［功效］滋肾养肝明目。

［主治］肝肾阴虚证。症见两目昏花，视物模糊，或眼干涩，迎风流泪等。

3. 知柏地黄丸（《医方考》）

［组成］六味地黄丸加知母、黄柏各 6g。

［用法］为丸，每服 6g。

［功效］滋阴降火。

［主治］肾阴虚火旺证。症见骨蒸潮热，虚烦盗汗，腰膝酸痛，遗精等。

4. 麦味地黄丸（《医部全录》）

［组成］六味地黄丸加五味子、麦冬各15g。

［用法］为丸，每日15g，空心白汤送下。

［功效］滋补肺肾。

［主治］肺肾阴虚，或喘或咳。

5. 耳聋左慈丸（《重订广温热论》）

［组成］六味地黄丸加磁石90g，石菖蒲45g，北五味子15g。

［用法］为丸，每服9g，淡盐汤送下。

［功效］滋阴益肾，潜阳通窍。

［主治］肝肾阴亏，虚阳上扰。症见头晕目眩，耳鸣耳聋。

一贯煎

《柳州医话》

【组成】北沙参　麦冬　当归各10g　枸杞子　生地黄各30g　川楝子5g

【用法】水煎服。

【功效】滋阴疏肝。

【主治】

阴虚肝郁证　症见胸胁胀痛，吞酸口苦，咽干，或腰膝酸痛，足软乏力，舌红少津，脉细弱或虚弦。亦治疝气瘕聚。

【方解】方中重用生地黄为君，滋养阴血以补肝肾。枸杞子补肝肾，益精血；当归养血补肝，且养血之中有调血之能，补肝之中寓疏达之力，共为臣。佐以北沙参，麦冬养阴生津，润燥止渴，清金益胃；川楝子苦寒，疏肝泄热，行气止痛，配入大队甘寒滋阴养血药中，既无苦燥伤阴之弊，又可泻肝火而平横逆，为佐使。诸药合用，使肝体得养而阴血渐复，肝气得疏则诸痛自除。

本方在制方上并用滋水涵木，清金制木，培土抑木三法；配伍上补中有行，即在大队甘凉柔润药中，少佐苦辛疏泄，使滋阴养血而不遏滞气机，疏肝理气又不耗伤阴血。

【临床应用】现代常用本方治疗慢性肝炎、慢性萎缩性胃炎、胃及十二指肠溃疡、肋间神经痛、神经症等疾病，还可用于治疗肺结核、糖尿病、高血压、中心性视网膜炎、更年期综合征、慢性睾丸炎等属阴虚气滞者。此外，还可用于治疗癌症放疗后的副作用。

【注意事项】由于方中滋腻之药较多，有停痰积饮而舌苔白腻，脉沉弦者，不宜使用。

【现代研究】一贯煎及其加味方（加黄芪、延胡索、青皮等），对肝损伤有明显保护作用，具有显著的抗疲劳、抗缺氧、抗炎、增强吞噬细胞吞噬功能、镇静和镇痛等作用，并能拮抗肠管痉挛。

大补阴丸（原名大补丸）

《丹溪心法》

【组成】熟地黄　龟板各 18g　黄柏　知母各 12g

【用法】上 4 味，碾为细末，猪脊髓适量蒸熟，捣如泥状；炼蜜，混合拌匀和药粉为丸，每丸约重 15g，每日早晚各服 1 丸，淡盐水送服，或水煎服。

【功效】滋阴降火。

【主治】

阴虚火旺证　症见骨蒸潮热，盗汗遗精，咳嗽咯血，心烦易怒，足膝疼热，舌红少苔，尺脉数而有力。

【方解】本方证治乃肝肾阴虚、相火亢盛所致。方中重用熟地黄、龟板滋阴潜阳，壮水制火，共为君药。黄柏、知母相须为用，苦寒降火，保存阴液，平其阳亢，均为臣药。使用猪脊髓、蜂蜜为丸，此乃血肉甘润之品，既能滋补精髓，又能制约黄柏的苦燥，具为佐使。诸药合用，滋阴精而降相火，以达培本清源之效。

本方的配伍特点：滋阴药与清热降火药相配，培本清源，二者兼顾。其中熟地黄和龟板的用量较重，与知、柏的比例为 3∶2，表明是以滋阴培本为主，降火清源为次。对于阴虚火旺证，若仅滋阴而不降火，则虚火难清；若只降火而不滋阴，即使火势暂息，犹恐复萌，故必须滋阴与降火合用，方可两全。

【临床应用】现代常用本方加减治疗甲状腺功能亢进症、肾结核、骨结核、糖尿病等属阴虚火旺者。还可用于治疗骨质疏松、性早熟等。

【注意事项】脾胃虚弱，食少便溏及火热属于实证者不宜使用。

【现代研究】大补阴丸可通过改善代谢调控异常、能量利用和性器官发育亢进治疗阴虚火旺证模型大鼠。

第五节　补阳剂

补阳剂适用于肾阳虚证，症见形寒肢冷，面色㿠白，腰膝冷痛，下肢软弱无力，小便不利或频数，尿后余沥，少腹拘急，男子阳痿早泄，女子宫寒不孕，舌淡苔白，脉沉细，尺部尤甚等。常用温补肾阳药治疗。由于肾中阴阳互为根本，阳之生有赖阴之助，又有阳虚气化不能而致水湿内停，或阳虚不固而致小便频数、遗精滑泄等，故本类方剂又常配伍补阴、利水、固涩之品。代表方有金匮肾气丸等。

肾气丸

《金匮要略》

【组成】肉桂　制附子各 3g　熟地黄 24g　山药　山茱萸各 12g　泽泻　茯苓　牡丹皮各 9g

【用法】为丸，每服 6g。亦可作汤剂，用量酌减。

【功效】补肾助阳。

【主治】

1. **肾阳不足证** 症见腰膝冷痛，少腹拘急，小便不利，或小便反多，入夜尤甚，阳痿早泄，舌淡而胖，脉虚弱，尺部沉细或沉弱而迟。

2. 痰饮，水肿，消渴，脚气等。

【方解】本方为温补肾阳的代表方剂。方中制附子大辛大热，温阳补火；肉桂辛甘而热，温补命门，两药相合共为主药，补肾阳之虚，助气化之复。肾为水火之脏，内舍真阴真阳，阳气无阴则不化，“善补阳者，必于阴中求阳，则阳得阴助，而生化无穷”（《类经》），故又重用熟地黄滋阴补肾生精，配伍山茱萸、山药补肝养脾益精，以收蒸精化气，阴生阳长之效。方中补阳药少而滋阴药多，可见其立方之旨，并非峻补元阳，乃在于微微生火，鼓舞肾气，即取“少火生气”之意。泽泻、茯苓利水渗湿，配肉桂又善温化痰饮；牡丹皮活血散瘀，伍肉桂则可调血分之滞，此三味寓泄于补，使邪去而补药得力，并制诸滋阴药助湿碍邪之虞。诸药合用，助阳之弱以化水，滋阴之虚以生气，使肾阳振奋，气化复常，则诸证自除。

本方制方特点：以少量温阳补火药与大队滋阴药为伍，旨在阴中求阳，少火生气；以补为主，佐用通散渗利，寓泻于补，以泻助补，使补而不滞。

【临床应用】现代常用本方加减治疗慢性肾炎、糖尿病、醛固酮增多症、甲状腺功能低下症、性神经衰弱、肾上腺皮质功能减退、慢性支气管炎、支气管哮喘、更年期综合征、前列腺肥大、营养不良性水肿、慢性肠炎以及白内障等属肾阳不足者。

【注意事项】阴虚火旺之遗精滑泄者不可用本方。

【现代研究】肾气丸具有抗衰老与促智作用。组织学研究证明本方具有性激素样作用。在骨折愈合前期，肾气丸可加速胶原的合成和分泌，对钙盐沉积过程具有促进作用，同时可促进血液循环，提高肾脏排泄功能。但是过量的肾气丸又可导致骨质疏松、脱钙，甚至发生病理骨折现象。此外，研究还发现肾气丸具有一定的降血糖、降血脂等作用。

【附方】

1. **加味肾气丸** （又名济生肾气丸，《严氏济生方》）

［组成］附子15g，白茯苓、泽泻、山茱萸、山药、车前子、牡丹皮各30g，桂枝、川牛膝、熟地黄各15g。

［用法］为丸，每服9g，空心米汤送下。亦可水煎服，用量按原方比例酌减。

［功效］温补肾阳，利水消肿。

［主治］肾阳不足，水湿内停证。症见水肿，小便不利等。

2. **十补丸**（《严氏济生方》）

［组成］附子、五味子各9g，山茱萸、山药、牡丹皮各9g，鹿茸3g，熟地黄9g，肉桂3g，白茯苓、泽泻各6g。

［用法］为丸，每服9g，空心盐汤送下。

［功效］补肾阳，益精血。

［主治］肾阳虚损，精血不足证。症见面色黧黑，足冷足肿，耳鸣耳聋，肢体羸瘦，足膝软弱，小便不利，腰脊疼痛。

第六节 阴阳并补剂

阴阳并补剂适用于阴阳两虚证，症见头晕目眩，腰膝酸软，阳痿遗精，畏寒肢冷，自汗盗汗，午后潮热等。常用补阴药如熟地黄、山茱萸、龟板、何首乌、枸杞子和补阳药如肉苁蓉、巴戟天、附子、肉桂等共同组成方剂，并根据阴阳虚损的情况，分别主次轻重。代表方有地黄饮子等。

地黄饮子

《圣济总录》

【组成】熟地黄12g　巴戟天　山茱萸　石斛　肉苁蓉（浸酒，焙）各9g　附子（炮）　五味子　桂枝　白茯苓　麦冬（去心）　石菖蒲　远志（去心）各6g

【用法】上为粗末，每服9～15g，水一盏，加生姜3片，大枣2枚，擘破，同煎七分，去滓，食前温服。

【功效】滋肾阴，补肾阳，开窍化痰。

【主治】

喑痱证　症见舌强不能言，足废不能用，口干不欲饮，足冷面赤，脉沉细弱。

【方解】喑痱乃下元虚衰，虚阳上浮，痰浊随之上泛，堵塞窍道所致。方用甘温的熟地黄与酸温的山茱萸相配，补肾填精；肉苁蓉、巴戟天温壮肾阳，共为君药。配伍附子、桂枝之辛热，以助温养下元，摄纳浮阳，引火归源；石斛、麦冬、五味子滋阴敛液，壮水以济火共为臣药。佐以石菖蒲与远志、白茯苓，开窍化痰，交通心肾。生姜、大枣以和中调药。综观全方，标本兼顾，上下并治，但以治本治下为主。诸药合用，使下元得以补养，浮阳得以摄钠，水火相济，痰化窍开，则喑痱可愈。

【临床应用】本方对晚期高血压、动脉硬化、中风后遗症、脊髓炎等慢性疾病过程中出现阴阳两虚者，均可加减使用。

【注意事项】方中阴阳并补，温而不燥，是其特长；然毕竟偏于温补，故对气火上升，肝阳偏亢之证，不宜使用。

重点小结

四君子汤与理中丸的药物组成均有人参、白术、炙甘草，皆可补中益气，治疗脾虚诸症。四君子汤中人参为君，又配茯苓重在健脾益气，治疗脾胃气虚证；理中丸则用干姜为君药，侧重理中祛寒，治疗中焦虚寒证。

玉屏风散与桂枝汤均可治疗表虚自汗。然玉屏风散自汗乃卫气虚弱，腠理不固所致；桂枝汤之自汗，因外感风寒，营卫不和而发。故玉屏风散功专固表止汗，兼以祛风；桂枝汤则以解肌发表，调和营卫为主。

当归补血汤所治血虚发热证候表现与白虎汤阳明气分热盛证颇为相似。然当归补血汤证为劳倦内伤引起，为血虚阳浮，性质属虚；但白虎汤证为外感六淫之邪而致，为热盛津伤，性质属实。所以，前者症见口渴而喜温饮，身虽热而无汗，脉洪大而重按无力；后者症见大渴而喜冷饮，身大热而大汗出，脉洪大而有力。

归脾汤与补中益气汤均以人参、黄芪、白术、甘草益气健脾，均可用于脾胃气虚证。归脾汤补气药中配伍养心宁神药，用于心脾气血两虚证；补中益气汤以补气药配伍升举清阳药为主，故有益气健脾、升阳举陷之功，用于脾胃气虚，清阳不升证。

一贯煎与逍遥散均有疏肝理气作用，可治疗肝郁不舒之胁痛。逍遥散以养血健脾之品与疏肝理气药配伍，故宜用于肝郁血虚之胁痛，并伴有脾虚之征；一贯煎以滋补肝肾阴精之品与疏肝理气之品相伍，故宜用于阴虚肝郁之阴虚津少之象。

其他补益中成药小结见表41－1。

表41－1　其他补益中成药

中成药	功效	适应证	使用注意
启脾丸	健脾和胃	脾胃虚弱，消化不良，腹胀便溏	湿热泄泻者不宜使用。伴感冒发热、表证未解者慎用
薯蓣丸	调理脾胃 益气和营	气血两虚，脾肺不足所致诸证	尚不明确
五子衍宗丸	补肾益精	肾虚精亏所致的阳痿不育	感冒者慎用
右归丸（胶囊）	温补肾阳 填精止遗	肾阳不足，命门火衰	孕妇慎用。阴虚火旺、心肾不交、湿热下注而扰动精室者慎用。湿热下注所致阳痿者慎用。暑湿、湿热、食滞伤胃和肝气乘脾所致泄泻者慎用。因其含大热有毒的附子，故中病即止，不可过量或久服
青娥丸	补肾强腰	肾虚腰痛，起坐不利，膝软乏力	湿热或寒湿痹阻及外伤腰痛者慎用。治疗期间宜节制房事
左归丸	滋肾补阴	真阴不足	肾阳亏虚、命门火衰、阳虚腰痛者慎用。外感寒湿、跌仆外伤、气滞血瘀所致的腰痛者慎用。孕妇慎用
河车大造丸	滋阴清热 补肾益肺	肺肾气阴两亏诸证	孕妇及气虚发热汗出者慎用
玉泉丸	养阴益气 生津止渴 清热除烦	气阴不足所致的消渴	孕妇及阴阳两虚消渴者慎用
八珍颗粒	补气益血	气血两虚	感冒及体实有热者慎用
人参归脾丸	益气补血 健脾宁心	心脾两虚、气血不足	热邪内伏、阴虚脉数以及痰湿壅盛者慎用
人参养荣丸	温补气血	心脾不足，气血两亏	阴虚、热盛者慎用；孕妇慎用
十全大补丸	温补气血	气血两虚	体实有热、感冒、孕妇慎用
健脾生血颗粒	健脾和胃 养血安神	脾胃虚弱及心脾两虚所致的血虚证	本品含有硫酸亚铁，宜在饭后服用。服药期间，忌饮茶，勿与含鞣酸类药物合用；部分患儿可出现牙齿颜色变黑，停药后可逐渐消失。少数患儿服药后，可见短暂性食欲下降、恶心、呕吐、轻度腹泻，多可自行缓解。若以本品治疗小儿缺铁性贫血应结合病因治疗

续表

中成药	功效	适应证	使用注意
消渴丸	滋肾养阴 益气生津	气阴两虚型消渴	阴阳两虚消渴者慎用。体质虚弱、高热、老年患者、肾上腺皮质功能减退或垂体前叶功能减退者慎用。服用本品时禁止加服磺酰脲类抗糖尿病药
参芪降糖胶囊（颗粒、片）	益气养阴 健脾补肾	气阴两虚所致的消渴	孕妇禁用。阴阳两虚消渴者慎用。邪盛实热者慎用，待实热退后方可服用。与西药降糖药联合用药时，要及时监控血糖，避免发生低血糖反应
养胃舒胶囊（颗粒）	益气养阴 健脾和胃 行气导滞	脾胃气阴两虚所致的胃痛	肝胃火盛之吞酸嗳腐者慎用
龟鹿二仙膏	温肾补精 补气养血	肾虚精亏所致的腰膝酸软、遗精、阳痿	感冒及脾胃虚弱者慎用，阴虚火旺者忌用
七宝美髯丹	滋补肝肾	肝肾不足所致的须发早白	孕妇、脾胃虚弱及感冒者慎用

扫码“练一练”

药师考点

一、A 型题（最佳选择题）

1. 具有补中益气，升阳举陷功效的中成药是
   A. 补中益气丸　B. 人参健脾丸　C. 参苓白术散
   D. 桂附地黄丸　E. 天麻首乌片
2. 参苓白术散的功效是
   A. 补脾胃，益肺气　B. 补肝肾，益肺气　C. 补肝肾，益脾气
   D. 补脾胃，益肾气　E. 补肺气，益肾阴

二、B 型题（配伍选择题）

A. 温肾敛肺　B. 温肾益精　C. 温肾纳气
D. 滋阴清热　E. 温补气血

3. 知柏地黄丸的功效是
4. 十全大补丸的功效是

三、C 型题（综合分析选择题）

患者，女，40 岁。既往患有心肌炎。最近时常自觉心悸气短，乏力，伴自汗，舌淡苔白，脉微弱。临床给予生脉饮治疗。

5. 生脉饮的功效是
   A. 滋阴益气，固本培元　B. 益气养阴，健脾和胃，行气导滞
   C. 益气复脉，养阴生津　D. 益气养阴，健脾补肾
   E. 滋肾养阴，益气生津
6. 生脉饮方中的君药是
   A. 生晒参　B. 党参　C. 红参
   D. 西洋参　E. 高丽参

四、X 型题（多项选择题）

7. 下列不属于四物合剂组成的药物有

A. 人参　　B. 川芎　　C. 当归

D. 熟地黄　　E. 白术

第四十二章 安神剂

扫码“学一学”

学习目标

掌握 朱砂安神丸、酸枣仁汤的组成、功效、主治、配伍意义及使用注意。

熟悉 安神剂的概念、分类、使用注意。

了解 天王补心丹及甘麦大枣汤的功效和主治。

以安神药为主组成，具有安定神志作用，用于治疗神志不安病证的方剂，称为安神剂。

安神剂适用于心悸失眠，烦躁惊狂等神志不安病证。神志不安病证可分为虚实两类。邪热、痰浊或瘀血等外邪扰心者，多为实证；虚损失养者，多为虚证。因心藏神、肝藏魂、肾藏志，故神志不安病证与此三脏关系密切。施治之法，证属实者，宜重镇安神，或配以清热、祛痰、化瘀诸法；证属虚者，宜滋养安神。故安神剂可分为重镇安神剂与滋养安神剂两类。

使用安神剂，当注意重镇安神剂中的金石重坠之品，久服易伤正气，只宜暂用，不宜久服，中病即止。某些安神药，如朱砂等有一定的毒性，亦应注意用法用量。

朱砂安神丸

《医学发明》

【组成】朱砂 15g 黄连 18g 炙甘草 16g 生地黄 当归各 8g

【用法】上药为丸，每服 6～9g，睡前温开水送下。亦可作汤剂，水煎服，朱砂研细以汤药送服。

【功效】镇心安神，泻火养阴。

【主治】

心火亢盛，阴血不足之心神不宁证 症见心胸烦热，心神烦乱，惊悸失眠，胸中懊侬，舌红，脉细数。

【方解】本方为重镇安神的名方。方中朱砂为君药，质重镇心安神，性寒又清心火。黄连为臣药，清心泻火。两药合用，一镇一清，泻火安神，相得益彰。火邪易伤阴血，故生地黄、当归滋阴养血，共为佐药。炙甘草养心和胃，调和诸药，为佐使药。本方重在清泻心火，镇惊安神，兼有补养阴血之功，使邪火得去，阴血得养，则神自安宁。

【临床应用】现代常用本方治疗神经衰弱、精神分裂症、癫痫及心律失常等。

【注意事项】方中朱砂有毒，含硫化汞，不宜多服、久服，以防汞中毒。不宜与碘化物或溴化物同用，以防发生医源性肠炎。

【现代研究】朱砂安神丸具有镇静、催眠、抗心律失常等作用。

酸枣仁汤

《金匮要略》

【组成】酸枣仁20g 知母 茯苓 川芎各6g 甘草3g

【用法】水煎服，酸枣仁捣碎先煎。

【功效】养血安神，清热除烦。

【主治】

肝血不足，虚热内扰之虚烦失眠 症见虚烦不得眠，心悸盗汗，头目眩晕，咽干口燥，舌红少苔，脉弦细或细数。

【方解】本方为养心安神之名方。方中重用酸枣仁为君药，养肝宁心，安神敛汗。茯苓宁心安神，知母滋阴清虚热，共为臣药。川芎为佐药，活血行气，疏肝解郁，与酸枣仁相伍，辛散酸收并用，养肝血而调肝气，达相反相成之效。甘草调和诸药为使。诸药相合，既养肝宁心，又清热除烦，合治虚劳虚烦不得眠之症。

【临床应用】现代常用本方加减治疗神经衰弱、神经症、眩晕、期前收缩、绝经期综合征、焦虑症等。

【现代研究】酸枣仁汤具有镇静、催眠、抗心律失常、改善记忆等作用。

天王补心丹

《摄生秘剖》

【组成】人参 茯苓 玄参 丹参 桔梗 远志各15g 当归 五味子 麦冬 天冬 柏子仁 酸枣仁各30g 生地黄120g

【用法】上药共为细末，炼蜜为丸，朱砂为衣，每服6～9g，温开水送下，日2～3次。亦可作汤剂，水煎服。

【功效】滋阴清热，养血安神。

【主治】

阴虚血少，神志不安证 症见心悸怔忡，虚烦失眠，神疲健忘，或梦遗，手足心热，口舌生疮，大便干结，舌红少苔，脉细数。

【方解】本方为滋养安神之常用方剂。方中重用甘寒之生地黄为君药，滋阴养血。天冬、麦冬、玄参滋阴清热，当归补血润燥，共助生地黄滋阴补血；酸枣仁、柏子仁养心安神，均为臣药。茯苓、远志、五味子养心安神；人参补气以生血，并能安神益智；丹参清心活血，合补血药使补而不滞；朱砂镇心安神，共为佐药。桔梗载药上行，为使药。诸药合用，共达滋阴清热、养血安神之功。

【临床应用】现代常用本方加减治疗神经衰弱、神经症、精神分裂症、更年期综合征、心律失常、甲状腺功能亢进症以及复发性口腔溃疡等。

【现代研究】天王补心丹具有镇静、抗惊厥、抗心律失常、改善心肌缺血、调节免疫功能等作用。

甘麦大枣汤

《金匮要略》

【组成】 甘草 9g　小麦 30g　大枣 5 枚

【用法】 水煎服。

【功效】 养心安神，和中缓急。

【主治】

脏躁证　症见精神恍惚，郁闷不舒，常悲伤欲哭，不能自主，呵欠频作，舌红少苔，脉弦细。

【方解】 本方为治疗脏躁的常用方。脏躁证多为忧思过度，心阴受损，肝气失和所致。方中重用小麦为君药，其性甘凉，养肝补心，除烦安神。甘草甘平，补养心气，和中缓急，为臣药。大枣甘温质润，益气和中，润燥缓急，为佐药。三药合用，甘润平补，共奏养心安神、和中缓急之功。

【临床应用】 现代常用本方加减治疗癔症、神经衰弱、神经症、精神分裂症、更年期综合征、梅核气、慢性咽炎、房性期前收缩等。

【现代研究】 甘麦大枣汤具有镇静催眠、抗抑郁、解痉、抗溃疡、调节血脂等作用。

其他安神药小结见表 42－1。

表 42－1　其他安神中成药

中成药	功效	适应证	使用注意
柏子养心丸（片）	补气养血安神	心气虚寒，心悸易惊	肝肾功能不全者禁用。肝阳上亢及阴虚内热者不宜服。因其含朱砂，故不可过量、久用，不可与溴化物、碘化物同服
养血安神丸（片、糖浆）	滋阴养血宁心安神	阴虚血少所致的头眩心悸，失眠健忘	脾胃虚弱者慎用
枣仁安神液（颗粒、胶囊）	养血安神	心血不足所致的失眠	孕妇及胃酸过多者慎用
解郁安神颗粒	舒肝解郁安神定志	情志不舒，肝郁气滞所致的失眠	尚不明确

扫码“练一练”

药师考点

一、A 型题（最佳选择题）

1. 朱砂安神丸的功效是

A. 清肝泻火，重镇安神　　B. 清肝泻火，重镇安神

C. 解郁，安神　　D. 清心养血，镇惊安神

E. 养心安神

二、C 型题（综合分析选择题）

患者，女，23 岁，近期因临近考试而出现心神烦乱，失眠多梦，心悸不宁，见舌尖红，脉细数。中医辨证给予朱砂安神丸治疗。

2. 朱砂安神丸的主治病证是
   A. 心火亢盛、阴血不足之失眠
   B. 肝郁气滞之失眠
   C. 心血不足之失眠
   D. 阴虚血少之失眠
   E. 心气虚寒所致之失眠
3. 朱砂安神丸不能与下列哪种药同用
   A. 铁剂　　B. 碘剂　　C. 锌剂
   D. 维生素类药物　　E. 叶酸

三、X 型题（多项选择题）

4. 天王补心丹的功效是
   A. 养血安神　　B. 益气养血　　C. 清心安神
   D. 滋阴清热　　E. 镇惊安神

第四十三章 治风剂

扫码"学一学"

学习目标

掌握 川芎茶调散、镇肝熄风汤的组成、功效、主治及配伍意义。
熟悉 治风剂的概念、分类、配伍及使用注意。
了解 牵正散、天麻钩藤饮及羚角钩藤汤的功效和主治。

以辛散祛风或息风止痉药物为主组成，具有疏散外风或平息内风作用，用于治疗风病的方剂，统称治风剂。

风病可概括为外风与内风两大类。外风是指风邪外袭，侵入人体，病变在肌表、经络、肌肉、筋骨、关节等所致病证。由于寒、湿、热诸邪常与风邪结合为患，其证型又有风寒、风湿、风热等区别。其他如风邪毒气，从皮肤破伤之处侵袭人体而致的破伤风，亦属外风范围。内风是内生之风，是脏腑功能失调所致的风病，其病机有肝风上扰、热盛动风、阴虚风动及血虚生风等。对于风病的治疗，外风宜疏散，内风宜平息。故本类方剂相应地分为疏散外风剂和平息内风剂两类。

治风剂的运用，首先必须辨别风病之属内属外，分别寒、热、虚、实。若属外风宜疏散；内风则宜平息，切忌辛散。若风邪夹寒、夹热、夹湿、夹痰、兼虚，则宜与祛寒、清热、化湿、化痰、扶正等法配合，以切合病情。

第一节 疏散外风剂

疏散外风剂适用于外风所致病证。外感风邪，病在肌表，以表证为主者，已在解表剂中论述。本章所述外风诸病，是指风邪外袭，侵入肌肉、经络、筋骨、关节等处所致。主要表现为头痛、恶风、肌肤瘙痒、肢体麻木、筋骨挛痛、关节屈伸不利或口眼㖞斜，甚至角弓反张等。常用辛散祛风的药物组成方剂。并根据患者体质强弱，感邪轻重，病邪兼夹等不同，分别配伍清热、祛湿、祛寒、养血、活血之品。代表方有川芎茶调散、牵正散等。

川芎茶调散

《太平惠民和剂局方》

【组成】 川芎 荆芥各12g 白芷 羌活 甘草各6g 细辛3g 防风4.5g 薄荷12g
【用法】 为细末，饭后清茶冲服，每次3～6g。亦可作汤剂。
【功效】 疏风止痛。
【主治】
外感风邪头痛 症见偏正头痛，或巅顶作痛，或恶寒、发热、鼻塞，脉弦。
【方解】 本方为治疗外感风邪头痛的常用方剂。方中川芎为君药，性味辛温，祛风活血止痛，善治少阳、厥阴经头痛，为“诸经头痛之要药”。薄荷、荆芥为臣药，疏风止痛，并能清利头目。羌活善治太阳经头痛，白芷长于治阳明经头痛；细辛散寒止痛，长于治少阴经头痛；防风辛散上部风邪，均为佐药。炙甘草益气和中，调和诸药，为使。服以清茶调下，取其苦凉之性，既可上清头目，又能制约风药的过于温燥与升散。诸药合用，共奏疏风止痛之效。

【临床应用】 现代常用本方加减治疗感冒头痛、偏头痛、血管神经性头痛、慢性鼻炎及鼻窦炎所引起的头痛、脑外伤后遗症头痛、荨麻疹等。

【注意事项】 久病气虚、血虚、肝肾不足、肝阳上亢头痛、孕妇均慎用。

【现代研究】 川芎茶调散具有镇痛、镇静、解痉、抗炎、解热、直接扩张周围血管、改善脑血流、微循环及脑缺血等作用。

牵正散

《杨氏家藏方》

【组成】 白附子　白僵蚕　全蝎各等份

【用法】 共为细末，每服3g，热酒送下。亦可水煎服，用量酌定。

【功效】 祛风化痰，通络止痉。

【主治】

风中经络、口眼㖞斜　症见口眼㖞斜，或面肌抽动，舌淡红，苔白。

【方解】 本方为治疗风中经络、口眼㖞斜的常用方剂。方中用白附子为君药，祛风化痰，尤善祛头面之风。僵蚕祛风痰而通经络，全蝎息风止痉，共为臣药。三药合用，力专效宏，用热酒调服，可宣通血脉，引药入络，直达病所。

【临床应用】 现代常用本方加减治疗颜面神经麻痹、三叉神经痛、偏头痛、面部黄褐斑、缺血性中风、痤疮、癌性疼痛、腰椎间盘突出症等。

【现代研究】 牵正散具有抗惊厥、改善血液循环等作用。

第二节　平息内风剂

平息内风剂适用于治疗内风病证。常见眩晕、震颤、四肢抽搐、语言謇涩，甚或猝然昏倒、不省人事、口眼㖞斜、半身不遂等症。其病机有肝风上扰、热盛动风、阴虚风动及血虚生风之不同。故治疗上应针对病因，或凉肝息风，或滋阴息风，或镇肝息风，或潜阳息风。常选用清热平肝息风药与滋养阴液药组成方剂。代表方有镇肝熄风汤、羚角钩藤汤等。

镇肝熄风汤

《医学衷中参西录》

【组成】 怀牛膝　生赭石各30g　生龙骨　生牡蛎　生龟板　生白芍　玄参　天冬各15g　川楝子　生麦芽　茵陈各6g　甘草4.5g

【用法】 水煎服。

【功效】 镇肝息风，滋阴潜阳。

【主治】

阴虚阳亢，肝风内动之类中风　症见头目眩晕，目胀耳鸣，心中烦热，或时有噫气，或肢体渐觉不利，口眼渐行歪斜，面色如醉，脉弦长有力。

【方解】本方为治疗类中风之常用方剂。方中怀牛膝为君药，引血下行，并能滋养肝肾。赭石、龙骨、牡蛎、龟板潜阳息风，共为臣药。白芍、玄参、天冬滋阴养肝；川楝子、茵陈、生麦芽清泄肝热，条达肝气，以利于肝阳的平降镇潜，均为佐药。甘草调和诸药，并能和中益胃，防金石类药物碍胃，为佐使药。全方重用镇潜诸药，配伍滋阴之品，镇潜以治其标，滋阴以治其本，标本兼顾，以治标为主。

【临床应用】现代常用本方加减治疗高血压、脑血管意外、血管性头痛、三叉神经痛、血小板减少症等。

【现代研究】镇肝熄风汤具有降压、镇静、催眠、抗惊厥等作用。

天麻钩藤饮

《杂病证治新义》

【组成】天麻9g　钩藤12g　石决明18g　栀子　黄芩各9g　川牛膝12g　杜仲　益母草　桑寄生　首乌藤　茯神各9g

【用法】水煎服（石决明先煎、钩藤后下）。

【功效】平肝息风，清热安神，补益肝肾。

【主治】

肝阳偏亢，肝风上扰证　症见头痛，眩晕，失眠多梦，舌红苔黄，脉弦数。

【方解】本方是治疗肝阳偏亢，肝风上扰的有效方剂。方中天麻、钩藤平肝息风，为君药。石决明平肝潜阳；川牛膝引血下行，共为臣药。栀子、黄芩清热泻火；桑寄生、杜仲补益肝肾；益母草活血通络；首乌藤、茯神安神定志，均为佐药。全方共奏平肝息风、清热安神、补益肝肾之效。

【临床应用】现代常用本方加减治疗高血压、急性脑血管病、内耳眩晕、三叉神经痛、面肌痉挛等。

【现代研究】天麻钩藤饮具有镇静催眠、抗惊厥、镇痛、降压、增加脑血流速度及降低其阻力等作用。

羚角钩藤汤

《通俗伤寒论》

【组成】羚羊角片4.5g　钩藤　菊花各9g　桑叶6g　生地黄15g　白芍9g　川贝母12g　淡竹茹15g　茯神9g　生甘草2.4g

【用法】水煎服（羚羊角片先煎、钩藤后下）。

【功效】凉肝息风，增液舒筋。

【主治】

热盛动风证　症见高热不退，烦闷躁扰，手足抽搐，发为痉厥，甚则神昏，舌绛而干，或舌焦起刺，脉弦而数。

【方解】本方为治肝经热盛动风之代表方。方中羚羊角、钩藤为君药，清热凉肝息风。

桑叶、菊花清热平肝，助君药清热息风，为臣药。生地黄、白芍、生甘草酸甘化阴，滋养阴液以柔肝缓急舒筋；竹茹、贝母清热化痰；茯神宁心安神，均为佐药。甘草调和诸药，兼为使药。全方以凉肝息风药为主，配合滋阴、化痰、安神之品。为凉肝息风的代表方剂。

【临床应用】现代常用本方加减治疗血管性头痛，高热痉厥，面肌痉挛，妊娠子痫、高血压、流行性乙型脑炎等。

【现代研究】羚角钩藤汤具有解热、抗惊厥等作用。

其他祛风中成药小结见表43－1。

表43－1　其他祛风中成药

中成药	功效	适应证	使用注意
芎菊上清丸	清热解表 散风止痛	外感风邪引起的恶风身热、偏正头痛	肝火上攻、风阳上扰头痛者慎用
正天丸（颗粒）	疏风活血 养血平肝 通络止痛	外感风邪、瘀血阻络、血虚失养、肝阳上亢引起的偏头痛、紧张性头痛、神经性头痛、颈椎病型头痛、经前头痛	婴幼儿、孕妇、哺乳期妇女、肾功能不全及对本品过敏者禁用。高血压、心脏病患者及过敏体质者慎用。不宜过量或长期服用。宜饭后服用
脑立清丸（胶囊）	平肝潜阳 醒脑安神	肝阳上亢所致的头晕目眩	孕妇及体弱虚寒者忌用。肾精亏虚所致的头晕、耳鸣者及体弱、虚寒者慎用
松龄血脉康胶囊	平肝潜阳 镇心安神	肝阳上亢所致的头痛、眩晕	气血不足证者慎用

扫码“练一练”

药师考点

一、A型题（最佳选择题）

1. 脑立清丸主治
   A. 痰湿内蕴之头晕目眩　　B. 风热上攻之头晕目眩
   C. 肝阳上亢之头晕目眩　　D. 肝火上炎之头痛目赤
   E. 精血亏虚之头晕目眩

二、B型题（配伍选择题）

A. 外感风邪头痛　　B. 外感风热头痛
C. 经前头痛　　D. 肝阳上亢头痛
E. 神经性头痛

2. 芎菊上清丸适用于
3. 天麻钩藤颗粒适用于

三、C型题（综合分析选择题）

患者，女，25岁，因淋雨后出现头痛，伴有恶寒发热，鼻塞不通，流清涕，舌淡苔白，脉浮。中医辨证后给予川芎茶调散治疗。

4. 川芎茶调散的功效是
   A. 疏风止痛　　B. 清热解表，散风止痛

C. 平肝息风，清热安神　　D. 疏风活血，养血平肝，通络止痛

E. 平肝潜阳，醒脑安神

5. 川芎茶调散的慎用证不包括

A. 气虚头痛　　B. 血虚头痛　　C. 肝肾不足头痛

D. 肝阳上亢头痛　　E. 风湿头痛

四、X 型题（多项选择题）

6. 正天丸的主治病证有

A. 外感风邪偏头痛　　B. 紧张性头痛

C. 神经性头痛　　D. 颈椎病型头痛

E. 经前头痛

扫码“学一学”

第四十四章　开窍剂

学习目标

掌握　安宫牛黄丸的组成、功效、主治及配伍意义。

熟悉　1. 开窍剂的概念、分类及使用注意。

2. 苏合香丸的组成、功效和主治。

以辛香走窜的开窍药为主组成，具有通关、开窍、醒神作用，用于治疗窍闭神昏证的方剂，称为开窍剂。对于神志昏迷，中医学通常从虚实两方面来分类，即有实证、虚证之分，亦即闭证、脱证。闭证为实邪闭塞心窍所致，神志昏迷的同时可见牙关紧闭，两手握固，呼吸气粗，面赤身热，苔黄脉数等；脱证为气血暴脱或亡阴、亡阳所致，可见突然昏仆，不省人事，目合口开，鼻鼾息微，汗出肢冷，手撒便遗，四肢瘫软，脉微欲绝等。

开窍剂用于窍闭神昏，即闭证。闭证又可分为热闭与寒闭两种。热闭为邪热、痰热内陷心包，蒙闭心窍所致，治宜清热开窍，即凉开法；寒闭为寒湿、痰浊、秽浊之邪蒙闭心窍，闭阻气机引起，治宜温通开窍，即温开法。故根据热闭与寒闭的不同，开窍剂可分为凉开剂和温开剂两类。

应用时，首先要辨别虚实，即辨清是闭证还是脱证。邪盛气实的闭证才能使用开窍剂，而对于脱证，即使神志昏迷，也不可使用本类方剂，因其多为元气大虚、亡阳欲脱所致，宜急救回阳固脱。其次，要辨别寒热，窍闭神昏证有热闭与寒闭的不同，故宜选择相应的凉开剂或温开剂。第三，阳明腑实而见神昏谵语者，当用寒下剂；若兼有邪陷心包者，可根据病情缓急，或先用寒下，或先用开窍，或开窍与寒下并用，而不可纯用开窍剂。第四，开窍剂多为芳香的药物，其性辛散走窜，多含雄黄、朱砂等有毒之品，久服易伤元气，故临床使用时应中病即止，不可久服。第五，开窍剂中的麝香等药，多具活血通经堕胎之性，有碍胎元，孕妇忌用或慎用。第六，开窍剂多制成散剂、丸剂或注射剂使用，尤以丸剂为优，宜温开水化服或鼻饲，不宜加热煎煮。

第一节　凉开剂

凉开剂适用于邪热内陷心包或痰热蒙闭心窍之热闭证，症见高热烦躁，神昏谵语，痉厥等。因为邪热蒙闭心窍所致，故用药以清热解毒和芳香开窍相结合，代表方有安宫牛黄丸、紫雪、至宝丹等。

安宫牛黄丸

《温病条辨》

【组成】牛黄 30g　郁金 30g　水牛角浓缩粉 50g　黄连 30g　朱砂 30g　山栀 30g　雄黄

30g　黄芩30g　梅片7.5g　麝香7.5g　珍珠15g

【用法】 上药为极细末，炼老蜜为丸，每丸3g，每服1丸，1日1次；小儿3岁以内1次1/4丸，4~6岁1次1/2丸，1日1次；或遵医嘱。亦作散剂，每瓶装1.6g，每服1.6g，1日1次；小儿3岁以内1次0.4g，4~6岁1次0.8g，1日1次；或遵医嘱。

【功效】 清热解毒，镇惊开窍。

【主治】

邪热内陷心包证　症见高热烦躁，神昏谵语，舌謇肢厥，舌红或绛，脉数有力。亦治中风昏迷，小儿惊厥属邪热内闭者。

【方解】 本方为治疗热陷心包证的常用方，亦是凉开法的代表方。方中牛黄苦凉，清心解毒凉血，辟秽开窍；麝香开窍力强，芳香开窍醒神，与牛黄合用可增强开窍作用；水牛角咸寒，清热凉血解毒。三药相配，清心开窍、凉血解毒，共为君药。臣以大苦大寒之黄连、黄芩、山栀清热泻火解毒，增强君药牛黄、水牛角清热解毒力量，清心以保护心神；冰片、郁金芳香辟秽，化浊通窍，以增强牛黄、麝香开窍醒神之功。佐以雄黄助牛黄辟秽解毒，并兼有祛痰作用，祛痰有助于开窍；朱砂、珍珠镇心安神，以除烦躁不安。用炼蜜为丸，和胃调中为使药。原方中以金箔为衣，取其重镇安神之效。本方清热泻火、凉血解毒与芳香开窍并用，并以清热解毒为主，意"使邪火随诸香一齐俱散也"。

【临床应用】 现代常用本方加减治疗流行性乙型脑炎、流行性脑脊髓膜炎、中毒性痢疾、尿毒症、肝昏迷、急性脑血管病、肺性脑病、颅脑外伤、小儿高热惊厥以及感染或中毒引起的高热神昏等属热闭心包者。

【注意事项】 孕妇慎用。

【现代研究】 安宫牛黄丸对脑组织细胞有保护作用。

【附方】 本方与紫雪和至宝丹合称为"凉开三宝"。

1. 紫雪（《外台秘要》）

［组成］黄金3.1kg、寒水石1.5kg、石膏1.5kg、磁石1.5kg、滑石1.5kg、玄参500g、羚羊角150g、犀角（水牛角代）150g、升麻500g、沉香150g、丁香30g、青木香150g、甘草240g。

［功效］清热开窍，止痉安神。

［主治］温热病之热闭心包及热盛动风证。症见高热烦躁，神昏谵语，痉厥，口渴唇焦，尿赤便闭，舌质红绛，苔黄燥，脉数有力或弦数；以及小儿热盛惊厥。

2. 至宝丹（《太平惠民和剂局方》）

［组成］生犀角（水牛角代）、生玳瑁、琥珀、朱砂、雄黄各30g、牛黄0.3g、龙脑0.3g、麝香0.3g、安息香45g、金银箔各50片。

［功效］清热解毒，化浊开窍。

［主治］痰热内闭心包证。症见神昏谵语，身热烦躁，痰盛气粗，舌绛苔黄垢腻，脉滑数。亦治中风、中暑、小儿惊厥属于痰热内闭者。

第二节　温开剂

温开剂适用于中风、中寒、痰厥等属于寒闭证，症见突然昏倒，不省人事，牙关紧闭，苔白，脉迟。为寒邪痰浊或秽浊闭阻气机，使心窍不通所致，故用药以芳香开窍为主，同时以温里祛寒和行气相结合，代表方有苏合香丸、紫金锭等。

苏合香丸（吃力伽丸）

《太平惠民和剂局方》

【组成】苏合香　冰片　乳香各30g　麝香　安息香　青木香　香附　檀香　丁香　沉香　荜茇　白术　诃子　朱砂　犀角（水牛角代）各60g

【用法】上药为极细末，炼蜜为丸，1次1丸，小儿酌减，1日1～2次，温开水送服。昏迷者可鼻饲给药。

【功效】芳香开窍，行气止痛。

【主治】

寒闭证　症见突然昏倒，牙关紧闭，不省人事，苔白、脉迟亦治心腹卒痛，甚则昏厥，属寒凝气滞者。

【方解】本方为温开法的代表方，又是治疗寒闭证以及心腹疼痛属于寒凝气滞证的常用方。寒邪秽浊蒙闭心窍，可致突然昏倒，牙关紧闭，不省人事；寒凝气滞于胸中，致胸中血脉不畅，瘀血阻滞，还可见胸痹心痛；寒邪凝滞于中焦，则见脘腹疼痛；苔白、脉迟均为寒凝气滞之征。故宜芳香开窍，行气止痛为主。方中苏合香、麝香、冰片、安息香芳香开窍，辟秽化浊，共为君药。臣以木香、香附、丁香、沉香、檀香、乳香以行气解郁，散寒止痛，理气活血。佐以辛热之荜茇，温中散寒，助诸香药以增强祛寒止痛开郁之力；水牛角清心解毒，朱砂重镇安神，二者药性虽寒，但与大量温热之品相伍，则不悖温通开窍之旨；白术益气健脾、燥湿化浊，诃子收涩敛气，两药一补一敛，以防诸香辛散走窜太过，耗散真气。本方集诸芳香药于一方，既长于辟秽开窍，又可行气温中止痛，且散收兼顾，补敛并施。

【临床应用】现代常用本方加减治疗急性脑血管病、癔症性昏厥、癫痫、有毒气体中毒、阿尔茨海默病、流行性乙型脑炎、肝昏迷、冠心病心绞痛、心肌梗死等证属寒闭凝气滞者。

【注意事项】本方药物辛香走窜，有损胎气，孕妇禁用；脱证禁用。

其他开窍中成药小结见表44－1。

表44－1　其他开窍中成药

中成药	功效	适应证	使用注意
局方至宝散（丸）	清热解毒 开窍镇惊	热病属热入心包、热盛动风证	孕妇禁用。寒闭神昏不宜使用。因其含有毒的朱砂、雄黄，故不宜过量或久服，肝肾功能不全者慎用。在治疗过程中如出现肢寒畏冷、面色苍白、冷汗不止、脉微欲绝，由闭证变为脱证者应立即停药。高热神昏、小儿急惊风等口服本品困难者，当鼻饲给药
万氏牛黄清心丸	清热解毒 镇惊安神	热入心包、热盛动风证	孕妇慎用。虚风内动、脱证神昏者不宜使用。外感热病表证未解时慎用。因其含朱砂，故不宜过量或长期服用。肝肾功能不全或造血系统疾病患者慎用。高热急症者，应采取综合治疗
清开灵口服液	清热解毒 镇静安神	外感风热时毒、火毒内盛所致诸证	孕妇禁用。风寒感冒患者不宜用。久病体虚患者如出现腹泻时慎用。脾虚便溏者应在医生指导下服用

扫码“练一练”

药师考点

一、A 型题（最佳选择题）

1. 既可芳香开窍，又可行气止痛的是

A. 苏合香丸　　B. 安宫牛黄丸　　C. 紫雪散
D. 牛黄清心丸　　E. 清开灵颗粒

2. 含朱砂、雄黄不宜长期服用的中成药是

A. 苏合香丸　　B. 安宫牛黄丸　　C. 紫雪散
D. 礞石滚痰丸　　E. 清开灵颗粒

二、B 型题（配伍选择题）

A. 清热解毒，镇静安神　　B. 清热解毒，镇惊开窍
C. 芳香开窍，行气止痛　　D. 清心化痰，镇惊祛风
E. 清热开窍，止痉安神

3. 安宫牛黄丸的功效是

4. 苏合香丸的功效是

三、C 型题（综合分析选择题）

患者，男，56 岁。平素血压较高，2 天前与人争执后突然昏倒，不省人事，伴高热惊厥，遂住院治疗，除西医对症治疗外，中医给予安宫牛黄丸治疗。

5. 下列不属于安宫牛黄丸主治病证的是

A. 败血症见高热惊厥　　B. 中风昏迷见高热惊厥
C. 脑膜炎见高热惊厥　　D. 脑出血见高热惊厥
E. 痰迷心窍所致的痰厥昏迷

6. 该患者使用安宫牛黄丸，给药方式应该是

A. 鼻饲给药　　B. 肛门给药　　C. 口服给药
D. 透皮给药　　E. 静脉给药

扫码“学一学”

第四十五章　消食导滞剂

学习目标

掌握　保和丸的组成、功效、主治证及配伍意义。

熟悉　1. 消食导滞剂的概念、分类及使用注意事项。

2. 枳术丸的组成、功效和主治。

了解　健脾丸的功效及主治。

凡以消食药物为主组成，具有消食导滞、消痞化积作用，用于治疗食积停滞的方剂，统称为消食导滞剂。属八法中的“消法”。

消法的应用范围比较广泛，凡由气、血、痰、湿、食等积聚而成的有形之邪，均可使用消法。包括理气、理血、祛湿、化痰、驱虫、消食等多种治法。本章主要讨论消食导滞和消痞化积法。

饮食内停，其因不外两种：一为素体脾胃虚弱，运化乏源，食物入胃后不能转输为精微物质，郁于胃脘部位；二为饮食不节，暴饮暴食，导致食滞胃脘，此为实证，但病久则会损伤脾胃之气，疾病会由实转虚。其中治疗脾胃虚弱，气机运行不畅而致食积痞满者，多健脾行气，代表方如枳术丸；饮食不节，食积内停所致脘腹痞满，恶食嗳腐，腹痛泄泻者，多消食和胃，代表方如保和丸；脾胃虚弱而致饮食内停，大便溏泄者，多健脾消食，代表方如健脾丸。

又因积滞内停，可使局部气行不畅；气机阻滞，又可进一步导致积滞不化，故临床常配理气药以助消导；脾胃素虚或积滞日久耗伤正气者，当配伍扶正健脾之药，组成消补兼施的方剂，使消积而不伤正。另须注意，消导方属克伐之剂，不宜长期或过量服用，以免损伤正气。

枳术丸

《脾胃论》引张元素方

【组成】白术 60g　枳实 30g

【用法】荷叶裹烧饭为丸，每服 6～9g。亦可荷叶煎汤或温开水送下。

【功效】健脾理气，化食消痞。

【主治】

脾虚气滞，饮食停聚之证　症见脘腹痞满，不思饮食，苔白腻，脉虚弱。

【方解】方中以白术为君药，其用量倍于枳实，重在补脾益气燥湿，脾为喜燥恶湿之脏，脾气得补，湿邪得燥，则运化自复；臣以枳实行气化滞，消痞除满，助君药健脾消滞。配以荷叶之升清，则与枳实相伍，一升一降，清升浊降，脾胃调和，为佐药；用荷叶以养脾胃。本方为健脾消痞之平剂。

【临床应用】 现代常用本方加减治疗消化不良、厌食症、胃神经官能症、慢性胃炎、胃下垂、虚证便秘等属脾虚气滞者。

【现代研究】 枳术丸对胃肠运动有良好的调节作用，对自主神经系统有双向调节作用。对肾上腺以及氯化钡、乙酰胆碱所致的肠肌影响亦表现为双向调节作用，能提高小鼠腹腔巨噬细胞对碳末的吞噬能力，提高小鼠耐缺氧能力。

保和丸

《丹溪心法》

【组成】 山楂180g　神曲60g　半夏　伏苓各90g　陈皮　连翘　莱菔子各30g

【用法】 为丸，每服6~9g，温开水送服。

【功效】 消食导滞和胃。

【主治】

食积停滞证　症见脘腹痞满胀痛，嗳腐吞酸，厌食呕恶，或大便泄泻，舌苔厚腻，脉滑。

【方解】 方中君以山楂，以消一切饮食积滞，尤善消肉食油腻之积。臣以神曲消食健脾，善消酒食陈腐之积；莱菔子下气消食，长于消谷面之积。佐以陈皮醒脾而行气；半夏燥湿和胃降逆止呕；茯苓健脾渗湿；气郁日久则化热，方中用连翘清热散结。诸药配伍，食滞得消，胃气得和，热清湿去，升降协调，则诸症自愈。

【临床应用】 现代常用本方加减治疗消化不良、急慢性胃炎、急慢性肠炎、慢性胆囊炎、婴儿腹泻等属食积内停者。

【现代研究】 本方能抑制小鼠的胃排空及家兔十二指肠自发活动；拮抗乙酰胆碱、氯化钡、组织胺所致家兔和豚鼠离体回肠痉挛性收缩，部分解除肾上腺素对肠管的抑制。能明显提高胃蛋白酶活性，有轻度增加麻醉大白鼠胰腺、胆汁分泌量和胰蛋白的浓度，明显增加胰蛋白排出量。能促进小鼠木糖吸收。

健脾丸

《证治准绳》

【组成】 白术75g　木香　黄连　甘草各22g　白茯苓60g　人参45g　神曲　陈皮　砂仁　麦芽　山楂　山药　肉豆蔻各30g

【用法】 为丸，每服6~9g，温开水送下。

【功效】 健脾和胃，消食止泻。

【主治】

脾虚食积证　症见食少难消，脘腹痞闷，大便溏薄，苔腻微黄，脉虚弱。

【方解】 本方以四君子汤为基础加减而成。方中用人参、白术、茯苓、甘草即四君子汤，功效补气健脾，兼能燥湿、渗湿，共为君药。臣以山楂、神曲、麦芽消食化滞，以除内停食积。佐以山药、肉豆蔻健脾而止泻；木香、砂仁、陈皮理脾胃气机；黄连能清热燥湿。诸药合用，共奏健脾消食清热之功。本方补消兼施，寓消于补，补而不滞，消不伤正，可使脾运复健，饮食得归正化，故名“健脾丸”。

【临床应用】现代常用本方加减治疗慢性胃炎、慢性肠炎、肠功能紊乱、消化不良、过敏性结肠炎等属脾虚食滞者。

其他消食导滞中成药小结见表45－1。

表45－1 其他消食导滞中成药

中成药	功效	适应证	使用注意
枳实导滞丸	消积导滞 清利湿热	饮食积滞、湿热内阻所致的脘腹胀痛	虚寒痢疾者慎用。孕妇慎用。久病正虚、年老体弱者宜慎用
六味安消散（胶囊）	和胃健脾 消积导滞 活血止痛	脾胃不和、积滞内停所致的胃痛胀满	孕妇忌服。脾胃虚寒的胃痛、便秘及热结血瘀痛经者慎用。妇女月经期、妊娠期慎用
开胃健脾丸	健脾和胃	脾胃虚弱、中气不和所致的泄泻、痞满	湿热痞满、泄泻者不宜使用

扫码"练一练"

药师考点

A型题（最佳选择题）

具有消食导滞和胃功效的方剂是

A. 保和丸　　B. 健脾丸　　C. 加味保和丸

D. 沉香化滞丸　　E. 开胃山楂丸

第四十六章　驱虫剂

扫码“学一学”

学习目标

掌握　乌梅丸的组成、功效、主治及配伍意义。

熟悉　驱虫剂的概念及使用注意。

凡以安蛔、驱虫药物为主组成，具有安蛔、驱虫或杀虫，以及止痛、消积等作用，用于治疗人体消化道寄生虫病的方剂，统称为驱虫剂。属于八法中的“消法”。

驱虫剂驱虫有两类形式：一类是直接驱虫、杀虫；一类是安蛔，即在蛔虫扰动引起剧烈疼痛时，多不宜直接灭杀，避免杀虫药刺激蛔虫，使蛔虫钻孔反窜，引起更严重病证，故多先安蛔，后驱虫或杀虫。

驱虫剂适用于寄生在人体消化道的蛔虫、蛲虫、钩虫、绦虫、姜片虫等寄生虫病。症见脐腹疼痛，时发时止，痛而能食，虽能食而肌肤渐削，面色萎黄，或青或白，或生虫斑，或见赤丝，或见胃脘嘈杂，呕吐清水，舌苔剥落，脉乍大乍小等。若失治、误治，迁延日久又可见肌肤瘦削，不思饮食，精神萎靡，目暗视弱，毛发枯槁，肚腹胀大，青筋暴露，成为疳积证。寄生虫的种类不同，可有特殊见症，如唇内有红白点，耳鼻作痒，巩膜上有蓝斑者，多为蛔虫病；肛门作痒者，常为蛲虫病；便下白色虫体节片者，多为绦虫；嗜食异物，面色萎黄甚而虚肿者，多为钩虫病。

若虫证属寒者，常配伍温中祛寒药如川椒、干姜、吴茱萸等；属热者，常配伍清热药如黄连、黄柏等；兼食积成疳者，常配消食化积药如神曲、麦芽等；兼正虚者，常配伍益气补血药如人参、白术、当归等；若属寒热虚实夹杂者，则宜配伍散寒、清热、补虚等药物。另外可配伍泻下剂，以破结去虫，有的驱虫药本身有缓下作用，则无需与泻下药同用。驱虫剂代表方有乌梅丸、化虫丸等。

服用驱虫剂时应忌食油腻之品，宜空腹服用。某些驱虫药为有毒之品，连续服用易蓄积中毒，剂量过大易损伤人体正气，不及则又不能驱虫，故使用时要注意剂量及服药间隔时间；驱虫剂多由攻伐药物组成，所以脾胃素亏、年老体弱者及孕妇等均慎用或禁用；服用驱虫剂驱虫后，应适当调护脾胃。

乌梅丸

《伤寒论》

【组成】乌梅 480g　细辛 180g　干姜 300g　黄连 480g　当归 120g　附子 180g　蜀椒 120g　桂枝 180g　人参 180g　黄柏 180g

【用法】乌梅用 50% 醋浸一宿，去核捣烂，和入余药捣匀，烘干或晒干，加蜜为丸，每服 9g，日服 2～3 次，空腹温开水送下。亦可作汤剂，水煎服，用量按原方比例酌减。

【功效】温脏安蛔。

【主治】

蛔厥证 症见脘腹阵痛，烦闷呕吐，时发时止，得食则吐，甚则吐蛔，手足厥冷；或久泻久痢。

【方解】本方为治疗脏寒蛔厥证的常用方。蛔虫寄生于肠中，喜温恶寒。若人体阳气不足，肠道虚寒，蛔虫即会上扰，加之其有钻孔特性，向上可窜入胃中，扰乱胃腑气机，可见脘腹疼痛，烦闷呕恶，并常得食即吐，甚至吐蛔；若窜入胆道，胆道狭小，蛔虫钻动还会引起钻顶样的剧烈疼痛，甚至导致昏厥、休克，称为蛔厥证；阳虚不能温养四肢，加之有蛔厥证，气机逆乱，清阳不布，则可见手足厥冷。故宜温脏安蛔为主。柯韵伯曰：“蛔得酸则静，得辛则伏，得苦则下。”故方中重用乌梅，取其酸能安蛔，蛔静则痛止，为君药。蛔动因于肠寒，蜀椒、细辛辛温，辛可伏蛔，温可祛寒，共为臣药。黄连、黄柏性味苦寒，苦能下蛔，寒能清解因蛔虫上扰，气机逆乱所生之热；附子、桂枝、干姜皆为辛热之品，既可增强温脏祛寒之功，亦有辛可制蛔之力；当归、人参补养气血，且合桂枝以养血通脉，以解四肢厥冷，均为佐药。本方酸苦辛并进，使“蛔得酸则静，得辛则伏，得苦则下”，且寒热并用，邪正兼顾。

乌梅丸还可用治久泻久痢属寒热错杂，气血亏虚者。无论引起泻痢的病因是寒湿，还是湿热，泻痢日久必然气血亏虚、阳气不足，导致虚寒性泻痢，肠滑失禁；而气血亏虚，脾胃运化功能失常，又会导致湿邪或饮食积滞的产生，积滞又易化热。选用乌梅丸，方中乌梅酸收，可涩肠止泻；黄连、黄柏既能厚肠止痢，又可清热燥湿，针对积滞化热；干姜、桂枝、附子、蜀椒、细辛可温中散寒，其中姜桂附又可与补益药相配温补阳气，针对泻痢日久所致虚寒；人参、当归则益气补血，针对久泻久痢后的气血亏虚而用。故临床除用乌梅丸治疗脏寒蛔厥证外，还可用于治疗寒热错杂，气血亏虚之久泻久痢。

【临床应用】现代常用本方加减治疗胆道蛔虫、慢性细菌性痢疾、慢性胃肠炎、结肠炎等证属寒热错杂、气血虚弱者。

【现代研究】乌梅丸具有麻醉蛔虫虫体作用，能促进胆囊收缩及促进胆汁分泌，有抗肝纤维化、促进炎性肠黏膜上皮细胞修复好转、增强免疫调节、增强巨噬细胞吞噬功能、增强对缺氧的耐受能力和抗严寒能力、抗诱变、抗促癌及抗氧化、降低血糖等作用。

扫码“练一练”

扫码"学一学"

第四十七章　收涩剂

学习目标

掌握　四神丸的组成、功效、主治及配伍意义。

熟悉　收涩剂的概念、分类、配伍及使用注意。

了解　牡蛎散及固冲汤的功效和主治。

以收涩药为主组成，具有收敛固涩作用，用于治疗气血津液耗散滑脱之证的方剂，称为收涩剂。

耗散滑脱之证，由于病因及发病部位的不同，常见自汗盗汗、久泻久痢、遗精遗尿、崩漏带下等病证表现。收涩剂因此可分为固表止汗剂、涩肠止泻剂、涩精止遗剂、固崩止带剂四类。

滑脱证以正气不足为本，使用收涩剂时，除用收敛固涩药物外，还应根据气、血、精、津液耗伤程度的不同，配伍相应的补益药，使之更好地达到收涩的目的。本类方为体虚无邪者设，故凡外邪未去，不宜使用，以防"闭门留寇"。此外，实邪所致的热病多汗，热痢初起，食滞泻痢，火扰遗精，实热崩漏等，均非本类方剂之所宜。

四神丸

《内科摘要》

【组成】补骨脂12g　肉豆蔻　五味子　吴茱萸各6g

【用法】加生姜、大枣水煎服。

【功效】温肾暖脾，涩肠止泻。

【主治】

脾肾虚寒之肾泻　症见五更泄泻，不思饮食，食不消化，或久泻不愈，腹痛肢冷，神疲乏力，舌淡苔白，脉沉迟无力。

【方解】本方为治疗脾肾阳虚之"肾泻"的代表方剂。方中补骨脂为君药，温肾暖脾。肉豆蔻温肾暖脾、涩肠止泻，为臣药。吴茱萸温中散寒；五味子酸收固涩，共为佐药；姜枣调和脾胃，为佐使药。诸药合用，使火旺土强，肾泻自愈。

【临床应用】现代常用本方加减治疗慢性结肠炎、过敏性结肠炎、肠易激综合征、腰痛等。

【现代研究】四神丸具有对抗肠道平滑肌痉挛、调整肠道菌群及促进损伤肠组织恢复等作用。

牡蛎散

《太平惠民和剂局方》

【组成】黄芪　麻黄根　牡蛎各30g

【用法】为散，每服9g，加小麦30g，水煎服。

【功效】敛阴止汗，益气固表。

【主治】

体虚自汗盗汗 症见常自汗出，夜卧更甚，心悸惊惕，短气烦倦，舌淡红，脉细弱。

【方解】本方为治疗卫气不固，阴液外泄之自汗、盗汗证的常用方剂。方中煅牡蛎为君药，敛阴潜阳，固涩止汗。生黄芪益气实卫，固表止汗，为臣药。麻黄根功专止汗，为佐药。小麦甘凉，专入心经，养心气退虚热，为佐使药。诸药相合，气阴得复，汗出可止。

【临床应用】现代常用本方加减治疗病后、手术后及产后体虚所致的自汗、盗汗及消化性溃疡等。

【现代研究】牡蛎散对异种抗原产生的特异性抗体有抑制作用。

固冲汤

《医学衷中参西录》

【组成】白术30g 黄芪18g 龙骨 牡蛎 山萸肉各24g 白芍 海螵蛸各12g 茜草9g 棕榈炭6g 五倍子1.5g

【用法】水煎服。

【功效】益气健脾，固冲摄血。

【主治】

脾肾亏虚，冲脉不固之崩漏 症见猝然血崩或月经过多，色淡而稀，心悸气短，腰膝酸软，舌质淡，脉细弱。

【方解】本方为治崩漏的常用方剂。方中白术、黄芪补气健脾，固冲摄血，为本方君药。臣以山萸肉、白芍补益肝肾，敛阴养血；煅龙骨、煅牡蛎、海螵蛸、棕榈炭、五倍子收敛固涩以止血；茜草去瘀止血，使血止而不留瘀，共为佐药。综合全方，补气固冲以治其本，收涩止血以治其标，共奏固崩止血之效。冲为血海，血崩则冲脉空虚，而本方有益气健脾、固冲摄血之功，故本方以“固冲”名之。

【临床应用】现代常用本方加减治疗功能性子宫出血、子宫肌瘤出血、血小板减少性紫癜、消化性溃疡出血等。

【现代研究】固冲汤具有促进平滑肌收缩、促进血小板聚集、抗菌、抗炎、镇痛、增强机体免疫力等作用。

其他收涩中成药小结见表47－1。

表47－1 其他收涩中成药

中成药	功效	适应证	使用注意
缩泉丸	补肾缩尿	肾虚所致的小便频数，夜间遗尿	肝经湿热所致的遗尿与膀胱湿热所致的小便频数者忌用
金锁固精丸	固肾涩精	肾虚不固所致的遗精滑泄	湿热下注扰动精室所致的遗精、早泄者不宜用
固本益肠片	健脾温肾 涩肠止泻	脾肾阳虚所致的泄泻	湿热痢疾、泄泻者忌服

扫码“练一练”

药师考点

一、A 型题（最佳选择题）

1. 用于肾虚不固之遗精病证的是
   A. 缩泉丸　　B. 金锁固精丸　　C. 四神丸
   D. 锁阳固精丸　　E. 固本益肠片

二、B 型题（配伍选择题）

A. 温肾暖脾，涩肠止泻　　B. 清热燥湿，行气止痛
C. 补中益气，健脾和胃　　D. 健脾和胃，涩肠止泻
E. 健脾温肾，涩肠止泻

2. 四神丸的功效是
3. 固本益肠片的功效是

扫码“学一学”

第四十八章　痈疡剂

学习目标

掌握　四妙勇安汤、大黄牡丹汤的组成、功效、主治及配伍意义。

熟悉　痈疡剂的概念、分类及使用注意。

了解　仙方活命饮、六神丸、阳和汤及苇茎汤的功效和主治。

凡具有解毒消肿、托里排脓、生肌敛疮作用，用于治疗痈疽疮疡病证的方剂，统称为痈疡方。常用于体表痈、疽、疔、疮、丹毒、流注、瘿、瘤、瘰疬等，以及内在脏腑的痈疽等病证。

体表痈疡局部以红、肿、热、痛为主症者多属阳证；局部不红、不热、漫肿或平塌者多属阴证。治疗上一般分为外治和内治两类。外治法有外敷、外贴、手术切开及挂线等。内治法按痈疡发展过程，分别使用消、托、补三法，代表方如仙方活命饮、阳和汤等。脏腑痈疡治疗上以清热解毒、逐瘀排脓、散结消肿为主，代表方如大黄牡丹汤、苇茎汤。

使用痈疡剂，须根据病情变化，随证加减。体表痈疡火毒炽盛者，忌温补，免犯“实实”之弊；痈疡余毒未尽，不宜过早纯补，以免留邪。

仙方活命饮

《校注妇人良方》

【组成】白芷　贝母　防风　赤芍　当归尾　甘草　皂角刺　穿山甲　天花粉　乳香　没药各3g　金银花　陈皮各9g

【用法】水煎服，或水酒各半煎服。

【功效】清热解毒，消肿溃坚，活血止痛。

【主治】

阳证痈疡肿毒初起　症见局部红肿焮痛，或身热凛寒，苔薄白或黄，脉数有力。

【方解】本方为“疮疡之圣药，外科之首方”。适用于阳证疮疡肿毒。方中金银花为君药，清热解毒，善治一切痈疮肿毒。当归、赤芍、没药、乳香、陈皮行气活血，消肿止痛，共为臣药。防风、白芷散结消肿；贝母、天花粉清热排脓散结；穿山甲、皂角刺通行经络，透脓溃坚，均为佐药。甘草助清热解毒，并调和诸药，为使药。煎药加酒者，借其通瘀而行周身，助药力直达病所。诸药合用，共奏清热解毒、消肿溃坚、活血止痛之功。

【临床应用】现代常用本方加减治疗蜂窝织炎、化脓性扁桃体炎、乳腺炎、脓疱疮、疔肿、深部脓肿等化脓性炎症以及慢性非特异性溃疡性结肠炎等。

【注意事项】本方只可用于痈肿未溃之前，若已溃不可用；阴证疮疡者忌用。

【现代研究】仙方活命饮具有镇痛、抗菌、抗炎、抗肿瘤、增强免疫等作用。

四妙勇安汤

《验方新编》

【组成】金银花　玄参各30g　当归15g　甘草10g

【用法】水煎服。

【功效】清热解毒，活血止痛。

【主治】

脱疽　症见患肢暗红，灼热微肿，溃烂腐臭，疼痛剧烈，或见发热口渴，舌红脉数。

【方解】本方为治疗“脱疽”的常用方剂。方中重用金银花为君药，清热解毒。当归活血散瘀而止痛；玄参泻火解毒，滋阴；甘草生用，清热解毒，共为臣佐药。四药合用，共奏清热解毒、活血通脉之功，使毒解、血行、肿消、痛止，是治疗脱疽的良方。

【临床应用】现代常用本方加减治疗血栓闭塞性脉管炎、血栓性静脉炎、下肢深静脉栓塞、丹毒、肝炎、类风湿关节炎、坐骨神经痛、强直性脊柱炎等。

【现代研究】四妙勇安汤具有抗凝及抑制血栓形成、抗炎、镇痛、保肝等作用。

六神丸

《中国医学大辞典》雷氏方

【组成】牛黄　麝香　珍珠粉各4.5g　雄黄　冰片　蟾酥各3g

【用法】各研细末，用酒化蟾酥，与药末调匀为丸，如小米大，百草霜为衣。每服10粒，开水送服或口中噙化。外涂水调适量。

【功效】清热解毒，消肿止痛。

【主治】烂喉丹痧，咽喉肿痛，喉风喉痈，单双乳蛾，口舌糜烂，痈疡疔疮及一切无名肿毒。

【方解】本方为治疗咽喉口腔诸病的常用成药。方中牛黄、珍珠粉清热解毒，为君药。雄黄、蟾酥解毒散结，消肿止痛，为臣药。佐以麝香、冰片芳香走窜，活血消肿。诸药合用，共奏清热解毒、消肿止痛之功。

【临床应用】现代常用本方加减治疗急性扁桃体炎、咽喉炎、冠周炎、痈、疖、丹毒、蜂窝织炎、带状疱疹、白血病及恶性肿瘤、宫颈糜烂、急性支气管哮喘、寻常疣等。

【注意事项】过敏体质者慎用。

【现代研究】六神丸具有抗炎、镇痛、抗病毒、抑菌、抗角膜溃疡、抗白血病、增强肾上腺皮质细胞功能、强心、增强免疫功能等作用。

阳和汤

《外科全生集》

【组成】熟地黄30g　鹿角胶9g　白芥子6g　生甘草　肉桂各3g　姜炭2g　麻黄2g

【用法】水煎服。

【功效】温阳补血，散寒通滞。

【主治】

阳虚寒凝之阴疽 症见患处漫肿无头，皮色不变，酸痛无热，口中不渴，舌淡苔白，脉沉细或迟细。

【方解】本方为治疗阴疽的常用方剂。方中重用熟地黄为君药，滋补阴血，填精益髓。鹿角胶性温，为血肉有情之品，生精补髓，助阳养血，与熟地黄配伍，寓“阴中求阳”之意，为臣药。肉桂、姜炭破阴和阳，温中有通；麻黄开腠理以达表；白芥子祛皮里膜外之痰，共为佐药。甘草生用，解毒且能调和诸药，为使药。全方温阳补血、化痰通络，使其阴破阳回，寒消痰化，故以“阳和”名之。

【临床应用】现代常用本方加减治疗骨结核、腹膜结核、慢性骨髓炎、骨膜炎、慢性淋巴结炎、类风湿关节炎、肌肉深部脓肿、血栓闭塞性脉管炎、坐骨神经痛、乳腺炎、乳腺增生病、髌骨软化症、骨转移癌痛、痛经、支气管哮喘、慢性支气管炎、心绞痛、病态窦房结综合征等。

【现代研究】阳和汤具有抗肿瘤作用，能明显诱导机体产生干扰素，并有延缓关节软骨退行性改变、促进新骨生长的作用。

大黄牡丹汤

《金匮要略》

【组成】大黄 18g　牡丹皮 9g　桃仁 12g　冬瓜仁 30g　芒硝 9g

【用法】水煎服。

【功效】泻热破瘀，散结消肿。

【主治】

肠痈初起 症见右下腹疼痛拒按，或右足屈而不伸，伸则痛甚，甚至局部肿痞，或时时发热，自汗恶寒，苔黄腻，脉滑数。

【方解】本方为治疗湿热血瘀、肠痈初起的代表方剂。方中大黄、牡丹皮共为君药，大黄清热泻火，祛瘀解毒；牡丹皮清热凉血，活血散瘀，二者相配，共泻瘀热。芒硝软坚散结，桃仁活血祛瘀，俱为臣药。冬瓜仁清利湿热，排脓消痈，为佐药。全方攻下泻热与逐瘀并用，使湿热瘀结之毒迅速荡涤，肠痈自愈。

【临床应用】现代常用本方加减治疗急性单纯性阑尾炎、肠梗阻、胰腺炎、急性胆道感染、胆道蛔虫症、急性盆腔炎、附件炎、输卵管结扎后感染等。

【现代研究】大黄牡丹汤有抗炎、增强机体免疫功能等作用。能抑制腹膜炎时炎症细胞因子的过度分泌，对大鼠巨噬细胞功能有明显的调整作用。

苇茎汤

《备急千金要方》

【组成】苇茎 30g　薏苡仁 30g　冬瓜仁 24g　桃仁 9g

【用法】水煎服。

【功效】清肺化痰，逐瘀排脓。

【主治】

痰热瘀结之肺痈 症见咳吐腥臭黄痰脓血，胸中隐隐作痛，咳时尤甚，舌红苔黄腻，脉滑数。

【方解】本方为治疗肺痈的常用方剂。方中苇茎为君药，清肺泄热，为治肺痈之要药。冬瓜仁祛痰排脓；薏苡仁清热利湿，共为臣药。桃仁活血祛瘀，为佐药。四药共奏清热化痰、逐瘀排脓之功。本方对肺痈脓未成者，服之可使消散；脓已成者，可使痰、瘀两化，脓排瘀去，痈自可愈。

【临床应用】现代常用本方加减治疗肺脓肿、肺炎、急慢性支气管炎、肺心病、百日咳等。

【现代研究】苇茎汤具有抗肿瘤、增强巨噬细胞吞噬功能、抗寒冷、抗疲劳、改善血液流变性等作用。

扫码“练一练”

中药索引

二　画

丁香 …… 227
人参 …… 305
儿茶 …… 341

三　画

三七 …… 249
三棱 …… 265
干姜 …… 225
干漆 …… 267
土茯苓 …… 184
土鳖虫 …… 264
大血藤 …… 184
大青叶 …… 180
大枣 …… 324
大黄 …… 189
大蒜 …… 341
大蓟 …… 245
山豆根 …… 185
山茱萸 …… 334
山药 …… 307
山楂 …… 236
千年健 …… 203
千金子 …… 193
川贝母 …… 275
川乌 …… 197
川芎 …… 256
川楝子 …… 233
广金钱草 …… 221
广藿香 …… 206
女贞子 …… 316
小茴香 …… 226
小蓟 …… 246
马齿苋 …… 185
马钱子 …… 340

四　画

王不留行 …… 267
天冬 …… 324
天竺黄 …… 283
天南星 …… 283
天麻 …… 294
木瓜 …… 198
木香 …… 231
木贼 …… 168
木通 …… 216
五加皮 …… 202
五灵脂 …… 260
五味子 …… 330
五倍子 …… 331
太子参 …… 324
车前子 …… 215
瓦楞子 …… 283
牛黄 …… 181
牛蒡子 …… 163
牛膝 …… 263
升麻 …… 167
月季花 …… 267
丹参 …… 260
乌药 …… 233
乌梢蛇 …… 203
乌梅 …… 330
火麻仁 …… 190
巴豆霜 …… 193
巴戟天 …… 320
水牛角 …… 184
水蛭 …… 266

五 画

玉竹 …… 324
甘松 …… 234
甘草 …… 308
甘遂 …… 191
艾叶 …… 252
石韦 …… 219
石决明 …… 290
石菖蒲 …… 301
石斛 …… 316
石榴皮 …… 336
石膏 …… 171
龙胆 …… 184
龙骨 …… 286
龙眼肉 …… 313
北刘寄奴 …… 267
北沙参 …… 313
生姜 …… 157
仙鹤草 …… 252
仙茅 …… 325
白及 …… 251
白术 …… 308
白头翁 …… 182
白芍 …… 311
白芷 …… 160
白附子 …… 271
白茅根 …… 248
白矾 …… 339
白果 …… 282
白前 …… 273
白扁豆 …… 309
白鲜皮 …… 184
白薇 …… 185
瓜蒌 …… 276
冬虫夏草 …… 323
玄参 …… 175
半夏 …… 271
丝瓜络 …… 203

六 画

地龙 …… 295
地肤子 …… 221
地骨皮 …… 183
地黄 …… 174
地榆 …… 246
芒硝 …… 190
西红花 …… 267
西河柳 …… 168
西洋参 …… 306
百合 …… 317
百部 …… 279
当归 …… 310
肉苁蓉 …… 320
肉豆蔻 …… 333
肉桂 …… 224
朱砂 …… 285
竹沥 …… 277
竹茹 …… 276
延胡索 …… 257
自然铜 …… 267
血余炭 …… 254
血竭 …… 267
全蝎 …… 296
合欢皮 …… 288
灯心草 …… 221
决明子 …… 174
安息香 …… 302
冰片 …… 301
防己 …… 200
防风 …… 158
红花 …… 261
红景天 …… 324

七 画

麦冬 …… 314
麦芽 …… 237
远志 …… 287
赤石脂 …… 333

赤芍 …… 176
芫花 …… 192
花椒 …… 227
芥子 …… 272
苍术 …… 207
苍耳子 …… 161
芡实 …… 336
芦荟 …… 193
芦根 …… 184
苏木 …… 267
苏合香 …… 302
杜仲 …… 320
豆蔻 …… 209
连钱草 …… 221
连翘 …… 179
吴茱萸 …… 226
牡丹皮 …… 175
牡蛎 …… 291
何首乌 …… 312
伸筋草 …… 203
佛手 …… 234
谷芽 …… 239
龟甲 …… 315
辛夷 …… 168
羌活 …… 159
沙苑子 …… 325
没药 …… 259
沉香 …… 232
诃子 …… 332
补骨脂 …… 321
阿胶 …… 312
陈皮 …… 229
附子 …… 223
鸡内金 …… 238
鸡血藤 …… 264
鸡冠花 …… 254

八　画

青风藤 …… 203
青皮 …… 234
青蒿 …… 183
玫瑰花 …… 234
苦杏仁 …… 278
苦参 …… 184
苦楝皮 …… 242
枇杷叶 …… 280
刺五加 …… 324
郁金 …… 257
郁李仁 …… 193
虎杖 …… 266
昆布 …… 277
罗布麻叶 …… 298
败酱草 …… 184
知母 …… 172
使君子 …… 241
侧柏叶 …… 248
佩兰 …… 207
金钱草 …… 220
金银花 …… 179
金樱子 …… 336
乳香 …… 259
鱼腥草 …… 184
狗脊 …… 325
京大戟 …… 192
炉甘石 …… 341
泽泻 …… 214
细辛 …… 161
贯众 …… 180

九　画

珍珠 …… 288
珍珠母 …… 298
荆芥 …… 158
茜草 …… 250
荜茇 …… 227
草豆蔻 …… 210
草果 …… 210
茵陈 …… 220
茯苓 …… 212
胡黄连 …… 185

荔枝核 …… 234
南沙参 …… 314
枳实 …… 230
柏子仁 …… 288
栀子 …… 173
枸杞子 …… 314
柿蒂 …… 234
威灵仙 …… 197
厚朴 …… 208
砂仁 …… 208
轻粉 …… 339
牵牛子 …… 193
鸦胆子 …… 185
骨碎补 …… 325
钩藤 …… 294
香加皮 …… 203
香附 …… 231
香橼 …… 234
香薷 …… 157
重楼 …… 184
胖大海 …… 283
独活 …… 196
首乌藤 …… 288
姜黄 …… 258
前胡 …… 273
炮姜 …… 253
洋金花 …… 283
穿山龙 …… 203
穿山甲 …… 267
神曲 …… 237
络石藤 …… 203

十 画

秦艽 …… 199
秦皮 …… 185
莱菔子 …… 238
莲子 …… 335
莪术 …… 265
桂枝 …… 155
桔梗 …… 274
桃仁 …… 262
核桃仁 …… 325
夏枯草 …… 173
柴胡 …… 166
党参 …… 306
臭梧桐 …… 203
射干 …… 185
徐长卿 …… 199
高良姜 …… 227
益母草 …… 262
益智 …… 325
浙贝母 …… 275
海马 …… 325
海风藤 …… 203
海金沙 …… 218
海螵蛸 …… 336
海藻 …… 283
浮萍 …… 168
通草 …… 217
桑叶 …… 164
桑白皮 …… 281
桑枝 …… 201
桑寄生 …… 202
桑椹 …… 324
桑螵蛸 …… 336

十一画

黄芩 …… 177
黄芪 …… 306
黄连 …… 177
黄柏 …… 178
黄精 …… 317
萆薢 …… 217
菟丝子 …… 322
菊花 …… 165
梅花 …… 234
银柴胡 …… 185
猫爪草 …… 341
猪苓 …… 213
麻黄 …… 154

麻黄根 …… 336
鹿茸 …… 318
旋覆花 …… 272
羚羊角 …… 293
鹿衔草 …… 203
淫羊藿 …… 319
淡豆豉 …… 168
续断 …… 321

十二画

斑蝥 …… 341
款冬花 …… 280
葛根 …… 167
葶苈子 …… 281
萹蓄 …… 218
楮实子 …… 324
棕榈炭 …… 254
硫黄 …… 339
雄黄 …… 338
紫花地丁 …… 184
紫苏 …… 156
紫苏子 …… 279
紫河车 …… 323
紫草 …… 184
紫珠叶 …… 254
紫菀 …… 280
蛤蚧 …… 322
锁阳 …… 325
滑石 …… 216
番泻叶 …… 193

十三画

蒺藜 …… 293
蒲公英 …… 182
蒲黄 …… 250
椿皮 …… 336
槐花 …… 247
雷丸 …… 243
路路通 …… 203
蜈蚣 …… 296
蜂蜜 …… 324

十四画

蔓荆子 …… 165
榧子 …… 243
槟榔 …… 242
酸枣仁 …… 287
磁石 …… 288
豨莶草 …… 201
蝉蜕 …… 163
罂粟壳 …… 336

十五画

赭石 …… 292
蕲蛇 …… 198
墨旱莲 …… 316
僵蚕 …… 297
熟地黄 …… 311

十六画

薤白 …… 233
薏苡仁 …… 214
薄荷 …… 162

十七画

藁本 …… 159

十八画

藕节 …… 254
覆盆子 …… 336
瞿麦 …… 218

十九画及以上

鳖甲 …… 315
蟾酥 …… 340
麝香 …… 300

方剂索引

一　画

一贯煎 ………………………… 438

二　画

二陈汤 ………………………… 421
二妙散 ………………………… 394
十枣汤 ………………………… 371
八正散 ………………………… 395
人参败毒散 ………………………… 365
九味羌活汤 ………………………… 360

三　画

三物备急丸 ………………………… 370
大补阴丸（原名大补丸） ………… 439
大承气汤 ………………………… 368
大黄牡丹汤 ………………………… 468
大黄附子汤 ………………………… 369
川芎茶调散 ………………………… 449
小活络丹 ………………………… 392
小柴胡汤 ………………………… 373
小陷胸汤 ………………………… 423
小蓟饮子 ………………………… 416

四　画

天王补心丹 ………………………… 446
天麻钩藤饮 ………………………… 451
五皮散 ………………………… 397
五苓散 ………………………… 395
止嗽散 ………………………… 426
贝母瓜蒌散 ………………………… 425
乌梅丸 ………………………… 461
六味地黄丸 ………………………… 437
六神丸 ………………………… 467

五　画

玉女煎 ………………………… 384
玉屏风散 ………………………… 432
甘麦大枣汤 ………………………… 447
左金丸 ………………………… 407
龙胆泻肝汤 ………………………… 385
平胃散 ………………………… 392
归脾汤 ………………………… 435
四君子汤 ………………………… 430
四妙勇安汤 ………………………… 467
四物汤 ………………………… 433
四逆汤 ………………………… 401
四逆散 ………………………… 375
四神丸 ………………………… 463
生化汤 ………………………… 414
生脉散 ………………………… 433
失笑散 ………………………… 415
仙方活命饮 ………………………… 466
白头翁汤 ………………………… 385
白虎汤 ………………………… 380
瓜蒌薤白白酒汤 ………………………… 407
半夏白术天麻汤 ………………………… 426
半夏泻心汤 ………………………… 377
半夏厚朴汤 ………………………… 408

六　画

地黄饮子 ………………………… 441
当归六黄汤 ………………………… 387
当归四逆汤 ………………………… 402
当归补血汤 ………………………… 434
朱砂安神丸 ………………………… 445

血府逐瘀汤 …… 412
安宫牛黄丸 …… 454
导赤散 …… 383
阳和汤 …… 467

七　画

防己黄芪汤 …… 396
苇茎汤 …… 468
苏合香丸（吃力伽丸） …… 456
牡蛎散 …… 463
羌活胜湿汤 …… 391

八　画

补中益气汤 …… 432
补阳还五汤 …… 414
青蒿鳖甲汤 …… 386
苓甘五味姜辛汤 …… 424
肾气丸 …… 439
固冲汤 …… 464
金铃子散 …… 406
炙甘草汤（复脉汤） …… 436
泻白散 …… 386
定喘汤 …… 410
参附汤 …… 402
参苓白术散 …… 431

九　画

茵陈蒿汤 …… 393
枳术丸 …… 458
牵正散 …… 450
香苏散 …… 361
保和丸 …… 459
独活寄生汤 …… 391

十　画

真武汤 …… 397
桂枝汤 …… 359
柴胡疏肝散 …… 408
逍遥散 …… 376
健脾丸 …… 459
桑菊饮 …… 362

十一画

理中丸 …… 400
黄土汤 …… 416
黄芪桂枝五物汤 …… 403
黄连解毒汤 …… 382
银翘散 …… 362
麻子仁丸 …… 370
麻杏石甘汤 …… 363
麻黄汤 …… 358
麻黄附子细辛汤 …… 364
旋覆代赭汤 …… 409
羚角钩藤汤 …… 451
清气化痰丸 …… 423
清胃散 …… 384
清营汤 …… 381

十二画

越鞠丸 …… 405
痛泻要方 …… 376
普济消毒饮 …… 383
温胆汤 …… 422
温脾汤 …… 369
犀角地黄汤 …… 382

十三画

蒿芩清胆汤 …… 374
槐花散 …… 416

十四画

酸枣仁汤 …… 446

十五画及以上

镇肝熄风汤 …… 450
藿香正气散 …… 393

中成药索引

一　画

一清颗粒（胶囊） ······················ 387

二　画

二母宁嗽丸 ······························ 428
十全大补丸 ······························ 442
十补丸 ·································· 440
七味都气丸 ······························ 428
七宝美髯丹 ······························ 443
八珍颗粒 ································ 442
人参归脾丸 ······························ 442
人参再造丸 ······························ 418
人参养荣丸 ······························ 442
九气拈痛丸 ······························ 418
九味羌活丸（颗粒、口服液） ········ 366
九制大黄丸 ······························ 371

三　画

三七片 ·································· 418
三子养亲汤 ······························ 425
三妙丸 ·································· 394
三拗汤 ·································· 359
三金片 ·································· 398
大陷胸汤 ································ 424
大黄牡丹汤 ······························ 468
万氏牛黄清心丸 ·························· 456
川贝止咳露 ······························ 428
小青龙胶囊 ······························ 428
小建中合剂 ······························ 404
小建中汤 ································ 360
小承气汤 ································ 369
小柴胡颗粒（片） ······················ 378

四　画

开胃健脾丸 ······························ 460
天麻丸（片） ···························· 398
元胡止痛片 ······························ 417
木瓜丸 ·································· 398
木香顺气丸（颗粒） ···················· 411
木香顺气散 ······························ 409
五子衍宗丸 ······························ 442
止血定痛片 ······························ 418
止嗽定喘口服液 ························ 428
少腹逐瘀汤 ······························ 413
牛黄上清胶囊（片、丸） ·············· 388
牛黄至宝丸 ······························ 388
牛黄解毒胶囊（片、丸、软胶囊） ··· 388
午时茶颗粒 ······························ 366
气滞胃痛颗粒 ···························· 411
风湿骨痛丸（胶囊） ···················· 398
丹七片 ·································· 417
六君子汤 ································ 431
六味安消散（胶囊） ···················· 460
心可舒胶囊（片） ······················ 418
双黄连口服液（颗粒、片、糖浆、合剂、胶囊） ·························· 366

五　画

玉泉丸 ·································· 442
正天丸（颗粒） ························ 452
正柴胡饮颗粒 ···························· 366
左归丸 ·································· 442
右归丸（胶囊） ························ 442
半夏天麻丸 ······························ 427
加味逍遥丸（口服液） ················ 378

六　画

芎菊上清丸 ………………………… 452
西黄丸 ……………………………… 388
当归龙荟丸 ………………………… 371
当归建中汤 ………………………… 360
华佗再造丸 ………………………… 418
血塞通颗粒 ………………………… 417
导赤丸 ……………………………… 388

七　画

苁蓉通便口服液 …………………… 371
芩连片 ……………………………… 388
苏子降气丸 ………………………… 428
杏苏止咳颗粒 ……………………… 427
尪痹颗粒（片） …………………… 399
抗栓再造丸 ………………………… 418
龟鹿二仙膏 ………………………… 443
良附丸 ……………………………… 404
启脾丸 ……………………………… 442
局方至宝散（丸） ………………… 456

八　画

青娥丸 ……………………………… 442
表实感冒颗粒 ……………………… 366
板蓝根颗粒 ………………………… 388
松龄血脉康胶囊 …………………… 452
枣仁安神液（颗粒、胶囊） ……… 447
肾炎四味片 ………………………… 398
肾炎康复片 ………………………… 398
固本咳喘片 ………………………… 428
固本益肠片 ………………………… 464
金锁固精丸 ………………………… 464
河车大造丸 ………………………… 442
参芪降糖胶囊（颗粒、片） ……… 443
参苏丸（胶囊） …………………… 366
参松养心胶囊 ……………………… 418

九　画

荆防颗粒（合剂） ………………… 366
茵陈五苓丸 ………………………… 398
茵栀黄口服液 ……………………… 398
枳实导滞丸 ………………………… 460
柏子养心丸（片） ………………… 447
胃苏颗粒 …………………………… 411
香连丸 ……………………………… 398
香连化滞丸 ………………………… 398
香砂平胃丸（颗粒） ……………… 404
复方丹参片 ………………………… 417
复方鲜竹沥液 ……………………… 427
保济丸 ……………………………… 366
急支糖浆 …………………………… 427
养血安神丸（片、糖浆） ………… 447
养阴清肺膏 ………………………… 428
养胃舒胶囊（颗粒） ……………… 443
冠心苏合滴丸 ……………………… 417

十　画

桂龙咳喘宁胶囊 …………………… 428
桂枝合剂 …………………………… 366
速效救心丸 ………………………… 417
逐瘀通脉胶囊 ……………………… 417
逍遥颗粒（丸） …………………… 378
健脾生血颗粒 ……………………… 442
脑立清丸（胶囊） ………………… 452
益心舒胶囊 ………………………… 418
消炎利胆片（胶囊、颗粒） ……… 398
消栓胶囊（口服液） ……………… 418
消栓通络胶囊 ……………………… 417
消渴丸 ……………………………… 443
消瘿丸 ……………………………… 427
诺迪康胶囊 ………………………… 418
通心络胶囊 ………………………… 418
通宣理肺丸 ………………………… 427
桑菊感冒片（颗粒、合剂） ……… 366

十一画

黄连上清丸 ………………………… 387
萆薢分清丸 ………………………… 398
排石颗粒 …………………………… 398

蛇胆川贝散 …… 427
银翘解毒丸（颗粒、片、胶囊） …… 366
麻仁胶囊（软胶囊、丸） …… 371
羚羊感冒胶囊（片） …… 366
清开灵口服液 …… 456
清肺抑火丸 …… 427
清胃黄连丸（片） …… 388
清热解毒口服液 …… 388
颈复康颗粒 …… 398

十二画

蛤蚧定喘胶囊（丸） …… 428
痛风定胶囊 …… 398
强力枇杷露 …… 427

十三画

感冒清热颗粒（口服液） …… 366
解郁安神颗粒 …… 447
新雪颗粒 …… 388

十四画

稳心颗粒 …… 418
缩泉丸 …… 464

十五画

增液颗粒 …… 371

十六画

薯蓣丸 …… 442
橘红丸 …… 427
癃闭舒胶囊 …… 398
癃清片（胶囊） …… 398

十七画及以上

黛蛤散 …… 388
礞石滚痰丸 …… 427
藿香正气水（片、颗粒、滴丸、口服液、软胶囊） …… 366
麝香保心丸 …… 418
蠲哮片 …… 428

参考答案

第一章　中医学基本知识
答案：1. C　2. B　3. A　4. AB
第二章　阴阳五行学说
答案：1. B　2. B　3. D　4. ABE
第三章　藏象经络学说
答案：1. E　2. C　3. B　4. A　5. C　6. B　7. A　8. BCDE
第四章　生命活动的基本物质
答案：1. D　2. A　3. D　4. A　5. E　6. C　7. ACD
第五章　体质
答案：BD
第六章　病因
答案：1. D　2. B　3. C　4. C　5. D　6. E　7. C　8. C　9. A　10. ABD　11. ABCD
第七章　发病
答案：ABCD
第八章　诊法
答案：1. C　2. B　3. A　4. B　5. E　6. CD
第九章　病机与辨证
答案：1. D　2. B　3. E　4. C　5. A　6. ACDE
第十章　预防与治则
答案：1. E　2. A
第十一章　中药学基本知识
答案：1. A　2. A　3. C　4. ACD
第十二章　解表药
答案：1. B　2. C　3. B　4. A　5. C　6. A　7. C　8. A　9. ABCDE
第十三章　清热药
答案：1. D　2. E　3. B　4. B　5. A　6. B　7. C　8. C　9. A　10. B　11. A　12. BCE　13. ABDE　14. BCDE
第十四章　泻下药
答案：1. C　2. A　3. D　4. C　5. B　6. D　7. A　8. AD
第十五章　祛风湿药
答案：1. D　2. D　3. C　4. A　5. B　6. ABCDE　7. ABD
第十六章　芳香化湿药
答案：1. A　2. C　3. D　4. A　5. ABE
第十七章　利水渗湿药
答案：1. B　2. A　3. E　4. C　5. A　6. C　7. C　8. C　9. ABCDE
第十八章　温里药
答案：1. B　2. D　3. B　4. E　5. B　6. A　7. C　8. BCDE　9. ABCDE

第十九章　理气药

答案：1. A　2. C　3. D　4. A　5. C　6. E　7. A　8. A　9. ABCDE

第二十章　消食导滞药

答案：1. D　2. D　3. A　4. BCD

第二十一章　驱虫药

答案：1. E　2. E　3. E　4. B　5. ABCDE

第二十二章　止血药

答案：1. D　2. A　3. A　4. D　5. A　6. A　7. D　8. AD

第二十三章　活血化瘀药

答案：1. E　2. B　3. C　4. E　5. A　6. B　7. BCE　8. ABCD

第二十四章　化痰止咳平喘药

答案：1. A　2. C　3. C　4. A　5. C　6. E　7. D　8. E　9. ABCDE　10. ABC

第二十五章　安神药

答案：1. B　2. C　3. B　4. D　5. ABCE　6. AE

第二十六章　平肝息风药

答案：1. A　2. D　3. E　4. B　5. D　6. B　7. C　8. ABCE

第二十七章　开窍药

答案：1. C　2. C　3. A　4. B　5. A　6. B　7. B　8. ABCDE

第二十八章　补益药

答案：1. A　2. A　3. C　4. E　5. A　6. A　7. C　8. B　9. C　10. B　11. E　12. D　13. B　14. B　15. A　16. ABCDE　17. BC　18. BDE　19. AE　20. ABCDE

第二十九章　收涩药

答案：1. C　2. B　3. A　4. AC

第三十章　外用药

答案：1. B　2. D

第三十一章　方剂学基本知识

答案：1. A　2. B　3. A　4. ABCD　5. ABCDE

第三十二章　解表剂

答案：1. C　2. D　3. E　4. A　5. B　6. A　7. ACE

第三十三章　泻下剂

答案：1. E　2. C　3. A　4. C

第三十四章　和解剂

答案：1. B　2. E　3. A　4. D　5. C

第三十五章　清热剂

答案：1. C　2. E　3. B　4. D　5. C　6. AE

第三十六章　祛湿剂

答案：1. A　2. B　3. D　4. C　5. A　6. D

第三十七章　温里剂

答案：1. C　2. B　3. E　4. D　5. A　6. ADE

第三十八章　理气剂

答案：1. B　2. D　3. A　4. C

第三十九章　理血剂

答案：1. A　2. C　3. D　4. A　5. D　6. DE　7. AB

第四十章　化痰止咳平喘剂

答案：1. A　2. C　3. D　4. B　5. A　6. C　7. ADE

第四十一章　补益剂

答案：1. A　2. A　3. D　4. E　5. C　6. C　7. AE

第四十二章　安神剂

答案：1. D　2. A　3. B　4. AD

第四十三章　治风剂

答案：1. C　2. A　3. D　4. A　5. E　6. ABCDE

第四十四章　开窍剂

答案：1. A　2. B　3. B　4. C　5. E　6. A

第四十五章　消食导滞剂

答案：A

第四十七章　收涩剂

答案：1. B　2. A　3. E